健康Smile 83

健康 Smile 83

健康Smile 83

健康 Smile 83

史上最震撼的
飲食大真相

吃對食物，身體就好！
橫跨5大洲、歷20年研究的最佳實證

Nutrition and Physical Degeneration

普萊斯—布登傑營養基金會 唯一授權

偉斯頓・A・普萊斯（Weston A. Price）/著　張家瑞/譯

健康smile.83

史上最震撼的飲食大真相

：吃對食物，身體就好！橫跨5大洲、歷20年研究的最佳實證

原著書名 Nutrition and Physical Degeneration
作　　者 偉斯頓・A・普萊斯（Weston A. Price）
翻　　譯 張家瑞
美　　編 李緹瀅・玉堂
責任編輯 王舒儀
主　　編 高煜婷
總 編 輯 林許文二

行銷業務 鄭淑娟・陳顯中

出　　版 柿子文化事業有限公司
地　　址 11677臺北市羅斯福路五段158號2樓
業務專線 （02）89314903#15
讀者專線 （02）89314903#9
傳　　真 （02）29319207
郵撥帳號 19822651柿子文化事業有限公司
投稿信箱 editor@persimmonbooks.com.tw
服務信箱 service@persimmonbooks.com.tw

初版一刷 2014年09月
二版一刷 2022年04月
定　　價 新臺幣480元
I S B N 978-986-5496-72-2

國家圖書館出版品預行編目(CIP)資料

史上最震撼的飲食大真相：吃對食物，身體就好！橫跨5大洲、歷20年研究的最佳實證／偉斯頓・A・普萊斯（Weston A. Price）著；張家瑞翻譯. --二版. --臺北市：柿子文化，2022.04
面；　公分. --（健康smile；83）
譯自：Nutrition and Physical Degeneration
ISBN 978-986-5496-72-2（平裝）
1.CST: 營養 2.CST: 健康飲食

411.3　　111002685

好評推薦

國內推薦

救了我們全家的巨著

普萊斯博士雖跟我生在不同世代，但他卻是我們家的救命恩人。當初我從心理學走進自然醫學營養的領域前，心中充滿了躊躇不前的情緒，因為自然醫學所提倡的營養學，跟我原本的認知有太大的差距。然而，普萊斯博士的巨著《史上最震撼的飲食大真相：吃對食物，身體就好！橫跨5大洲、歷20年研究的最佳實證》卻將我的不安情緒一掃而空。

他以攝影佐證了他那沒有利益摻雜、無懈可擊的研究。我還記得自己第一次看到書中某張照片時，內心所產生的震撼感：維持傳統飲食而有著完美牙齒的哥哥，對照著吃白吐司、精製麵粉而有著一口爛牙的弟弟（見六十四頁），這張照片讓我有一種恍然大悟的感受。原來我們的健康，是如此直接的受我們的食物所影響；原來源自於同一個家庭、擁有相同基因源的人，吃的不一樣，竟能造成如此不同的健康後果；原來，我們都能主導自己的健康，而它的關鍵就是營養。

由於在我幾番辯證後，依舊無法與普萊斯博士的書和研究相左及置疑，我們全家因此依照他的觀點回歸了傳統的均衡飲食，從此全面恢復健康；我也在此後義無反顧的走進自然醫學營養的領域，循著他書中所述的傳統飲食智慧，搭配著我對生化運作的理解，寫下了我的第一本書《要瘦就瘦、要健康就健康——把飲食金字塔倒過來吃，就對了！》。

在普萊斯博士曾經錄製的一小段黑白影片中，他用了「懇求」兩字，期待我們能放開心胸習得所謂「未開化人」的傳統飲食智慧，從中獲得他們所擁有的健康。我多麼希望他能夠知道，在遙遠的國度中，使用不同語言的我們，現今也能透過他的書而取得永保健康的祕訣。誠心的向您推薦這一本將會帶給您飲食革命動力的巨著。

——賴宇凡，美國NTA認證自然醫學營養治療師

永垂不朽的真理

普萊斯醫師是二十世紀最偉大的科學家，但其研究成果卻是最被忽略的事實真理。那麼，他的貢獻為何？

身為牙醫師，他清清楚楚地證明了牙醫師為保留牙齒而做的根管治療是有害健康的。花費二十多年的所有研究報告集結於兩冊超過一千頁的專書裡，一點一滴地證明根管牙與身體疾病的直接與因果關聯，甚至分離出寄生於根管牙中的有害微生物以及其釋放出來的毒素。

做一顆根管與其後補綴的牙套少說也要花費一千兩百美元，牙醫師上根管治療的課程後，便會被曉以大「利」，每月做三十顆，每年只需做十一個月，年收入即約有四十萬，更不用講做更多、賺更多。所以所謂的「事實勝於雄辯」在碰到巨大的經濟利益時是會轉彎的！曾經有位年輕的女牙醫因為失去健康而來找我諮商，她接受了我的建議，透過整合牙科的治療而康復，但她卻無法轉行，繼續替病人進行有害健康的根管治療，因為這種醫療法實在太好賺了。

普萊斯醫師的見解與正統背道而馳，但他卻不畏現實，帶領著二十多人的團隊勇往直前；退休後的日子也可謂退而不休，雖然雲遊四海，但仍心繫國人的牙齒健康——特別是與日俱增的蛀牙問題！他利用遍訪五大洲、與五十多個民族接觸的機會，比對了飲食與牙齒健康程度的關係，挖掘出各民族的傳統營養飲食能確保不得蛀牙，而現代食物中，缺乏營養素的美式三白（白糖、白鹽、白麵粉）則會造成立即而顯著的蛀牙現象。

普萊斯醫生研究成果總結於《史上最震撼的飲食大真相：吃對食物，身體就好！橫跨5大洲、歷20年研究的最佳實證》，一本被哈佛大學文化人類學課程奉為經典的教科書，描述著現代飲食如何讓一代又一代的身體退化，甚至心性退化。關於普萊斯醫師遍訪五大洲的過程及研究重點，也可於拙作《健康，從齒開始》以及《跟著博士養生就對了》中得知一二。

然而，因為可口可樂與百事可樂而躍升為飲料大國的美國，能夠容許這樣的發現廣為人知嗎？跨國食品企業甚至扶植非營利機構去釋放出吃糖無害、吃肉長得快、多喝牛奶長得高又壯、無膽固醇的乳瑪琳有益心血管等錯誤訊息，打烏賊戰術混淆視聽，保障銷售量。某位科學家從美國國家癌症中心退休後，去跨國食品企業擔任重職，甚至說出「沒有一瓶蘇打飲料我不喜歡喝」的話，令我不由得想起某個廣受菸草公司支持的毒理學教授，他曾在課堂上說：「沒有確切證據能證明抽菸有礙健康——因為當中存在著許多正、反面證據，所以無法下定論。」經濟利益再度抹滅了普萊斯醫師發現的事實！

即使現實如此，總是有一群追求真理的人散居各地，不畏當道繼續傳遞事實真理，讓星星之火有朝一日可以燎原。這幾世代來，普萊斯－布登傑基金會以及偉斯頓・普萊斯基金會仍不餘遺力地傳遞兩位醫師的發現——營養對人類健康有非常深遠的影響。筆者在十七、八年前接觸後，即開始實踐並傳遞此訊息，盡個人微薄的力量。

截至目前為止，坊間有許多講長壽村飲食的書籍出現，這些書往往侷限於單一或少數民族的分析闡述，從沒有人能做到像普萊斯醫師那樣廣度的分析，而且至今六十多年仍無人能出其右。

而現代人身體退化的程度究竟有多慘？

其實已到了虛有其表、慘不忍睹的狀態。最近出版了兩本牙科書籍的趙哲暘牙醫師專精於兒童牙齒矯正，他在電視節目《健康兩點靈》中提到，現代有許多孩童不僅有缺牙問題，有些孩童長出牙齒後，下面的牙床（齒槽骨）甚至是空洞的，意味著非常缺乏鈣質。經普萊斯醫師的分析，傳統飲食的鈣質比美式飲食高出許多，其他的礦物質亦然，因此，吃傳統飲食的人不會出現現代人常見的牙齒與牙床問題。

非常感謝柿子文化的編輯團隊繼坎貝爾博士的《救命飲食》、討論葛森醫師食療法的《救命聖經・葛森療法》、以色斯醫師的《癌症大震撼！德國名醫要救你的高治癒率全身療法》等世紀巨作後，又用心出版了普萊斯醫師歷久彌新的曠世巨作，講述了國內自然醫學者鮮少提及、永垂不朽的真理，誠心推薦這本絕對有益健康的書，以及作者普萊斯醫師——科學與醫學的巨擘。

——陳立川，毒理學博士&癌症研究與另類療法調查專家

牙齒反映出體質的健康

您是否有過植牙或矯正牙齒的經驗？現代人注重牙齒的美觀，對這些牙齒治療手術趨之若鶩，無畏於動輒數萬元的要價。植牙或牙齒不整對現代的牙科技術來說，都是能輕易克服的「外觀問題」。但您是否想過，牙齒不整關乎的不只是美觀，而是整體的身體體質、營養，以及健康？

很高興《史上最震撼的飲食大真相：吃對食物，身體就好！橫跨5大洲、歷20年研究的最佳實證》一書以牙齒為出發點，透過全新觀點研究牙齒與營養、疾病、體質退化的關聯。在他的研究中，許多原始部落在接觸現代食物前，牙齒與骨骼發育良好，也很少有關節病變。一旦接觸現代食物後，齲齒現象便逐漸增加，許多人也因罹患關節炎而飽受骨骼畸形所苦。

普萊斯博士用了十年的時間，走遍全球五大洲、數百個城市與原始部落，再加上之後十年的後續分析，證實了現代飲食確實會導致體質退化，也讓人們驚覺，在我們因科技進步、身處文明而自滿的同時，現代食物所含的營養竟比不上原始民族，甚至導致了整個族群的健康退化。

我經常在演講中提倡「回歸自然」的飲食觀念，我們應該吃的食物應未經加工、有機栽培、加熱時間愈短愈好，以及碳水化合物要選完整未加工等等，都與本書提倡原始飲食的理念不謀而合。

我們生活的環境就是人體的體外循環，唯有乾淨無汙染的土壤才能孕育出純淨、有能量的食物，當然也才能提供身體健康所需的營養，再透過正確的飲食習慣讓你我回歸自然法則，進而往健康大道邁進。

——王明勇，生機飲食專家

國際好評

預防牙科的理論和現實之間的差距讓我苦惱不已，為了找出答案，我做了各種調查，而發現了分子矯正營養學概念。經由友人的介紹下，拜讀了普萊斯博士的名著《史上最震撼的飲食大真相：吃對食物，身體就好！橫跨5大洲、歷20年研究的最佳實證》，這本書讓我對於預防牙科的想法有了截然不同的觀點。（摘自：《蛀牙，是牙醫造成的》〈前言〉）

——長尾周格，牙醫博士

普萊斯博士寫了一部讓人讚譽為影響深遠的書，其發現為現代人的體質退化問題帶來了曙光。

——恩斯特·胡頓，哈佛大學體質人類學家

普萊斯博士堪稱為營養學界的達爾文。

——耳鼻喉科權威期刊《Laryngoscope》

研究著作中，最為傑出的名作。

——《加拿大醫學協會期刊》

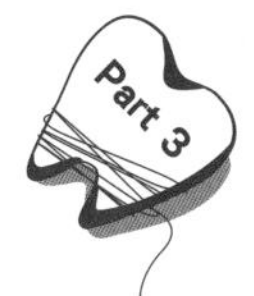
Part 3

序

在一些原始部落裡做田野調查時，我受到當地居民的盛情款待，各界人士也向我索取相關資料，或者請我提供資料的相關說明及應用方法，這些都是促使我將自己的調查研究彙整起來的原因。

我的病人、醫學及齒科的專業人士中，也有許多人要求我針對那些可能益於預防的方法，做些簡要的說明。此外，那些我在各地研究過的許多未開化民族，自從接觸了現代文明後，體質狀況便開始急速退化，這也讓我意識到自己或許有機會可以幫助他們。他們從前人的身上累積了大量的智慧，卻在接觸現代文明後產生了極具破壞性的後果，我們應該將這些破壞因子找出來並且予以剷除。

許多國家的官員義不容辭的給予我最親切的協助，也樂於提供我調查研究的機會，在此無法一一提及這些朋友。工作中有許多令人開懷的事，其中之一就是能藉工作之便認識偏遠地區的高尚人物，他們竭誠而努力的付出，致力於提升當地原住民的福利；只是，在現代文明的影響之下，原住民的體質狀況不斷退化，並受現代退化性疾病所折磨，如此現況令他們苦惱不已。假如每位田野工作者都能擁有一份這樣的報告，讓這個困境有望改善，豈不是美事一樁嗎？

為使本書的資訊盡可能為廣大群眾所接受，我在書中避免使用技術性的用語，希望各領域的專業讀者能夠諒解。

我要在此鄭重感謝曾給予我幫助的人：瑞士的約翰・錫根牧師（John Siegen）和艾佛瑞德・基席博士（Alfred Gysi）、阿拉斯加的露露・海倫女士（Lulu Herron）與羅米格醫師（J. Romig）、渥太華印第安部門、華盛頓特區印第安事務處、太平洋群島的官員們、紐西蘭的卡洛奈・桑德斯（Colonel J. L. Saunders）、紐西蘭衛生署部長、澳洲雪梨的史特瓦・錫勒博士（W. Stewart Ziele）、澳洲墨爾本的赫伯特・傑普爵士（Sir Herbert Gepp）、坎培拉衛生局局長威廉・休斯博士（William M. Hughes）、坎培拉的澳洲自治區衛生總長康密斯頓博士（Cummiston）、澳州昆士蘭的拉斐爾・克蘭多博士（Rapael Cilento）、色斯地島的沙拉尼利先生（Saranealis）、非洲肯亞衛生部、布魯塞爾的比屬剛果衛生部、比屬剛果國家公園管理處、祕魯內政部長、祕魯的亞伯特・吉塞克（Albert Giesecke）博士和艾斯勒・吉塞克博士（Esther Giesecke）、澳洲雪梨與坎培拉、紐西蘭奧克蘭、加拿大溫哥華與多倫多、美國紐約與芝加哥、阿拉斯加朱諾、義大利羅馬、埃及開羅等地的博物館館長、俄亥俄州醫學期刊、美國牙醫協會期刊、齒學文摘及齒學新知等出版社、我忠實的祕書露絲・麥克麥斯特女士（Ruth MacMaster）。

此外，很感激卡內特教授（W. G. Garnett），他在看完手稿後，慷慨提供了他的批判性觀點，也感謝給予指教與協助的出版社。對於以上人士及其他許多人的協助，我衷心感謝。

——偉斯頓・普萊斯

導讀

對於過著蠻荒或原始生活的人們來說，擁有完美無缺的牙齒並不是什麼新鮮事。這是從旅行家、探險家和科學家在現代原始部落所做的不定期檢查紀錄中得到的發現，而針對近代或較早期原始人類牙齒的研究，也有清楚的文獻記載，並更加確立了這個事實。

另一方面，大部分的文明人都有一口爛牙，這也不稀奇，他們的牙齒幾乎在完全長出來之前就蛀掉了，且齲齒差不多都伴隨著牙周病，接著發展出併發症。這是齒科專業人員超過一個世代以來一直極為重視的問題，他們也付出大量心血與精力做研究與實驗，希望能找出齲齒的根源與控制方法。雖然如此，我並不認為有人能宣稱問題已獲得解決，畢竟，牙醫們至今仍忙著幫我們鑽牙洞、拔牙齒。我們累積的大量證據顯示，廣義說來，齲齒與營養不良、缺乏正確飲食方式有關。

既然我們早就知道未開化的原始民族擁有健康的牙齒，而文明人擁有劣質的牙齒，我認為只專注於找出現代人牙齒惡化的原因，卻從未想去研究原始民族擁有健康牙齒的理由，實在是愚昧透頂。

溫斯頓・普萊斯博士多年來致力於研究與牙齒健康相關的飲食制度，他似乎是唯一一個能利用科學常識，找出牙齒疾病可能原因的人；換句話說，普萊斯醫師達成了劃時代的研究，這令每個研究學者懊惱得捶胸頓足，因為這是他們做夢也沒想過的方法。這整件事證明了，只有真正有天分的科學家才能見微知著、洞燭機先。

普萊斯博士已經找出原始民族擁有健康牙齒的祕密，也發現了當他們接受文明的「洗禮」後，牙齒卻開始惡化的原因。但他並未就此打住：接下來，他要運用從原始民族中得到的智慧，來為平庸的文明人解決體質退化的諸多問題。

我想我們必須承認，假如原始民族很清楚吃什麼東西能使牙齒保持健康，那麼在飲食的問題上，他們絕對是比我們更明智的，所以我認為，普萊斯博士寫了一部讓人讚譽為「影響深遠的書」。普萊斯博士的研究與其他許多人最主要的不同在於，在當下，他的方向剛好是正確的。我要向普萊斯博士致上最由衷的敬意（這句話其實說得有點兒嫉妒），因為他發現了我本來可以自己發現的事情。

——恩斯特．胡頓（Earnest A. Hooton）
哈佛大學體質人類學家

引言

本書為現代人的體質退化問題提供了新的解決之道，而有別於分析退化現象的傳統做法，鑑於某些族群中的多數人都沒有罹患這類疾病，我們因此針對這些族群做了一項調查。

多年的臨床和實驗研究強烈的指出，現代生活少了某個必要因素，而這遠比我們先前關注的有害因子還重要，故亟需建立控制措施。為了達成這項任務，必須找出未受「汙染」的族群，也就是世界各地中遺世而居的原始民族後裔。仔細檢視這些民族後，我們發現，他們之所以對許多嚴重疾病有高度免疫力，是因為完全與現代文明隔絕，且飲食習慣一直受長年累積的智慧所指引。在所有的案例中，一旦原始民族裡的某人失去這種孤立性，開始接受現代文明的食物和飲食習慣，他們很快就失去了這種高度免疫的特性。這些研究包含了對孤立民族食物和取而代之的現代文明食物的化學分析。

我所研究的原始民族後裔分為遺世孤立的與現代化的兩種族群，當中包括了瑞士的瑞士人；外赫布里群島與內赫布里群島的蓋爾人；阿拉斯加的愛斯基摩人；加拿大極北、西部、中部、美國西部和佛羅里達的印第安人；南太平洋八島上的美拉尼西亞人與波里尼西亞人；東非與中非部落；澳洲的土著民族；澳洲北部諸島的馬來人；紐西蘭毛利人；祕魯古文明以及他們在沿海和席拉斯高地上的後裔，還有亞馬遜流域的後裔，我們也研究了與這些族群雜處的現代化白人。

調查研究的原本用意只是想找出齲齒的原因——其實就是受到營養快速而直接的影響，但很快就有了重要且意想不到的發現：這個現象成了在各個原始民族間發展的連鎖風暴。在接受現代化飲食後，從第一代就可觀察到明顯的影響，其影響急速而持續的惡化，就像歐美現代文明的典型退化作用一樣。當時已證明，齲齒幾乎就是個人的營養問題所造成，影響更甚於疾病；此外，某些病變也會表現在外觀上，包括臉部畸形和咬合不良。然而在此之前，這些問題卻一直被認為是不同民族混血的結果。我的研究揭露，即便這些民族的血統純正，從正常變為異常的情節仍然不斷重演。事實上，這種問題也發生在父母親都接受了現代化營養後才出生的孩子身上。

援用研究美國家庭的方法，我們很快發現，同樣的惡化也發生在年輕族群裡，而且占了很大的比例。我在許多美國社區中研究罹患疾病的個體，比例差異廣及25%到75%之間。在這群患病人口中，部分比例的人不僅有生理上的損害，還有性格障礙的問題，最常見的是智能發展與敏銳度低於常人，一般稱之為心智發展遲緩，像是學校裡有的孩子程度跟不上其他同學。他們的智商通常低於常人，且很快會因為自身的障礙而產生自卑感，有一部分人因此發展出性格障礙，常表現出不合群的特性；其中青少年罪犯與日俱增，是今日社會的一大隱憂。絕大部分的青少年罪犯都是依據某種條件作用（又稱制約作用，即個體處於某些條件限制〔引起反應的刺激情境〕之下所產生的反應）經驗而發展，等成長到一個敏感的年紀時便顯現出來。我在諸多研究中發現到，生理結構的變化是一種生物性因素，比環境的影響力更大且更早發生。一份官方調查指出，66%的青少年罪犯在最好的機構中受訓、治療，然後釋放，後來仍發展出反社會或犯罪傾向，這份調查大力強調，假如要使用預防措施，就必須搶在原始損害發生前及早奪得先機。

我們已經知道某些損害與母體在孕育胎兒時的營養不當有直接關聯，我的研究顯示，問題應遠遠回溯到來自父母雙方種質中的瑕疵（種質學說認為生物體可分為體質和種質，種質是親代傳遞給後代的遺傳物質，存在於生殖細胞的染色體中）。因此，這些損傷與懷孕發生之前的生理情況有直接關係。

我的研究中有一個很重要的部分，這些不同的原始民族意識到，假如父母親的體質和營養狀況不佳，就可能產生這類的損害。的確，某些部落中的女孩若沒有接受一段時間的特殊飲食，是不准結婚的。檢驗他們的食物後發現，他們確實為了生殖的目的運用了特殊的營養因子。

於是，這份研究漸漸在許多範疇中引起興趣，包括癒療法的各種流派——尤其是藥學和牙醫學，以及關注種族改進的社會組織。此外，假如我們往前追溯，將新資訊傳遞給新世代的上一代，就一定能在危機發生前制止。因此這份研究也牽涉到教育體系，尤其是高中年齡層的學生。

後面幾章中所呈現的資料，在在顯示現代社會組織中，有許多問題需要重新調整。遺傳的力量看來是那麼強大，足以抗拒環境中所有的衝擊與變化，然而這些資料充分的顯示出，一直以來被認為是遺傳所造成的問題，實際上卻是遺傳受到妨礙而產生的。雖然人們一直強調環境能夠影響個體的性格，但也通常認為得受到大量的環境衝擊，才能改變體質結構。一般認為，大多數人的頭腦都差不多，很有條理，除非是生活中的某些意外事件，如失望、恐懼等，才會造成行為失當。大腦的功能一直不被認為像消化作用一樣具生物性；後面章節中提供的資料會指出顱骨發育過程中的相關障礙，同時，大腦發育的過程中也可能產生障礙。雖然這樣的缺陷也會發生在其他家庭成員或父母親身上，但不能代表這樣的結構缺陷是由遺傳因素所造成，它們是環境的產物，而不是承襲自祖先的遺傳因子。

從這些資料中可以看出，現代的新觀點著重在父母雙方生殖細胞的品質，以及母親方面的環境上。也有新證據顯示，父親那方的遺傳有可能受到損害，造成有瑕疵的生殖細胞，與母親那方的責任相當。人們把現今身體畸形與殘疾歸咎於種族混血，但其實當父母親的營養習慣做了改變，馬上會在第一代的後代中看到臉部結構的變化——即便他們是純種的人種。

我們從新的資料中可看出，原始的人格和特性顯然是生物性產物，根本不是一般所認為的純遺傳特性。既然這些因素都是生物性的，與父母親的營養和個人在成長期的營養環境都有直接的關係，包括任何相關因素，例如土壤耗竭所造成的食物營養含量不足，是引發群眾體質退化的普遍原因。因此，從這個新的角度來看，群眾行為成了自然力量影響下的結果，而這些行為可能無法以宣導矯正，需從源頭獲得解決。數千年來，大自然一直參與著人類文化的建構過程，文化的形成不僅來自於個人經驗的淬鍊，也擷取自古往今來共存的民族中。因此，這份研究的資料涵蓋了好幾份大自然的生物實驗，讓我們從中對現代白人文明的問題一探究竟。

在本書中我會使用大量的圖片陪襯內文，據說，一張好圖抵得上千言萬語，這種做法最近在新聞業中也蔚為潮流。圖片往往比文字更具說服力，且因為文字會遭遇到各家理論的挑戰，所以有必要提出最具決定性的證明。

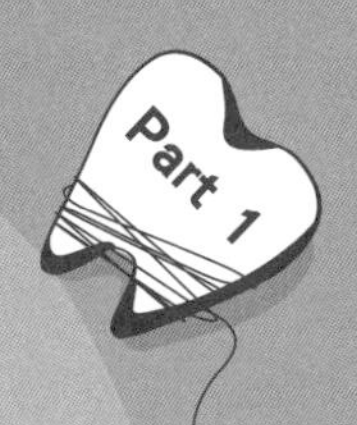

為什麼科技愈進步，現代人愈不健康？

Chapter 1

老酋長的智慧

原始民族對文明病的高抵抗力

有些原始民族能夠避免現代人所面臨的健康問題，我們可以學習他們的方法和知識，來幫助現代生活的人們解決問題，許多原始民族已能很熟練的使用一些預防方法來面對生活中的重要問題。

從現代化的族群中，已經無法找到未受影響的對照組，利用實驗方法分析遭受疾病侵襲的臨床資料，也找不出控制疾病與齲齒的因子，因此，我們轉而向至今尚存的原始民族後裔尋求答案，只有原始族群能夠提供足夠的對照組與適當的控制方法。

文明的逆襲

在之後的章節中，我記敘了某些民族和當地的原始環境，為了比較研究，也對一些原始部落中接觸到現代白人文化的人們做了描述。我記錄了接觸現代文明後所產生的影響——表現在體質與性格上的變化皆有，然後再調查環境中造成如此改變的原因。這樣的調查需要大量研究各種原始族群和地理環境，我建議讀者記住地勢高度、緯度和溫度對各民族的相對影響，並留意當他們開始接觸現代文明後，在健康上所產生的類似影響。

我這麼做的目的，是要將一點一滴蒐集到的資料拿來矯正現代人健康退化的不幸，包括蛀牙、普遍的體質退化、臉部畸形與咬合不正，甚至包括性格上的變化。這些資料有助於預防整個種族的齲齒和畸形、對感染性疾病建立起高度的抵抗力、降低胎兒期各種缺乏症所造成的傷害。缺乏症的傷害包括胎兒形成期裡因大腦缺陷所導致的智能不足，造成智能障礙，範圍從輕微遲緩到人格異常都有。

這裡所呈現的資料會指出每個孤立的原始部落對齲齒（蛀牙）的易感性，並與相同族群中的現代化原住民相比較。本書中也會概略描述環境變遷對免疫力與罹患率所造成的影響，這些資料揭露，罹患率平均提升了三十五倍。此外，文中會對照比較原始原住民和現代化原住民間臉部結構變化及咬合不正的發生率。

書中提出的許多應用方法都非正統，很容易使讀者產生偏見，我建議等到調查身心狀態的新方法用在調查讀者的家庭、兄弟姊妹、家族親戚方面，甚至最後能用在工作上及街上遇到的群眾後，再做定論。每個研究這個議題的人，幾乎都會驚訝於一個事實：**現代生殖效能退化的跡象已這麼顯而易見，可能與我們眾人皆相關，但卻從來沒有受到注意和檢討。**

營養的影響不輸基因

有一點相當重要，在觀察研究開始之前，我們應以各個原始族群為衡量標準，先建構一個身心狀態俱佳的模式，再據以評論現代的模式。某些既有的成見必須修正，例如，人們普遍相信人類的外表是基於遺傳，而畸形是因為混血所造成。假如果真如此，為什麼即使在純種的家庭中，一旦父母都接受了現代化的食物後，大家庭中的最後一個孩子往往最容易患病，且臉部結構通常有所改變？體質退化的現象雖然顯而易見，但其原因卻始終難以查明。大腦發育中所產生的缺陷是看不出來的，但會影響智能與性格，而心智退化則根本無從查起。從前，這類問題都留給精神病學家或醫師去解釋，但現在已迅速轉移到解剖學和生理學的領域裡。

當時的人強調　血統純正，普遍相信種族融合下生出的後代容易產生畸形。現今人們仍相信人類的外表是基於遺傳，作者卻透過各種研究揭露營養不僅對人類的健康影響甚鉅，甚至連外表也會受影響。

過去的文化已諧和的融入現代經驗中，但人們在接受過去文化的資產時卻不明就理。人們對所謂「野蠻人」的智慧抱持偏見，致使許多先人的智慧受到排拒，也許某些讀者閱讀到書中關於原始智慧的紀錄時，也會產生類似的感覺。

筆者很清楚，自己要傳達的訊息並不正統，但既然正統的理論始終無法解救我們，也許就必須重新修正那些理論，並使理論與大自然的定律和諧一致；人必須遵從大自然，而不是正統性。顯然許多原始民族比現代化族群更能了解大自然的語言，因為當他們開始接受現代文明的營養觀時，體質便跟著退化，支持這個說法的證據多不可數，只要本書的空間允許，我會盡量介紹。這裡所用的佐證資料，是從我成千上萬的底片中挑選出來的。光靠圖片幾乎就能說明一切，據說，一張圖片能夠抵得上千言萬語。

將原始的智慧運用到現代，不僅關乎保健人員及營養學家，也和教育學家及社會工作者相關，因此，書中的資料不會含有技術性的細節。

科技的進化帶來健康的退化

我們研究過的原始民族，歷經數千年的歲月仍持續在相同的土地上滋長茁壯，反觀美國人，在**數百年間就迅速退化，某些區域中更僅發生在短短數十年內，而在產生退化現象的地區中，就連其中的動物也跟著受影響。**

已發生退化的個體無法自行復元，但能夠減緩下一代的逐漸退化，或運用原始民族的智慧做大幅的改善。在人類漫長的旅程中，任何一個時期遺留下來的骨骸，都不像現代人這樣，在極短的時間內出現如此駭人的牙齒和骨骼退化。難道一定要讓大自然屏棄人類傲慢的文化，並使我們倒退回懂得服從的原始時代嗎？這當中若還有別的選擇，顯然就是順從大自然的力量，然後做出徹底的修正。

思想就跟消化作用一樣，同樣都是生物性的，胚胎時期的大腦缺陷跟先天性足畸形同樣都是生物性疾病。兩者都是由親代弱化的繁殖能力所產出，大自然已利用大量的人類族群證明，其原因主要歸咎於親代不當的營養、太過頻繁或長期不斷的懷孕，表示這是很久以前就種下的禍因。

現代人很注重母親在懷孕時期的營養補充，然而，母體營養的消耗未必是孕期補充營養所能彌補的，兩胎之間勿間隔過短，也是生育下一代時應留心的重點。

就像原始民族中成功的後裔一樣，其實我們也可以預防這樣的退化，第一要件就是繁殖期和成長期中適當的營養，且要能為體內營養透支做調節的準備。就像成功的原始民族一樣，我們可以遠在危機和困難發生前，事先建立一個制度，讓大家熟悉大自然的法則，以做為培養青少年的指引。這種制度或許應該擴大到對家庭和學校的指導——尤其是對中學時期的孩子們，做法則應與原始民族的實際方法如出一轍。

假如現代社會中有人因嚴重的精神疾病而需受到監護，且其中少部分或大部分的原因出自於已受損害的親代，那麼，誰該為此負責呢？就讓社會放逐這些不適應社會的個體，像從前一樣，讓他們受盡辛勞的工作或幽禁在令人抑鬱的環境中嗎？還是讓社會任由身心障礙者不斷產生？許多原始民族顯然已做好預防措施，難道現代社會不能學習並採用這些歷經幾世紀的原始智慧來達成目的嗎？

大自然使用一種文字語言，若沒有鑰匙，它就是無意義的象形文字，但若擁有正確的鑰匙，它就能變成種族和個人歷史的清晰故事；這些象形文字已經指示出種族和個人身上的災禍，而現代化的族群根本沒注意到這些警訊。原始民族還保留著祖先的智慧，他們善加運用並成功的避免了發生於現代社會的災難。後面的章節記錄了許多原始民族令人驚豔的務實做法，在本書中提出來，是希望它們能在經過設計的制度中，幫助人類解除一些現今社會裡常見的痛苦，並避免文明人未來世代的失序。

借鏡原始智慧

- 人必須遵從大自然，而不是正統性。
- 既然正統的理論一直無法解救我們，我們也許必須重新修正那些理論，並使理論與大自然的定律和諧一致；人必須遵從大自然，而不是正統性。

- 胚胎時期的大腦缺陷跟先天性足畸形，都是由親代弱化的繁殖能力所產出，大自然已利用大量的人類族群證明，其原因主要歸咎於親代不當的營養、太過頻繁或長期不斷的懷孕。
- 在人類漫長的旅程中，從任何一個時期遺留下來的骨骸，都不像現代人這樣，在極短的時間內出現如此駭人的牙齒和骨骼退化。

Chapter 2

現代文明的式微

日益嚴重的健康問題

許多優秀的社會學家和科學家都強調過，現代人的身體健康一直在退化中，儘管現代科學正努力地從各方面的研究多管齊下，設法改善這個難題，然而退化比率的逐年增加，已對人類構成了極大的危險。

凱洛博士（Alexis Carrel）在其專書《未知的人類》中聲明：

「我們非常相信醫藥能夠降低人類的痛苦，但它實際上的功效遠不及我們的期望。死於感染的人數確實有大幅降低，但死於退化性疾病的比例仍居高不下。」

在檢討流行性傳染病減少的趨勢之後，他繼續評論道：

「所有細菌性的疾病都明顯的減少了……，然而，儘管這是醫療科學的勝利，疾病問題仍未獲得解決。現代的人類很脆弱，一億兩千萬人需要另外一百一十萬人來照料其醫療需求。在美國，每年約有一億左右疾病程度不等的患病人口；在醫院裡，每年約要用掉七十萬張病床……，在這種醫療照護的制度下，每年差不多要花掉三十五億美元……，我們的身體似乎變得更容易罹患退化性疾病。」

健康退化造成的社會成本

一些推出特殊健康計畫的機構，有時會報導美國目前的國民健康狀況。一般的健康問題已被徹底調查過，並由美國公共衛生署的外科總醫師帕現代人普遍以為醫療科技的進步延長了人類的壽命，卻忽略了生命品質這件事情，仔細看來，醫療只在對抗細菌性疾病上有相當大的進步，但死在慢性疾病上的人口卻不斷的在攀升。

倫博士解說，我想，可能再也沒有人比這位政府重要部門的主管更熟習各方面的健康資訊了。

在最近提供給州級與地方官員的初步報告中，他提出由一大群政府雇員蒐集到的資料，此份報告包含了針對美國所有族群所做的健康狀況普查，當中記錄了居住在不同地區、不同型態的社區和不同經濟階層中，兩百六十六萬人的健康和經濟狀況，資料中也包含了各個年齡層。

他假設這兩百六十六萬人是總人口中的可靠樣本，據此提出下列說明並做出結論，這結論或許可以用來代表一億三千多萬總人口的狀況：

- 每天，每二十人中就有一個人因病無法上課、工作，或參加例行活動。
- 國人裡，每個男人、女人和孩子（平均而言）每年中有十天傷殘纏身。
- 年輕病患平均每年有七天臥病在床，老年者平均為三十五天。
- 有兩百五十萬人罹患慢性疾病，諸如心臟病、動脈硬化、風濕病和神經疾病（占每天六百萬人中的42%）。
- 有六萬五千人全聾；七萬五千多人又聾又啞；二十萬人缺一隻手、手臂、腳或腿；三十萬人罹患永久性脊椎傷害；五十萬人眼盲；一百多萬人身體永久殘疾。
- 每有一位小康階級者，就會產生兩位一週（或一週以上）的時間無法工作的清寒階級者（整個家庭年收入低於一千美金）。
- 年收入二千美金的家庭經濟支柱者中，二百五十戶家庭中只有一位因長期失能而找不到工作；而在清寒家庭中，每二十戶就有一位。
- 比起經濟狀況較好的家庭，清寒與低收入家庭生病的時間較長，也較頻繁，他們較不常請醫生。至於窮人家——尤其是在大都市裡的，住院的時間比他們的小康鄰居久。

帕倫博士的結論如下：

「很顯然的，不當的飲食、破舊住宅、職業災害和勞工市場不穩定等因素製造了當前的健康問題。」

從這份報告中可以看出，老年族群平均每年有三十五天躺在病床上，占了全部時間的十分之一。健康的人可能不曾花過什麼時間臥病在床，就會很關心、很投入的思考這件事，因為這代表了大量的病痛和不得已的賦閒。很明顯的，同一時刻裡，為數可觀的發病率必然會將經濟負荷加諸在健康者身上。

不斷上升的心臟疾病與癌症比例，也引起了大眾的恐慌。紐約市公共衛生處公布的統計數據顯示，心臟病罹患率從一九〇七年到一九三六年間逐年穩定增加，報告中提供的數據還揭露，死亡率從一九〇七年每十萬人中有二〇三・七人，增加到一九三六年每十萬人中有三二七・二人，增加率為60%；癌症則從一九〇七年到一九三六年中增加了90%。

現代文明中，嚴重的體質退化問題不只發生在美國人身上，因此許多國家的研究人員也熱烈探討這個問題。阿布斯諾・連恩爵士（Sir Arbuthnot Lane）是英國著名的外科醫師，同時也是公共福利的研究者，他發表了以下觀點：

「長期的外科經驗使我肯定，文明模式的生活中，有某件事情徹徹底底的錯了，我相信除非白人國家對目前的飲食方式和保健習慣有所認知，否則社會和種族的退化將會無可避免。」

白人體質的退化發生於許多社區，遍及好幾個國家，證明了這股退化力量正在不斷散播。在討論這個問題與澳洲的關係時，雪梨大學的經濟學講師沃斯登豪爾（S.R. Wolstenhole）預測：

「在四十年內，澳洲人口減少將是不可避免的趨勢，因為國家缺乏有生氣、有活力的人口政策。」

我們一般以為這些問題就只關乎身體疾病，然而研究現代社會問題的學者認知到，這些問題不是只侷限於健康方面。威爾・杜藍（Will Durant）在近期的討論中說明：

「美國人正面臨的四大棘手問題，都與現代文明的持續與發展有關：

❶我們的血統遭受到退化的威脅。

❷人民的消費能力一定要盡快提升至足以達到……

❸第三個是道德問題，一個文明仰賴社會道德和政府秩序…

❹政治人才已產生斷層……」

齲齒是近代興起的疾病

今日我們已了解，比起其他疾病，齲齒影響著更多的人，它們普遍存在於所謂的文明世界中。美國、英國和歐洲對高度現代化族群的好幾百萬人做了體檢，顯示在各種不同的社區裡，有85%到100%的人有蛀牙現象，它也是諸多疾病中，使學童缺課的首因。

從有礙健康的觀點出發，已有許多人認為蛀牙會影響到身體其他器官，可謂是最嚴重的致病因素。紐西蘭衛生部部長楊（J. A. Young）強烈地強調，牙齒疾病的隱伏效應在於，它是其他尚未被察覺的失調症的前兆，並且提到齲齒在英國經檢討後認為其嚴重程度為：「大不列顛衛生部醫療總長喬治．紐曼爵士（Sir George Newman）曾說：『牙齒疾病是引起人類疾病的主因或主因之一』。」

哈佛大學的恩斯特．胡頓博士也強調過敗血症以及阻止齲齒發生的重要性，在他最近的著作《黑猩猩、人類與傻瓜》第七章結尾時提到：「我堅信人類的健康已岌岌可危，除非能採取手段預防齲齒的發生，並矯正牙齒畸形，否則人類的演化將會倒退至絕種……。我們必須面對的事實，簡言之就是，人類的牙齒和口腔在文明的影響之下，已經變成感染的溫床，成為侵蝕整體人類健康的基礎，演化中的退化趨勢已經展現在現代人身上，程度嚴重到我們的牙床變得過窄，無法容納原來應有的牙齒數量，結果使牙齒不規則的冒出，而牙齒基本的作用與功能往往因此完全、或幾乎完全毀壞。」

在討論到牙齒科學的策略性地位時，胡頓博士聲明：「我認為有一種方法，而且只有一種方法能夠止住牙齒疾病和體質退化——它們終將導致人類的滅絕，那就是將齒科專業提升到一個層面，率領我們最頂尖的研究心力去鑽研出原因，並找出整治那些牙疾惡魔的方法……，人類的進化受到飲食的影響，牙科從業人員應該充實自我，幫助人們成功的控制牙疾。我們不要再假裝牙刷和牙膏比鞋刷和鞋油還重要，不良的食物才是害我們擁有不良牙齒的罪魁禍首。」

原始人沒有齲齒、齒列不整等問題

歷史研究者研究了所謂野蠻人——包括那些存在於現代化族群之前的人種——的優良牙齒。研究了近代的地質年代後，我們發現當數種動物發生蛀牙現象時，人類的牙齒仍毫無蛀牙問題，比起同時代的動物，原始的人類更沒有這類疾病。原始種族沒有齲齒的現象，這是人類身上多麼不尋常的特色，因此許多評論家將齲齒稱為顯著的現代疾病。

在討論史前南非的齲齒問題時，翟爾（Dryer）評論說：「從非洲馬特傑斯河域棲地（全新紀）發現的顱骨裡，蒐集到了為數不多的牙齒，這當中幾乎看不到蛀牙，這個地區的發現證實了歐洲人類學家的說法：『齲齒是現代的疾病。』所有有齒疾的顱骨都不是從遠古遺留下來的。」

本書所報告的研究有一個重點，就是要找出齲齒的原因，這正是執行這些研究的最初因素。要從現代社會組織中找出任何對齲齒有高度免疫力的族群極為困難，因此我們將至今尚存的原始民族後裔做為控制組，一旦他們開始接觸現代文明，我們就能從中觀察他們失去免疫力的變化。也許**現代人所關注的議題中，很少有像牙齒問題那麼難以理解的，不僅僅是外行人，就連醫學和牙科專業人士也很難找出引發齲齒的原因。**

矯正齒弓畸形的問題和改善臉部輪廓，在牙科醫學中已發展成一項專門的領域，稱之為「牙齒矯正術」，探討顏面畸形原因的文獻現今也卷帙浩繁。許多人一直以為，種族混血是造成臉部形貌快速改變的主因，據說，牙齒擁擠是繼承雙親之一的大牙齒，又繼承了另一方的小骨架，使得窄小的齒弓無法容納原本的牙齒。而對於某幾種類型的畸形——尤其是上排牙齒凸出於下排牙齒的，一般的解釋是，吸吮大姆指容易使上排齒弓向前伸而阻礙了下排的齒弓；在其他可能的原因中，還有錯誤的睡眠習慣及錯誤的呼吸習慣等說法，這兩者已成了眾矢之的。

此外，臉部結構的問題以及身體結構的問題——包括齒弓結構，對成現代人愈來愈注重牙齒的排列整齊，矯正牙齒的人也愈來愈多了，雖然齒列不整已經是現代醫術可以克服的問題，卻少有人會省思到，齒列關乎的不只是美觀，而是體質、健康的問題。

長有非常直接的影響，牽涉到的不僅是個人，還有種族，因此體質人類學家很明確地研究出關於發育的一些法則。他們假設，體質的改變只有在受到環境變化的衝擊時才會發生，這樣的衝擊影響所及達好幾個世代。閱讀後面的章節時，請記住這個重要的觀點，因為書中將敘述體質上的許多變化，它千篇一律地發生在各個不同的種族族群中，而無須多長時間的累積，**一旦接受了現代文明的食物後，在第一代的孩子中便可看出明顯的傷害。**

科技之外的全面敗退

現代的學者中有許多人已經意識到心智與道德退化的問題，並強調其嚴重性。萊德（Laird）在《撼動國家的問題》這本書中寫了一篇傑出的文章，他表示：

「國人基本能力的平均水平隨著每個世代的產生而每況愈下，應該將投票權只限制給能夠照顧自己的國民嗎？有四分之一的人做不到……，這個問題現在已經撼動了華盛頓特區、華爾街和拉薩爾街……，在每個世代裡都看得到美國人基本能力的降低。」

在萊德對目前情況的分析中，他強調了一個非常重要的層面。在強調退化現象不僅發生於特定地區的同時，他也提出質疑：在某些發生退化的地區裡，當地的條件在退化的比率和程度上是否扮演了重要的角色。他進一步說明他的論點：

「雖然我們可以從將近兩打的州中任意引用數據，但我們首先會指名弗蒙特州，因為那裡是已故的皮爾斯．拜里博士（Pearce Bailey）所研究的地方。他寫道：『可以很保守的假設，研究弗蒙特州八十歲人口的心智狀態，每一千人中至少三十人有心智缺陷；每一千人中三百人有退化、遲緩現象，或智力明顯較差。換句話說，整個州將近三分之一的人口是屬於需要監護的類型。』」

營養不良與犯罪

心智能力降低的問題和它在現代對身體疾病觀念的定位中，不同於一般人較了解的退化作用，心智低落並不會被歸類於體質的範疇裡，因為退化作用與患病的器官有直接的關係，而心智低落一般會被歸類到疾病的領域之外，或被歸類成某種特殊器官或組織的損傷。但哥倫比亞大學的艾德華．松迪克（Edwaqrd Lee Thorndike）說：「思想和消化作用一樣是生物性的。」這句話指出，思考的能力與大腦的缺陷有直接關係。

另一位研究智能的傑出研究者麥諾（J. B. Miner）則主張：

「假如最終能證明，整個族群中的個體差異，是跟道德及智力有關聯，那麼它可能就是社會必須去處理的最重大事件。」

孩童起初的發展遲緩，原因似乎與生活中的經驗有絕大關係，爾後變成一種條件作用因素，然後深深影響了他的行為。**體質退化與各種階段的青少年犯罪——包括重大犯罪問題之間的關係，已構成社會退化中最令人擔憂的現代問題之一。**查瑟（Chassell）曾經以好幾個國家對各種不同領域的勞工的報告，做過一份詳盡徹底的研究，她總結如後：「青少年犯罪和自卑感之間的相互關係，在弱智族群中發現的案例顯然是正相關的，且在程度上相當明顯。」

柏特（Burt）做了更大規模的研究，涵蓋的時期很廣，他研究倫敦的遲緩兒與青少年罪犯的問題。對於孩童遲緩的起源，他在結論與總結中說道：「在倫敦與伯明罕，有60%到70%屬於天生『愚鈍』的類型……，大部分最明顯的原因是普遍對自己的智能感到自卑，可能是天生的，而且往往得自於遺傳。」

在討論一般體質虛弱和心智遲緩的關係時，他寫道：「對學校老師來說，遲緩兒必定是司空見慣的現象，因此這個問題直到最近才開始被系統性的研究。我們對案件所知不多，對治療方法也……。第三，儘管絕大部分的遲緩兒經證實有輕微身障或不斷生病（例如在倫敦有80%），然而一般的體質虛弱通常不是造成遲緩的主因。」

在研究了引起青少年犯罪和一般犯罪的暴力行為後，幾乎所有的研究者都證實，那些暴力傾向與某種天性有關。柏特說：「犯罪就好像某種接觸性傳染病似的，到了青春期就突然顯現出體質上的易敏感度，或者表現出古怪的傾向。」他強調青少年犯罪與身體缺陷間的關係：「多數累犯都不健全，他們體質衰弱、容易生病、智力低落。慢性道德失序常與慢性體質失調有關，以致於許多人主張犯罪是一種疾病，或至少是疾病的症狀，患者需要的是醫生而不是治安官，需要的是醫藥而不是鞭子。」

幾乎所有近代的作者都會討論到身體虛弱及健康不佳型青少年犯罪的頻率，在我自己研究的許多案例中，有將近70%的人有這樣的缺陷；將近50%的人亟需醫療支援……在所有精神原因造成的犯罪中，最常見、最嚴重的通常都跟心智缺陷有關。

最著名的權威採用最精密的科學分析方法，最後歸納出類似這樣的看法，例如英國的葛林博士（Goring）斷言：「犯罪因素裡，最關鍵的構成要素就是智能缺陷。」在芝加哥，赫利博士（Healy）也秉持相同看法，認為在罪犯的個人特質中，「心智缺陷是造成青少年犯罪的最大單一因素。」且獲得大多數美國研究人員的認同。

青少年犯罪的基本成因隱晦難明，這樣的主張構成了延伸研究文獻中最醒目的部分之一，諸如此類的文獻是經由許多國家的研究者密集研究報告而累積起來的。

柴希（Thrasher）在討論幫派的特質和起源時，明確的表示：「不論在什麼地方，幫派就是幫派，他們代表一個特殊的社會類型或種類。其中特別有趣的是，幫派屬於初級組織，在興起時並無特殊目標。」

正規的社團多少都能夠認知到自己存在的最終目的，透過這層了解而達成目的的組織，多少能算是設計下的產物。但幫派就像雜草一樣生長，沒有對自我目標的認知，也沒有管理體系來達成目標。他們的起源可說是無意識、不由自主的，且對自己存在的目的缺乏認知，以致於人們很容易認為他們是先決的、注定的和「天生的」。也因此，他們所處的環境通常是非常獨立自治的。

毫無疑問的，許多城市都有為青少年罪犯設立特殊學校，如克里夫蘭，那裡的機構有一個雅稱，名為「湯瑪斯・艾迪森學校」，通常收容八百至九百位男孩。為了這項工作，瓦特森博士（Watson）一直延長在那兒的服務，他對那些學生的由來提出一個重要的見解：「湯瑪斯．艾迪森的學生是由逃學和行為乖張的男孩所組成，他們大多處在錯誤行為矯正的初期階段，即所謂的『犯罪前階段』。一般說來，現在的他們是由學校、家庭和社會不快樂的經驗所造成的，他們是整個社會複雜力量的敏感記錄器，所有力量結合在一起運作，構成了他們的共同體環境，也就是我們所說的幫派。」

從這些引文中我們可以看到，大家所強調的重點都在環境對青少年犯罪之決定性因素的影響上。

營養關乎成就

胡頓是哈佛傑出的體質人類學家，曾對現代人體質退化的問題做了重要的論述。談到如何應付人類逐漸退化的大問題時，他提議大眾應組織並建立臨床人類學中心，其目的為：「……為了進一步確定一個人完成診療後他應該會是什麼樣子，醫生得先知道病人在健康狀況良好時的生理狀況是如何。我要很嚴肅的說，研究工作應該推前到從搖籃出發，但如今卻倒退到從停屍間出發，這真是個缺乏遠見的醫療科學。」

有人在研究青少年犯罪的發展上做出重大貢獻，並透過對家庭的檢查來發現這些受影響的個體。在討論到這個問題時，索蘭格（Sullenger）表示：「艾波特（Abbott）和布萊金利吉（Breckinridge）在芝加哥的研究中發現，來自大家庭的青少年罪犯，男孩的比率遠高過女孩。然而，赫利和布朗諾（Bronner）在芝加哥和波士頓也做了研究，他們發現大家庭較易促成孩子們的青少年犯罪，那是因為家庭愈大，青少年犯罪的機會當然也比只有一個孩子來得多。他們無法查出這種事情是不是受到了父母親忽略、貧窮、惡劣環境條件，或是其他孩子的影響。在一系列雙城市的研究中，青少年犯罪的數量在不同規模的家庭中幾乎是差不多的。」

這項研究所呈現出來的問題並不是作者預料得到的。這些新產生的問題起初就被認為與現代種族的退化可能有直接或間接關係，但直到最近才發現，它們的相關性是如此的密切。

既然可以看得出來頭顱和靜脈竇的大小和形狀——包括口腔和喉嚨，直接受到現化文明力量的影響，我們應該思考的是用來說話及唱歌的嗓子。

旅居於一些原始民族間，我經常對他們的音域以及共鳴感到驚艷。現代社會對特別美妙的歌喉頒發高額的獎金，這一點我們都相當熟悉，以下是相關的評論：

頂尖的義大利式男高音一直被視為稀世奇才，而過去二十年來卻變得愈來愈少。自從卡羅素（Enrico Caruso，1921）與世長辭後，能以高吭嗓音唱出拉丁歌曲的歌劇演出者便寥寥無幾，歌劇院也持續沒落中。

我們對此有很重要的見解——義大利式美聲歌手的減少，原因正如我們注意到的：臉形及齒弓變得過窄；也如同我們在各個原始民族中看到的：上顎形狀的改變。在父母親接受了現代白人文明的飲食之後，從第一代的後人身上就可以看出這些變化。

強盛的文明以大自然為基石

在研究原始民族時，我們會發現他們對大自然以及影響個體與種族的力量來源有完全不同的觀點。

巴可（Buckle）完成了劃時代的鉅著，關於上個世紀中葉的《文明的歷史》，這裡節錄了他長年研究的一些重要結論：

❶歷史和統計學（尤其是後者）已證明，人類行為受到定律控制而規律不變，如同物質世界受到定律支配一樣。

❷氣候、土壤、食物和大自然的一切，就是智慧發展的主因。

❸宗教、文化和政府頂多可算是產物，但不是文明的成因。

這個重要的觀點並不正統，且遭受到許多嚴厲的抨擊，然而這個新學說堅定地鞏固了其中的觀點：

「在營養與牙齒問題間的關係上，我早期的研究主要是關於早在恆齒冒出前的牙齒成長缺陷，著重在一歲到長恆齒前的那段時間。缺陷往往呈現於牙齒上交錯的痕跡，我直接使用一點高度精製的嬰兒食物就可以探查得出來。一九一三年我發表了一份內容廣泛的相關報告，並附上圖說。經X光檢

查揭露，這些損傷遠在牙齒冒出來之前就發生了，故此類失調現象與今日使用的嬰兒食品關係不大。」

現代的體質退化問題，一般說來可以分為兩個主要群組，一組與身體健全有關，一組與身體的功能有關。後者表現在個人的行為中，以及個人所組成的團體的行為中，因此與國家特質和整體文化有關。

在許許多多的層面裡都看得到現代文明的式微，在分析影響個體退化的力量之外，我們要記住很重要的一點：團體是由許多個體所組成的，因此團體的道德標準不可能超越個體。近來大規模的退化現象持續進行，但我們其實可以藉由存在於全世界各個角落的尋常生活模式來遏止。

現今人們對品格退化的看法大多歸咎於條件作用因素，它在兒童初期發揮影響，並與孩子的環境產生直接關係，因此這些都屬於後天的條件作用因素。在這方面我們直接從原始民族的經驗中得到重要的發現，即更基本的條件作用因素是在胎兒期便已經發展出來的。因此，假如一個較大的團體受到了這種胎兒期的條件作用影響，我們會從團體退化的新觀點來思考這些大型問題。

從歷史中，我們似乎找得到這類大規模退化的紀錄，例如在所謂「黑暗時期」的高峰期。一些優秀學者提出，像這樣的大規模退化正在進行中。牛津大學的希臘文講座教授在他一九三七年的就職演講中發表以下觀點：

「我們因為思想而存在，在思想革命中，影響最深且干擾最鉅的要素，就是道德體系的崩落，自君士坦丁大帝時代以降，道德體系就一直（或者至少虛有其表地）支配著歐洲的文化。」

在評論這個重要的主張時，艾弗瑞德．里門爵士（Sir Alfred Zimmern）在一場關於國際道德標準低落的演講中說道：**「基於近年來發生的事件，應該連最遲鈍的人都感覺得到國際道德標準墮落，社會紊亂且縱容暴力，已然威脅到法律和秩序的尊嚴。」**

道德標準的逐漸低落已引起大型國際組織的注意。國際扶輪社於一九三八年六月在舊金山舉辦

功利主義盛行　的社會習慣以智力的高低做為衡量心智能力的唯一標準，父母關注的也多是如何提升孩子的智力，以增加競爭力。但失控的人格、對道德的輕忽，卻讓社會及個人付出巨大的成本，一九三〇年代已如此，如今更是嚴重。

會議，會前討論到這個問題，其中一位大眾改革領袖，克里夫蘭市市長哈洛．伯敦（Harold Burton）指出，美國男孩正周旋在善與惡之間「**做出無可挽回的選擇**」，而且「**其結果可能決定國家的興衰，或許在防止犯罪的戰場上才能挽救民主的生命。**」他將大型工業都市比喻為戰場，在那裡「對民主的考驗既新穎又犀利」。他說道：

「**幾世紀以來……，我們起初對抗罪惡的方式是，在犯下罪行後逮補罪犯，然後透過處罰使罪犯脫胎換骨成為良民。但今日要對付的罪犯範圍之廣、數量之多，一如面臨洪流氾濫般艱鉅。我們必須利用研究來阻止、控制這道洪流，並將洪水轉移回它們各自的源頭。為了達成目的，我們必須將各個社區中成長的孩子們引導出犯罪的戰場，轉入良好品德的領域。**」

胎兒期的條件作用因素在決定個體對環境的反應上有很深的影響力，假如為了防衛個人的人格和品性免於此影響，而必須再回溯到搖籃時期之前，對這股「洪流」加以控制，就得設計出能維持國人品格的有效方案，回頭找出現代文化中導致後繼世代退化人口增加的影響力，並加以干預。

大規模的體質退化構成現代文明中最令人擔憂的問題之一，從研究國家與國際事務的學者已提出緊急呼籲的事實就可獲得驗證。〈時代的道德宣言〉是一份對信念的宣告，附錄的誓言內容如下：

「**我發誓要抓住每個可以採取行動的機會來支持文明的偉大傳統，以保護所有可能因文明而受苦的人，並傳遞給接繼而來的世代。我了解在未來世界的秩序中，沒有什麼比維護真理、寬容和正義更重要。**」

作者強調，有人認為文化所達到的成就理當會持續下去，抱持這種想法是很大的危機。現代文明退化的整個問題裡，或許沒有一個像團體退化一樣被原始民族所累積下來的智慧闡釋得那麼明顯。

現代文明的退化牽涉了個人及團體命運，關於這方面研究的方法，我們首先會嚴密的檢查引發個人退化的影響力。

為了尋找引發臉部和口腔器官退化的原因，我研究了受影響的個體以及患病的組織，卻無法找出解決的方法。在我「牙齒感染」的兩冊著作中（第一冊書名為《牙齒感染——口腔與身體疾病》，第二冊是《牙齒感染與退化性疾病》），在詳細地審視相關研究後，似乎可以清楚的看出，在患病組織中根本找不到正在發揮作用的影響力，討厭的是我從結果中只得知缺少了什麼，而不是找到了什麼。這充分顯示出，我們需要找出身體健康狀況完美無瑕的族群，把他們當做對照組。為了這個目的，我決定尋找出原始民族的後裔——他們能免於我們所關心的退化問題，藉以觀察他們有什麼是我們所沒有的。

我花了許多時間，行遍世界各地來做這些田野調查，後面的章節會帶領讀者瀏覽原始民族的相關研究，第一部分描述他們因地勢孤立而受到保護的狀態，第二部分則是他們接觸現代文明之後產生的改變。

借鏡原始智慧

- 為數可觀的發病率必然會將重大的經濟負荷加諸在健康者身上。
- 齲齒普遍存在於所謂的文明世界中，它也是諸多疾病中，使學童缺課的首因；已有許多人認為蛀牙會影響到身體的其他器官，可謂最嚴重的致病因素。
- 原始種族沒有齲齒的現象，所有有齒疾的顱骨都不是從遠古遺留下來的，因此許多評論家將齲齒稱為顯著的現代疾病。
- 「思想和消化作用一樣是生物性的。」這句話指出，思考的能力與大腦的缺陷有直接關係。
- 現今人們多認為品格退化與孩子兒童時期的環境有直接關係，但從原始民族的研究看來，品格退化可能在「胎兒形成期」時就開始發展了。

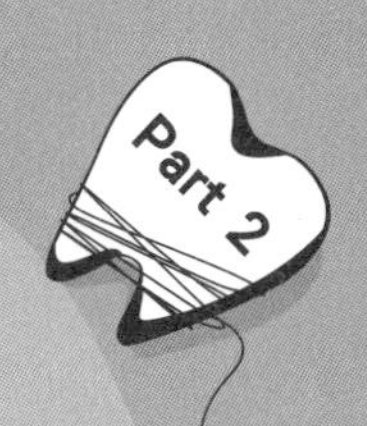

原始民族和現代化民族健康大比拼

Chapter 3

幽谷中的天堂

——瑞士人——

高海拔的人們發病率較低，齲齒的生成率往往也較低，為了研究那兒生產的食物是否有更高的營養價值，我在一九三一年到一九三二年期間去瑞士做了兩年研究。可能的話，我希望能在瑞士找出居住在自然環境中的族群，且孤立狀態能夠驅使他們大部分依靠當地所產的食物維生。

結核病的天然屏障

我諮詢了政府官員，想找瑞士當地是不是還有人生活在自然的孤立狀態中。得到的答覆卻是，原始的地理條件無法讓人們取得現代食物，想要觀察孤立族群根本是不可能的。然而，就在一九三一年之前不久，我在海拔約一千六百公尺不到的地方發現了一群兩千人的族群，而多虧了長達十七公里的勒奇山隧道和橫越洛宣特谷的鐵道已建設完成，讓我可以很輕易的到那兒做研究。

從好幾個世紀以來，那裡的生活必需品幾乎都產自山谷——除了海鹽以外。圖1是洛宣特谷的鳥瞰圖，面對著入口，他們的歷史已隱藏了一千多年。有些木造的建築物已經在此佇立了好幾世紀，建築風格顯示當地居民喜愛簡單穩定，樸實簡約。深具藝術風格的銘辭格言，也多有數百年之久，深深地刻在建築物內外的沉重橫梁上，證明了他們對文化和精神價值的熱愛更甚於物質。

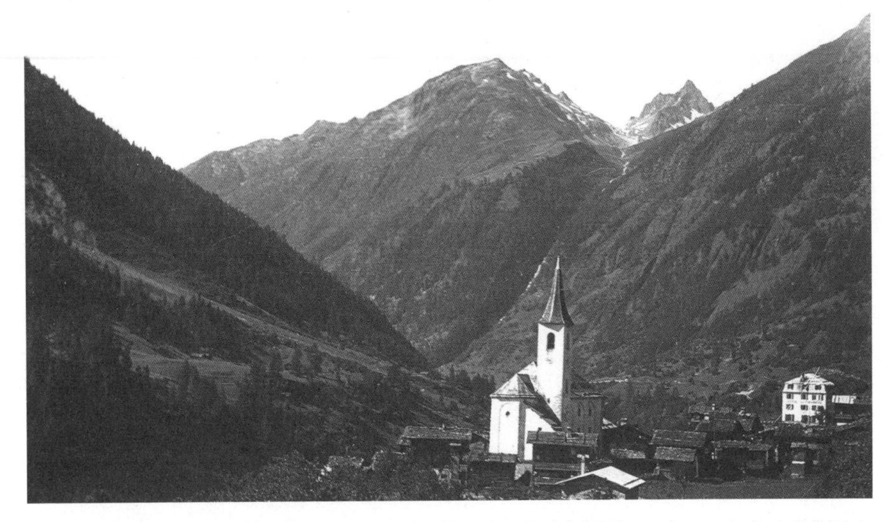

圖1　洛宣特谷，約海平面上一千六百公尺，有兩千多名瑞士居民。一九三二年在山谷的歷史中，未曾有人死於結核病。　（© Price-Pottenger Nutrition Foundation, www.ppnf.org）

儘管曾有許多外力企圖入侵他們的山谷，但這些人從未被征服過。除了河流向下貫入的隆河谷有個險峻的裂口之外，洛宣特谷幾乎被三排峰頂積雪的高大山脈完全封鎖。這道裂口可以輕易的製造出人為的塌方，因此，僅需一小隊人馬看守、防範任何武力攻擊就已足夠，而自然的塌方會在峽谷崎嶇處形成通道，可能可以維持好幾個月。

根據山谷的古早傳說，這些山脈原本是宇宙的矮垣，而山谷裡的大冰河是宇宙的盡頭。冰河是大冰原的分支，從聖女峰和蒙希峰的冰帽向西方及南方延伸出去。

因為這些險惡的冰原，世人幾乎不會想從這個方向去探索山脈。前往該地的通道中，被旅遊界所熟悉的路線是從茵特勒根借道勞特布魯嫩（Lauterbrunnen，又名瀑布鎮）或格林德爾瓦德村。

由於處於高海拔地區，洛宣特谷的冬天較長，夏天短暫但美麗，而且植物生長得特別快又茂盛。草地和阿爾卑斯山的花朵——如三色紫羅蘭——一起吐露芬芳，整個夏天都綻放著最艷麗的色彩。

洛宣特谷的人民組成了一個包含兩千人的社區，在世界的角落自成一格。他們沒有牙科或內科醫生，因為他們根本不需要；他們也沒有警察或監儘管結核病是瑞士最嚴重的疾病，但根據政府官員提供的資訊，洛宣特谷的檢查報告裡顯示，這裡連一個結核病案例也沒有。

獄，因為用不著。自家生產的羊毛所做的結實手織布就拿來做衣服，山谷裡不僅生產所有需要的衣服，也幾乎生產所有需要的食物。

一直以來，這個山谷為歐洲培養出最健壯的體格，梵蒂崗許多知名的瑞士警衛——是世人羨慕的對象，也是瑞士的驕傲——便出自於這裡和其他阿爾卑斯山谷，每個洛宣特谷的男孩都有雄心壯志要成為梵蒂崗警衛。儘管結核病是瑞士最嚴重的疾病，但根據一位政府官員提供的資訊，檢查報告顯示，這個山谷裡連一個結核病案例也沒有。

我在瑞士的研究得到約翰．錫根牧師的全力配合，他是這個山谷裡的教堂教師。人們大多居住於散布在山谷中沿著河岸區的村落裡，耕地——主要用來生產在冬天飼養牲口的乾草和供人食用的裸麥——從河岸向外延伸，然後向山上陡峭地抬升；山上是一大片珍貴的林地，因為坡地極其廣闊，且遠超過這一小群人口的需求，林地因此保存得非常好。當地居民一直小心翼翼地看守著森林，因為林地可以防止足以吞噬並毀滅村莊的雪崩和落石。

牙齒和強健體格的關係

對於上課或實習的工作，山谷裡有一套良好的教育體制。所有的孩子每年要花六個月的時間去上學，另外六個月要幫忙務農和酪農業，男女老少都必須工作。學校體制直接受天主教教堂的督導，一切運作良好。女孩們也學習編織和製作服裝，製作羊毛和衣物就是女性在冬天的主要家務。山坡無法讓卡車載著東西爬上爬下，連馬和馬車都無法通過，更別說是牽引機了，所有貨物都用人力揹負，居民也因此鍛鍊出強健的心臟。

我們研究了臉部發育與強健心臟和優異體格之間的關係。一九三一年夏天，我對成人和成長中的男孩、女孩做了研究，取得了一些食物樣本——特別是乳製品，在夏季和冬季時每個月送兩次給我，並檢驗當中的礦物質和維生素含量——尤其是脂溶性活化劑。我發現樣本中富含維生素，含量比美國、歐洲和瑞士那些含量較低的地區所販售的乳製品樣本高出許多。

此處割下的乾草是要留到冬天飼養牲口，而且這種草長得很快。經我實驗室的化學分析證明，這種乾草的品質遠遠超越牧草和儲存起來的乾牧草。這裡幾乎每戶人家都有養羊或牛，或者兩者都養。夏季時牲口會跟著逐漸後退的溶雪線移動，尋找較高處的牧草地，讓低處的山谷可以收割乾草和裸麥。翻土是為了次年的裸麥做準備，但都由人工作業，因為那裡沒有犁，也沒有能夠拖動犁的動物。

庭園栽培的作物不多，主要是供夏季食用的綠色植物。青翠的山丘和接近冰河區與不融雪帶附近山坡的林地，就是溫暖的夏天時牛兒活動的場所，牠們在這段期間能大量產出高品質的牛奶，而牛奶也是夏季的主要收成之一。當成年男子和大男孩忙著收成乾草和裸麥時，婦女和小孩就成群結隊的去收集牛乳，做成乳酪貯藏起來，以備冬天使用。這種乳酪含有牛奶裡的自然乳脂以及礦物質，是即將來臨的冬天中十分實用的生活貯糧。

神的恩賜——六月奶油

我從錫根博士那兒學到許多關於此處的生活與習俗。他告訴我，在六月，牛兒會到冰河附近的牧草地吃草，那時所產的奶油品質相當優異，可以賜予人們生命的活力，他們把它視為神的恩賜。他召集人們一起感謝仁慈的天父——牛兒在雪線附近吃草時所製成的奶油和乳酪，可以賜予人生命的活力，這便是上帝存在的證明。這樣的禮拜儀式包括將牛兒吃到夏季可口多汁的牧草後所製成的第一批奶油放在一只碗裡，中間有一支燈芯，這支燈芯准許在聖堂大殿裡點燃。山谷裡的居民能夠分辨出六月奶油的優異品質，但卻不是很清楚要對它充滿虔敬之心的原因何在。

洛宣特谷居民的營養食物——尤其是針對成長中的孩子，主要包含一片全裸麥麵包和一片夏季生產的乳酪（約與麵包同等大小），再搭配新鮮羊奶或牛奶，大約每週吃一次肉。

從活性化物質——包括維生素，以及食物所提供、用來建造身體的珍貴礦物質——這種新知識的角度出發，就不難明白他們為何能擁有健康的身體和完美的牙齒。孩童們攝取脂溶性活化劑和鈣、磷等礦物質的每次平均攝取量遠勝過美國兒童。強健的體格讓孩子們能夠打赤膊、赤腳玩耍嬉戲，即多年前，維生素和礦物質對身體的重要就已經被發現了，而至今的營養成分表強調的仍是脂肪、蛋白質、碳水化合物和熱量等，太依賴科技卻導致了關乎身體健康的營養倒退。

使在晚間的寒冷微風裡也能夠浸在從冰河流下的水中，一般人可是得穿戴外套、手套，還把領口也扣緊呢！這些接受傳統飲食——全裸麥麵包和乳製品——的孩子們，平均蛀牙數是每人〇・三顆，也就是說，需要檢查三個人，才能發現一顆有缺陷的乳牙或恆齒，受檢的兒童年齡在七到十六歲之間。

假如有人夠幸運，剛好在八月初來到山谷裡，就能親眼看到人們認真慶祝他們的國家節日，也能夠目睹一個令人終生難忘的景象。慶典的尾聲會燃起大型營火，燃料來自於各高山峻嶺的山地居民，他們聚在一起後，便將各自的火把堆成龐大的小丘，形成一個巨大的火把。營火在特定的時間點燃，像接力的方式一支接著一支，傳遍整個山谷。每個遠處的山地居民一看見燈火，就知道有人在向他們打信號，然後他們便用歌唱表達奉獻儀式，歌詞裡說著「我為人人，人人為我」。這種信念被具體化為行動，變成人民精神的一部分，此時，我終於能體會洛宣特谷夜不閉戶的原因。

在所謂的文明世界裡，人們的生活和視野與這裡是如此不同，他們自甘墮落，直到對金錢和財富以外的一切失去興趣；為了得到金錢和財富，他們甚至不惜欺騙或搶劫，致使他人殘疾或死亡。

有人可能會懷疑，或許並非食物中含有什麼賜予生命活力的維生素和礦物質，才建立了能容納心靈的優越體質，並強化了人性中屬於更高層次的智能和心靈——比起生活中的物質價質，這裡的居民更重視個人品格。在後續的章節中，我們將會看到足以證明這一切的案例。

我們一直想探尋關於健康身體、完美牙齒及臉部與齒弓正常發展的資訊，好讓我們透過食物分析來了解使體格強健的祕密，並且向山谷居民學習飲食方法，來強化所有人類的健康，這樣或許能夠使他們擺脫人類的全球性疾病——齲齒及其後遺症。這些研究包含的不只是牙齒的健康檢查、主題攝影、記錄大量資料、取得食物樣本來做化學分析、依據其日常菜單蒐羅詳細資訊，還要蒐集唾液做化學分析。

唾液的化學分析能充分檢驗我最新發展出來的作業程序，可評估特定時間中，特定的人對齲齒免疫的程度。唾液樣本都以樣本量1%的福馬林保存起來，為了能對當地營養變化的影響做比較研究，我希望以後的幾年還能持續追蹤檢查這些孩子們。有些變化已經在悄悄進行了，有一家現代化麵包店開始分發白麵包和白麵粉產品，並從一九三二年開始全面運作。

探訪維斯普河谷

我向許多人詢問一些最熱門的地區，想在那裡更深入的研究住在受自然環境保護下的孤立地區族群，並決定研究阿爾卑斯高山山谷中一些特別的族群，他們位居隆河谷和義大利之間，包含在我一九三二年的研究裡。

瓦萊州的西邊是說法語的人口，南邊是講義大利文的族群，東邊和北邊則是德語民族。我在瓦萊州境內有艾弗瑞德・基席博士擔任嚮導和翻譯，在部分地區也受到阿道夫・盧博士的協助。

我們第一個探險地是維斯普河谷，那是一個從隆河流域向南擴展的大峽谷，被切分成兩條，一條延伸到薩斯費郊外，另一條延伸到馬特峰附近。馬特峰如錐尖的頂峰高聳著，周圍環繞著積雪的山峰，從高處的各個角度都看得到，它是世界上最巍峨壯麗的景象之一，同時也是歐洲最後被人征服的幾座山之一。沒看過馬特峰，就不算是真正見識過阿爾卑斯山莊嚴的全貌。

山區的鐵道利用齒輪系統做了許多層坡道，我們在聖尼可拉斯鎮下火車，循著山中幽徑走了五小時，探訪位於馬特維斯普東側河堤上孤立的殖民區——格雷興。殖民區位於河流東岸上方的棲息地，暴露於南方的陽光下，且因外界難以進入而能夠享有獨特的孤立性。在這個社區為兒童做的體檢顯示，每一百顆牙齒中只有二・三顆受到蛀牙的侵蝕。

該地居民的剛毅個性，從一位六十二歲的老婦人身上展露無遺，她在海拔約一千五百公尺的地方獨自揹負著沉重的裸麥。我們在稍晚與她會晤攀談，發現她的健康狀態絕佳，她也介紹我們見過她的孫子，體格和臉部結構的發育都很優良。

裸麥在那個地方是很珍貴的，因此放在頭部運送時，要用帆布將裸麥包起來保護著，以免掉落任何一粒麥子。裸麥以手工摔打脫粒，並用石磨碾成粉，以往是以圖2左所展示的手推磨磨製，最近則裝設了水力發電機，那裡的水力資源豐富，碾磨作業就在山坡上的幾個水力驅動磨坊中進行。這裡只有全裸麥麵粉，每戶輪流使用社區烤爐，請見圖2右；一戶人家在一個月當中所需要的裸麥麵包，全都在這裡一次烘培好。

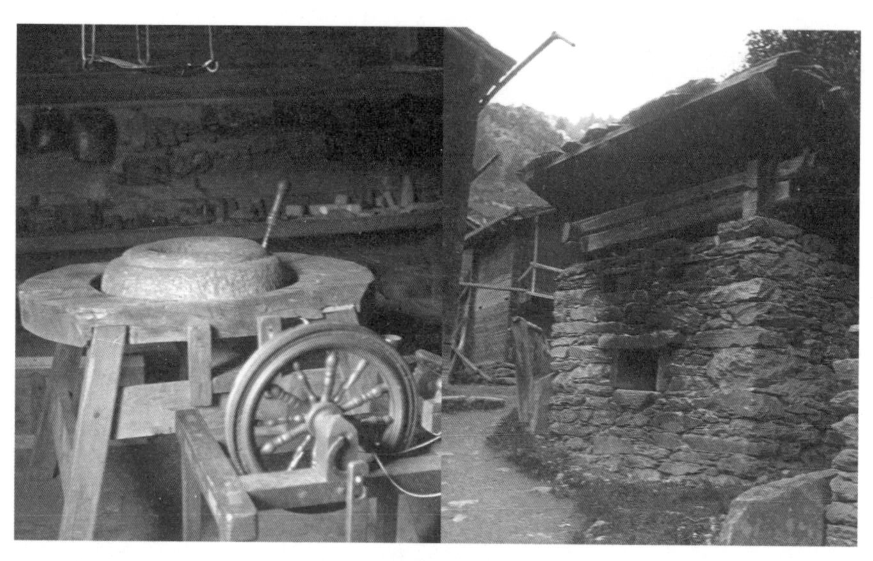

圖2　幾世以來，當地居民使用這種手推磨碾裸麥，這個社區用來烘培全裸麥麵包的烤爐正在消失中。　（© Price-Pottenger Nutrition Foundation, www.ppnf.org）

仲夏時，牛兒會離去，往接近冰河處尋找牧草。格雷興海拔約一千五百公尺，這裡的教堂建於數百年前，我們見到一塊浮雕製榮譽榜，向近一百二十名建造這座雄偉建築的人們致敬。我們獲得當地牧師莫大的協助，他提供好幾間寬敞整潔、設備一應俱全的房間，讓我們得以進行研究工作。

歐洲最高的葡萄園

我們從格雷興回到聖尼可拉斯，繼續搭乘火車下行到山谷，再爬上另一個險升坡，花了好幾個小時才抵達維斯普特米嫩的小村莊。

小村莊坐落在維斯普河上方山脈的東側，位於馬特維斯普河與薩斯維斯普河匯流處下方。這個社區約由一千六百人組成，住在河谷上方高處隱蔽的棲息地，這個位置的視野真是美的難以言喻。這裡在森林線的稍下方，而且群山圍繞，山頂白雪皚皚的宏偉群峰與奇山峻嶺星羅棋布於地平線之上，然後逐漸變成曲折的峽谷，透露出我們下方幾千公尺處河流蜿蜒的蹤跡，是一個讓人駐足沉思的好地方。

高山上的夏天，氣溫分布從白天隱蔽處的熱帶氣溫，到夜晚零下嚴寒的狂風怒雪。此地能鍛鍊人的毅力，去面對生活中一連串的變化。

村莊裡有一群風貌獨特的瑞士農舍聚集在山坡上，突出的教堂就像燈塔一樣，從周圍的每座山上都可以看得到。維斯普特米嫩在許多方面都很與眾不同，儘管它與文明很接近——花幾個小時的時間就可以到達隆河谷的主要幹道上，卻一直享有孤立的清靜，也保持了它原始與文明兼容的獨特生活。山谷的總理親自招呼我們，他親切地打開校舍的門，要社區的孩子們立刻到學校大樓集合，好讓我們盡量做研究。

這份研究包括對孩童牙齒和一般發育的健康檢查——特別是臉部和齒弓結構、攝影紀錄、唾液樣本（跟其他地方一樣），還有對營養的詳細研究。此外，我們也取得食物樣本好做化學分析。

維斯普特米嫩的居民有特權在山區較低處擁有專屬土地，他們在那兒照顧葡萄園，收成後供給國家釀酒。他們擁有全歐洲最高的葡萄園，葡萄通常生長在很陡峭的河堤上，讓人不禁疑惑，翻土者與採果者要如何在峭壁上一邊維持抓附力，一邊移動腳步。

每個梯田的低擋土牆旁邊都有一個大溝渠，擋土牆用來擋住被沖刷掉的土壤，這些土壤必須用籃子運回上方的耕地，一切工作都由人工完成。葡萄園供給這裡的人們額外的酒類營養和水果中的礦物質及維生素，是我們之前在洛宣特谷和格雷興所研究的兩群人中所沒有的。

這種額外的營養能夠為人們提供維生素C，卻並未提升人們對齲齒的免疫力，從齒齦組織中也沒發現健康情況比之前的兩組人更好。每一百顆受檢查的牙齒中，發現有五・二顆齲齒。這裡的主食包含裸麥——幾乎都拿來做成加工麥片，還有乳製品和一些馬鈴薯，約每週吃一次肉，夏季時還能吃到少量的綠色蔬菜。

這裡還有一種普遍的習俗，就是將羊裝扮好之後，分送給各個家族，每家族一隻，這樣就能供給每個家庭每週一天的肉食來源——他們通常是在星期天吃肉，骨頭和碎屑就拿來做平常日子裡的湯。夏季時，當牛兒離開此地，前往雪線附近尋找牧草時，孩子們就改喝羊奶，家庭裡的某些成員則會跟著牛到高地牧草場蒐集牛乳，製作冬天要吃的乳酪。

要分辨這裡的牛或羊是屬於誰的，可是個大問題，因為所有的牲口都整群放牧在一起，我們帶著高度的好奇觀察他們怎麼解決這個問題。山谷的總理有一種叫做「泰索」的物品，是用細繩仿製羊的樣子所結成的公仔，或者用木頭或皮革做成牛的樣子。牲口的主人必須拿一隻公仔交給山谷總理妥善保管，當做註冊標記。主人要同意總理在他的牲口身上做專屬的標記——可能是在左耳上打一個洞，或在右耳上劃條裂縫，或組合起來做成各種各樣的記號。如此一來，所有標記好的牲口就是這位註冊者的財產；同樣的道理，任何沒有這個符號的牲口，註冊者便不能宣稱是自己所有。

當一個人在深深感歎於這些高山居民的結實體格和高度的道德品性同時，也會為大自然用合宜的膳食與環境所孕育出的優越男性、女性及兒童而感動。很肯定的，事實已足以回答這個問題——是否應該避免加工麥片，因為**加工麥片會在體內產生酸性，酸性形成後就會引發齲齒以及許多其他疾病，包括血液或唾液酸化。**毫無疑問的，我們將會在大自然的實驗室裡找到控制的方法，在那兒，人類還沒有能力用不正常、合成的營養去干涉大自然的營養制度，使人類面臨毀滅的危機。

當一個人在阿爾卑斯高山上，用好幾天去觀察孩童的生活——他們未來將發育成優越的成年人；當一個人拿這些人與現代飲食制度下孕育出面黃肌瘦，甚至畸形、身體扭曲的人做比較；以及當一個人拿在天然食物育孕下臉部發育得無比美麗的孩子，與接受現代文明食物而產生臉部發育缺陷的孩子相比時，他會發現自己內心產生了最誠摯的渴望，想為現代文明帶來改善。

「肉食不足會導致蛋白質的缺乏」這種擔憂至今十分普遍，而維斯普特米嫩的居民只在星期天吃肉，平日則以骨頭或肉末熬湯，但是一週一天的吃肉頻率已足以養成孩童健壯的體格。

在檢查年輕男性或女性時，我們一再發現相同的情況：在某段期間內，他們的齲齒會猛烈的發生，然後突然停止，但有些牙齒在蛀牙期間掉落了。我們詢問他們是否曾在某個年紀時離開山區，得到的回覆通常都是：他們曾在十八或二十歲時離開這裡，到城市去一、兩年。他們在離開前或回來後都不曾得過蛀牙，但在離開家鄉後很短的時間內，就損失了一些牙齒。

隨著白麵粉蔓延的蛀牙

我們研究到此的時候，盧博士必須離開了，但基席博士繼續陪伴我們到安妮維谷，就在隆縣的南方。流經山谷的那菲森茲河從瑞士高地及義大利邊境流出，向北注入隆河。我們再次得到令人震撼的經驗，兩個彼此相鄰的社區中，其中一個對齲齒有高度免疫力，另一個則受到齲齒猛烈的侵蝕。

艾爾村位於一個向冰河區伸展的美麗山谷裡，它仍然保有大部分的原始風貌，雖然這裡最近開發了一條國道——就像許多其他新的主幹道一樣，當社區有需要時，國家才有辦法透過主幹道派遣軍隊前去保護。

這個優美的小村莊直到最近之前還是孤立的，我們發現這裡的人對齲齒有高度的免疫力，經檢查，每一百顆牙齒中只有二・三顆蛀牙。這裡的人也是以裸麥和乳製品維生，我們不禁猜想其後的幾年中，歷史是否會重演，隨著主要幹道的到來，這種人人稱羨的免疫力即將消失殆盡。一般而言，在隧道或道路開通後不久，現代化食物就會乘著汽車和馬車長驅直入，展開它們的破壞工作。

很不幸的，數年前當道路延伸到維沙時，事情便已發生在這山谷裡。這個村子有現代化食物已經好一陣子了，一個人可以花不到一個小時的時間從艾爾走到維沙。在維沙，檢查每一百顆孩童的牙齒，蛀牙數是二〇・二，而艾爾只有二・三。我們又得到一個絕妙的機會去研究發生在營養制度中的變化：隨著運輸工具和新市集而來的現代化白麵粉；麵包店中用來做白麵粉製品的設備；高甜度的水果製品，如果醬、帶碎果皮的果醬、糖和糖漿……全都用來與當地所產、含高維生素的乳製品及高礦物質的乳酪和裸麥做交易。交易後就會有足夠的錢購買機器製的衣服與各種新奇的東西，並且很快的，新玩意兒就變成了必需品。

每個山谷或村莊都有自己獨特的節慶，競技賽是一年當中的的重大慶典，節慶饗宴的佳餚在過去大多是乳製品，選手們會得到大碗的乳脂，那是最普遍、也最健康的飲料之一，通常還會有特製乳酪。這裡幾乎不喝酒，因為這裡的山谷不產葡萄，而且好幾世紀以來，孤立的環境使人們拿不到什麼可以製酒的原料。

然而，在維斯普特米嫩社區，住在山腰低處擁有葡萄園的人們，會生產各種不同發酵階段的葡萄汁飲品，他們以往會使用上等的葡萄酒來慶祝節日，當然也有乳脂和其他乳製品。他們的乳脂製品相等於現代的冰淇淋，我們很好奇的請維斯普特米嫩總理展示了一大杯，它的做法在這個社區已流傳了九百或一千年，負責這個任務的就是村莊首長，這也是他諸多任務中的其中之一。

據說埋在隆河谷的顱骨差不多都挖掘出來了，整個瑞士境內，**超過一百年以上的墳墓當中所保存的牙齒幾乎都完美無缺；而近代所埋葬的人，牙齒都被蛀出窟窿或者完全蛀蝕掉。**讓我們覺得有趣的是，這裡的每間教堂通常都會管理一塊墓地，並用鮮花或人造花做漂亮的圖案來裝飾它。家族裡世世代代的子孫據說都是一個埋在另一個上面，如此層層疊疊可達好幾呎深，等到達到一定的數量，他們的屍骨就會被挖出來，如此一來，才有空間留給現代及後世的子孫。

這些屍骨通常都以受尊敬與榮耀的形式保存起來，骨頭面朝外的堆放在大教堂裡某些大樓的地窖中，構成一面相當堅固的牆。據說納特斯有個塚包含了兩萬具屍骨及顱骨，而維斯普內也有一個規模較小、與天主教有關的塚，這兩個塚都因為人們的好奇而經過了仔細的研究。

雖然在研究的過程中掉落了許多齒根筆直的牙齒，但仍然有許多牙齒被完好的保留住；重點是，這些骨骸中，齲齒的罹患率只占了很小的比率，被蛀蝕得很深的牙齒在頂部長出膿瘡，造成齒槽損壞。骨骼的變化顯而易見的證明了，牙齒掉落的缺口內仍然還有延伸的齒槽壁，表示死亡的時候牙齒還是健全的。

讀者或許不敢相信，從瑞士高度現代化的山腳村莊及曠野鄉村到孤立的高山村莊，人們的臉部、齒弓結構及牙齒健康上竟然能有如此顯著的差異。圖3顯示四位有典型寬闊齒弓和一排整齊牙齒的女孩，她們出生在洛宣特谷，也生長在洛宣特谷或瑞士其他孤立的山谷，那些地方供給人們極有價值的營養。她們沒學過使用牙刷，牙齒上有未刷過牙的典型齒垢，但她們幾乎完全沒有蛀牙，就跟其他的族人一樣。研究這些高山村莊孩子，總共四千二百八十顆的牙齒中，只發現3.4%的蛀牙率，相較於食用現代食物的現代化地區，差別真是懸殊得驚人。

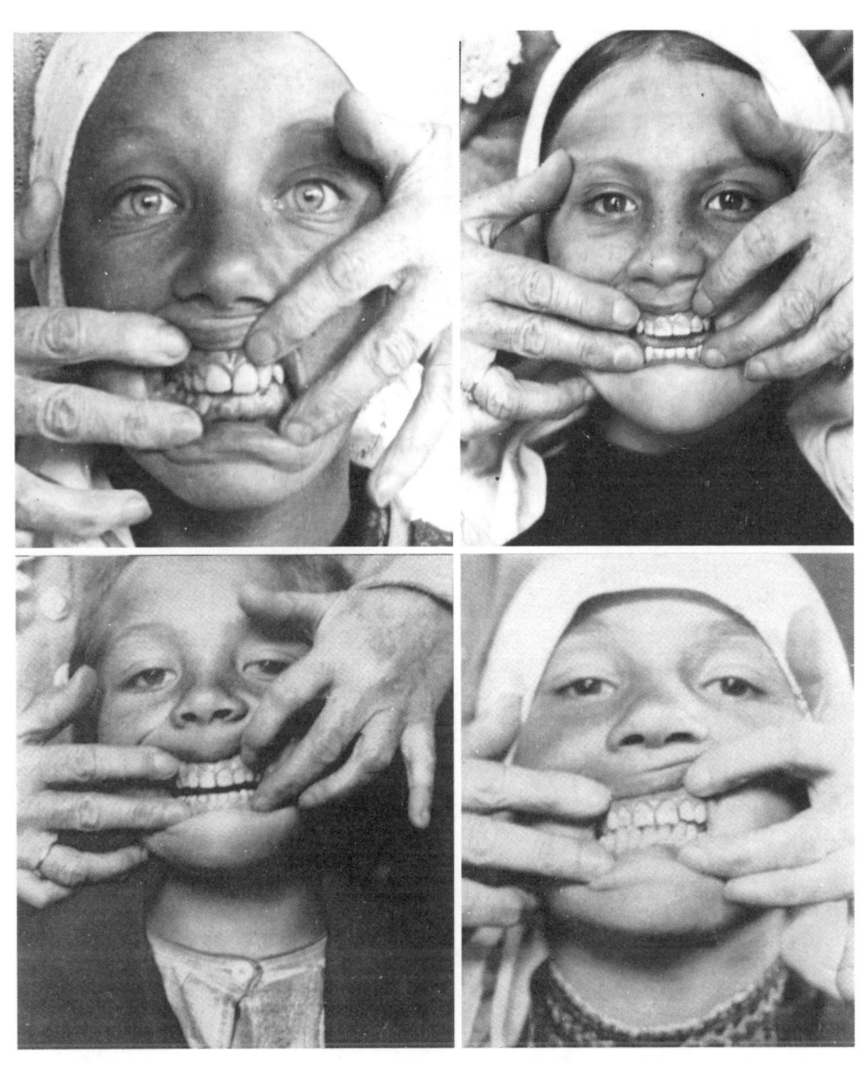

圖3　父母與孩子都攝取適當的營養時，孩子們有正常的臉部與齒弓結構，請注意，鼻孔的發育也很好。　（© Price-Pottenger Nutrition Foundation, www.ppnf.org）

失去健康的「健康勝地」

在洛宣特、格雷興、維斯普特米嫩與艾爾，我們發現原住民社區幾乎只靠當地天然食物維生，包括麥片、裸麥與動物產品——以牛奶製成的各式各樣食品。在維沙可以取得現代化營養的食物，因此人們對於齲齒的免疫力就大不相同。值得注意的是，在其他社區所做的研究中，也就是之前四個高海拔的地區，人們對齲齒都有高度免疫力。

為了做比較研究，接下來選擇的新社區裡應含有現代化食物。我們自然而然的聯想到那些因保健資源而舉世聞名的地區，在那種地區裡，現代科學和工業都會齊聚一堂，而聖模里茲就是這樣的地方。

聖模里茲位於瑞士東南部，靠近多瑙河發源地的上恩加丁。無論在夏季或秋季，這個享譽全球的泉水療養地都吸引世界各地的人來此增進健康，並且享受山中湖泊、積雪山峰、山坡森林、清淨的空氣與充足的陽光。

從瓦萊州到上恩加丁需要從隆河谷上行，再繼續向上越過數個美麗的大、小瀑布，直到河谷盡頭壯麗的隆冰河。從冰山之下湧出的水就是隆河的源流，隆河向西流經隆河谷，途中有融雪溪流從北方及南方流域匯入，一直到達美侖美奐的日內瓦湖，然後繼續向西前進，再轉向南方進入地中海。

有一份關於隆河谷中孩童生活的研究引起了我們的注意，此份研究是透過瑞士官方製作，並由阿道夫・盧博士及其同事報告，研究顯示谷中每個孩童幾乎都罹患了齲齒，而大部分的孩子情況相當嚴重。四通八達的交通網為河谷地區的居民帶來了世界各地的繁華，向東經安德馬特穿越隘口時，有人提醒我們聖哥大隧道的火車正在我們腳下一・六公里處隆隆的穿過山嶺，開往義大利。

為了到達我們的目地——美麗的現代化城市兼夏季渡假聖地聖模里茲，我們進入恩加丁地區，此地因澄澈清透的空氣而聞名。我們知道，正在等待我們的美景早就吸引了世界上愛好休閒與美景的人來到聖模里茲。

也許有人很難相信，像聖模里茲這樣位在海拔一・六公里的現代化城市，除了冬夏季的氣候、宏偉壯觀的景緻和清新的空氣外，就沒什麼吸引人之處了。人們的穿著從普通衣裳、輕便大衣，到最高雅的打扮都有，每個人的身上都看得到和文化接觸的影響；旅館裡的陳設和規劃是懷舊的大西洋城風味。但很快的，我們看到此處與原始地區的不同：孩子們並未擁有發育完美的相貌，人們的體魄也明顯不如小社區居民那般強健。

透過一位當地的牙醫威廉・巴利醫師（William Barry），以及公立學校督導的好心協助，我們受邀使用一棟校舍來進行對孩童的研究。幾項因素立刻浮現出來，他們的牙齒整潔有光澤，顯然是在充分的指導下使用牙膏或牙粉來做有效的口腔疾病預防。牙齦看來很健康，牙齒也很漂亮，因為食物殘渣和牙垢都被清除了。當然，這裡絕佳的氣候、壯麗的風景，加上最佳的現代疾病預防科學方法，的確能對齲齒產生100%的免疫力。但在對八到十五歲學童的研究中，有29.8%的牙齒已經遭到齲齒的侵蝕。

每個案例的研究都包括仔細的口腔檢查、臉部及牙齒拍照、取得唾液樣本做化學分析、研究其飲食習慣。在大多數的案例中，飲食方式都是現代化的，其中只有四個未罹患齲齒的孩子，證明了**吃天然食物的孩子不會蛀牙**，他們吃的是全麥麵包以及充足的牛奶。

在本書第十五章，會針對有免疫力的地區和易受感染的地區，詳細討論當地食物在化學成分上的差異。

曾經住在上恩加丁地區的居民告訴我，在孤立的山谷中，幾十年前的孩子們是帶著自己的午餐到學校，他們在口袋裡放著乾的、烘烤過的裸麥，他們的祖先幾世紀以來都吃這種乾的穀片。

聖模里茲是個典型的阿爾卑斯山社區，在地理位置上守護著伯恩州與瓦萊州。然而，它卻接受了由外地輸入的大量白麵粉製品、果醬、罐頭蔬菜、蜜餞和罐頭水果等現代化食品，當地只栽培少量的蔬菜。部分父母在為孩子選擇食物時仍保持原始的方式，毫無例外的，那些對齲齒有免疫力的孩童所吃的食物與極易罹患齲齒者是截然不同的。

世界上沒有幾個國家的政府官員會像瑞士一樣，花費心思研究各種不同地理環境中的齲齒罹患率，並製成圖表說明。在瑞士北部與東部一帶，靠近康士坦斯湖附近有一大片地區，該處居民罹患齲齒的

雖然現代醫　療的完美照護能讓人得到「表象」健康的牙齒，卻仍無法與擁有本質的健康牙齒相比擬，那樣的牙齒天生便有抵抗齲齒的能力，自然也是我們所應該嚮往和追求的。

比率是100%。瑞士其他地方的齲齒罹患率約為95%到98%，而剩下的兩個地區的齲齒罹患率，一個是在90%到95%之間，另一個則是在85%到90%之間。既然在康士坦斯湖附近地區的齲齒罹患率高達100%，看來似乎有必要到那裡做仔細的研究，取得唾液樣本和食物方面的詳細資訊，並對這個社區中的孩童做仔細的身體檢查。

經由艾根伯格博士（Eggenbergen）的慷慨協助，我們終於得以研究典型族群的孩童，地點是在聖加爾州的黑里紹，我們發現他們在兒童衛生環境方面做的十分用心，如戶外治療、新鮮空氣和陽光等。蛀齒是一大問題，且可能與營養有關，需要藉著曝曬大量的陽光來治療。研究中的男生組和女生組在訓練有素的指導者管理下，都有適當的體育活動，這些孩子來自於城市各地，他們的遊戲場是鄰接山丘林地的開放草地，能夠給予孩子們獨立的安全空間，讓他們穿著遊戲裝自由的玩耍和培養良好的胃口，以便迎接學校的午餐，而午餐的內容大多是現代化的食物。

我們做了嚴密的牙齒檢查後分析相關資料，結果顯示，這些成長中的男孩與女孩裡，四分之一的牙齒已受到齲齒的侵蝕，只有4%的孩子倖免於難，且罹患者之中，許多人的情況相當嚴重。在黑里紹的組別裡，二千〇六十五個案例中有25.5%罹患齲齒，而且許多牙齒已經長膿瘡了。圖4上半部是兩位典型嚴重蛀牙的女孩，左邊的那位十六歲，好幾顆恆齒已蛀到牙齦線附近，她的外貌有嚴重缺陷，右邊的那位也是。

飲食對外觀的影響

從孤立民族山谷低處的族群，我們所看到的另一個改變是，過窄的齒弓使牙齒凌亂的排列，以及其他臉部特徵，在圖4的下半部可以看到兩個這樣的案例。在孤立民族中找不到任一個習慣用口呼吸的典型案例，但在低處平原區的族群中卻多得是。研究的孩童年齡範圍為十歲到十六歲。

許多現代化地區的人們臉上帶有疤痕，那疤痕是受感染的牙齒膿瘡，牙齒斷裂穿到外面後形成廔管，產生疤痕組織，因此形成永久的畸形。

儘管此處的病情已經夠糟了，我們得知這裡的情況比一般社區還好，

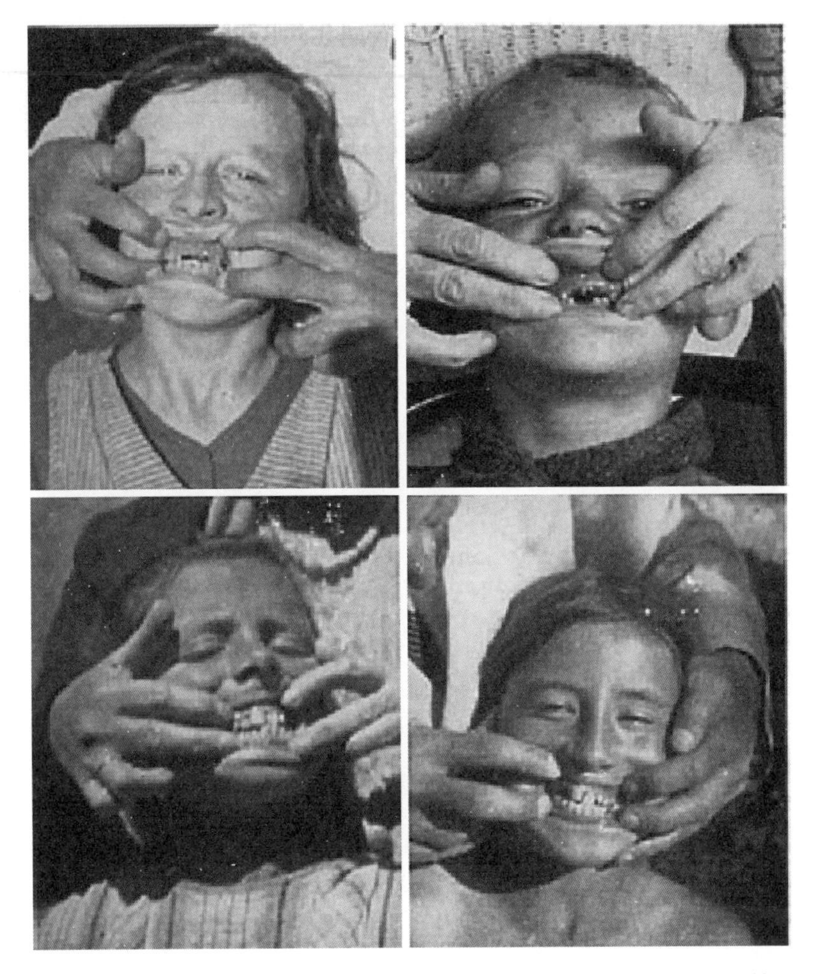

圖4　齲齒在瑞士的現代化地區十分猖獗，圖左上角的女孩十六歲，右邊的那個年紀較小，她們吃大量的白麵包和甜食。下方的兩個孩子齒弓嚴重變形，使牙齒擁擠，而這種畸形並不是得自於遺傳。　　　　　（© Price-Pottenger Nutrition Foundation, www.ppnf.org）

在與當地政府和觀光局取得聯繫後，才知道齲齒的禍害在別的區域更為嚴重。我們曾在聖模里茲發現一位孩童，很難得的，他的牙齒狀況比一般人好很多，其實答案已經呼之欲出了，舉例來說，聖模里茲的一個群組中，一個有十六位男孩的班級總共有一五八顆蛀牙，等於平均每人有九・八顆蛀牙（補過的牙齒仍算是齲齒）。而同一群組的另外三個孩子總共只有三顆蛀牙，其中一人甚至完全沒蛀牙，三人當中有兩人食用黑麵包或全麥麵包，另一人則吃黑麵包和燕麥粥，三個人都喝大量的牛奶。

在這裡尋找乳製品的來源時，我們很驚訝地發現瑞士平原上竟然看不到牛兒在牧場上吃草的情景，大部分的地方都被人類占據了，沒錯，一路上，我們看到許多乳製品和大型乳品商店，但就是沒看到牛。如果能在盛產期保持牛的穩定，就能從它們身上得到更多牛乳，這在多數社區中都是必要的，然而我卻發現，這裡很少使用藩籬，當時正值作物生長期（包括冬天用來餵牛的存糧），因此有必要將牛隻圈養起來才對。唯一允許牛兒到牧場上活動的時間應該是秋收後，也就是田裡只剩下作物的殘株時。

在聖模里茲和黑里紹的孩童中，齲齒罹患率低的群組多少都會喝牛奶，兩地的孩童總數中，只有11%的人飲食中含有牛奶，而在其他對齲齒有免疫力的地區，則100%都喝牛奶。聖模里茲的孩子幾乎都吃白麵包，而黑里紹的孩子中除了一人之外，都食用白麵包，或者以白麵包為主食。

在瑞士人口稠密區的牛兒都是關在畜舍中養肥的，而且喝牛奶的孩童人口少之又少，有的地方甚至沒有，我很好奇，牛奶都拿去做什麼了？

路邊有無數個告示牌，上頭的廣告聲稱某品牌的牛奶巧克力是在某些地區生產的，我想這就是答案了。這種巧克力和當地的酒一樣，是重要的出口產品之一，它們已成為此處及其他國家許多居民的重要營養。巧克力被公認為是高能量的來源，主要是因為它所含的糖分和巧克力，然而，這兩者與牛奶結合後，會大幅降低能量要素（即熱量）中礦物質的比率。

從前認為，瑞士齲齒猖獗是因為牲口飼料及食物中的碘含量太低，而這都是因為土壤中缺乏碘；以前有許多人罹患甲狀腺腫大和各種類型的甲狀腺失調。但其實不然，現今齲齒的罹患情況顯然比以往更廣泛，且事實證明，碘缺乏的問題可以藉由加強成長中孩童的膳食營養來補足，有的人則著重在特定時期以適當的形式添加碘。這是凱爾（Crile）、馬林（Marine）和金柏（Kimball）早期在克里夫蘭做的研究，他們被醫學界權威視為在該社區控制甲狀腺失調的先驅。

黑里紹社區的官員們相當關心齲齒普及的問題，因此他們為學校和社區設計了一些因應方案，希望能遏止這場災難。假如齲齒真的是缺乏維生素D所導致的結果，那麼讓患者曬曬太陽應該就能補足所需，這就是讓社區裡的孩子們在太陽底下曬黑的主要原因之一。

另一個引起我注意的事情是，此處居民在麵包的製作過程中會添加大量的石灰，石灰可以在本區的山腳下取得，然而經化學分析後證實，它們在臨床上並不能降低齲齒的發生率。

營養與齲齒息息相關

我費了一番工夫在附近城鎮設立了一個診所，想用一群孩童證明，齲齒是可以利用簡單的營養計畫控制的。在所挑選的孩子中發生了一個有趣的插曲，當我要求家長們同意孩子每天吃一餐營養強化餐時——那是我在克里夫蘭研究過可以提供適當營養的方案，有人抗議說那對挽救女孩們的牙齒徒勞無益，女孩們的牙齒應該在壞掉之前拔掉，然後裝上假牙；家長們認為，如果不這麼做，她們最後就會沒有牙齒。

瑞士的地質十分有趣，它的南部包括阿爾卑斯高山地區的一大片花岡岩，北部丘陵區則大多是天然的石灰岩。許多人口都住在這兩個地形中間的平原區，而平原是上游地區沖刷下來的物質沉積而成，土壤特別肥沃；過去這塊土地養活了一群繁榮、健康的人口。

我問一位政府官員該社區主要疾病為何，他說最嚴重也最普遍的就是蛀牙，其次是結核病，這兩者是該國最多的現代化疾病。

當我到瑞士里森的診所中拜訪日光浴療法著名的提倡人羅利爾博士（Rollier）時，我不禁懷疑，他將日光浴療法用在治療結核病上，是怎麼得到那麼驚人的結果的。我得知在他總指導之下有約三千五百位病人，而這些病患之中，沒有任何一個人來自於孤立的阿爾卑斯村莊，他們大部分來自於瑞士平原區，有些來自於其他地區。

我向幾位瑞士的臨床醫生詢問他們對於瑞士人民罹患齲齒和結核病之間的觀察結果，我發現報告顯示這兩種疾病有普遍的關聯性，接下來，我打算從世界上其他地方的研究中找出這兩者相關的必然性。

在瑞士的這些研究似乎證明了仰賴天然食物維生的孤立民族，對齲齒幾乎有完全的天然免疫力，而以現代化飲食取代傳統天然食物則破壞了這種免疫力，無論是在聖模里茲那樣居高臨下的理想高地，或瑞士低地的肥沃平原上，情況都一樣。無需太多的實驗資料，從對食物嚴密檢查的結果看來，問題本身似乎就是答案，實驗分析明確地找出食物中與免疫力有關的特別因子，一旦缺乏這些因子，就容易罹患齲齒。這些化學分析資料將在第十五章討論到。

我發現對齲齒的高度免疫力、擺脫齒弓和臉部畸形，以及對疾病有高度免疫力的強健體格等，都與地理上孤立的環境及選擇食物時的嚴格限制有關。這樣的結果來自於大量食用乳製品和全麥麵包、攝取植物性食物和每週吃一次肉。

我發現蛀牙對於居住在現代化地區的人來說很普遍，還有許多人的臉部和齒弓畸形，且容易罹患疾病，這些情況都與使用精製穀粉、攝取高糖分、罐頭食品、糖漬水果、巧克力和大幅降低乳製品的攝取有關。

借鏡原始智慧

- 洛宣特谷的人民在世界的角落生活自成一格。他們沒有牙科或內科醫生，因為他們根本不需要；他們也沒有警察或監獄，因為也用不著。
- 結核病是瑞士最嚴重的疾病，但根據一位政府官員提供的資訊，保留傳統飲食的洛宣特谷裡連一個結核病案例也沒有。
- 洛宣特谷居民一直小心翼翼地看守著森林，因為林地可以防止足以吞噬和毀滅村莊的雪崩和落石。
- 洛宣特谷產品的礦物質和維生素含量——尤其是脂溶性活化劑——豐富且比美國、歐洲和瑞士含量較低的地區所販售的乳製品高出許多。
- 寒冷的天氣中，一般人出門要穿戴外套、手套，但洛宣特谷的孩子們卻打赤膊、赤腳的玩耍嬉戲，甚至在晚間的寒冷微風裡浸在從冰河流下的水中。

- 生長在洛宣特谷孤立地區的孩子們，吃著極有營養價值的傳統食物，他們沒學過使用牙刷，牙齒上有未刷過牙的典型齒垢，但蛀牙率卻只有3.4%，可說幾乎完全沒有蛀牙。
- 維斯普特米嫩的年輕男性或女性，在離開山區前或回來後都不曾得過蛀牙，但在離開家鄉、到城市去的很短時間內，不僅齲齒會突然猛烈出現，有些牙齒還會在蛀牙期間掉落。
- 蛀牙對於居住在現代化地區的人來說相當普遍，許多人的臉部和齒弓畸形、容易罹患疾病等情況，其實都與使用精製穀粉、攝取高糖分、罐頭食品、糖漬水果、巧克力和大幅降低乳製品的攝取有關。

Chapter 4

黑色之屋的寶藏

——蓋爾人——

有相當多的故事流傳著住在外赫布里群島的人健康狀況絕佳，而從他們「黑色之屋」的茅草屋頂冒出的飛煙，更為他們的居家生活和奇特環境增添了神祕的色彩。那些故事包括他們好得出奇的牙齒、結實健壯的體魄，以及堅強的性格。因此，他們正是適合我研究齲齒和健康退化的絕妙新題材。這些島嶼羅列在蘇格蘭西北海岸外，向北延伸到格陵蘭的南部；圖1是他們茅草屋的典型景緻。

漁獲豐盛的路易斯島

路易斯島人口約兩萬人，幾乎都是漁民、自耕農或牧羊人。島上土壤中的石灰成分很少，因此據說整個島上除了少數地方之外，幾乎沒有樹木。島的表面大部分都覆蓋著一層泥炭，厚度從幾十公分到六公尺不等，這便是他們的燃料。泥炭中含有生長於好幾世紀前的植物細根，裡頭的細菌含量很少，因此植物腐壞的速度很慢。小島上的牧場很貧瘠，因為無法獲得適當的成長和繁殖，所以幾乎看不到什麼牲口。在少數地區可以看到一些高地牲口，長著蓬亂的毛髮和向外亂竄的角，幾乎都是進口的，島上的主要牲口群是政府實驗農場裡頭的那幾十隻動物。

島民的基本食物是魚和加了大麥的燕麥製品。燕麥是一種成熟得相當迅速的穀類，能做成燕麥粥和燕麥蛋糕，是許多家庭常吃、甚至每餐必吃的

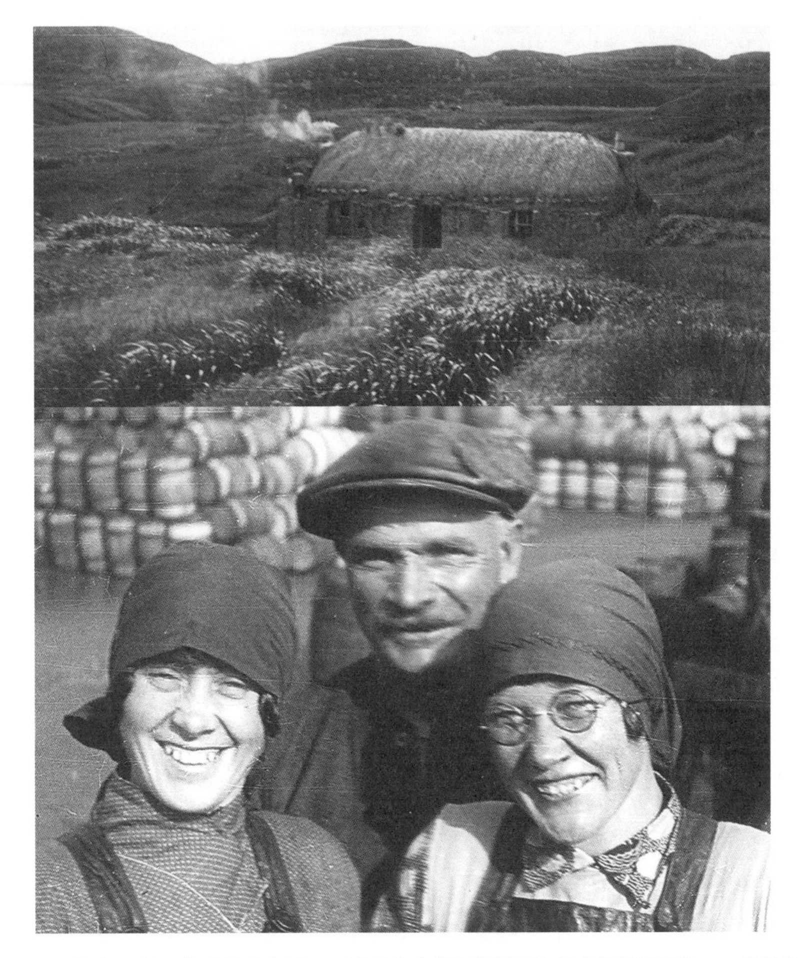

圖1　路易斯島上典型的「黑色之屋」。捕魚的土著民族蓋爾人擁有強健的體魄，一排美齒、完美的臉形和齒弓是其特色。（© Price-Pottenger Nutrition Foundation, www.ppnf.org）

食物。外赫布里群島的漁場特別受到青睞，有豐富的小型海洋動物，像是龍蝦、螃蟹、牡蠣和蛤蜊等。這讓我想起一篇很受重視的美食文章，內容提到烤鱈魚頭裡塞入剁碎的鱈魚肝加燕麥片，剛好都是這裡常見的食材。

路易斯島的主要海港史東諾威約有四千名固定人口，另外還有來度週末的流動人口——船員，船員跟固定人口一樣多，甚至還要更多。我們在這裡停留的那個星期天，據說週末的港口裡就停靠了四百五十艘大型漁船。大量裝箱的漁獲都是要銷到外國市場的，辛勤的漁家婦女往往從早上六點忙到晚上十點，但豐富的魚獲讓這些辛苦顯得微不足道。

圖1中可看到三位漁民的牙齒超乎尋常的完美，他們穿著防水套裝和橡膠鞋，在清理魚的工作檯上從清晨忙到深夜。當他們在週日盛裝到大教堂參加重要集會時，我們又見到面了。比起歷經風吹雨打而愈顯堅強的工作者，此地的婦女更結合了高度完美的健康體格與崇高理想，很難找得到像這樣的女性榜樣了。

小島上經常吹狂風、下凍雨或是籠罩在刺骨的寒霧中，在環境的薰陶下，人們將怒海狂濤與狂風暴雨那種北大西洋裡變幻莫測的海象視為家常便飯。生命對他們來說是萬象包容的，相較之下，他們的性格卻溫文優雅並體貼的令人訝異。

黑色之屋

這裡的人民住在所謂的黑色之屋，這些有茅草屋頂的住所通常有兩、三個房間，牆壁是用石頭和泥土建造，約有一・五公尺厚，通常有個壁爐和煙囪，有一、兩個外出門，但窗戶很少。茅草屋頂有個很重要的功能，它在每年的十月都會翻新，原住民相信，被換掉的舊屋頂對土壤來說有很高的肥料價值，因為一年四季都盤旋在屋頂上的泥炭煙已將化學物質滲透到屋頂中，因此，就算在不需要取暖的時候，人們還是會為了這個理由而燃燒泥炭火；也就是說，島上有取之不盡的泥炭可以維持那些連綿不絕的濃煙。有些屋子並沒有煙囪，因為人們希望煙是透過茅草屋頂排出屋外的，我們並不常見到煙從敞開的門或窗戶冒出來。幸而泥炭很豐富，可以就近取得，且幾乎無限量。

在被覆著矮灌木的平原上漫步的，是一種黑面品種的小型羊，這些羊有著強悍的耐力。牠們的羊毛品質特別好，是著名的哈里斯毛料的來源（Harris Tweeds，為著名的頂級織品，知名品牌如Burberry等也使用此種毛料製作高級服飾），哈里斯毛料正是在哈里斯島上的黑色小屋裡編織而成的。

有一點特別令我們感興趣，**早期的蘇格蘭人擁有強健的體格，幾乎可以與世上任何地方的人相匹敵**，他們是原始蓋爾族的後裔，蓋爾語是他們今日的語言，也是島上大多數人唯一會說的語言。

這個島只有一個港口，也就是說，大部分的海岸線仍保持有原始的風貌，就跟島上的內陸地區一樣。這真是令人驚喜的好消息，除了港口之外，內陸也有品質那麼優良的人種，這些住在簡樸茅草屋裡的居民通常生活在長滿石南屬矮灌木的廣闊平原上，那兒看不到一棵大樹。這裡的生活與世隔絕，真的很難想像得出比這裡更孤立的童年生活是什麼樣子。迥異於粗壯的外表，他們優雅、聰明和堅韌的性格使人驚歎不已，他們討厭（我自己是這麼猜想的）別人用挑剔、貶低的字眼批評他們的家是「黑色之屋」，我們拜訪過的幾戶人家都裝飾了整潔的壁紙和手做的門簾或吊飾。

有人很期待能在海港城鎮——史東諾威度過開心的週末，跟四、五千個在週末上岸度假的漁夫和水手們混在一起，並且從星期六一直狂歡到星期天午夜。星期六晚上，人行道上會擠滿無憂無慮的開心人群，但看不到喧鬧和飲酒的場面；星期天，人們成群地湧入各自歸屬的教堂。到了星期天晚上，在討海人登船之前，他們分成幾組人馬在街上碰頭，在碼頭上唱教會詩歌，並祈禱下次的遠征之途能夠平平安安。

那裡的星期天買不到郵票、風景名信片、報紙，招不到計程車，也沒有娛樂場所營業。路易斯島上的每個人都對安息日心懷虔敬（安息日的原意是休息之日，安息日當天不做工，用來專心敬拜上帝），每個活動的安排在在對安息日表現出了遵從之意，**世界上道德標準這麼高的地方已經很少見了**。這不禁令人好奇，那來自拉不拉多半島和格陵蘭海岸、吹打在北大西洋的嚴峻寒風不只鍛鍊了這些人的心靈，更提高了他們的精神層次與道德情操，這些人正是歐洲大陸西陲的邊遠居民。

在法國西部的布列塔尼，德魯伊教的史前石林留下了文明的痕跡，它存在距今許久以前，但除了遺址之外，沒有留下任何歷史紀錄。相同的，我們在這裡發現花岡岩石板林，那些堅毅的史前民族曾在此敬拜神明，之後才成群地向西移動到海邊。了解到這些沉重的石頭必須經過遙遠的路途——大約三十二公里崎嶇的地勢，才能運送到目的地，我們不由得升起敬佩之心。石板的大小還必須計算埋在地底的深度，如此才足以讓它穩穩的豎立起來，且迄今依然屹立不搖。

我們到此地是來了解當地居民的健康發展——尤其是他們沒有齲齒的

現象。只要看到他們運送沉重的泥炭，或碼頭上的漁家婦女將一桶一桶的魚從乾淨的桌子搬運到包裝工人那兒時的輕鬆模樣，就會相信這不僅僅是因為他們受過訓練，還因為他們有足以擔當這項工作的體能。

研究包括牙齒檢查、拍照、取得唾液樣本做化學分析、蒐集詳細的臨床紀錄、蒐集食物樣本做化學分析和蒐集詳細的營養資料。

在這些群島中，許多島上的交通都極不便，很難找得出比這些小島更孤立的地方了！我們嘗試從哈里斯島的西海岸到達朗梭和斯卡帕島，但找不到交通工具，因為這趟旅程需要特別安排經得起風浪的船，且只能在特定的海潮和風向下航行。在群島上有人告訴我們，成長中的孩子們對齲齒有高度的免疫力。他們孤立的情況相當徹底，有一位年約二十歲的年輕婦人從達朗梭來到哈里斯，她幾乎從未見過牛奶，那個島上沒有產乳的動物，他們的食物是燕麥製品和魚類，以及非常少量的蔬菜，龍蝦和比目魚是飲食中非常重要的一部分。這裡的人幾乎沒聽說過水果，但身體還是非常強壯。

有的時候，我們必需雇用船員和他們的船，安排特別的行程到群島中的某些小島上，船員們很謹慎的觀察海潮、風向和天空，然後決定在什麼時間、從什麼方向航行，才能在奔騰的海潮和不時變化的風象下安全抵達。有些島嶼對外聯繫不便，嚴峻的氣候致使它們在一年中的好幾個月裡都與外界隔絕。

這些島嶼在捕鯨業中一直很重要，直到近年仍是如此。我們拜訪了大海怪被拖到海灣深處的所在地——哈里斯島中的一個捕鯨站，然而此時並非捕鯨旺季。

在路易斯島內陸，孩子們的牙齒都完美無瑕，所檢查的牙齒中，每一百顆只有一・三顆蛀牙。

很難相信如此單一的食物選項能造就出體格強壯的民族，現代人廣泛攝取各種食物，處在營養缺乏的恐慌中，卻仍無法擁有如此完美的體格。

美齒哥哥和蛀牙弟弟

研究這些島嶼的重點之一在於觀察文明邊緣的情況。我們可以看到，史東諾威海港城鎮典型的跨區居民在碼頭歡迎傍晚入港的船，那是這個社區的大事，人群中大部分都是年輕的成年人。在一百人左右、看起來年齡在二十到四十歲的人之中，就有二十五人裝上牙套或假牙，然而，不是所有蛀牙的人都會裝牙套或假牙，因此，齲齒的人數其實比我們看到的更多。

齲齒在史東諾威這個現代化的地區很普遍，既然食物的種類和數量會影響測定結果，就必須在每個待研究的城鎮尋訪食物採購的來源。在史東諾威可以買到天使食品蛋糕、跟世界上任何社區一樣雪白的白麵包、許多白麵粉製品，以及充斥在商店櫥窗和櫃台的罐裝果醬、罐頭蔬菜、摻糖果汁、帶果粒果醬、各式西點等。這些食物或許很有吸引力，它們的多樣化和高糖分很合這些原始居民的胃口。仔細研究生活在史東諾威的孩童，會發現他們的身體外觀和路易斯島內陸的孩子有明顯的差異。

我們發現本島對岸有個家庭，家中兩個男孩如圖2上半部所示，其中一個的牙齒非常健康，另一個的卻有嚴重齲齒。這兩位男孩是在同一張餐桌前吃飯的親兄弟，哥哥的牙齒很漂亮，仍然喜好像燕麥那樣的原始食物，還有燕麥蛋糕、海產食物和少量乳製品。圖左邊那個是弟弟，蛀牙很嚴重，許多牙齒都掉了，包括兩顆大門牙，他堅持吃白麵包、果醬、高糖分咖啡，還有甜巧克力。他父親憂心的表示，每天早上要叫這個孩子起床去工作是多麼困難的一件事。

隨現代化食物興起的結核病

路易斯島的悲劇之一與近代結核病的迅速發展有關，現代的路易斯島上部分的年輕人，對結核病的抵抗力與他們的祖先大不相同。為了應付結核病病患人數的迅速增加——尤其是在二十到三十歲之間的女性，因此在史東諾威建立了一家特別的結核病醫院。那裡的負責人憂心忡忡的告訴我，這個迅速成長的禍患是如何快速的蔓延開來，這個世代對結核病沒有像前幾個世代一樣的抵抗力，很顯然的，幾乎沒有任何人考慮過改變飲食習慣是個可能的解釋。提到可能的原因，大多數人會歸咎於住宅狀況——

由兩兄弟的案例中可以發現，在同樣沒有刷牙的條件下，飲食對蛀牙可以造成如此明顯的影響。口腔健康影響的不只是牙齒，甚至包含了精神、學習力等細微表現。

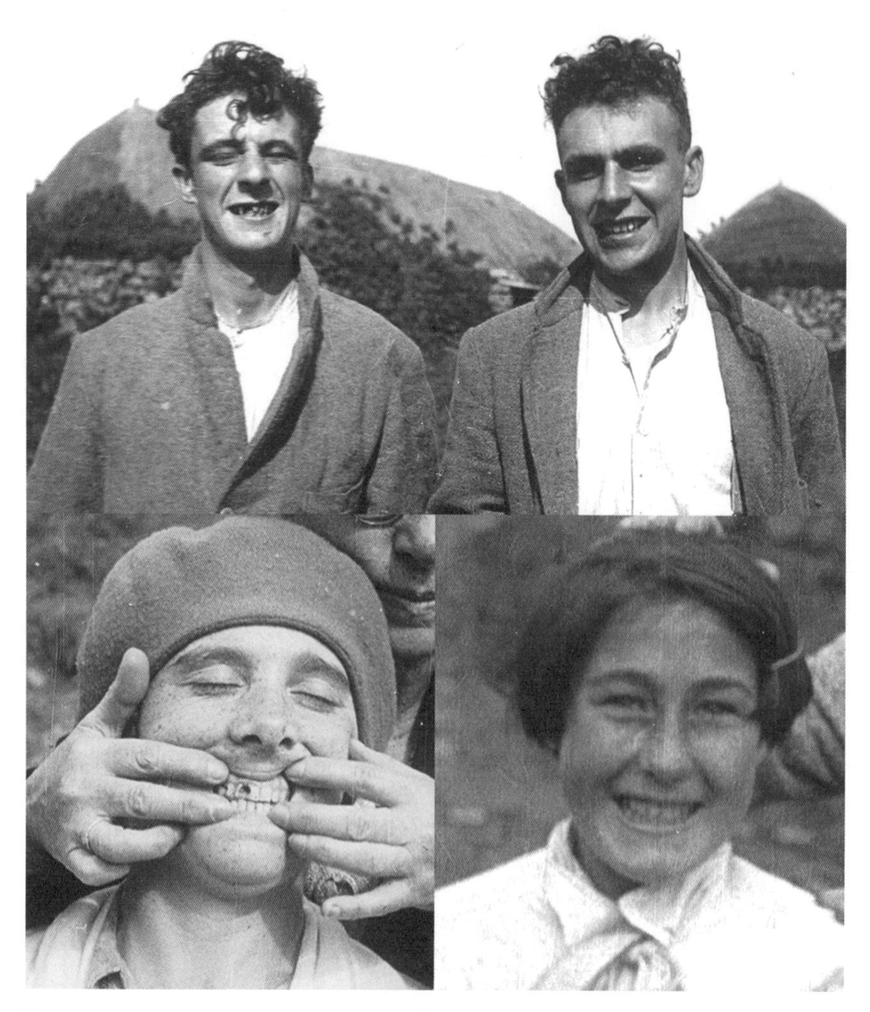

圖2　上圖：哈里斯島的兩兄弟，左邊的弟弟吃現代化食物，有猛暴性齲齒；右邊的哥哥吃天然食物，有一口漂亮的牙齒；注意弟弟過窄的臉形和齒弓。下圖左：典型的猛暴性齲齒，現代化蓋爾人。下圖右：原始蓋爾人的典型美齒。

（© Price-Pottenger Nutrition Foundation, www.ppnf.org）

儘管從前並沒有人因此罹患這種疾病，他們仍舊認為茅草屋的煙塵是主要的致病因素。

有人告訴我結核病的發生率在現代住宅和茅草屋中是一樣的，因此我懷抱著好奇心去研究原始居民對於茅草屋的心態究竟如何。我們一再看到人們在舊房子旁蓋了新房子，很顯然的，人們都搬到新屋裡去住了，但仍讓泥炭煙穿過舊茅草屋的屋頂。我向人詢問其中的原因，有一位反應敏銳的居民說，茅草屋頂會從煙霧中收集到一些物質，把茅草放到土壤中，能使植物加倍生長，增加產量。他甚至熱心的帶著我去看兩塊地上的穀子，希望能以此證明他的論點。

哈里斯島上有一個叫史嘉佩的地方，我對在那兒成長的孩子們特別感興趣。這個島上布滿岩石，只有幾小塊地方的土壤能夠長出牧草，孩子們的營養非常仰賴燕麥粥、燕麥蛋糕和海產。檢查這些孩子們後，我發現每百顆牙齒裡只有一顆受到齲齒的侵蝕，他們的身體發展非常健康。

塔伯特的孩子們與他們相較之下真有天壤之別。塔伯特是哈里斯島唯一的貨運港，同時也是著名的哈里斯粗花呢出口的主要地方，粗花呢是島上自耕農用織布機製作的布料。塔伯特的孩子們，每一百顆牙齒中，有三十二・四顆罹患蛀牙。兩個地方的距離不到十六公里，取得海產地點都是在海岸線上，使用的設備也相同，不同處僅在後者能取得現代化食物，因為那兒有一家麵包店，提供現代化的帶果粒果醬、果醬及其他罐頭食品。

在檢查一位年輕男士嘴裡的嚴重蛀牙時，我問他有什麼打算，他說打算到九十五公里外的史東諾威，那兒有一位牙醫，他想拔掉所有牙齒然後裝上假牙。他還說補牙沒有任何用處，因為最後還是會掉光，就跟塔伯特的每個人一樣。年輕女性的情況也一樣糟糕。

透過北蘇格蘭的牙齒保健部門，我聽說斯凱島上有個叫做艾斯史利特的地方，在幾年之前，學校裡的三十六位學童之中，連一個齲齒的案例都沒有。我在這個社區對孩童做了健康檢查，結果分為兩組，一組只食用現代化食物，另一組食用天然食物。**食用天然食物的那一組，每一百顆牙齒裡只有〇・七顆蛀牙，而食用現代化食物的那組有十六・三顆，是另一組的二十三倍之多。**

這個近海的社區最近透過每天往返的蒸汽船開始與外界接觸，船隻將各種現代化食物運送給這裡的人；這個社區裡也開了一家現代化的麵包店和雜貨店，人們可以買到罐頭蔬菜、帶果粒果醬和果醬等——這個地區正在邁向現代化的過程中。

很多人過度依賴科技的發達，總認為牙齒若壞了，就拔掉再裝人工的假牙即可。這樣的觀念至今仍存在許多人的認知中，其實，人工假牙遠遠不及天生的牙齒來得好。

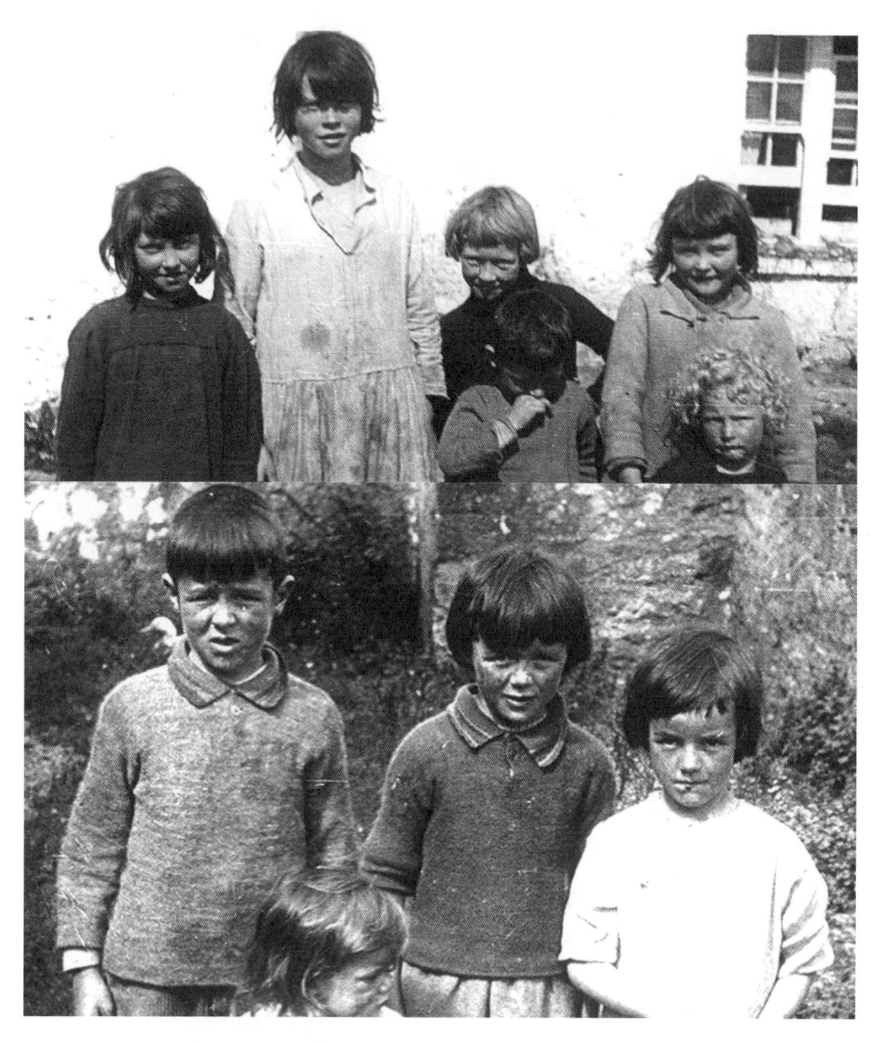

圖3　圖上：哈里斯島上典型的強健蓋爾孩童，食用燕麥和海產維生。注意他們寬闊的臉形和鼻孔。圖下：典型的現代化蓋爾孩童，巴德棱島。注意他們過窄的臉形和鼻孔。
（© Price-Pottenger Nutrition Foundation, www.ppnf.org）

族群的衰落

我檢查了幾位七十幾歲和八十幾歲的老人家，想找出牙齒掉落後的齒齦感染問題，但他們的牙齒幾乎都在，且似乎不曾有蛀牙的跡象。這裡的老人很惋惜的表示，現在正成長中的這一代，健康狀況大不如從前的世代。我向他們請教原因，他們指著兩個石磨說，數百年以來，兩個石磨為島上的家庭研磨燕麥，用來做成燕麥蛋糕和燕麥粥。雖然他們很看重石磨，但我懇求說要將石磨用在美國的教育工作上，請他們賣給我。他們很憂心的告訴我，近年來，這個地區的年輕人健康狀況衰退得非常快。

神祕的斯凱島，這個曾經人口繁榮的島嶼，仍擁有著名古堡中最精緻的其中一座，古堡屬於敦弗根家族，也曾歷經查理王子傳奇的一生（一七四五年，查理王子揭竿起義，想為流亡的父親奪回王位，但最終失敗）。城堡的陳設依舊炫耀著過去的光輝時代，在遺物中有隻角瓶，是有望成為家族領導人的族長繼任者量酒用的，他必須一口氣喝下約兩千西西的酒，不能中斷。這種男子氣概的性格還反映在一個事實裡，雖然追緝查理王子的賞金高達三萬英磅，但知道他藏身之處的許多人中沒有一個會出賣他。

從外赫布里回到蘇格蘭的途中，我很想從政府官員那兒取得北蘇格蘭各地的齲齒發生率與退化性疾病的相關資訊。有人告知我，過去十五年來，蘇格蘭男性的平均身高在某些地區縮減了十公分，恰好與該地區對齲齒失去免疫力的時間相吻合。一份市場調查顯示，絕大部分輸入到該地區的食物成分都是精製麵粉、罐頭食品和糖；極少看到產乳汁的牲口群，有人解釋說，在相同的分布區裡，即使高地牲口的乳汁產量也沒以前好。

從北蘇格蘭往南一路到英格蘭和威爾斯，我們發現裝上假牙或需要用到人工補牙的人明顯增加。在幾個社區裡，三十歲以上的成年人使用率已達到15%。

我們費了一番功夫想找到威爾斯的原始高山居民，但沒成功，有人建議我們，只有一個地方有可能找得到在原始環境下生活的人民，就是威爾斯西北海岸外的巴德棱島。那是一個充滿岩石且飽受風暴侵襲的島嶼，島上有古堡的殘垣斷壁，和一個由近代移入的新殖民所組成的社區。建議我們的人正是那裡的居民，他也是後來才遷入島上居住的。

那兒有一大片良田，但放牧的牲畜不多，從前，小島藉助大海的力量為居民生產食物，而今天然的食物都被進口的白麵粉、果醬、糖、帶果粒果醬和罐頭食品所取代。我們發現人民的健康狀況很糟，尤其是成長中的孩子們，齲齒的現象相當普遍，每一百顆牙齒裡約有二十七・六顆蛀牙，連三歲的小孩也不能倖免。在一個包含本地區衛生局長的會議中，我得知結核病是一個相當大的問題，不只是對本島上的居民，對北部威爾斯的許多地區也是。每個人都認為，人們的抵抗力因不明原因而降低，他們也留意到，罹患猛暴性齲齒的人更容易得到結核病。

停留在巴德棱島的時候，我問他們認為是什麼原因引起如此大規模的齲齒，他們堅信是因為密切接觸了鹽水和含鹽分的空氣。我又問到，為什麼某些終其一生都住在海邊的老年人，幾乎還保有全部的牙齒或從沒蛀牙？但他們提不出任何解釋，我只能得知，他們一向以這種說法回答類似的問題。

營養不良和臉部畸形的高相關性

這個島嶼的衰亡背後有一段值得注意的歷史，巴德棱島的居民就是見證者，古堡的殘垣透露出數百年前的榮耀與權力，他們的過去也由墓地裡的紀念碑所證實。然而，這個島的新世紀來臨了，本地（包括威爾斯和巴德棱）的衛生局局長告訴我此區沒落的故事：因為結核病，幾乎導致全部的人口滅亡。他還告訴我政府如何遷入五十戶年輕家庭來重新振興人口，然而這些新住民還是像從前的居民一樣，迅速的瓦解了。

圖3下是有四個孩子的家庭，不幸的故事深深印證在他們的臉上，每個人都習慣用口呼吸，且都有猛暴型齲齒。他們是這座島嶼現代化之下的產物——雖然島上曾孕育出許多健壯的孩子，以及結實的男性和女性。

請注意比較圖3下半巴德棱島兒童與圖3上半哈里斯島孤立地區兒童的臉部結構，我們稍後會看到，臉部的畸形會一直到長出恆齒、成人臉部結構開始發育後才達到巔峰——通常發生在九到十四歲之間。然而，在極嚴重的案例中，就連在兒童時期的臉上——也就是乳牙時期——就能看見這種畸形，毫無疑問的，畸形會在恆齒長出及成年後愈形嚴重。有一點很重要，我們必須記住這張照片與結核病高發生率的關係，在後面的章節中我們會讀到並發現，現代化作用在摧毀疾病抵抗力（包括結核病）上有多麼重大的影響。

圖2（左下）中是一位來自巴德棱島的年輕女孩，大約十七歲，她的牙齒遭受齲齒破壞，連前方的牙齒也是。我們在她家中叨擾過一餐，席間出現白麵包、奶油和果醬，都是從外地輸進島上的。這張照片與圖2（右下）居

住在路易斯島中部的女孩對照之下，能看出明顯的差異，她的齒弓形狀完美，且對齲齒有高度免疫力，她與雙親的主食是燕麥粥、燕麥蛋糕和讓人強壯的魚肉。

兩代之間的變化由居住在斯凱島的小女孩和她的祖父身上得到驗證。祖父是遵行舊式飲食制度的人，大約八十歲，當我請他停下腳步拍照時，他正從田裡把收成背回家。他是吃天然食物長大的典型健壯男性，但他孫女卻有狹縮的鼻孔和過窄的臉形，她的齒弓畸形，且牙齒擁擠，習慣用口呼吸。她的雙親接受現代化的販售食物，並放棄燕麥蛋糕、燕麥粥和海產，在她身上呈現出典型現代化的後果。

最優質的天然肥料

既然這個研究牽涉到原始民族所累積下來的智慧，我們就得進一步檢查煙燻茅草的問題。老居民告訴我，他們與外來的衛生局官員產生嚴重的分歧，官員把結核病突然劇烈盛行歸咎於泥炭煙，且堅持要將這種舊式的做法完全摒棄，為了這個緣故，政府大力協助島民興建新式的現代化住宅。有經驗的原住民抗爭說他們願意搬進新居，但不願意放棄用來使土壤肥沃的煙燻燕麥梗。

我拿了一點煙燻茅草回去做化學分析，並測試它對植物生長的影響。我在一組盆子中加入不同含量的煙燻茅草，然後埋入燕麥種籽。在圖4中可以看到結果，右邊的盆子顯示，將燕麥種在沙質土壤中的結果，幾乎與外赫里布群島的如出一轍，燕麥只長到像絨毛一樣的程度。隨著土壤中這種茅草含量的增加，植物的生長程度也提升了，在最左邊的盆子裡，高大的莖上結實累累，當其他盆中的植物還在生長時，它的穀粒已經成熟了。

對煙燻茅草的化學分析結果顯示，它含有一定的氮及其他從泥炭煙中得到的化學成分。這說明了即使不能住在茅草屋裡，那些刻苦耐勞的老居民仍舊堅持繼續煙燻茅草的自信。

就是這樣的飲食制度培育出體格壯碩的成人與健壯的孩子們，讓這些荒蕪的島嶼人口興盛；人們穿著防風大衣，吃著燕麥製成的餐點，如燕麥蛋

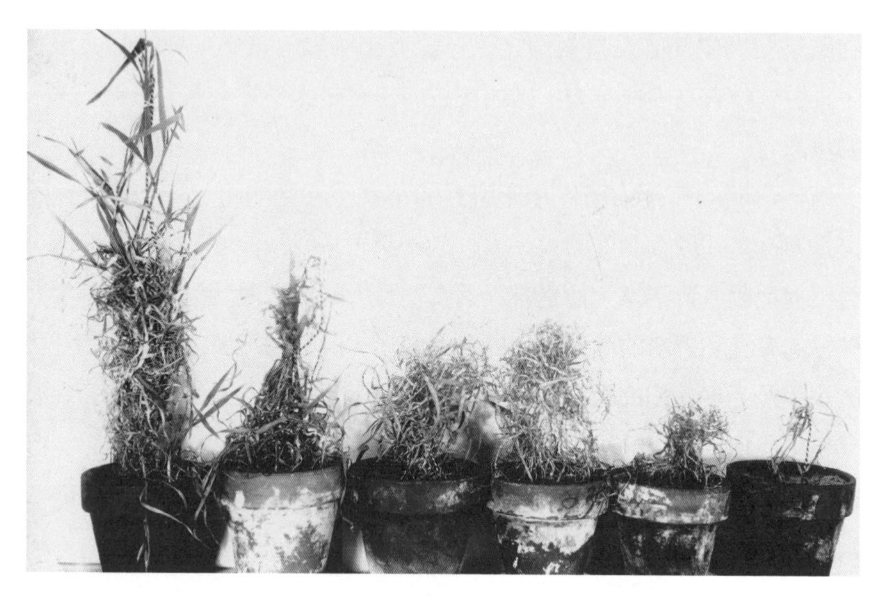

圖4　從左至右，這些盆栽中的煙燻茅草漸漸縮減，只有第一盆結了成熟的穀粒，實驗結果與蓋爾原住民的信念和做法相吻合。

（© Price-Pottenger Nutrition Foundation, www.ppnf.org）

糕和燕麥粥，再加上魚類食物——包括一點魚內臟和魚子。在這種飲食制度被白麵包、糖、果醬、糖漿、巧克力、咖啡、取出魚肝的魚、罐頭蔬菜和蛋等典型的現代化飲食取代之後，就產生了體質嚴重退化的世代。

借鏡原始智慧

- 「黑色之屋」的茅草屋頂會在每年的十月換新，當地原住民相信，被換掉的舊屋頂對土壤來說有很高的肥料價值，因為一年四季都盤旋在屋頂上的泥炭煙已將化學物質滲透到屋頂中。而經實驗證實，將這些燻過的稻草加進土壤中，能幫助植物成長得更快、更好。
- 經調查，蘇格蘭某些地區的男性平均身高在十五年來縮減了十公分，牲口的乳汁產量也沒以前好，恰好與該地區對齲齒失去免疫力的時間相吻合。

Chapter 5

冰雪王國

——愛斯基摩人——

文化在歷史與史前的興衰中，常使功業與技藝在同一地點接繼地相互承襲。有一種至今仍然存在的文化——愛斯基摩，為我們呈現石器時代豐富的人類樣本。馬雅民族已然消逝，但遺跡尚存；印第安人是北美迅速改變且消失的民族。愛斯基摩民族保留了祖先的傳統，在世人眼前活生生印證了大自然的力量，它創造一支能夠忍受嚴酷極區氣候的民族，歷千年而不衰。就像印第安人一樣，愛斯基摩人在未接觸現代文明前一直很繁榮，但接觸之後，就跟所有的原始民族一樣，開始凋萎、滅亡。

愛斯基摩民族

在愛斯基摩民族的原始狀態中，人民都有絕佳的健康狀態和完美的牙齒，其程度幾乎是古往今來任何民族都無法超越的。我們對其中的祕訣很好奇，因為它周圍的生活條件使得能促成這種絕佳健康狀態的控制因素大幅減少。我們在這個研究上很關注愛斯基摩民族的牙齒和臉形特徵，以及接觸現代文明後所發生的影響，同時，我們對他們的飲食制度也十分好奇，希望能找出它的祕訣，來幫助不幸的現代化民族——或所謂的文明民族。

在歷史上，白人的到來對愛斯基摩人和印第安人來說是個悲劇，他們不僅在數量上迅速減少，健康狀況也因白人的疾病而快速退化。在找出阻止美國原住民滅絕的方法之前，我們遇到一些更緊急或更艱鉅的問題。關於愛

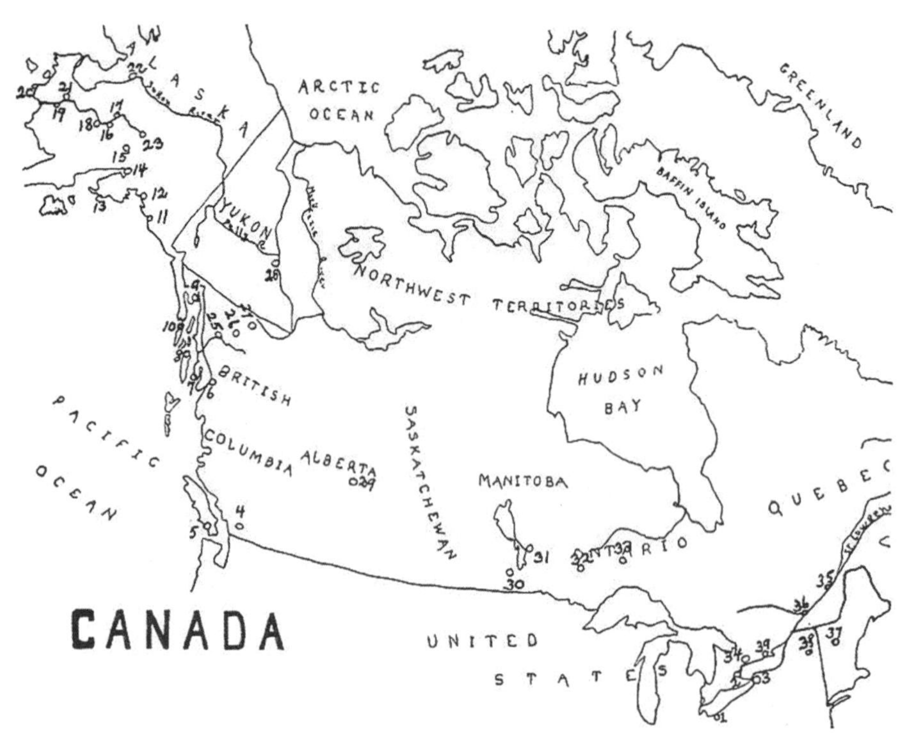

在加拿大檢查印第安和愛斯基摩族群的地點說明圖

1. 克里夫蘭，俄亥俄州（Cleveland, Ohio）
2. 六族聯盟保留區，安大略省（Six Nation Indian Reservations, Ontario）
3. 塔斯卡洛拉族印第安保留區，紐約州（Tuscarora Indian Reservations, New York）
4. 溫哥華印第安保留區，英屬哥倫比亞（No. Vancouver Indian Reservation, British Columbia）
5. 克瑞格福沃印第安保留區，維多利亞，英屬哥倫比亞（Craigflower Indian Reservation, Victoria, British Columbia）
6. 斯基納河，英屬哥倫比亞（Skeena River, British Columbia）
7. 凱奇岡，阿拉斯加（Ketchikan, Alaska）
8. 朗吉爾，阿拉斯加（Wrangell, Alaska）
9. 朱諾，阿拉斯加（Juneau, Alaska）
10. 錫卡，阿拉斯加（Sitka, Alaska）
11. 柯多華，阿拉斯加（Cordova, Alaska）
12. 瓦茲，阿拉斯加（Valdez, Alaska）
13. 舒沃，阿拉斯加（Seward, Alaska）
14. 安哥拉治，阿拉斯加（Anchorage, Alaska）
15. 史東尼河，阿拉斯加（Stoney River, Alaska）
16. 斯利莫特，阿拉斯加（Sleet Mute , Alaska）
17. 曲河，阿拉斯加（Crooked Creek, Alaska）
18. 那帕莫特，阿拉斯加（Napaimute, Alaska）
19. 貝塞爾，阿拉斯加（Bethel , Alaska）
20. 柯卡莫特，阿拉斯加（Kokamute, Alaska）
21. 貝塞爾島，阿拉斯加（Bethel Island , Alaska）
22. 霍利克羅斯，阿拉斯加（Holy Cross, Alaska）
23. 麥格羅斯，阿拉斯加（McGrath , Alaska）
24. 艾克路特那，阿拉斯加（Eklutna , Alaska）
25. 泰勒格拉芙溪，英屬哥倫比亞（Telegraph Creek, British Columbia）
26. 迪斯湖印第安保留區，英屬哥倫比亞（Dease Lake Indian Reservation, British Columbia）
27. 麥克丹姆斯，英屬哥倫比亞（McDames , British Columbia）
28. 利亞德，英屬哥倫比亞，育空邊境（Liard, British Columbia, Yukon Border）

29. 愛德蒙頓，亞伯特省（Edmonton, Alberta）
30. 溫尼伯，曼尼托巴省（Winnipeg, Manitoba）
31. 布洛肯赫德印第安保留區，曼尼托巴省（Broken Head Indian Reservation, Manitoba）
32. 錫俄路克奧特，安大略省（Sioux Lookout, No. Ontario）
33. 盎巴比卡，安大略省（Ombabika, No. Ontario）
34. 多倫多，安大略省（Toronto, Ontario）
35. 洛赫特維耶保留區，魁北克省（Loretteville Reservation, Quebec）
36. 柯那瓦嘉保留區，魁北克省（Caughnawaga Reservation, Quebec）
37. 弗金斯，佛蒙特州（Vergennes ,Vermont）
38. 沙拉那克結核病療養院，紐約州（Saranac Tuberculosis Sanitarium, New York）
39. 摩霍克保留區，安大略省（Mohawk Reservation ,Ontario）

斯基摩人的牙齒健康狀況已有許多研究報告，無疑的，在族群研究上來說（主要沿著商業路線），這些研究都有相對的真實性。

很顯然的，這些人並不能代表大多數的原始族群，真正的原始族群是遠居在現代文明不可觸及的地方，這強烈的激發我們試著找出並研究隱居於孤立地區的愛斯基摩人。拉雪撬的狗隊在冬季裝備齊全，可惜夏季裡找不到這樣的狗隊。

赫爾迪卡博士（Alexis Hrdlicka）在阿拉斯加許多地區對愛斯基摩民族做人類學方面的研究，經由他親切的指點，我得知最原始的族群隱居於育空區南方與布里斯托灣之間的地區，包括三角洲市和庫斯可昆河口。

當地政府在庫斯可昆河上設了一個運輸站，讓官方船隻可以從河口進入，運送補給品。船隻運送官員，但不載送乘客，這種接觸文明的方式使得現代化食物只能在限定地區取得，主要是在船隻停靠的地方——貝塞爾；補給品中有部分是由一種小型的槳輪船往上游送到更遠的殖民區。然而，有許多愛斯基摩人住在庫斯可昆河及育空河兩個河口之間，散居於大陸與群島上，有數百公里之遙，幾乎無法、或根本沒有接觸過這種食物。

一九三三年我們計畫在愛斯基摩民族中做田野研究，當時需要能進入這些地區的長途交通工具，而除了飛機之外，應該就再也沒有其他可能的工具了。普萊斯太太與我同行，並且協助做紀錄工作，我們的路線包括搭蒸氣船到阿拉斯加西部的舒沃，再轉乘火車到安哥拉治，在那裡包機可以送我們到阿拉斯加中部及西部各地。飛機上還載著我們的田野調查設備，將我們送到指定的地點。

宏偉的阿拉斯加山脈最高點在壯麗的麥金利峰，從西南邊的阿留申半島橫越阿拉斯加，一直向中央延伸，最後匯入廣大的山脈之中。美國境內最高的山應該是懷特尼山，四千四百二十公尺高；加拿大境內最高的山是羅岡山，五千九百五十五公尺高。然而，最能讓阿拉斯加炫耀、與群峰爭輝的山則莫過於六千一百八十七公尺高的麥金利山，我們必須登上這座宏偉的山脈才能探索它的領地，並在其中展開研究。我們特別指定的飛機備有可收發的無線電，可以隨時接收訊息或對外聯繫通訊服務公司的各區總部與分部。在所選擇的航道上，因為雲層的關係，飛行員必須駛離航線兩百四十公里才能看清楚要穿透的雲層。群山的後方是廣大無垠的荒蕪曠野，杳無人跡，但常看得到麋鹿。

不刷牙也常保牙齒健康的祕密

如果可能的話，我們想要找出傳聞中居住在史東尼河畔的一群印第安人，聽說他們的生活很原始。我們的領航員對這一帶的情況相當熟悉，他說這是他首次降落在此地。所有人都忙著抓游得飛快的鮭魚，要把魚貯藏起來——把魚風乾後用煙燻幾個小時，然後收起來留到冬天使用。這些健壯的人民，他們的容貌特徵與阿拉斯加中部、南部和東部的印第安人都不一樣。我們在這裡研究了十二個人，其中十個完全仰賴天然食物維生，在總共二百八十八顆的牙齒中，只有一顆，也就是0.3%的牙齒曾受到齲齒侵蝕。另外兩個人來自庫斯可昆河，史東尼河是其支流，他們在那兒接受了從貝塞爾運送到庫可昆的大量「商店食物」，兩人的牙齒有27%受到侵蝕。

接下來我們向庫斯可昆河畔的斯利莫特前進，我們發現三個只吃天然食物的人，他們沒有一個人曾經得過齲齒。另外七個人部分吃天然食物，部分吃商店食物，有12.2%的牙齒感染蛀牙。

下一個殖民區在曲河，我們檢查了八個人，二百一十六顆牙齒中有四十一顆，也就是18.9%的蛀牙。他們之中除了一個人之外，每天吃的食物中有一大部分都是商店食物，而那個不吃的人則沒有任何蛀牙。

在納匹莫特有16%的人感染齲齒，但在接受研究的人當中，沒有任何一個人完全依靠天然食物維生。

貝塞爾

貝塞爾是庫斯可昆河流域最大的殖民區，除了白人居民外，還有許多從鄰近凍原來的愛斯基摩觀光客。這裡所研究的八十八個人當中，大多是愛斯基摩人及混血人種，二千四百九十顆牙齒中，有二百八十一顆，也就是11.6%的牙齒有蛀牙。這八十八位居民當中，有二十七位幾乎都只吃天然的食物，七百九十六顆牙齒中只發現了一顆蛀牙，也就是0.1%的蛀牙率，而另外四十位幾乎只吃由政府補給船運來的現代化食物，在一千〇九十七顆牙齒中，有二百五十顆蛀牙，也就是21.1%的蛀牙率。其餘的二十一位部分吃天然食物，部分吃商店食物，六百顆牙齒中有三十八顆蛀牙，也就是6.3%的蛀牙率。

柯卡莫特

柯卡莫特位於庫斯可昆河流入白令海之處，我們在那兒研究了一群非常原始的愛斯基摩人。他們來自於尼爾森島附近，該島區與現代化文明鮮少接觸。這裡的二十八個人之中，八百二十顆牙齒裡面只有一顆蛀牙，也就是0.1%的蛀牙率。

貝塞爾島坐落於庫斯可昆河中，凍原區的愛斯基摩人為了貯存冬天要食用的魚類而於夏季時節來到此區。這裡的十五個人之中，有十三人只吃天然食物，四百一十顆牙齒中連一顆蛀牙都沒有，另外兩個人來自於貝塞爾島，六十顆牙齒中有二十一顆蛀牙，即35%的蛀牙率。

在庫斯可昆下游區的許多族群中，我們檢查了七十二個完全只吃天然食物的人，二千一百八十三顆牙齒裡只有兩顆蛀牙，也就是0.09%的蛀牙率。我們又檢查了這個地區裡部分吃天然食物、部分吃現代化食物的八十一個人，二千二百五十四顆牙齒中有三百九十四顆蛀牙，也就是13%的蛀牙，代表齲齒增加了一百四十四倍。

赫力克洛斯

上述的結果令我很渴望研究與現代食物接觸許多年的地區，我選定了赫力克洛斯，這個社區位於北極圈上方的育空河流域，它與育空區的夏季貿易活動接觸已有數十年的時間，它擁有阿拉斯加最古老、組織最嚴謹的天主教教會之一。

接受研究的人都是與教會有關的學校成員，遠道而來的學生北有來自北極海的巴羅角，西有來自白令海峽的，跟在這裡的時候一樣，除了一個人之外，所有的人在來到教會之前都持續或曾經食用過現代化食物。唯一例外的那個人在到教會之前只吃天然食物，而且沒有蛀牙。八個大部分都吃現代食物的人當中，二百二十四顆牙齒中有四十二顆蛀牙，即18.7%的蛀牙率。四個部分吃天然食物、部分吃現代化食物的人，一百一十二顆牙齒中有四顆蛀牙，也就是3.5%的蛀牙率。

有趣的是，雖然愛斯基摩人和印第安人的生活方式一致，但他們卻互不通婚。愛斯基摩人居住在育空河與庫斯可昆河下游以及白令海一帶，印第安人則住在這兩條河的上游區。

麥格羅斯

下一個選擇研究的地點是位於庫斯可昆上游區的麥格羅斯，與麥金利山脈相距不遠。它是槳輪船的航行終點，它的重要之處在於，它是阿拉斯加飛機航線從安哥拉治或費爾班克斯到諾姆及其他西部據點的分界點。它的人口包括幾個白人探礦者與礦工，他們隨著淘金潮來到這裡，其中有些人和印第安女性或愛斯基摩女性結婚。檢查的二十一人中只有一位女性幾乎只吃天然食物，而且沒有蛀牙。另外二十個人主要以外來食物維生，五百二十七顆牙齒中有一百七十五顆蛀牙，即33.2%的蛀牙率。

麥格羅斯的居民中有一戶很顯赫的家庭，那家的父親是美國採礦工程師，花了大半生的時間待在那兒，他的太太是一位迷人的愛斯基摩女性，有慧黠親切的個性，出身自庫斯可昆下游區的原始愛斯基摩裔。雖然隨著礦區的開發，美國的食物也隨之輸入，但她憑著自己早期的訓練與堅持，將捕捉和貯存時令的魚當做飲食中很重要的一部分，她的族人習慣將魚風乾再煙燻。她有過至少二十個孩子——她想得起來的名字就這麼多，只有十一個人活下來，過世的孩子中，有幾個人死於結核病。儘管她生過那麼多孩子，她的牙齒沒有一顆被蛀蝕過，但前面下方有一顆牙齒斷了。

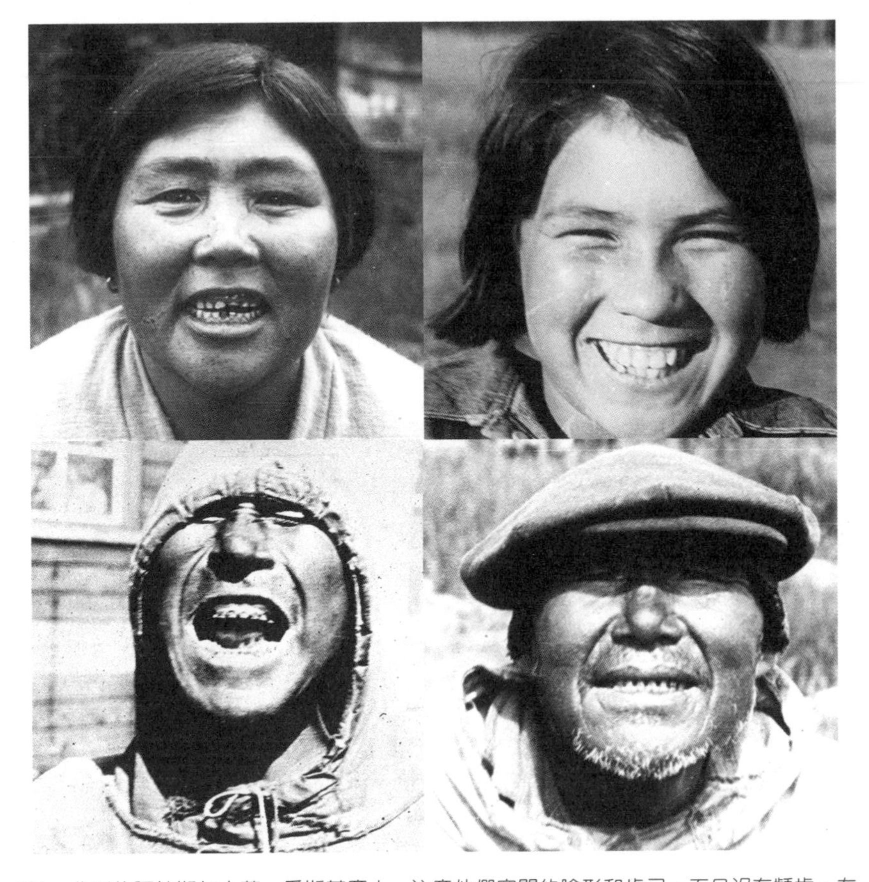

圖1　典型的阿拉斯加土著，愛斯基摩人。注意他們寬闊的臉形和齒弓，而且沒有齲齒。左上，斷了牙齒的女性，她生過二十六個小孩，沒有蛀牙。

（© Price-Pottenger Nutrition Foundation, www.ppnf.org）

圖1是這名女性的照片（左上），牙齒磨損的範圍很廣，這是許多愛斯基摩人的特徵，原因隨後會討論，請注意她的齒弓，呈現了完美的對稱。她的孩子、丈夫和女婿依靠大量的現代化食物維生，在這八個人的身上，二百一十二顆牙齒中有八十七顆蛀牙，也就是41%的蛀牙率。她最大的女兒二十一歲，上齒弓過窄且有許多蛀牙。另一個女兒十六歲，除了過窄的齒弓外，是個十分標緻的美人。我們的領航員說，在他們停留在這一站維修和加油的期間，她變得對飛機引擎的調節與維護非常在行，也因此對飛機工程產生了莫大的興趣，毫無疑問的，這是遺傳自父親的天分。她的牙齒中有十二顆受到齲齒的侵蝕。

跟牙齒一樣健康的身體

單是知道接近原始生活的愛斯基摩人沒有齲齒的困擾，並不足以讓人了解他們牙齒極其健康的發育。他們下顎的規模和力量、寬闊的臉形和咀嚼的力量，都達到了其他民族中少見的優良程度，圖1中就是典型的例子。有人告訴我，一個成年的愛斯基摩男子，每隻手可以提四十五公斤、牙齒再咬住四十五公斤的重物，輕鬆的走很長的一段距離。這證明了他們身體其他部分的發育跟下頷一樣結實，也意味著下頷的運動不是他們擁有健康牙齒的唯一原因，因為肌肉組織的完美發育必須包含身體的各個部位。

過去也有人認為，可以藉由咀嚼堅韌的食物鍛鍊出特別健康的牙齒，這是牙齒得以免於蛀牙的重要因素，這種說法如今立即被推翻，這些人原本擁有絕佳的體質和牙齒結構，然而，當他們放棄天然食物，轉而接納現代化食物後，便也開始感染齲齒。

文獻中有許多關於愛斯基摩人牙齒擁擠的報告，在女性的案例中，事情被歸因於在鞣皮的過程中咀嚼皮革。有趣的是，雖然研究的牙齒中，許多與齒冠有關的牙齒擁擠嚴重到暴露出牙髓，**但絕對看不到開放性的牙髓腔，**因為牙齒都被續發性牙本質填滿了。這點很重要，這個最新的知識指出，利用他們食物中的化學特性（他們的膳食中有充分的礦物質和活化劑），我們或許能期望藉著這個發生在他們身上的作用，使續發性牙本質能夠在牙髓腔裡迅速形成。一位愛斯基摩老者的下唇上有一道疤，是他們部落在身上穿孔裝飾的習俗，我在世界上幾個原始部落中也發現過這樣的標記。

愛斯基摩人中較原始的族群所穿的主要外出裝包括一種有頭套的毛皮外套，頭套從頭上拉下來，在脖子周圍用一根束口繩封住，另一根繩子用來調整頭套上的開口大小。夏季時，這種衣服用布料或無毛的獸皮製作，圖1中是典型的範例，請再次留意，圖中的牙齒有過度磨損的跡象。

由於白令海吹來嚴峻的寒風，許多女性即使在夏季也穿著皮毛，圖2是穿著典型保暖衣物的母親與孩子。愛斯基摩女性的針線功夫精巧又熟練，她們在衣服上以不同顏色的皮毛做裝飾，還從海象或數萬年前漫步在凍原而冰封的長毛象身上取得牙齒，雕刻後拿來巧妙的裝飾衣服。這位愛斯基摩婦女

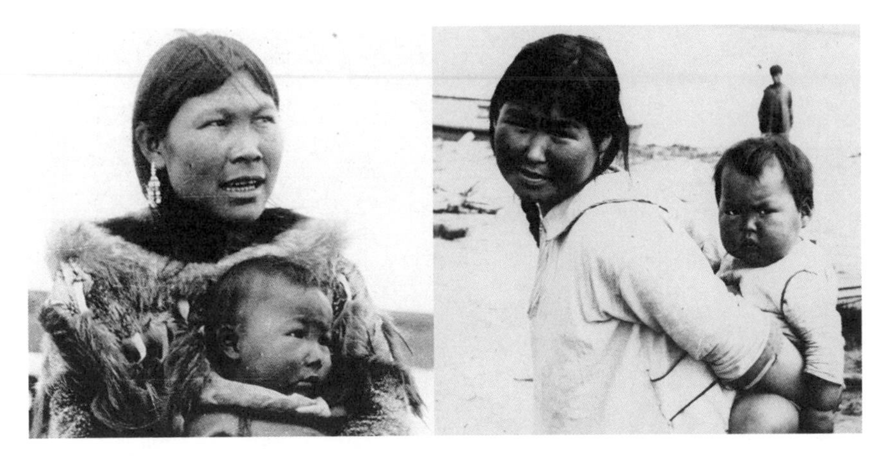

圖2　原始的阿拉斯加母親培養出強壯、結實的寶寶，這些母親都沒有罹患齲齒。
（© Price-Pottenger Nutrition Foundation, www.ppnf.org）

的耳飾是傳統的樣式，這位母親的牙齒簡直就是兩串瑰麗的珍珠，請注意她寬闊的齒弓。圖2中孩子健康結實的模樣令人難忘，在和他們接觸的期間，除了飢餓或受到陌生人驚嚇，我們從沒聽過愛斯基摩小孩哭鬧。那裡的女性乳汁豐富、泌乳正常，維持一年的授乳期絕非問題；母親們完全沒有齲齒的困擾，我也聽說愛斯基摩小孩用牙齒咬東西毫無困難。

愛斯基摩人以及從阿拉斯加各地挖掘出的顱骨上的完美齒列，已變成當地人的特色。我們或許可以期待，結構如此完美的牙齒可以一直維持對齲齒的高度免疫力，使擁有者永不受到齲齒的困擾。不過很遺憾，情況並非如此，這在評估引起齲齒原因的現代理論中是個很重要的事實。當成年的愛斯基摩人轉而接受現代化食物後（我們會在第十五章討論到），他們往往會罹患齲齒且變得非常嚴重。從圖3可清楚的看出，這些愛斯基摩人的牙齒已被蛀爛，他們一直食用現代化食物，可說是眾多接觸到白令海港口者的典型案例。他們的下場通常很悲慘，因為那些地區沒有牙醫資源。

現代化對成長中女孩的典型影響可以用一個案例做代表，一位女孩中間的門牙和其他十六顆牙齒都受到齲齒侵蝕，有64%的牙齒都蛀掉了。

除了費爾班克斯，阿拉斯加西部，或安哥拉治北部和西部接近南方海岸線之處都沒有牙醫，然而費爾班克斯和安哥拉治一樣，距離這些愛斯基摩人有數百公里之遠。在冬天，利用雪橇犬的一趟旅程要花上好幾個月；在夏

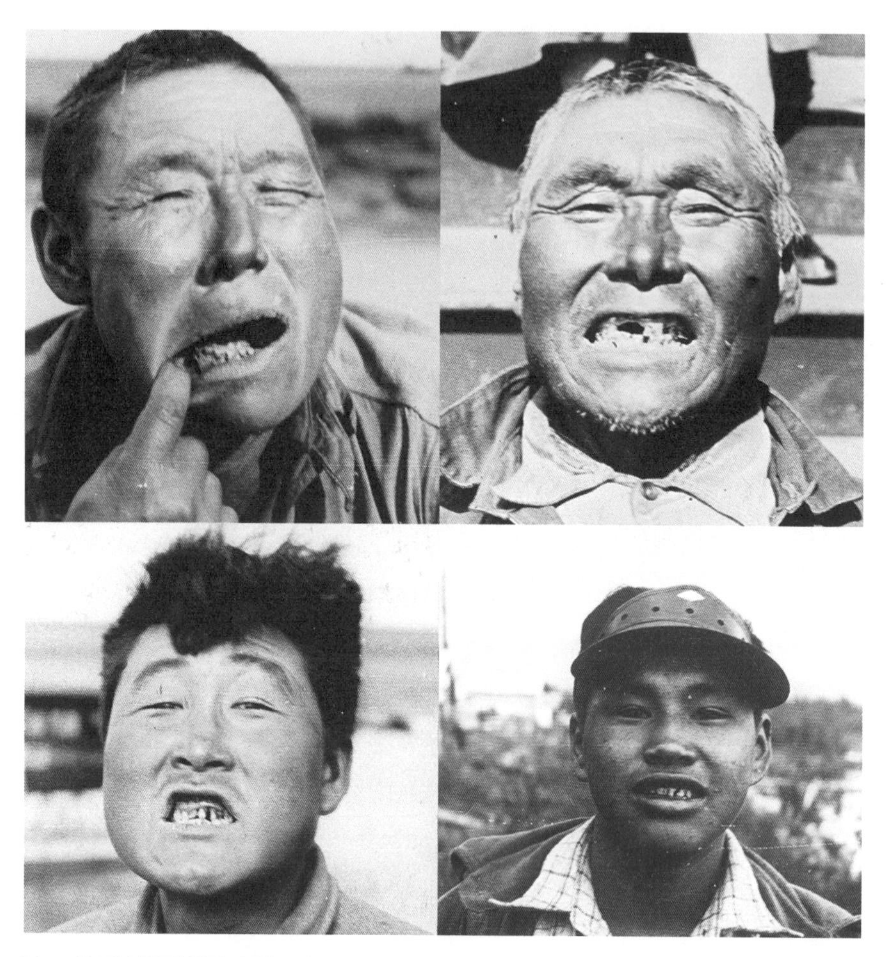

圖3 當原始的阿拉斯加愛斯基摩人接受白人的食物後，齲齒現象在他們身上變得活躍起來，牙周膿溢往往也變得更為嚴重。然而許多地區裡都得不到口腔醫療資源，因此常延誤治療而使齲齒變得更為劇烈。（© Price-Pottenger Nutrition Foundation, www.ppnf.org）

天，除了飛機以外，更不可能有任何交通工具可以達到目的地，而很顯然的，飛機的費用是這些人民無法負擔的。他們的困境因此更顯窘迫，常因為無法獲得住院治療、專業的醫療或口腔治療而成為疾病的受害者。一位內陸的採礦工程師告訴我，他花了兩千元請一位牙醫搭飛機去幫他醫治。經由我的檢查發現，他的二十九顆牙齒中有二十二顆蛀牙。

現代的體質退化中有一個重要的層面，那就是臉部結構、齒弓結構及其他健康狀況的改變，這些問題都很值得探討。有件事很重要，住在孤立地

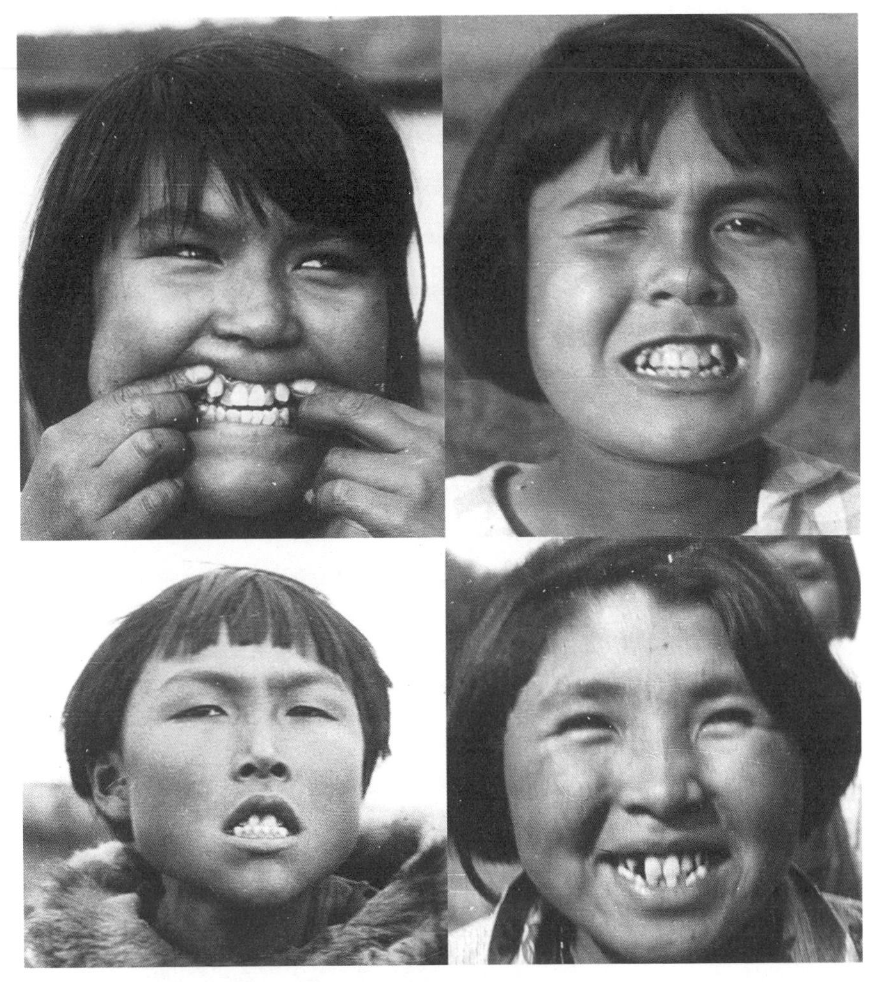

圖4　許多愛斯基摩的原始民族幾乎沒聽說過齒弓畸形或牙齒擁擠，但在父母親接受白人的食物之後，這些情況經常發生在第一代出生的孩子身上。注意這些孩子們細狹的鼻孔和不同以往的臉部結構，這並不是吸大姆指所導致的。

（© Price-Pottenger Nutrition Foundation, www.ppnf.org）

區、靠天然食物維生的愛斯基摩人發展出均衡寬闊的齒弓和典型的愛斯基摩人臉形。若摒棄了原來的膳食，轉而接受現代化飲食，從第一代身上就可以看出臉部與齒弓結構的顯著改變。圖4是第一代跟著父母接受現代化食物的愛斯基摩女孩，她們都擁有畸形的齒弓。請注意向內長的側門齒和向外擠出的犬齒，這樣的臉部結構目前被認為是種族混血的結果，但這些女孩其實是純種的愛斯基摩人，而且她們的父母親都擁有形狀正常的齒弓。

鮭魚乾與海豹油

我們對這些原始愛斯基摩人的飲食感到特別好奇，他們的家幾乎都在水上或靠近深水域之上。他們駕駛愛斯基摩小船的技巧真是神乎其技，在鮭魚活躍的季節裡，他們會貯存大量的乾鮭魚，他們從小船裡用魚叉叉起許許多多的魚，連年輕男孩的技巧都相當純熟。他們捕到的鮭魚都很肥大，重到幾乎抬不起來。

他們也是駕駛輕便小船獵海豹的專家，海豹油是他們營養中非常重要的一部分，每片撕下來的魚肉都要浸到海豹油中。我向他們要了一些海豹油，然後帶回實驗室裡分析維生素含量，結果證實它是我所見過維生素A含量最豐富的食物。

捕獲的魚就掛在架子上風乾，魚卵也攤開晾乾，如圖5所示，這些食物成為幼兒斷奶後非常重要的營養來源。從寒冷白令海峽吹來的海沙會黏附在風乾的魚身上，這便是愛斯基摩人無論男女都有牙齒磨損的主因。

當地的食物包括馴鹿；由凍原鼠蒐集到並貯藏起來的落花生；依時令收集、留待冬天食用的巨藻；還有漿果，包括冷凍起來的蔓越莓；用海豹油整朵保存起來的花；用海豹油保存的酢漿草；還有大量的冷凍魚。另一種重

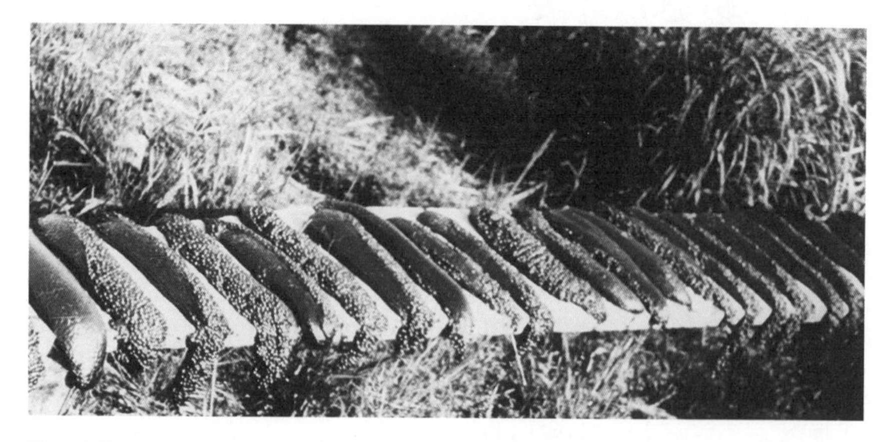

圖5　風乾後貯藏起來的鮭魚卵是小孩和成年人的營養中重要的項目，女性也藉著食用魚卵來提升繁殖力。從化學的角度來看，那是我在各地所見過最營養的食物了。

要的食物是大型海中動物的內臟，包括鯨魚某部分的皮質層，我們發現它的維生素C含量相當高。

自從與現代文明接觸後，阿拉斯加的愛斯基摩人口正在迅速退化中，曾有專家指出，這個地方在七十五年內將會減少50%的人口。美國內布拉斯加州克萊登大學的萊文博士（V. E. Levine）和包爾教授（C. W. Bauer）曾對平均壽命快速減少做過相關的重要研究，其報告如下：

- 阿拉斯加，柯多瓦，一九三四年十月二十六日——由於易羅患結核病與其他疾病的體質，阿拉斯加愛斯基摩人的平均壽命只有二十年，他們的民族在幾個世代內註定要滅亡，除非現代醫療科學能夠協助他們。
- 若不徹底改善獵物和海產取得受阻的現況，愛斯基摩人口似乎註定走上迅速退化和滅亡之途，現代罐頭工廠侵占了鮭魚出沒的流域，因此大幅縮減他們食用的魚種數量。

另外，關於兩個阿拉斯加愛斯基摩白人男孩（其中一位顯示於圖6）的

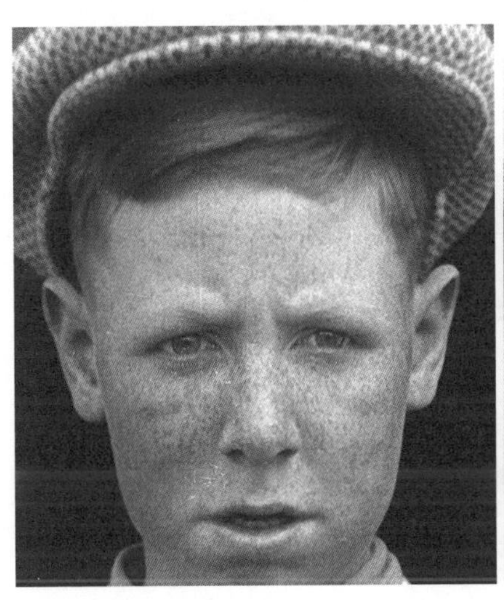
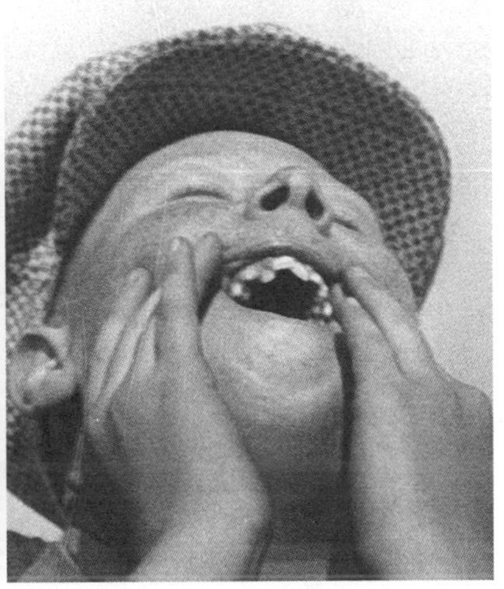

圖6　這個白人男孩在阿拉斯加出生、成長，食用進口食物，他臉部的畸形包括鼻腔空氣通道的發育不全，因此他透過口腔呼吸。骨骼發育不全導致牙齒擁擠，注意他狹縮的鼻孔。
（© Price-Pottenger Nutrition Foundation, www.ppnf.org）

話題也很有趣。他們的父親是採礦工程師，男孩們出生於阿拉斯加礦工營，也在這裡長大，他們的食物幾乎全都仰賴進口。他們的母親在我的陪同下帶著他們到美國進行鼻子方面的手術，因為他們習慣用口呼吸。

請仔細觀察圖6中，男孩臉上中間三分之一及下面三分之一處明顯發育不全。在發育和成長期間，他們家中的食物大多是從美國包裝好運來的，他們有缺陷的相貌是高度現代化社區中，大量人口中的典型代表，同樣的，原始民族開始接受現代化食物後，也開始發育出畸形的相貌。

儘管住在極其荒蕪的地區，一年之中有九到十個月的冬天，夏天只有兩、三個月；儘管長期缺乏新鮮蔬果、乳製品和蛋類，愛斯基摩人仍然能從海產、乾燥蔬菜、漿果和海草中攝取到身體所需的所有礦物質和維生素。

借鏡原始智慧

- 愛斯基摩民族保留了祖先的傳統，足以忍受嚴酷極區氣候，在未接觸現代文明前一直很繁榮，直到接觸現代文明之後，就跟所有的原始民族一樣，開始凋萎、滅亡。
- 一般的成年愛斯基摩男子，每隻手可以提四十五公斤、牙齒再咬住四十五公斤的重物，輕鬆的走很長的一段距離。
- 在和原始愛斯基摩人接觸的期間，除了飢餓或受到陌生人驚嚇時，從沒聽過愛斯基摩小孩哭鬧，那裡的女性乳汁豐富，泌乳正常，維持一年的授乳期絕不是問題。
- 風乾後貯藏起來的鮭魚卵是小孩和成年人重要的營養來源，從寒冷白令海峽吹來的海沙會黏附在風乾的魚身上，這便是愛斯基摩人無論男女都有牙齒磨損的主因。

Chapter 6

堅毅的民族

——北美印第安人——

大自然將人類對氣候變化極其堅韌的適應能力大規模的展現在美洲單一民族身上，範圍從熱帶的酷熱叢林一直到嚴寒的北極。無數的美洲印第安人似乎都源自於同一支族系，考古學家認為他們從亞洲遷徙到美洲，所經過的路線就是白令海峽。距今不到十年前，有一位俄國工程師從亞洲穿越白令海的冰山堆來到美洲，有一百四十五公里之遙。假如這種事在現代是可能的，那麼在遠古時期——譬如說最後一次冰河時期之間或之後，或者在冰河時期的初期，就更可能了。美洲印第安人因此得到了千載難逢的機會去學習適應不同環境，以及順應不同環境對單一民族所能產生的許多變化。今日的印第安人與哥倫布發現美洲時的原住民並不是一模一樣的，事實已很清楚的由骨骸比對和早期的紀錄證明。

我們的問題包含了對地理位置與原始族群（若找得到的話）的研究，他們依照自己民族的傳統方式生活，受白人文化影響的可能性微乎其微。起初以為這樣的族群應該不可能存在，但事實上，美洲大陸仍有許多未被探索過的地方，其中居住著原始民族的後裔。

史迪坎河

為了找尋接觸白人後沒有受到改變的印第安人——尤其是飲食方面，我前往加拿大北方，深入落磯山脈內部去研究北方英屬哥倫比亞和育空區的印第安人。那兒沒有供回程加油的補給站，因此不能使用飛機，而且也不能走麥肯茲水道（遠征隊無法從麥肯茲河及其支流向上通達穿過加拿大的水道，並從原路返回）。我們最後選擇的路徑，是從阿拉斯加入境的史迪坎河大水道，那條河源自於落磯山脈高聳的西部分水嶺，水道被海岸山脈和瀑布山脈切穿，並且眷顧的流經一支印第安部落——他們無法取得海洋動物為食，更別說是活蹦亂跳的鮭魚了，因為鮭魚不會游入流進北極圈的河流。

我們使用一種高馬力的河川運輸工具，是專為在史迪坎河中溯急湍而上設計的，目的地直達泰勒格拉芙溪的航道盡頭。在夏季航道短暫開放的季節裡，此據點會將大量的現代化食物儲存起來，等到漫長的冬天來臨好交換毛皮。

胡森灣郵局就建立在這裡，我們雇了一輛卡車載我們行經蠻荒小道、越過落磯山分水嶺，來到向北流入北極圈的眾河流發源地。我們雇了兩位嚮導、租一輛高馬力的大平底船，下行至北極圈的迪斯河與利亞德河。

食物種類

一九三三年夏天，我們成功的與一大群印第安人接觸，他們從貝里山區出來，到胡森灣公司最後的邊遠據點用毛皮交換東西。大多數的加拿大印第安人都在與加拿大政府的協定下受到政府每年的補助，協議內容包括內陸的印第安人要到指定的機構領取補助金，補助金額是依據家庭成員來計算，因此，他們會帶著所有的孩子出門。然而，英屬哥倫比亞和育空區的印第安人卻從未簽署過這份協定，因此保有游牧民族的特性，不斷追尋麋鹿和馴鹿群以獲取食物。

嚴峻的冬季裡，氣溫可達零下五十五度，酷寒阻止了動物泌乳或穀物和果子的生長，這些印第安人的膳食幾乎完全受限於獵捕的野生動物，這使得對他們的研究顯得格外重要。

鑑於大自然的定律，以及這些印第安人發展出適應嚴寒氣候和少許食物種類（非常難以取得）的事實，他們的智慧已培養出順應嚴苛的自然環境而自在生活的技巧，**世上只有少數民族接觸過那樣嚴苛的環境**。這些民族的榮譽感很強烈，暫時外出打獵時，幾乎所有的小屋都不需要上鎖防護，貴重的東西也都放在看得見的地方。那裡的人都非常好客，也不會因此被占便宜，許多婦女在遇見普萊斯太太之前從來沒有見過白人女性。

他們對木工的天分展現在建造小木屋上，小木屋可讓他們在攝氏零度以下的凍寒氣溫中仍能舒適的保持溫暖。在儲備糧食和柴火的規劃上，強烈的突顯出其團體精神，當印第安人舉家遷移到湖畔或河邊營地時，他們總會多捆紮些用來升火的木材，以便有足夠的乾柴供給日後來此地的人。

壞血病是白人獨有的病

他們居住的地方常有大灰熊出沒，這種動物的毛皮很有價值，印第安人用誘餌設下大量陷阱來捕捉大灰熊。他們懂得利用動物不同的器官和組織來建構對抗某些疾病——也就是我們所說的退化性疾病——的抵抗力，這點很令人驚訝。

我透過翻譯向一位老人請教，為什麼印第安人不會罹患壞血病，他反應很快的回答我說那是白人的疾病。我又問他，有沒有可能印第安人也會罹患壞血病？他說有可能，但印第安人知道如何預防，而白人不知道。當我問他為什麼不將預防的方法教給白人時，他回答說，白人以為自己什麼都懂，不會想到要去問印第安人。我詢問他是否能將預防的方法告訴我，他對我表示必須先得到酋長的允許。

他跑去見酋長，並在約莫一小時後回來，說酋長答應了，因為我是印第安人的朋友，到這裡提醒他們別吃白人商店裡販賣的食物。他牽著我的手來到一塊木頭上坐下，然後為我解說，當印第安人殺麋鹿時，他們會從牠的背部切開，在腎臟上方的脂肪裡有兩顆他所謂的小球，印第安人會取出那兩顆小球切成許多片，家裡的成員有大有小，但每個人都會吃到。他們也會吃第二個胃（蜂巢胃）的胃壁，藉著食用動物的這些部分，印第安人得以遠離缺乏維生素C所造成的壞血病。

印第安人一直以來都從腎上腺和內臟攝取維生素C，而現代科學卻直到最近才發現，在所有的動、植物組織中，腎上腺是維生素C最豐富的來源。這些印第安人很樂於幫助我們，當然，我們也以他們所重視的東西做為贈

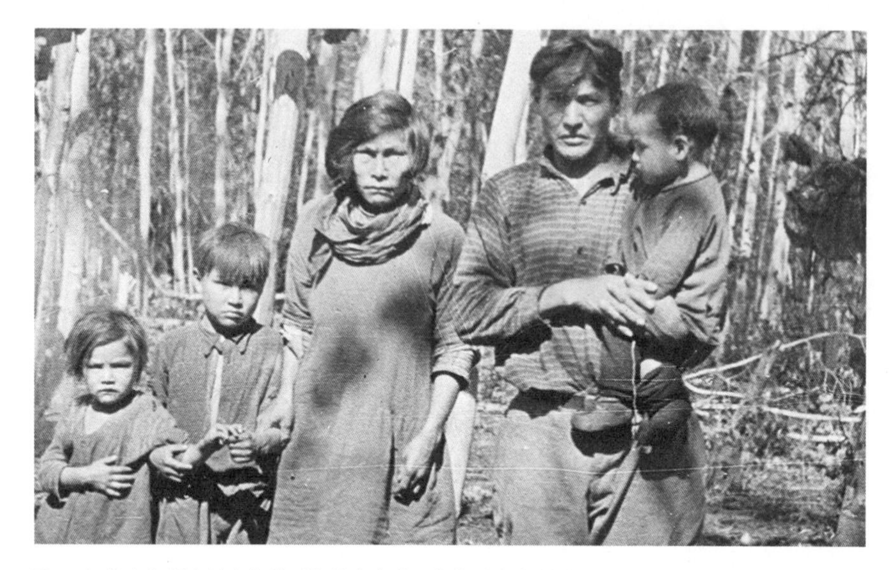

圖1　加拿大北部森林中的典型印第安家庭，每個人都極健康。受大樹掩蔽的野生動物就是他們豐富的食物來源。　　　（© Price-Pottenger Nutrition Foundation, www.ppnf.org）

禮，這讓我們在測定、拍照及研究牙齒時都毫無阻礙。我取得唾液樣本及他們的食物樣本做化學分析，圖1是大型樹種森林中的一個典型印第安家庭。

智齒阻生是文明病？

他們牙齒的健康狀況、齒弓及臉部結構都極為完美，在檢查過好幾個族群後，我們連一顆蛀牙都沒有發現。在一次對八十七人的檢查之中，二千四百六十四顆牙齒裡只有四顆曾經罹患齲齒，相等於0.16%的罹患率。當我們回到文明世界做研究時相繼發現，各個族群與現代文明的接觸日益頻繁，在接觸了白人的食物後，齲齒的現象也逐漸增加，泰勒格拉芙溪的齲齒比例占總檢查的25.5%。往下走從史迪坎河到阿拉斯加的一些邊陲小鎮，齲齒比例更遽增到40%。

在較孤立的族群中，我們很仔細地詢問是否有關節炎的問題存在，但答案是否定的——連一個案例也沒有，然而，一旦開始接觸現代文明的食物，便在一連二十個印第安家庭中發現了許多病例，其中包括十個臥床重殘的案例。某些感染造成他們現在的樣子——尤其是結核病，它在此地出生的兒童身上有極高的發生率。圖2是兩個與頸腺有關的典型結核病案例，他們

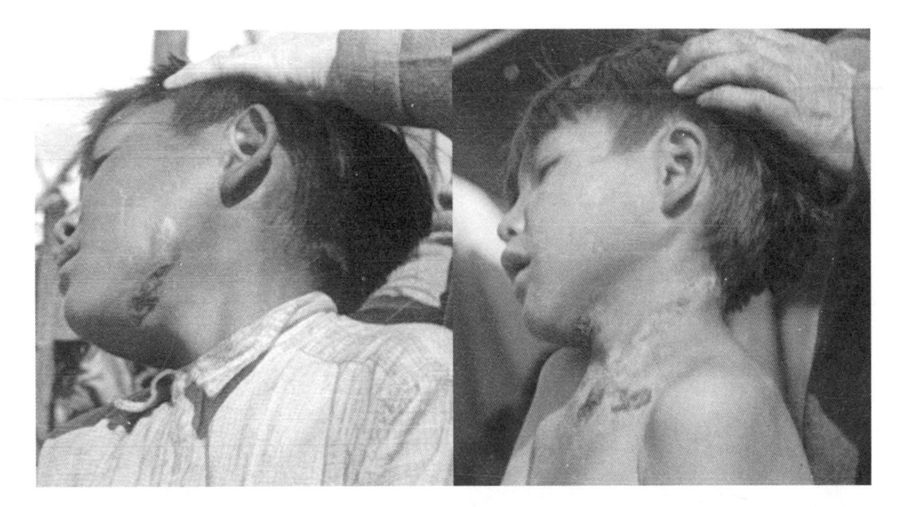

圖2 一旦接觸現代文明，印第安人的健康就改變了。這些現代化印第安小孩正因原本威脅不到他們的結核病而性命垂危。 （© Price-Pottenger Nutrition Foundation, www.ppnf.org）

受齲齒可怕的折磨，那兒的方圓百哩之內都沒有牙科醫生，也沒有內科醫生可以解除他們的苦痛。

在遙遠北部的印第安人遺世孤立，遵循先人累積下來的智慧而生活，他們的體格極健壯，幾乎無參差不齊的牙齒，也沒有阻生性第三臼齒（智齒），證據就在於所有人都活得夠老，臼齒都會長出來，生長在適當位置，並且發揮正常的咀嚼功能，從圖3可看到完美的齒弓。在印第安人食用白人食物的地方，齲齒問題相當嚴重，如圖4。當新的世代接觸了白人文明並食用白人食物後，便發生許多所謂的牙齒歪斜和齒弓畸形，如圖5。

南方的胡森灣

我們也在南方的胡森灣與相當原始的印第安人民族有了接觸。最新設計的鐵道路線從曼尼托巴省的溫尼伯向東和向北延伸，達到這些族群的活動範圍，我們因此得以接觸到從胡森灣和北方遙遠的詹姆斯灣借水道出來的印第安人。他們下行而來，目的是想以毛皮交換彈藥、毯子等等。這樣的接觸每年只有一、兩次，因此那些印第安人根本不可能將多到足以影響到飲食的白人食物大量運回去，他們仍然靠著那塊土地上的野生獵物維生，如我們之前提到的，北方的大型動物主要是麋鹿。

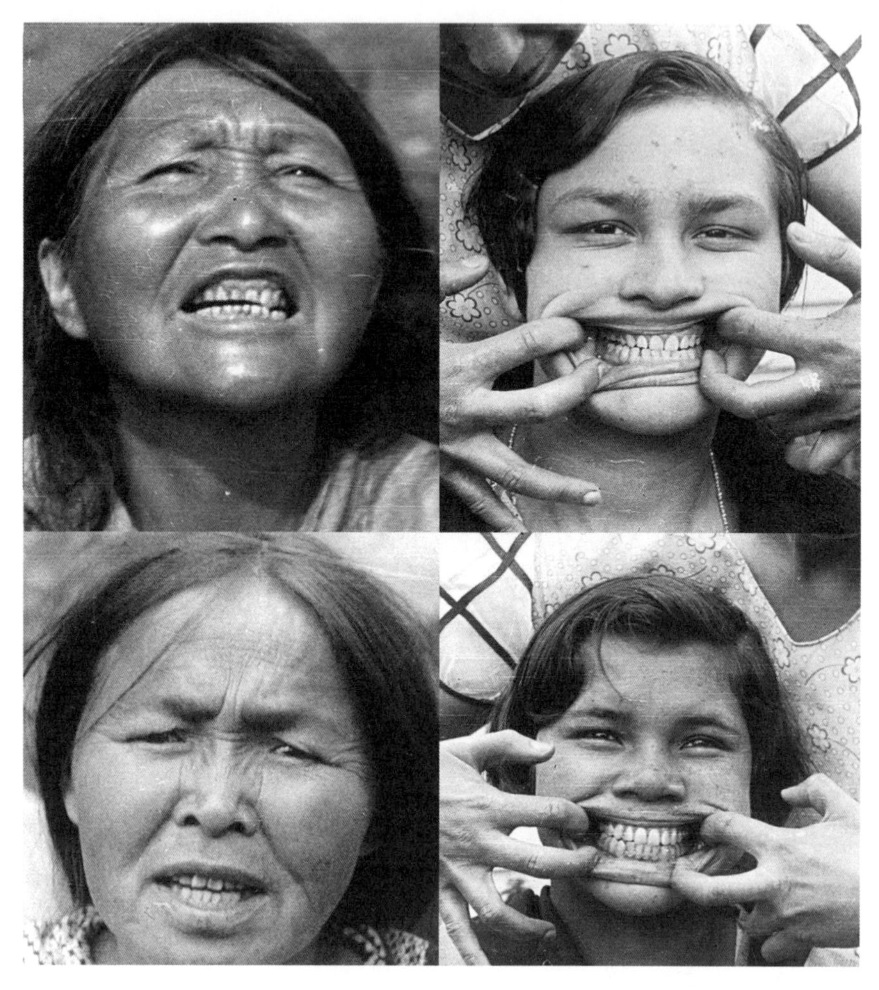

圖3　在印第安人靠天然食物維生的地方，他們的體格發育，包括臉部和齒弓結構，完美到幾乎與齲齒絕緣。（© Price-Pottenger Nutrition Foundation, www.ppnf.org）

他們是協定範圍中的印第安人，許多人會從邊陲出來領取政府發放的補助金，當然同樣得帶著一家大小同行。這裡的補助金按人頭算，每人五元，對他們來說是可以換取毯子和其他設備的可觀收入。

這些聯絡點之中，有些位於地勢較高的分水嶺，分水嶺將河流切分，使河水向北和向東流入詹姆斯灣及胡森灣，或向南流入蘇必利爾湖，這塊土地在歷史上有重大的意義，它是北方河流流域的部落與五大湖區部落的交會地，曾發生過許多戰爭。

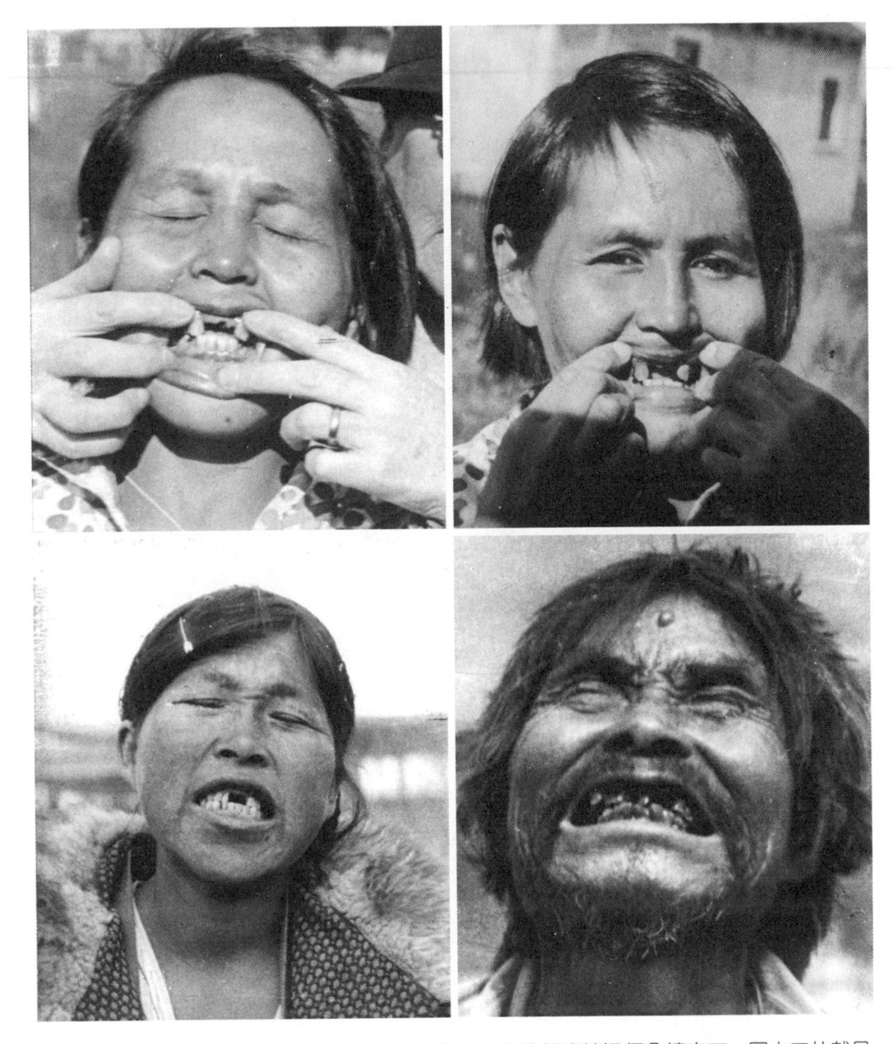

圖4 當印第安人能夠取得現代化的市售食物後，牙齒的健康情況便急轉直下，圖中四位就是典型代表。 （© Price-Pottenger Nutrition Foundation, www.ppnf.org）

為了與來自於胡森灣和詹姆斯灣分水嶺的原始族群做比較，我將鐵路沿線以及附近居民也一併納入研究——他們或許有用毛皮換取白人的現代化食物。我們藉此得到很好的機會研究現代飲食所造成的影響，範例如圖6所示。這個印第安人和妻子在與白人接觸前就養成了良好的體格，男生大約一百八十公分高，父母親都有完美的齒弓和漂亮的臉形，在圖6（左上）中可見其牙齒。

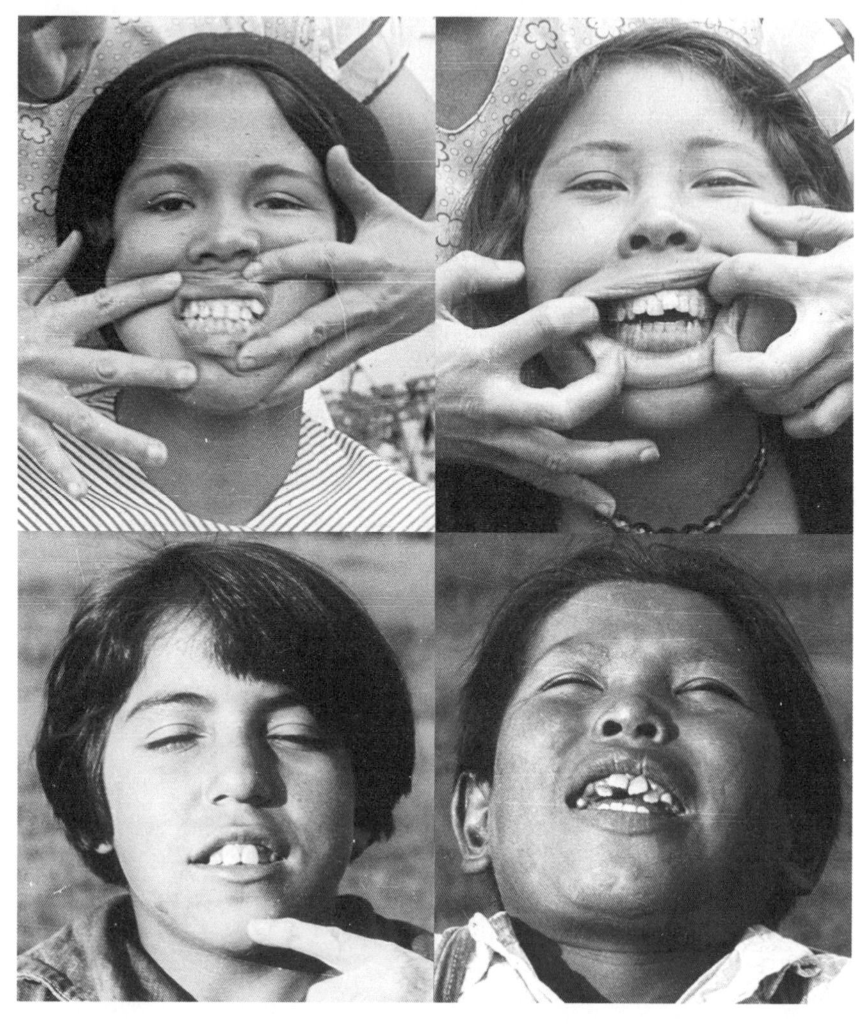

圖5　白人商業行為所帶來的摧殘與破壞，表現在孩子們扭曲的面容上，這種情形隨處可見，在父母接受現代化市售食物後，第一代的孩子馬上就受到影響。這些年輕人的畸形齒弓很典型，注意臉部骨骼的發育缺陷，明顯的表現於過小的鼻孔和牙齒擁擠。

（© Price-Pottenger Nutrition Foundation, www.ppnf.org）

照片中他們的兩個孩子出生於接受了隨鐵路而來的白人食物之後，兩個人都習慣用口呼吸、有過窄的齒弓，且臉部中央三分之一處明顯發育不良，長女罹患結核病。圖6（右上）的另一名成年人就跟他所代表的世代一樣，有無比完美的齒弓和發育良好的臉形。此時我們也發現許多年輕一代的孩子罹患結核病，或因關節炎而造成傷殘，請見圖7中的兩個孩子。

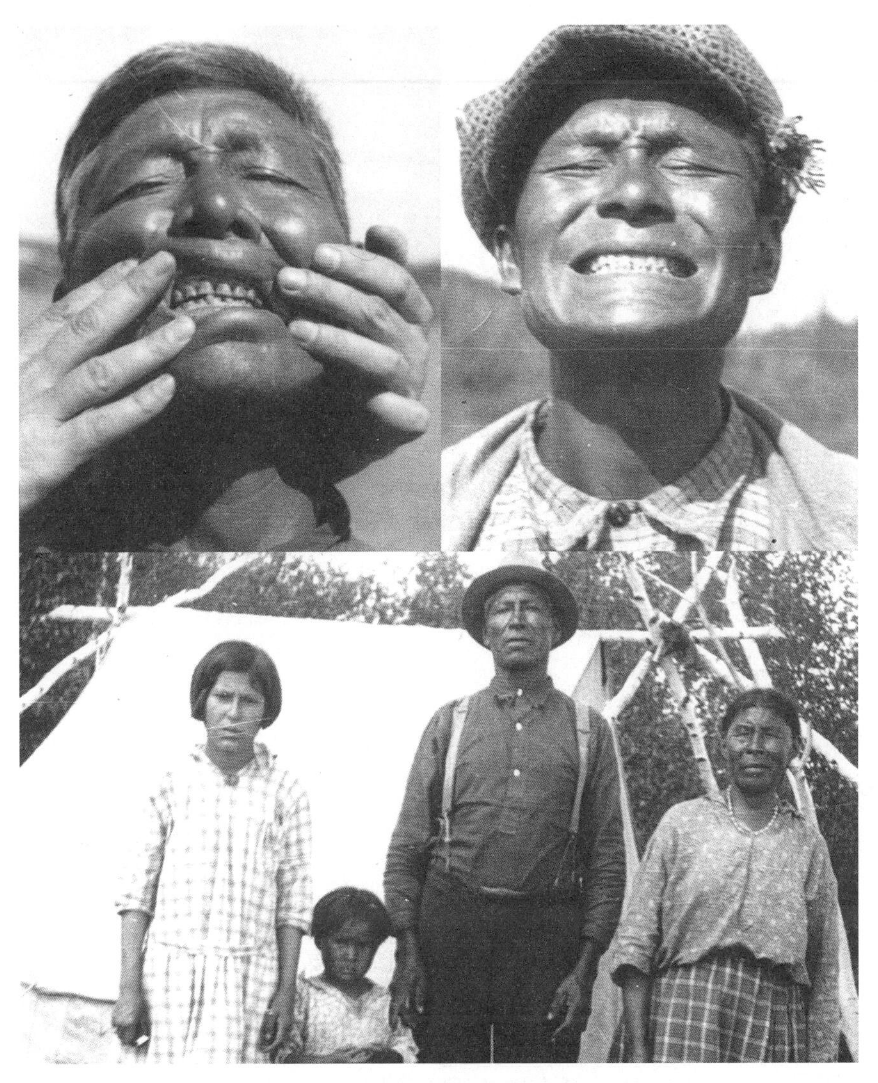

圖6　這些原始的印第安人居住在加拿大中部，三位家長在他們居住的區域與現代文明接觸前就完成發育。注意他們良好的體格與臉形，再對照兩個孩子狹縮的鼻孔，長女罹患結核病。這些孩子是原始的雙親與現代文明接觸下的產物。

（© Price-Pottenger Nutrition Foundation, www.ppnf.org）

安大略省的布蘭特弗德

為了進一步比較孤立與高度現代化族群，我們選擇在加拿大最大的印第安保留區做研究，位置在安大略省的布蘭特弗德。這個族群裡約有四千七百個印第安人，依靠加拿大政府提供的高度現代化環境而生活。他們

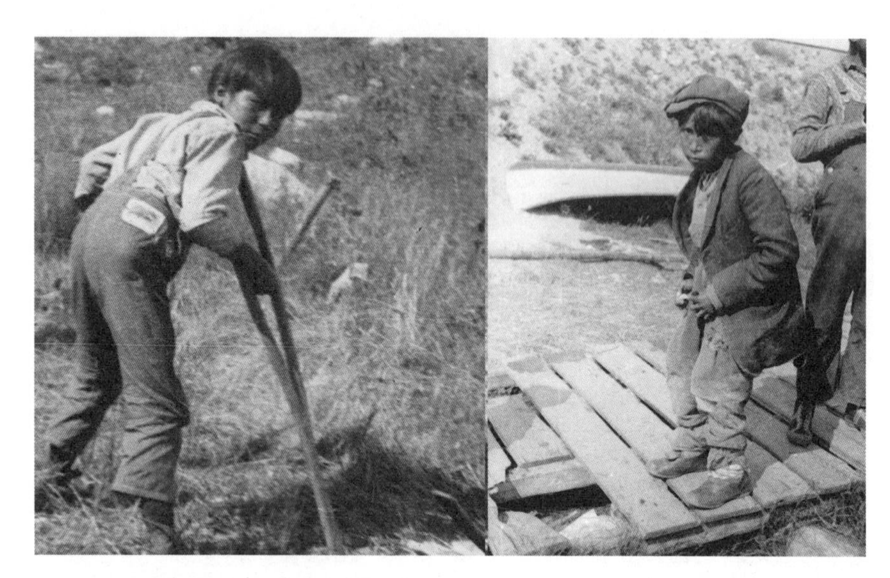

圖7　現代文明與原始印第安人接觸後所產生的典型傷殘案例。左邊的男孩，他幾乎所有的關節都有關節炎的毛病，且好幾顆牙齒都長膿瘡；右圖的男孩罹患脊椎結核病。
（© Price-Pottenger Nutrition Foundation, www.ppnf.org）

居住的土地非常肥沃，很接近一座加拿大的現代化城市。每個家庭的戶長都被授予一大片土地，讓他們甚至有足夠的收入可以購買汽車；他們不僅能夠購買符合白人生活標準的必需品和舒適的居家設備，還有能力負擔各種奢侈品。政府也為他們設置管理良善、人力充足的醫院。

我向這家醫院的院長戴維斯博士（Dr. Davis）請教，在當時（一九三三年），醫院最主要的作用是什麼？他說，待在這兒的二十八年之間，病患對病床的需求已經徹底改變了。

在一九三三年，醫院裡主要的服務與婦產科有關，他在任內共看過三個世代的母親。祖母輩年輕時，會帶著披巾自己一個人或由一位家人陪同，隱匿到矮樹叢中分娩，然後再回到小木屋。然而，最新世代的年輕媽媽們有時在努力分娩了幾天後，還是被送到醫院，她們跟她們的祖母、甚至母親在生產的能力、效率和品質上完全不一樣。他還補充說，有一天早上他接到兩個案例，必須藉著外科手術的介入才能順利分娩。

我們碰巧有個機會研究現代化帶來的影響。印第安人極喜愛運動，特別是他們的民族運動——長曲棍球，我們有幸觀賞他們和另一個保留區來的隊伍競賽。好幾戶印第安家庭乘著現代化汽車而來，他們穿著現代化服飾，在典型的點心販賣部購買爆米花、糖果和現代西點，他們是高度現代化的印第安人。

這個保留區的族群約有四千七百多人口，分別屬於摩霍克、奧內達加、卡育加、塞尼加、奧奈達和德拉威族，組成六族聯盟或易洛魁印第安部落，後來才加入這個族群的是來自卡羅萊那州的塔斯卡洛拉族。雖然其中有許多混血人口，但都算得上是純種的印第安人，我們因此得以觀察到印第安人與白人混血所產生的影響。

和之前的調查一樣，我們會特別研究八到十六歲之間的孩童所發生的影響。我們從不同的環境中選取一些典型的案例，譬如，在靠近布蘭特弗德的城市裡有一所名為摩霍克中心的培訓學校，它就代表了一種類型的環境，我們因此從裡面挑了一些孩子，有男有女。

在摩霍克中心接受培訓的約有一百六十位學童，他們利用半天的時間學習，半天工作，男孩要學習工藝和農務，女孩則要學習家政和服裝，這樣的實務訓練是為了日後建立家庭做準備。雖然大多數的孩子們都來自於布蘭特弗德保留區，但也有少數來自於其他的保留區。在這裡，77%的孩子有初期齲齒的現象，17%已受齲齒侵蝕，這顯然是在他們進入這所學校前就發生的，因為我們沒有發現任何一個發展中的齲齒案例，而很重要的一點是，這與培訓學校的優良營養制度高度相關。這個中心**飼養了一群品質純淨的產乳牲口，提供蔬菜、全麥麵包，並且限制糖和白麵粉的使用。**

與這群孩子做比較的是保留區一所公共學校裡年紀相仿的學童，其中有90%的人曾罹患齲齒，且目前至少有70%的案例仍然活躍。值得注意的是，此群組中檢查過的牙齒裡，有28.5%已經受到侵蝕。

保留區的醫院提供人們各項免費的服務，我們針對那兒的病患做了一份研究，結果發現當中有83%的人曾罹患齲齒，所檢查的牙齒中，有23.2%的蛀牙。

我們特別好奇齲齒在家庭中的狀況，尤其是針對媽媽們。一位具代表性的年輕媽媽約有半數的牙齒都蛀掉了，她七歲的兒子也是，他臉部中間三分之一處發育不良，前上方的牙齒也被蛀到牙齦邊緣。

紐約州的印第安保留區

在紐約州的印第安保留區所做的研究是為了比較齲齒和營養的問題，並評估典型現代美洲印第安人的生活。為此，我們深入尼加拉瓜大瀑布東北方的塔斯卡洛拉保留區，尋訪一群四百五十人的聚落。

做研究的那一天剛好是節日，我們再次幸運的見識到人民歡欣過節的氣氛，他們的年度盛事是長曲棍球比賽和棒球比賽，由印第安人的隊伍對抗鄰近城鎮的白人隊伍。數百名印第安人齊聚一堂，以盛裝、交通設備和豪勇的體魄來展示他們傲人的一面。從尚未高度現代化的年長印第安人身上，我們看得出他們之間有相似的特徵；而許多現代化的印第安人臉部發育則有明顯的缺陷。

我們找到一位具代表性的母親，直接在她家裡進行研究，家庭中有四位孩子。母親的牙齒遭受齲齒破壞，她是百分之百的現代人，因為她的牙齒中有金屬填補物。缺牙的牙根並未拔出，二十顆牙齒的蛀蝕狀況仍很活躍。她的小女兒才四歲，已經有十二顆嚴重的蛀牙；另一個女兒八歲，有十六顆蛀牙，十歲的兒子有六顆蛀牙。丈夫因嚴重的肺部問題臥床，無疑是感染了肺結核。

我們到達時，孩子們正在吃中餐，內容是白麵包和一些燉蔬菜，只有懷中的嬰兒才有奶喝。在這個塔斯卡洛拉族群中，檢查的人之中有83%的人罹患齲齒，所有的牙齒中有38%已遭到蛀蝕。這個保留區中，接受研究的每個人都食用白麵粉製品，沒有人大量的喝牛奶，只有少數人會喝一點牛奶。有人告訴我，幾年前這兩個保留區的印第安人會種小麥並飼養牛來供給家人源源不絕的穀物和牛奶，但最近這種做法中斷了，如今他們買白麵粉取代小麥，購買的蔬菜大部分都是罐裝的。兩個保留區的人民都大量食用市售的蔬菜油、果醬、帶果粒果醬、甜品、糖漿和西點。很令人意外的，他們在孩子還這麼小的時候，就給他們吃現代文明的甜食。

溫尼伯湖保留區

為了再找出北美印第安人與現代交會的地帶，我到曼尼托巴省的溫尼伯湖保留區進行研究，這個保留區位於溫尼伯的東部及北部，現代化程度相當高。要到達這群人的棲息地非常困難，因為大自然為他們在布洛肯赫得河口的保留區提供了天然的屏障。

他們被授予肥沃的土地，並學到現代化的農耕技巧，附近廣闊河流中的豐富魚群使他們有穩定的漁獲量——假如他們願意像幾世紀以來的祖先一樣費工夫去捕魚的話。我們發現那兒的房屋大多受到毀損，戶外放養的牛和馬不但數量稀少，健康狀況也不好。政府為那裡的人民設立公立學校，並且有專員為他們服務，提供所需；醫院與他們近在咫呎，且具有現代化的醫療設施。儘管有許多的優勢，他們的體質狀況卻非常虛弱，齲齒當然也很普遍，我們所檢查的牙齒中有39.1%都受到感染。他們幾乎全都依靠現代化食物維生，如進口的白麵粉、果醬、罐頭蔬菜和大量的糖，超過90%的人有猛暴性齲齒。他們的健康狀況和必需品的補給比前述兩個族群都貧乏，每到夏末貧困的現象尤甚。

與遠古祖先的牙齒對照

到目前為止，我們所報告的印第安人都是住在內陸，只攝取內陸的食物，因此我們也檢查了太平洋沿岸的印第安人，看看海產食物會帶來什麼樣的影響。

為了找出跟體質有關聯的任何跡象——尤其是一千多年前居住在太平洋斜坡的印第安人的牙齒狀況，我前往溫哥華拜訪溫哥華博物館，他們恰好有收藏史前時代所保留下來的樣本，有些顱骨是在挖掘山丘、開鑿通往市區內的延伸道路時發現的，上頭是未經開發的原始森林，長滿了龐大的綠樅木，下方的土壤裡是其他大樹種倒下的樹幹，再下方幾呎所發現的墓地裡有早期印第安人的骨骸。這一堆骨骸裡也有來自許多地方和史前時代的，牙齒結構都很健全，也沒有蛀牙，齒弓很勻稱，牙齒的位置正常且整齊。

我們接下來要研究的是他們住在同一個社區的後代的健康狀況，因此我們在溫哥華北部一個印第安保留區裡做牙齒和一般健康檢查，設施相當好，有現代化的便利設施和現代化食物。族群中八到十五歲的孩子裡，所檢查的牙齒中有36.9%已受到齲牙的侵襲，這個族群中我們沒發現任何依靠大量天然食物維生的人。

克瑞格福沃印第安保留區

溫哥華島的宜人氣候是太平洋沿岸中最適合居住的地點之一，我們特別有興趣研究島上臨近維多利亞市的克瑞格福沃印第安保留區。沒錯，維多利亞市有一部分就建在原來的克瑞格福沃印第安保留區上，因為亟需為印第安人保留一塊屬於自己的土地，印第安人在誘惑下達成了協議，內容是用原來的土地交換鄰接的新土地，並且在新地點為每戶家庭免費蓋新房子。除了房子之外，還給予每個家庭一塊土地和一筆據說數目為一萬美元的經費。上述原因使得他們變得非常現代化，許多人因此擁有私家車和現代化奢侈品，充裕的資金讓他們買得到任何想要的食物，結果，縱情飲食對體質造成相當大的影響。

他們能便利的得到完善的牙醫資源，並且得到口腔疾病預防方法的實務訓練，儘管如此，所有檢查過的牙齒中仍有48.5%的蛀牙，每個接受檢查的人都罹患齲齒。不難猜，太平洋沿岸印第安人的原始飲食就是豐富的海產食物，太平洋的物產富饒，這一點從古至今未曾改變過。然而現在，要這些印第安人花力氣去捉魚可能需要很強烈的動機，因為在市場中就可以買到魚類罐頭食品。就像大部分的現代人一樣，他們也依賴白麵粉製品、甜食和甜餡餅維生。

科奇坎

或許太平洋沿岸沒有什麼城市能比科奇坎擁有更豐富及種類繁多的海產食物，特別是各種各類的鮭魚。科奇坎優雅的佇立在一座上，是阿拉斯加最南端的城市。

在太平洋沿岸的許多魚群中，最豐富的就是蠟燭魚，它是一種體型嬌小的魚，但油脂豐富，多到可以用來當蠟燭一樣點燃，這也正是它名字的由來。將這種油脂大量收集後，可以淋在海鮮上食用，也用來跟內陸的印第安人換取毛皮和其他東西。

我們研究了這個城市中的一個印第安聚落，所檢查的牙齒中有46.6%的蛀牙。許多家庭裡都有結核病患者或關節炎患者，遭結核病肆虐的家庭中，每戶都有一個或一個以上的孩子受害。

首府朱諾的兩個族群

我們在阿拉斯加的首府朱諾研究了兩個族群，一個在公立醫院，另一個在印第安聚落。醫院裡有印第安人也有愛斯基摩人，以前者為多。報告指出，病患中有75%的人因罹患結核病而就診，而因其他意外前來求診的人當中，也有罹患結核病的，住院的總人數中約有50%的人在二十一歲以下。牙齒健康狀況很糟，所檢查的牙齒中有39.1%的蛀牙。

在印第安聚落裡，我們發現一群年長的原始族群，他們每個人都有完整的牙齒，排列整齊，齒弓完美，也沒有齲齒。在一個主要以現代化食物維生的現代化印第安人殖民區中，所有的牙齒中有40%的蛀牙。

錫卡殖民區

我們在前首府錫卡研究了兩個重要的族群，是雪登傑克森學校裡的愛斯基摩和印第安孩子們，但以印第安人居多。他們來自阿拉斯加各地，代表體格最優良的人種，擁有受教育的保障權。不過他們必定大部分都來自現代化地區，在這個群組裡所檢查的牙齒中有53.7%的蛀牙，我們可以從牙齒的狀況得知，他們大多是現代地區的代表。

在錫卡的殖民區，我們研究了印安部落中各個年齡層的人，有35.6%的牙齒受到齲齒的侵襲。一位七十歲的印第安老者牙齒保存得很好，我們發現他是從另一個地區來到城裡的，他說他的膳食除了主要的魚類之外，還有魚子、海藻和鹿肉。他的牙齒非常健康，完全沒有罹患過齲齒，無論在太平洋沿岸文明的任何時期中，他都是研究保持天然飲食的最佳觀察對象。

我很好奇，當人們可以從各式商店裡輕易的買到令人滿意的食物時，印第安土著對於取得新鮮海產的態度又會變得如何？錫卡當地的醫生很熱心的提供我們寶貴的相關資訊。就像現代化食物出現前，他們所習慣的生活方式一樣，一年當中的任何時間裡都可以去碼頭捕魚，但他們一直想學習白人的生活。他們似乎認為購買食物可以提升一個人的身分，親自去搜尋糧食則是很羞恥的事，他們很快就對白麵粉、糖、果醬和罐頭蔬菜產生依賴，買不到時寧願接受政府或慈善機構的補給，也不願意出外獵食。

這名醫生表示，住在這個城鎮的約有八百名白人和四百名印第安人，但印第安人的新生兒是白人新生兒的兩倍，而當這些孩子長到六歲時，活下來的白人小孩卻比印第安和印第安混血小孩多。他認為大部分要歸因於高死亡率，其中最常見的原因就是結核病。雖然花不了幾十年的時間就能看出明顯的體質退化，但親代退化的結果更大大加速了這個過程，**遺傳自父母親的生理缺陷雖然不具傳染性，然而，母體因不當營養所導致的缺陷，卻可能引發胎兒期的缺乏症，這些缺乏症再加上嬰兒期和幼兒期的營養失調，就更可以決定這個孩子將來體質的衰弱**，或決定當身體暴露於各種感染時，是否有足夠的抵抗力能發揮適當的保護。

錫卡差不多是太平洋沿岸中與白人接觸時間最久的城市，早在美國太平洋海岸社區建立前，它就已經是著名的海港。有意思的是，它曾是對俄貿易的航艦造船中心，鑄造業也很發達，早期加州修道院裡的鐘都被俄國人丟棄在這裡。這個城市裡有幾棟建築，是早期俄式建築的最佳典範，尤其是教堂。

安哥拉治

安哥拉治是阿拉斯加西部的主要大城市，它不只是向北通往費爾班克斯的鐵路基地，也是營運網絡遍布阿拉斯加各地的航空公司基地。當然，身為一個海岸城市，它也結合了當地零售業和對內陸銷售旅行用品的大盤商據點兩種角色。此處擁有一家設施完善的公立醫院，約莫在約瑟夫．羅米格醫師（Josef Romig）的年代成立的。羅米格醫師是一位醫術高超的外科醫生，受到所有阿拉斯加人民的愛戴，他為原始的或現代化的愛斯基摩人和印第安人看病，有超過三十六年的經驗。他提供了相當多的資訊並協助我進行聯繫工作，使我受惠良多。

他帶我到城市裡幾個典型的現代化印第安家庭造訪，其中一個家庭的祖母從科克灣的北海岸來看她女兒，她六十三歲，完全沒有蛀牙，只掉了一顆牙齒，陪同她前來的是她二十四歲的兒子，他只有一顆牙齒曾受到齲齒的侵襲。他們的飲食內容主要是麋和鹿肉、新鮮的或乾的魚、一點蔬菜，有時會有一些蔓越莓。最近那個兒子能夠取得一些現代化食物，因為她二十九歲的女兒嫁給一位白人，他們有過八個孩子。這個女兒和其家人完全依賴現代化食物維生，她的三十二顆牙齒中有二十一顆蛀牙。

他們的飲食包含大量的白麵包、糖漿和馬鈴薯。接受檢查的孩子年齡範圍為五到十二歲，那個家庭中有37%的蛀牙，包括年紀很小的孩子，圖3左上可看到這家的母親。他們遭遇的問題不僅在於猛暴性齲齒，孩子們還有顯著的齒弓畸形和齒列不整。

在羅米格醫師所提供的許多項極重要的資訊中，就含有因現代化而導致體質退化的相關例證。他說這三十六年間與他們接觸的經驗中，他從未見過原始的愛斯基摩人或印第安人罹患這麼嚴重的疾病，然而當他們經過現代化的洗禮之後，這類疾病就變得頻繁起來。他同時也發現，原本幾乎不會發生在原始族群身上、需要手術治療的急性外科問題——如膽囊炎、腎臟炎、胃炎和盲腸炎等，如今在現代化的族群身上卻很常見。他見過許多現代化的愛斯基摩人和印第安人遭受結核病的侵襲，從他的經驗判斷，只要病患生活在現代化的環境中，這種情形會持續惡化，直到無可挽回的地步。因此現在他要讓他們回復到原始的環境和原始的飲食方式，在那樣的條件下，死亡率將比在現代化環境中低得多。事實上，他的報告指出有許多受感染的人在回歸原始的生活環境和營養制度後，病情便得以康復。

注重優良營養的教育機構

當地有一些為了照顧孤兒、愛斯基摩以及印第安孩童教育而成立的機構，提供了我們研究環境影響的機會。其中有個特別合適的機構——位於安哥拉治北方鐵路線上的艾克路特那，學校中的許多人來自交通不便的偏遠地區，孤立的環境迫使他們依賴天然食物維生——至少在早期的孩提時期是如此。學生們來自於阿拉斯加半島上的各個地區，學校盛名遠播的原因在於它的管理方式，他們將鮭魚處理、風乾、貯存，留待冬天使用。這個優良營養制度的效益非常明顯，齲齒的比率是14.6%。

這些學生中大部分是愛斯基摩土著或印第安土著與白人的混血，而白人那一方的父親或母親或許對他們在培訓學校的出勤狀況要負起大部分的責任。也有幾個純種的愛斯基摩人或印第安人來自於現代化社區，一直以來都依靠現代化食物維生，我們因此有很好的機會去研究營養缺乏症在臉部和齒列畸形與發育缺陷中所扮演的角色，以及它與齒弓之間的關係。結果發現，缺陷與異常發生在純種愛斯基摩和印第安孩子身上的機率，與發生在混血孩子身上的機率相等。有些年紀較小的混血小孩擁有俊俏的外表。

我們又研究了機構裡另一個重要的族群，位於舒沃的傑斯李之家，起初建立於諾姆，後來為了避免極度孤立的環境而遷移到舒沃。這個機構坐落於全世界最美的港口之一——復活灣裡，峽灣為來自阿拉斯加各地的愛斯基摩人和印第安人及其混血後代提供了棲身和受教育的機會，尤其是來自阿留申半島、阿留申群島和白令海的人們。

無論混血或純種，這些人的家庭大多都符合現代化的條件，所檢查的牙齒中有27.5%罹患齲齒，而且每個人都受到感染。儘管這個機構有良好的衛生條件和受過高度訓練的營養專家、一間醫務室和幾位受過訓練的護士，結核病仍然猖狂肆虐。有人告訴我說，隨著學校從諾姆遷到這裡的所有學生中，有60%已死於結核病。大家都知道，結核病造成太平洋沿岸城鎮和村莊裡的印第安及愛斯基摩人口大量毀滅，這些人遺傳到虛弱的抵抗因子，因此在面對結核病時就非常容易受到感染。這些調查中很重要的任務之一，就是在抵抗力降低的事件中，找出飲食營養的角色。

過往與現代族群的對照

研究過當今世上所剩無幾的原始民族後，評估特殊環境對種族及部落的影響就變得輕而易舉了，然而，對於後來又消失的族群，要評量他們的體質狀況就不是那麼簡單的事了。幸好，我們在墓地裡找到的不僅是骨骸，尚有日常用品，裡頭偶爾還有食物，也可能發現他們的陶製品和狩獵工具。雖然不很確定他們所代表的時期，但從該部落在陶器上所表現的造詣和埋葬方式，往往能夠找出重要線索，據此判斷他們所屬的年代。在基督降世的紀元前，許多族群埋葬的方式是將身體屈折，雙臂放在大腿上；而基督徒的埋藏方式是面朝下，雙手交叉於胸前。從這點就可以很輕易地區別出前哥倫布時期與後哥倫布時期的埋葬方式了。

利用這類的原則，在研究過去與現今的佛羅里達印第安人時，就能比較出前哥倫布時期與現今住在同一土地上的人了。但當然，我們也會將佛羅里達印第安人的齲齒、臉部及齒弓結構等問題與另外三個族群做比較：前哥倫布時期（以博物館中的骨骸資料研究為依據）；在大沼澤地區和塞普里斯沼澤遺世而居的印第安部落；以及同一支印第安族系但接受了現代文明的食物。最後這一個族群沿著塔米亞米小徑而居，接近邁阿密。

研究了從佛羅里達南部的墓堆中所取出的數百顆顱骨後，發現齲齒發

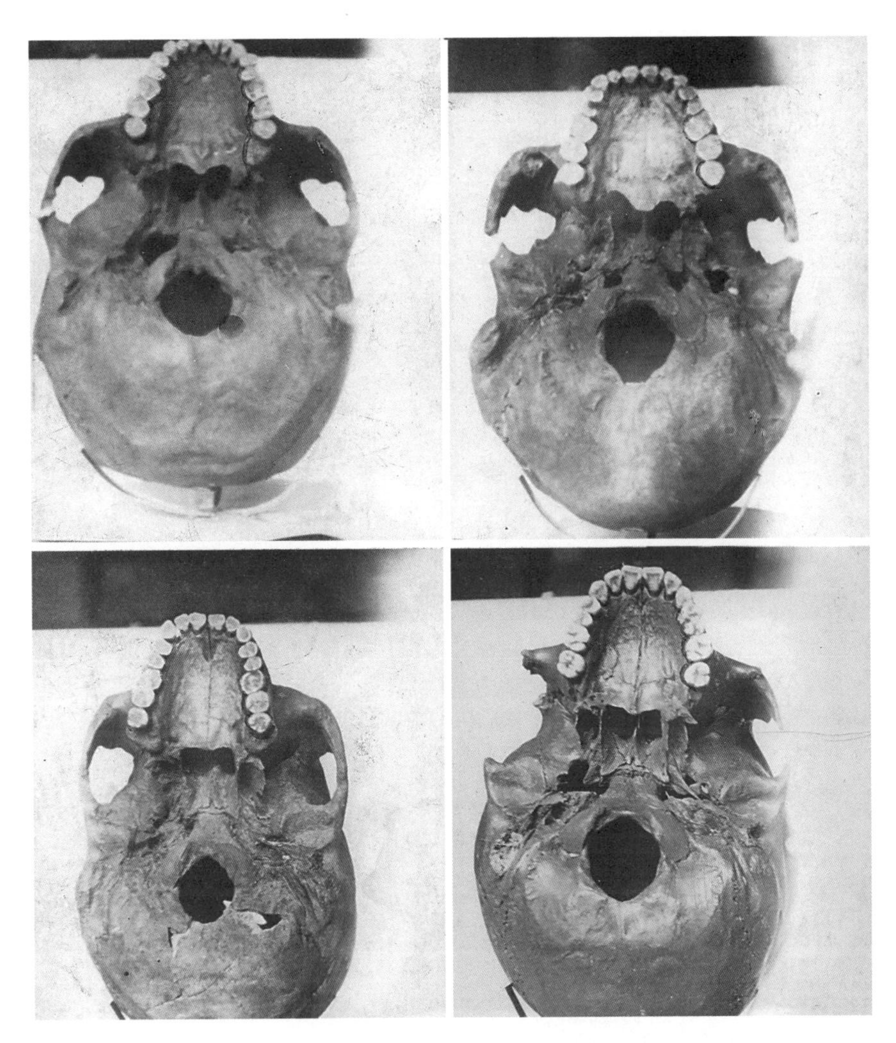

圖8 原始印第安人的顱骨展示出大自然正常情況下典型的完美齒弓。注意第三顆臼齒的完整性，它在白人現代文明中往往又歪又蛀。在許多我研究過的原始印第安人及許多骨骸中，蛀牙或牙齒錯位比率幾乎都是零。

生率低到蛀牙的免疫力幾乎達100%，因為數百顆顱骨中竟連一顆蛀牙也沒有，當然，由於不當營養所造成的齒弓畸形及臉部結構的典型變化也完全不存在，所有的齒弓形狀和咬合情形都屬於正常狀態，如圖8及9所示。

與深居在塞普里斯沼澤中的孤立族群打交道，最困難之處莫過於他們對所有白人都懷有戒心，白人和他們簽訂協議時占了很大的便宜，他們過去努力建立的一切都被白人奪去了。所幸我們有三位導遊協助，一位是他們族

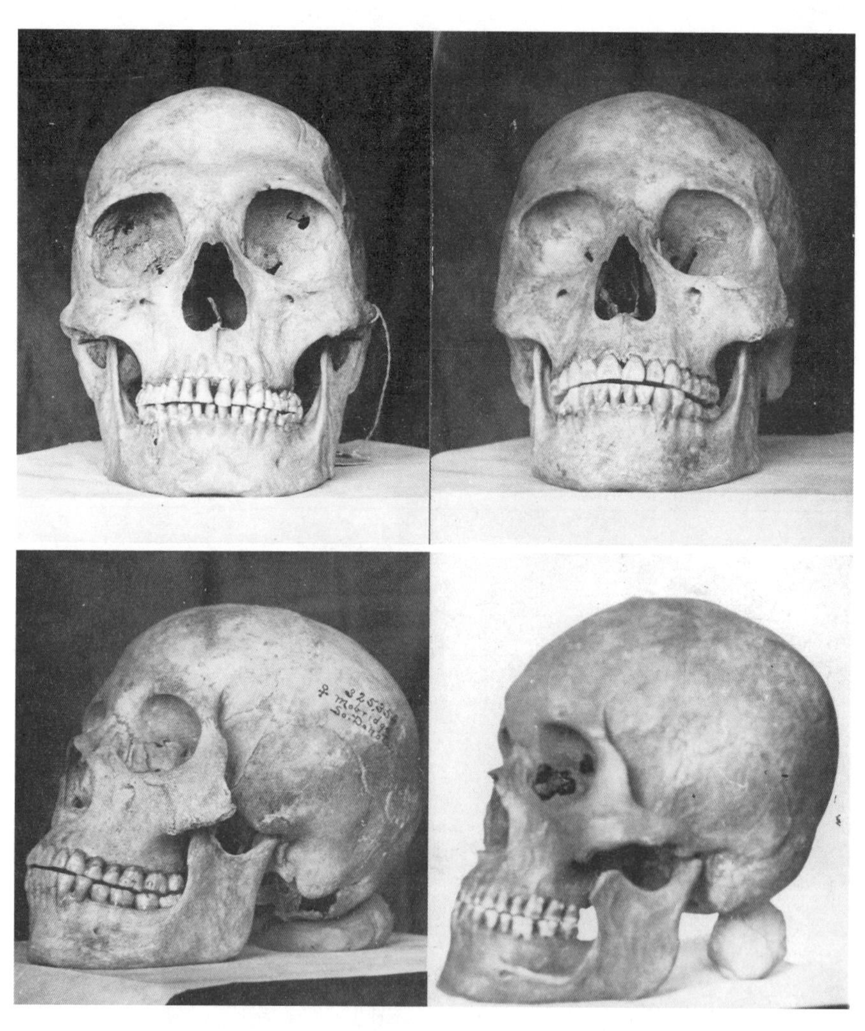

圖9　從美國及加拿大各地挖出的印第安顱骨，完美的狀況與本圖所見者相當。這種完美的程度對他們來說習以為常，對現代文明之下的我們倒是例外。這些人的父母很清楚該給自己的孩子吃什麼！　（© Price-Pottenger Nutrition Foundation, www.ppnf.org）

裡的印第安人，另一位是他們所信任的白人，還有一位是公職護士，這三人對他們的病患給予了許多支援，才能讓測量、記錄和照相等工作順利進行。圖10是較具代表性的原始土著，儘管他們的狩獵領域被白人狩獵者大舉侵占，但他們的體質仍能維持高水準狀態，對齲齒也有高度免疫力，我們所檢查的牙齒中，每一百顆裡只有四顆曾受到齲齒的侵襲。

幾乎所有齒弓輪廓都很正常，沒有臉部畸形的現象。與之形成對比的

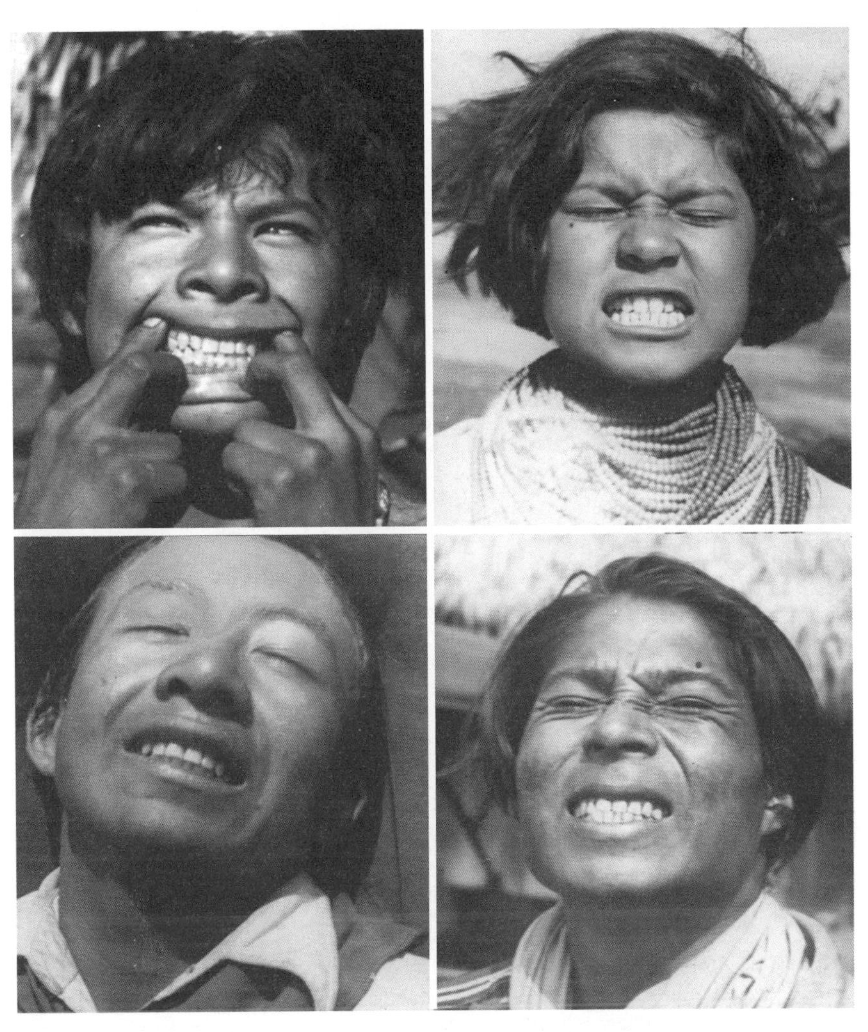

圖10　今日的塞米諾族（Seminole）印第安人居住在佛羅里達州南部，大多未與白人文明接觸，因此仍然擁有典型的美麗牙齒和齒弓。他們住在艾弗格萊森林，食用天然食物。

（© Price-Pottenger Nutrition Foundation, www.ppnf.org）

是與現代文明接觸的佛羅里達州印第安人，慘況堪憐。受檢的牙齒中，每一百顆就有四十顆蛀牙，典型案例如圖11。在最新的世代裡，許多人的齒弓都有典型的畸形，造成牙齒擁擠、臉部過窄；我們發現所有的人種中，只要胎兒形成期和成長初期的營養不足，就會產生這類狀況。圖12為一些典型案例。有意思的是，我們發現那些墓堆裡的骨骼發育良好，也無關節病變。反之，現代族群裡的許多人們因罹患關節炎而飽受骨骼畸形所苦。

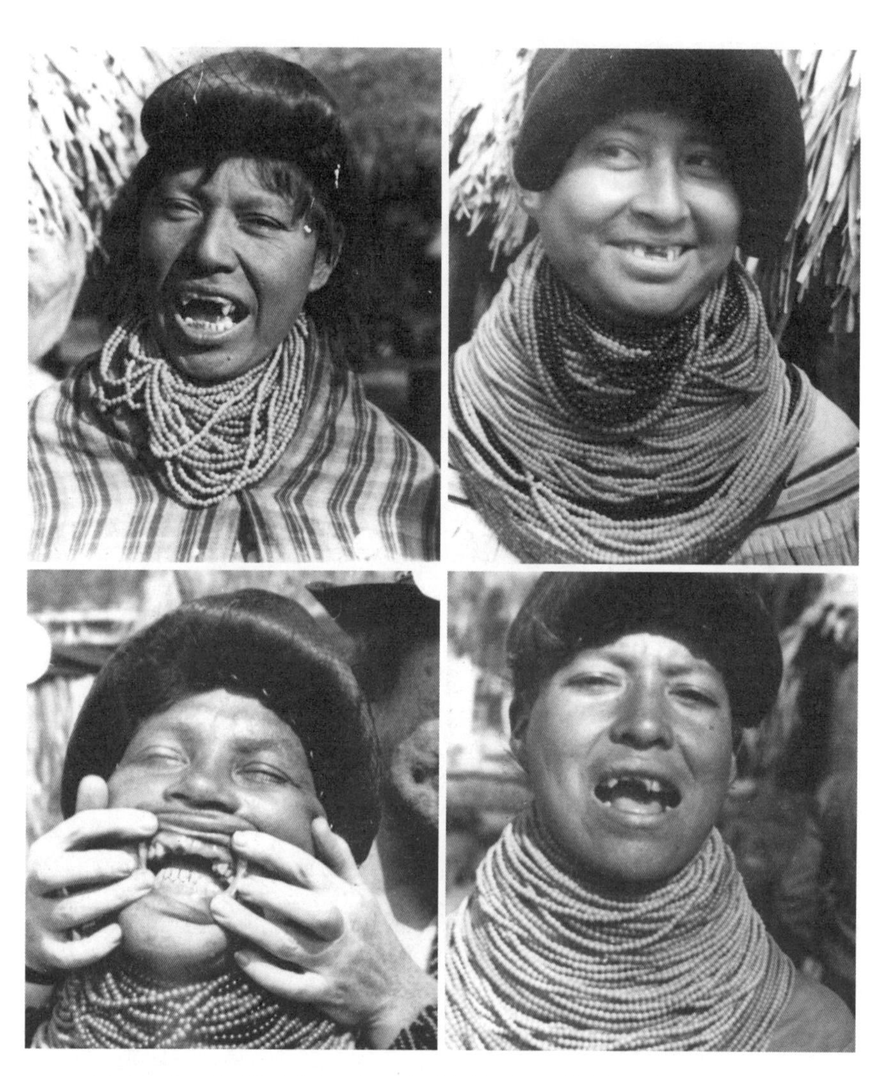

圖11　佛羅里達的塞米諾族印第安人在接觸了現代文明和現代化的食物之後，遭受了猛暴性齲齒之苦。　（© Price-Pottenger Nutrition Foundation, www.ppnf.org）

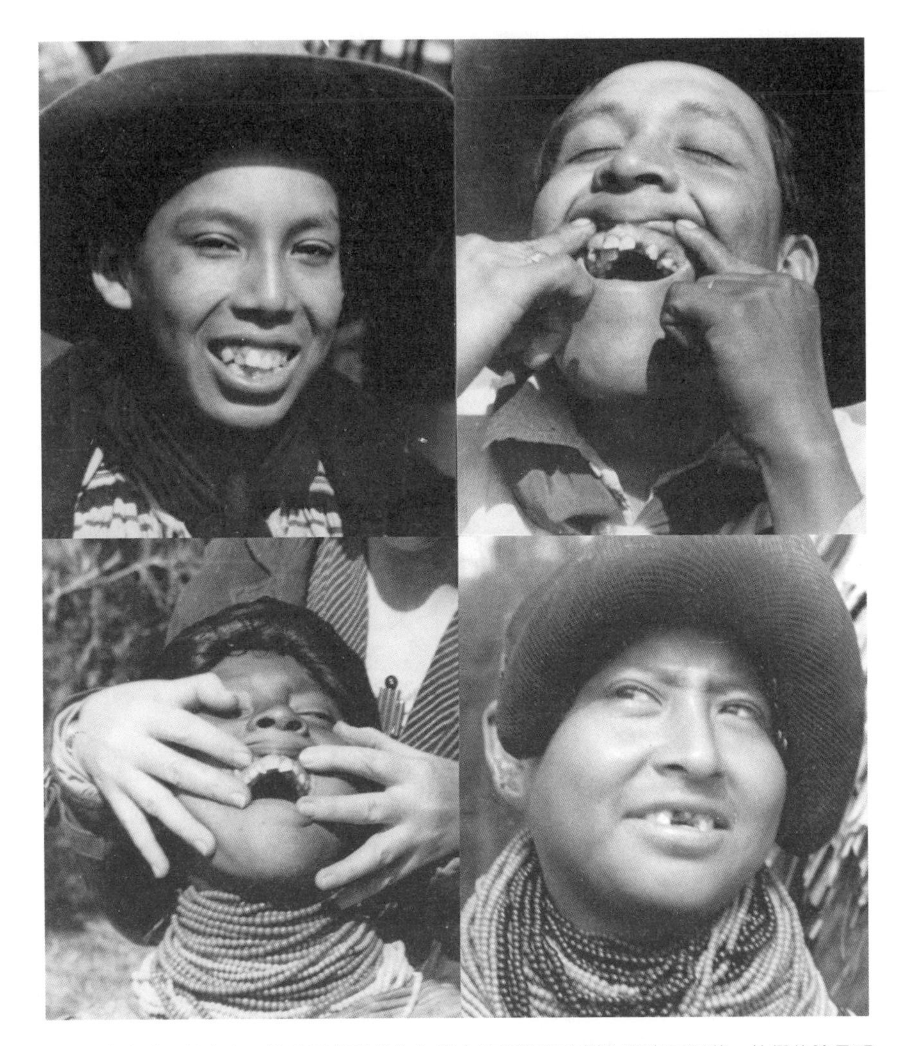

圖12　塞米諾印第安人。注意這個現代化族群中孩童臉部的變化和齒弓形狀，他們的臉骨明顯發育不全，鼻孔及齒弓過窄，牙齒擁擠。許多人把他們臉部的損害視為正常，因為這在現代人之中太常見了。　　（© Price-Pottenger Nutrition Foundation, www.ppnf.org）

在前哥倫布時期，良好飲食對印第安人所產生的影響，可從顱骨的厚度中看出。圖13是前哥倫布時期的顱骨與現代顱骨的比較，圖右是個做過環鋸術的下頷，顯示當時的外科手術相當發達，邊緣是新生的骨頭，這個手術切開了一顆囊腫。

為了研究住在西部高地的印第安人族群，我們造訪了新墨西哥州的阿布奎基城。

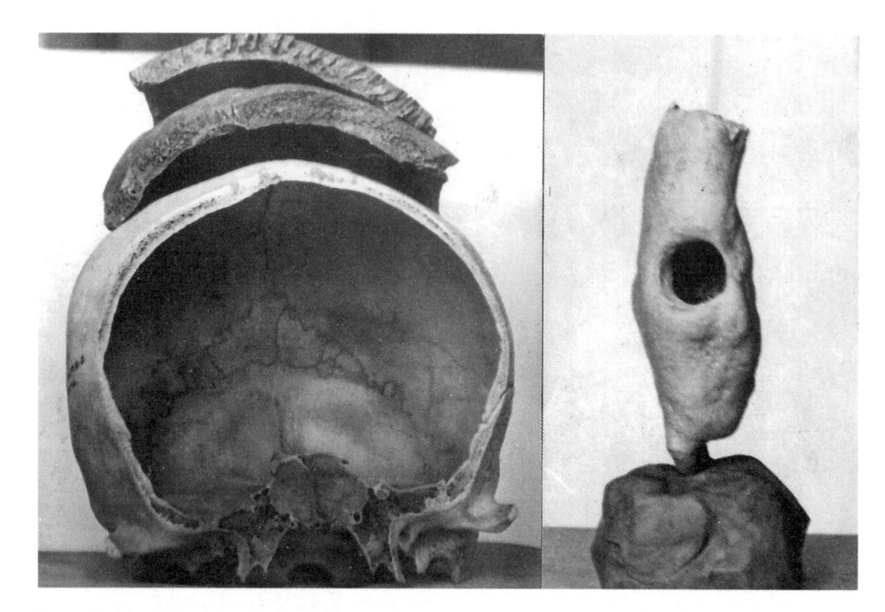

圖13　圖左：前哥倫布時期的佛羅里達州印第安人顱骨，比現代人的厚很多。圖右：展示佛羅里達州古印第安人做過手術的骨頭。手術以環鋸術切入下頷的囊腫，注意切口邊緣的康復情況。這是祕魯印第安人先進手術的典型案例。

（© Price-Pottenger Nutrition Foundation, www.ppnf.org）

其他一些關於印第安人的研究，包括對生活族群的研究，和最近對墓堆裡及博物館內收藏的骨骼的研究，都支持了我們的發現。我很感激這些機構的主管和工作人員的協助。

儘管原始印第安人長久以來的居住地橫跨了不同的地理和氣候區域，食用天然食物的他們，齲齒的發生率幾乎都是零。然而，這些印第安人的現代化族群，卻有很高的齲齒發生率。簡要報告發生率如後：

原始印第安人：貝里山0.16%；朱諾0.00%；前哥倫布時期的佛羅里達0.00%；佛羅里達塞米諾族4.0%。

現代化印第安人：泰勒格拉芙溪25.5%；阿拉斯加邊境40.0%；莫華克中心17%；布蘭特弗德保留區公立學校28.5%；布蘭特弗德保留區醫院23.2%；土斯卡洛拉保留區38.0%；溫培格湖保留區39.1%；北溫哥華保留區36.9%；克瑞格福沃印第安保留區48.5%；科奇坎46.6%；朱諾醫院39.1%；雪登傑克森學校53.7%；錫卡35.6%；艾克路特那14.6%；舒沃的傑斯李之家27.6%；以及佛羅里達的塞米諾族40.0%。

商業化食物與退化的關係

不同的原始民族，所食用的食物因地理位置與氣候不同而有差別。而原始民族的所有現代化族群，食用的都是典型的白人商業化食物。

原始族群的人民一向擁有優良的臉形與齒弓，他們所生的下一代也擁有部落特徵。然而，接受了白人食物後的新生代，在臉形與齒弓上就產生了明顯的變化。

就像我曾研究過的幾支原始民族一樣，印第安人也認知到他們的退化似乎與接觸了白人食物有關。許多書籍中，作者刻意描繪美洲印第安人排斥白人現代文明的故事，在對佛羅里達州塞米諾族印第安人的研究中，我很難與艾弗格萊森林及塞弗里斯沼澤區深處的孤立塞米諾族人溝通或做檢查。幸好我得到他們族裡一位族人的幫助，她是公立醫院的護士，對自己的部落有過貢獻；另外還有一位與他們的關係相當深厚的白人也深得他們的信任。有了他們的協助，我才能鉅細靡遺的執行研究。

有趣的是，在到達叢林裡的一個聚落時，我們發現那裡簡直不能住人。我們的印第安嚮導會跑到附近的灌木叢中，告訴人們現在很安全，讓他們安心，而他們最後也真的現身了。我後來聽說，他們這種態度是在協議破裂後才產生的，也致使這些孤立的塞米諾族印第安婦女有了必須背對白人男子的習慣。

一家美國新聞社報導過一篇標題為〈部落人民對尋找隱居地「忍無可忍」，印第安人厭惡文明，要求白人禁入領域〉的文章，內容是：

「印第安辦事處今日透露，奧克拉荷馬州的五個印第安部落對白人文明『忍無可忍』，他們希望擁有經過妥善規劃的新土地。

住在奧克拉荷馬州的十萬名印第安人中彌漫著不滿的情緒，官員表示，政府正在進行一連串的研究，幫紅人尋找適合的新土地，好讓他們能像祖先一樣狩獵、打漁。」

由於印第安人人口增加、土地減少以及經濟狀況堪憂，他們不滿的情緒早已醞釀許久。這件事引起了印第安辦事處官員的重視，當時來自奧克拉荷馬州漢鈉市的克里克族印第安人傑克・高吉（Jack Gouge）率領一支代表團，他們告訴處長約翰・柯利爾（John Collier）說，奧克拉荷馬州大多數的印第安人都希望能夠擁有遠離白人文明的新土地。

他的族人很憂慮，渴望遠離白人以及他們帶來的影響。傑克・高吉表示，他們已組成一支約一千名印第安人的組織，來施壓並表達訴求。該組織就是一般人所知曉的「四位母親」，很顯然的，這代表著四個開化的部落：克里克、丘克多、奇洛基和奇卡索。

第五個開化的部落，也就是奧克拉荷馬州的塞米諾族，正在與墨西哥政府談判該國境內部落土地的事宜。

這些部落被稱為「開化的」，因為他們在東岸沿海一帶的部落領土中擁有高度文明，當他們東部的領土變得炙手可熱時，那些印第安人就遷移到現在的奧克拉荷馬州。然而，時代改變，隨著石油的發現，新的部落領域又分裂了，不論印第安人多麼希望能住在一起，他們仍被迫遷徙到一些零碎的土地上。印第安辦事處的官員對於白人的背叛表示出毫不保留的痛心，一位官員指出，白人與印第安人大約簽署了三百份協議書，幾乎每一份都被白人破壞了。

假如找尋部落土地的計畫能夠實現，讓各部落的印第安人都能依循自己祖先的智慧生活下去，從科學與人類進步的角度來看，這是最好不過的事了。他們在孤立地區所維持的一切，將會使他們的文化傳承下去，今日白人承襲下來最偉大的遺產，也正是前人累積下來的智慧。

借鏡原始智慧

- 印第安人懂得利用動物不同的器官和組織，藉以建構對抗某些退化性疾病的抵抗力，比如說，他們一直以來都從腎上腺和內臟攝取維生素C，以預防缺乏維生素C所造成的壞血病。
- 有些印第安民族居住在嚴苛的環境中，酷寒阻止了動物泌乳及植物生長，使得他們仰賴獵捕的動物維生。他們的榮譽感很強烈，暫時外出打獵時，幾乎所有的小屋都不需要上鎖防護，視為貴重的東西也都放在看得見的地方。

- 愛斯摩人的祖母輩年輕時，會帶著披巾獨自一人或由一位家人陪同，到矮樹叢中分娩，而新世代的年輕媽媽們有時在努力分娩了幾天後才被送到醫院，她們跟她們的祖母、甚至母親在生產的能力和效能上完全不一樣。
- 所有的人種中，只要胎兒形成期和成長初期的營養不足，齒弓就會變得畸形，造成牙齒擁擠、臉部過窄。

Chapter 7

島嶼風情

——美拉尼西亞人——

既然我們想從世界各地的族群裡蒐集資料，找出造成現代體質退化的原因，就也需要研究生活在熱帶地方炎熱氣候下的各種族群。我們希望能接觸到高度孤立且相當原始的民族，並與相同民族中的現代化族群做比較。為了達成這項任務，我們於一九三四年遠征到南太平洋的八個小島上，研究美拉尼西亞和波里尼西亞民族，這裡所說的美拉尼西亞人，係指居住在新喀里多尼亞島和斐濟島的族群。

引起人類體質退化的原因在世界各地幾乎都差不多，因此無論氣候、種族或環境為何，應該都可以找出一個共通的操作因素。

情報發達的小島

太平洋如此廣闊無垠，交通運輸卻非常有限，想安排一個便捷的行程其實相當困難。然而，穿越位置較東的島嶼往南行，終於圓滿解決了我們的問題，行經的路線是馬克薩斯群島、社會群島和庫克群島，然後向西到紐西蘭附近、南太平洋中央的東加群島，再往西到澳洲附近的新喀里多尼亞島。越過這個族群往北到達同樣位在西太平洋裡的斐濟群島，然後往赤道以南太平洋中部的薩摩亞群島前進，再到赤道以北的夏威夷群島。這些海島族群全是從說著不同語言的不同民族移民而來的，群島間的遷移主要靠大型船隻，小島間用的是小船，只有到夏威夷群島需要使用飛機。

在每個族群中，我們透過導遊和翻譯與當地人做接觸，通常由負責通訊的政府官員幫我們預先安排，透過這種管道，我們得以深入貿易商船無法到達的偏遠孤立族群。為了尋訪這些孤立族群，往往需要經過崎嶇難行的蠻荒小徑，因為這些島嶼的地勢大部分都是火山或丘陵結構。

抵達了孤立族群的據點後，我們透過翻譯向酋長致意，並解釋我們來此的目的，許多時間往往都消耗在不可或缺的儀式和盛宴中，在接受殷勤款

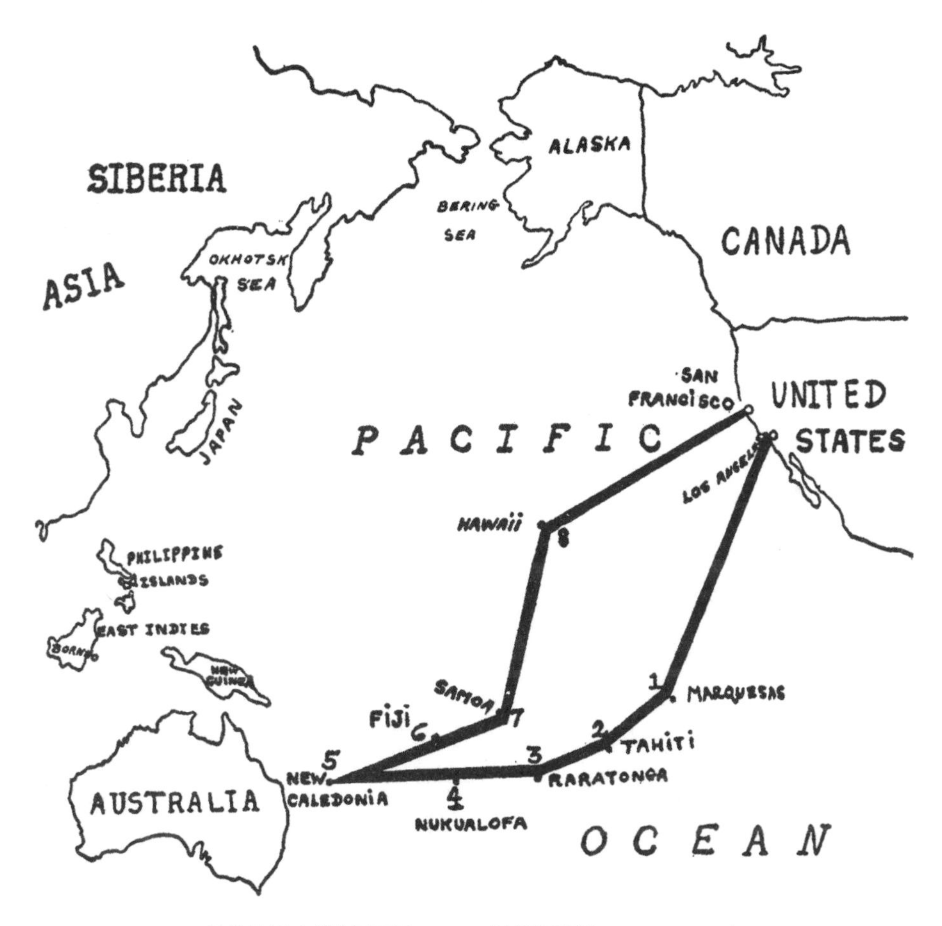

熱帶地圖（美拉尼西亞：5、6　波里尼西亞：1～4、7、8）

1. 馬克薩斯（Marquesas）
2. 大溪地（Tahiti）
3. 拉洛東加（Raratonga）
4. 努庫阿洛法（Nukualofa）
5. 新喀里多尼亞（New Calendonia）
6. 斐濟（Fiji）
7. 薩摩亞（Samoa）
8. 夏威夷（Hawaii）

待的同時，我們也得到了配合研究的允諾，且從未遭到敵意的對待。透過祕密電報的通達，他們似乎總是能提早知道我們的來訪並事先準備。

當客套的儀式結束後，我們的來意也傳達成功了，酋長們指示他們的族人讓我們進行體檢、記錄個人資料、拍照，以及蒐集食物樣本來做化學分析；食物樣本都是乾燥的，或保存在福馬林中。

每個人的詳細資料包括所屬部落、村莊和家庭、年齡、以前居住地、體格發育、攝取的食物種類，還有每顆牙齒的健康狀況，包括有沒有凹洞、齒弓形狀、臉形發育狀況，以及在種族類型差異上的詳細註記，此外還用相片記錄下特別的體質特徵。

我們把在孤立族群中每個成員身上檢查所得的發現，與相同部落但居住於島上鄰近港口或能夠登陸之處的族群做比較。由政府官員所提供的詳細資訊（通常是政府的年度統計報告）可了解各種進出口的原料和商品的種類與品質，我們聯繫了各孤立族群的衛生局官員，這些研究都是在他們的協助下完成的。在與文明接觸的方面，每年只有一到兩次遇到小型貿易船的機會，貿易船來此蒐集乾燥的椰子、海貝、以及土著收集起來準備用來交換的物品。貿易通常是以物易物的型態，很少有金錢交易，在之後的文章會提到，白麵粉和糖占交易總值的90%，剩下的10%則是服裝或服裝原料。

原始民族的天然防曬油

雖然傳教士曾鼓勵人民採取現代文明的生活習慣，但此處的居民卻因為商船不常停靠的關係而無法離棄原本的天然食物。此外，各島嶼也曾努力宣導原住民要以衣衫蔽體——尤其是在陌生人面前，幾個島嶼的居民已經接受了穿起衣裳的宣導，這樣的改變大幅降低了原住民在身上塗抹椰子油的習慣——椰子油能夠吸收紫外線，避免熱帶地區陽光的傷害，也能讓原住民躲避經常性短暫暴雨的侵擾；此外，發亮的椰子油被土著認為是營養的重要來源。然而，穿上衣服的習慣卻在衣服淋溼之後，對他們造成了舒適與健康上的嚴重問題。

早期造訪過南海諸島的航海家曾指出，當地人民極強健、精壯，體型優美，性情和善。大多數適合人類居住的島嶼都曾擁有稠密的人口，由此可發現，目前許多島嶼上的死亡率遠超過出生率，使這些民族的生存受到嚴重威脅。

新喀里多尼亞島是太平洋中最大的島嶼之一，位置接近南緯二十三度，東經一百六十五度。新喀里多尼亞島民是純種的美拉尼西亞裔，他們肩膀寬闊、肌肉發達，過去曾驍勇善戰。這些島嶼都在法國的管轄之下，主要的外來人口是法國人，多集中在諾米亞港鄰近區域。

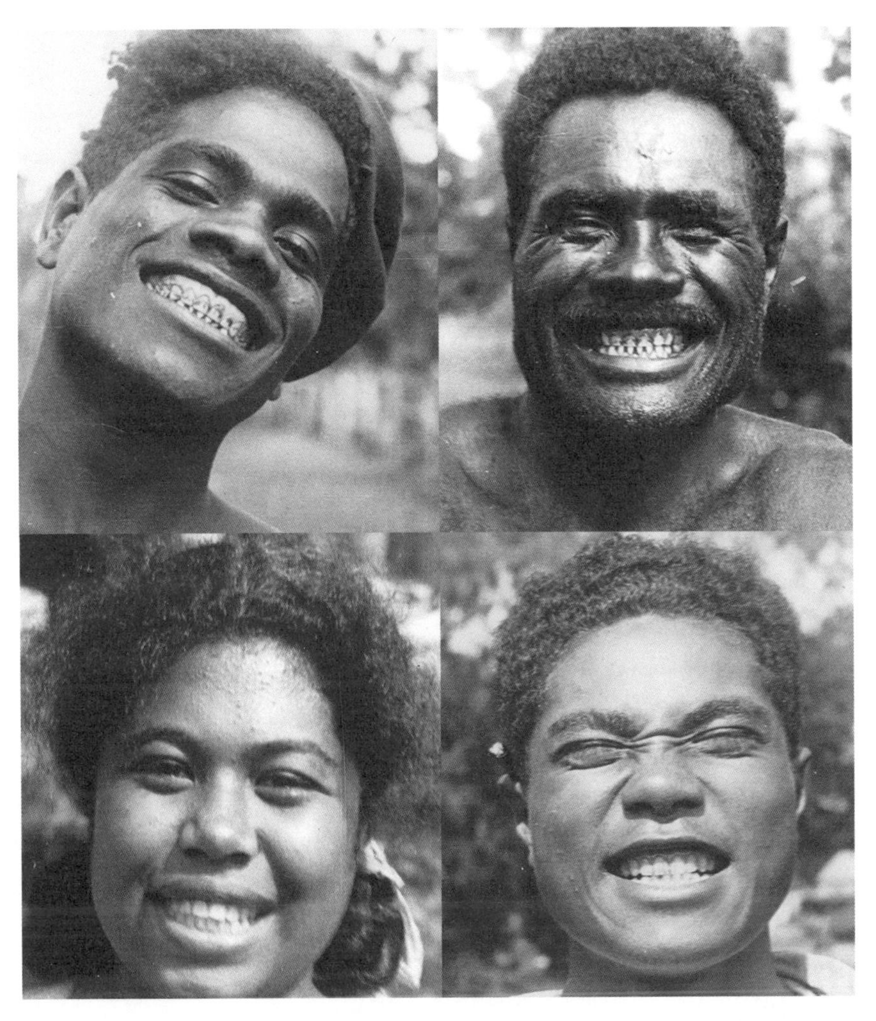

圖1　這些美拉尼西亞人的體格、臉形和齒弓是此種族中的典型代表，他們的分布遍及東南太平洋各區。他們所攝取的營養都有助於發展與維持種族特徵。

要征服這些人非常困難，就在距今不久前的一九一七年，一支來自內陸的原始居民不滿白人在理想的海岸地帶建立殖民區和甘蔗栽植地，他們在夜間襲擊法國殖民地，幾乎屠殺了所有的人口。他們認為殖民地切斷了他們與海洋資源接觸的機會，而他們需要海產食物來維持生命和健康。

原始人民的健康發展、牙齒和齒弓都非常良好，比較港口附近與內陸孤立的族群，顯示齲齒的發生率明顯高出很多，幾乎完全以天然食物維生的族群，蛀牙率只有0.14%，而食用交易得來的食物之族群，蛀牙發生率是26%。如圖1所示，這些相當原始的喀里多尼亞人，臉形與齒弓都發育得相當完美，請注意他們捲曲的頭髮、健壯的脖子和臉部肌肉。

斐濟群島位於南緯十五度及二十二度之間，西經一百七十七度及東經一百七十五度之間，跨越了國際換日線。斐濟島民在體格與外表上與新喀里多尼亞人相似，在人種的歸屬上都是（或至少大部分是）美拉尼西亞裔。這些人有非常捲曲的頭髮和寬闊的肩膀，他們的祖先也曾是優秀的戰士。他們並不像其宿敵——東方的東加人——一樣高大，為了使自己看起來跟敵人一樣高，他們想盡辦法讓捲曲的頭髮豎立起來，高度通常可達十五公分以上。圖2是他們典型的臉部和齒弓結構，該地隸屬英國，那些受英國管轄的島嶼，港口附近的地區都闢成了甘蔗栽植區，人民飽受退化性疾病之苦。

戰爭期間的食物和平協定

維提雷弗也是屬於這支民族的島嶼之一，它是太平洋中最大的島嶼之一，我原本希望能在那個島上找出一個離海夠遠的地區，遠到當地的土著必須完全依賴內陸食物維生。在政府官員的協助下，我藉著一條最近開闢的官道，搭乘汽車進到內陸地區，再由兩位導遊的陪同，從這個據點步行到內陸的更深處。

然而，我發現不管走了多久，都還是看得到從海邊帶到內陸的一堆堆貝殼。導遊告訴我，一直以來，內陸的人民必須從海中取得食物，直到今天也是，即使是在與沿岸部落交戰的艱難時期，內陸居民仍會從山區將植物類食物趁夜帶到山下的貯藏所，隔夜再來取回沿岸居民放在貯藏所的海產食

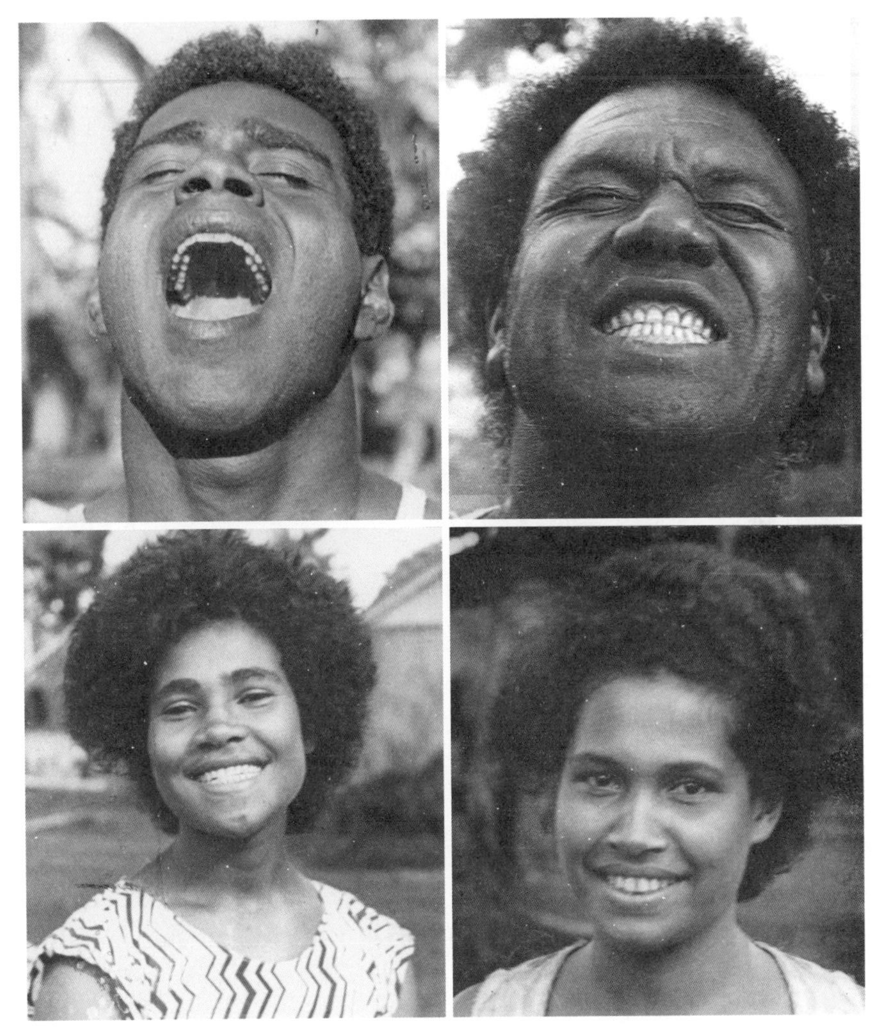

圖2　顏面骨骼的發育決定了上顎的大小和形狀，以及鼻腔呼吸道的大小。注意上圖中男性頸部的力量和下圖中女性對稱的臉形，擁有這樣的臉形通常也會擁有勻稱的體型。他們因為選擇適當的天然食物，所以很少發生蛀牙的現象。

（© Price-Pottenger Nutrition Foundation, www.ppnf.org）

物；即使在戰事激烈時，運送食物的人也從來不會受到阻撓。他還說，他們每三個月至少會換取一次海產食物，到今天仍然如此。

這件事引起我極大的興趣，但同時也感到失望，因為這次遠征南海的目的之一是想找出（假如可能的話）只靠蔬果食物，不需動物類食物就能滿足身體成長、維持健康及高度體能狀態所需的案例。動物性食物的來源有叢林裡的野豬，但這些野豬並不是當地所產的，而是進口之後供給全島的人食用，將野豬野放的原因，是因為野地裡能供給牠們的食物非常豐富。

另外一種動物性食物是椰子蟹，可以長到好幾公斤重，在每年特定的幾個季節裡，椰子蟹會從山區和內陸大量的遷移到海中，牠們花三天的時間待在海中——部分原因是為了繁殖，然後再回到山區棲息地。牠們的遷移路線會盡可能地保持直線，在遷移的季節裡，人們大量捕捉椰子蟹為食，這些椰子蟹會偷盜椰子樹的果實，牠們趁黑夜爬到樹上，並於黎明前回到地面。椰子蟹會割下椰子，讓果實掉在地上，當土著在夜裡聽到椰子掉落的聲音時，就會在距離地面四・五到六公尺的地方把用草紮成的帶子圍在樹幹上，當椰子蟹爬下來時觸碰到帶子，便會以為自己已經回到地面而鬆手，然後因為瞬間掉落地面而受到驚嚇。

土著們把椰子蟹收集起來放到柵欄中圈養，餵以椰子果肉碎片，經過兩週，椰子蟹會長得非常肥美，甚至常將蟹殼撐到爆裂，吃起來很美味。土著們也食用山溪中各種新鮮的溪魚，但內陸地區的陸上動物性食物並不豐富，在缺乏植物類食物的地方，此地土著都以海產食物做為補充。

深入群島

我們第一次探訪斐濟群島是一九三四年，第二次是一九三六年。在第一次的旅途中，我們得到世襲國王拉圖・巴比（Ratu Popi，圖3）的大力協助，他居住在專門保留給國王和隨扈的皇室島嶼。他很關心人民的福利問題，認為現代化已造成人民面臨毀滅的危機；圖3中也可看到他們的國會建築。他提供了關於原始吃人行為的重要資訊，這種行為其實是與某些人類器官的特殊營養價值有關，尤其是肝臟。

在太平洋群島中幾個較大的島嶼上，已大規模的開發了許多甘蔗栽植區。栽植區裡的工作需要進口大量的契約勞工，引進的人口主要來自印度和中國。因為工人幾乎全為男性，想結婚的人就從當地原住民中挑選對象，最常這麼做的是中國人。中國人是優秀的勞工，很懂得持家，也是精明的生意人，他們在許多地區都迅速成為地主或有影響力的人物。

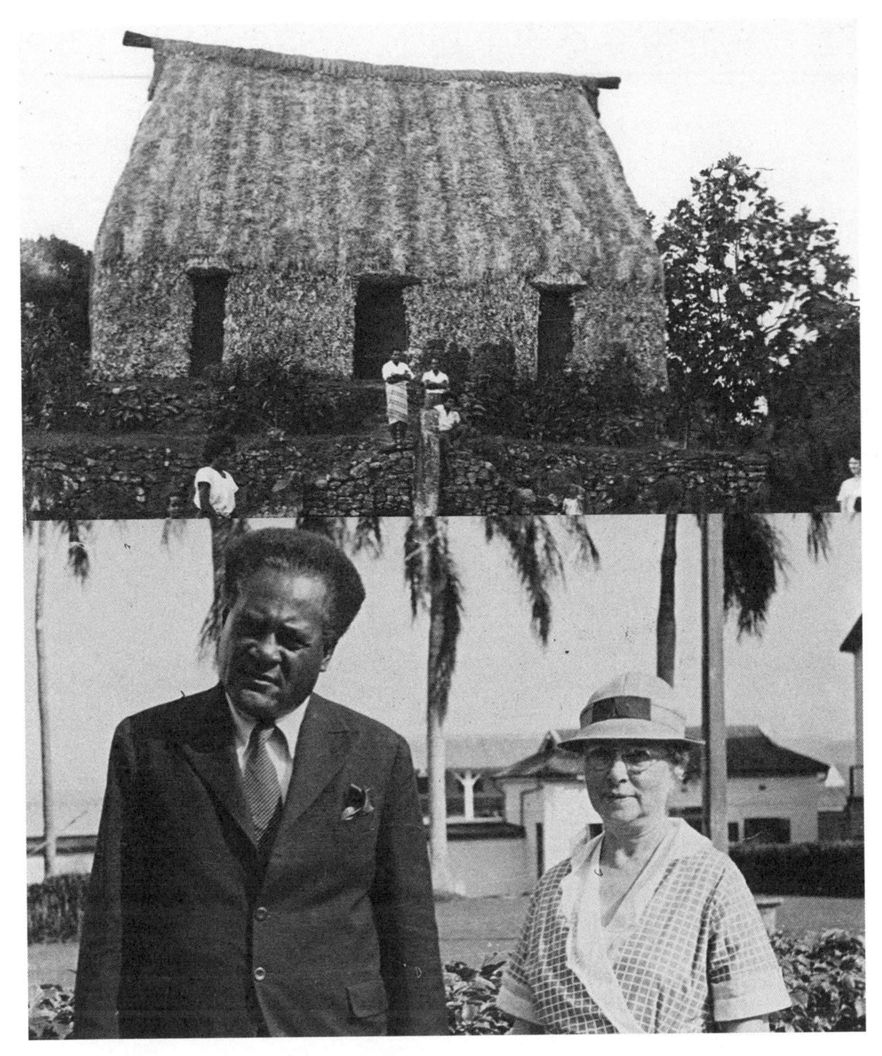

圖3　上圖的是斐濟國會，位在國王專屬的姆博島上，呈現出典型的原住民建築風格，未使用到釘或栓。下圖為世襲君王拉圖・巴比，請注意他完美的相貌特徵，他在西裝外套下穿著土著的裙子並打赤腳。　（© Price-Pottenger Nutrition Foundation, www.ppnf.org）

亞洲人和歐洲人的湧入，對於港口附近土著民族的純種性造成了重大的影響，我們因此得到機會去研究種族混雜在齲齒發生率方面的效應。齲齒的罹患程度並不會因為血統不同而有差異，接觸過進口食物的齲齒發生率占了所有檢查過的牙齒的30.1%，而依賴陸上或海洋天然食物的孤立族群則只有0.42%。

精製食物的害處不容小覷

體質的改變被發現與吃進口食物有關，其中包括失去對齲齒的免疫力，幾乎所有將天然食物大量替換為現代化食物的人都不能倖免，而成長階段的兒童和懷孕的母親有特殊的營養需求，他們齲齒的狀況也因此更糟。情況顯示於圖4和圖5。

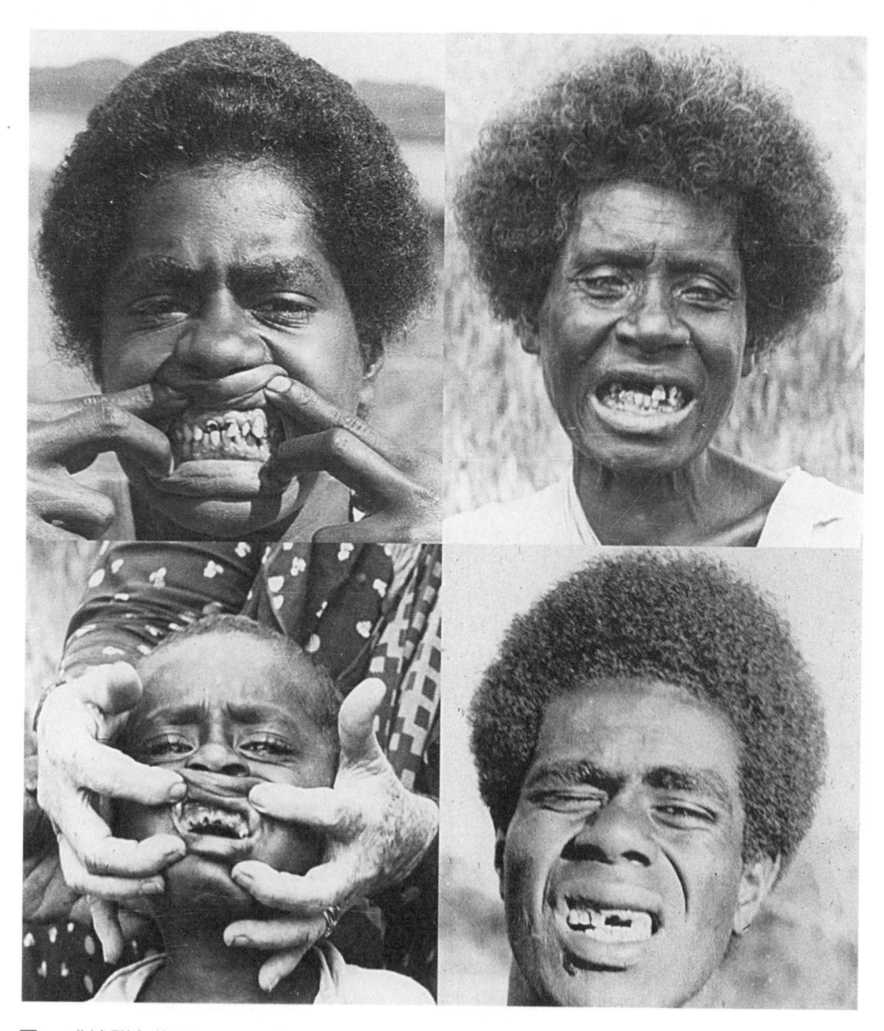

圖4　斐濟群島的原住民呈現出將天然食物改為貿易進口食物後的結果，猛暴性齲齒使島民失去咀嚼食物的正常能力。在這些人之中，成長中的孩子和懷孕的母親所遭受的齲齒問題更為嚴重。　　（© Price-Pottenger Nutrition Foundation, www.ppnf.org）

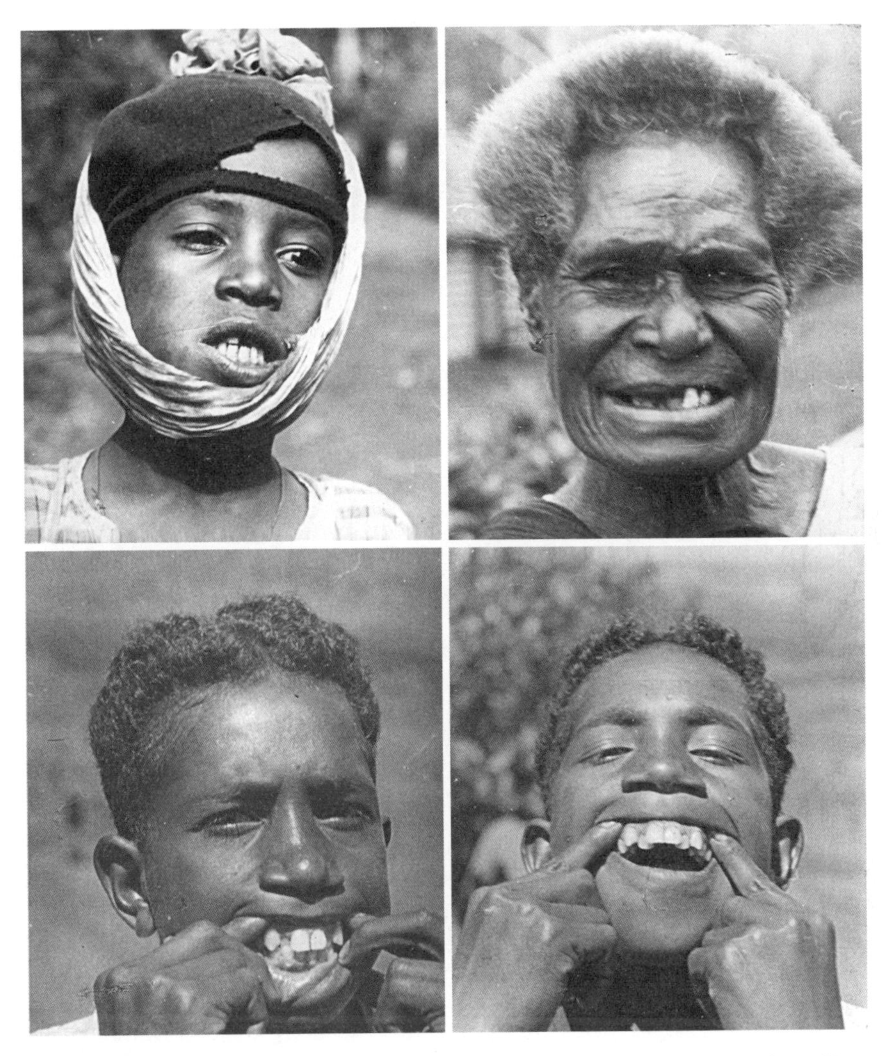

圖5　這些島嶼上沒有牙科或內科醫生，牙痛是此地區自殺的唯一原因。在父母親接受了進口的現代化食物後出生的新生代，臉部和齒弓結構往往有了變化，下圖照片中可看到牙齒擁擠的現象。（© Price-Pottenger Nutrition Foundation, www.ppnf.org）

圖5（左上）中的男孩就是現代化過程中的典型受害者，長膿瘡的牙齒往往會引發自殺。

我們研究的另一個重要層面包括仔細檢查臉型和齒弓的形狀，我們發現許多相貌特徵變窄、臉部拉長、齒弓上的牙齒擁擠等明確而典型的改變，如圖5下半部所示。

居住在太平洋斐濟群島的美拉尼西亞民族，無論其居住地原本是火山或珊瑚地形，對齲齒都曾發展出非常高度的免疫力，並且擁有形狀優美的臉形與齒弓。他們對天然食物的選擇有明確的計畫，包括海中動物與陸上蔬果。他們原本只有0.42%的蛀牙率，而現代化族群中，蛀牙率卻飆升到30.1%。營養制度的改變包括大量減少天然食物，並且以白麵粉製品、糖和甜食、罐頭食品與精製米取而代之；父母接受現代化食物後的世代，在臉部和齒弓結構上也有相當顯著的變化。

借鏡原始智慧

- 穿起衣裳的宣導大幅降低了原住民在身上塗抹椰子油的習慣——椰子油能夠吸收紫外線，避免熱帶地區陽光的傷害，也能讓原住民躲避經常性的短暫暴雨的侵擾。然而，穿上衣服的習慣在衣服淋溼後，卻對穿戴者造成舒適與健康上的嚴重問題。
- 在與沿岸部落交戰期間，內陸居民仍會從山區將植物類食物趁夜帶到山下的貯藏所，隔夜再來取回沿岸居民放在貯藏所的海產食物；即使在戰事激烈時，運送食物的人也從來不會受到阻撓，足以見得他們對營養的重視。
- 土著們會捕捉椰子蟹然後放到柵欄中圈養，餵以椰子果肉碎片。經過兩週後，椰子蟹已長得非常肥美，甚至常將蟹殼撐到爆裂，吃起來非常美味。
- 齲齒的罹患程度並不會因為血統不同而有差異，接觸過進口食物的齲齒發生率，永遠比依賴陸上或海洋天然食物的孤立族群還要高出許多。
- 體質的改變被發現與吃進口食物有關，其中包括失去對抗齲齒的免疫力，幾乎所有將天然食物大量替換為現代化食物的人都不能倖免，而成長階段的兒童和懷孕的母親有其特殊的營養需求，他們齲齒的狀況也因此更加嚴重。

■太平洋島嶼上沒有牙科或內科醫生，牙痛是這個地區自殺的唯一原因。

Chapter 8

衰落的伊甸園

——波里尼西亞人——

波里尼西亞民族的特徵包括直髮、橢圓形臉、快樂開朗的個性與完美的體格。當太平洋被發現時，波里尼西亞人便早已居住在夏威夷群島、馬克薩斯群島、包括大溪地在內的圖阿莫圖群島、庫克群島、東加群島和薩摩亞群島。

各島嶼的齲齒狀況

在這裡第一個研究的族群是馬克薩斯群島上的居民，群島的位置在南緯九度及西經一百四十度，約在祕魯正西方六千四百公里處。

馬克薩斯島

南海群島的原始民族中，幾乎很少沒有被早期的航海家熱切的讚頌過他們健康與完美發育的體格，而今，齲齒卻普遍在他們身上發生。從前，航海家們口中的馬克薩斯島民是朝氣蓬勃、快樂的族群，超過十萬的人口分布在這裡主要的七座島嶼上，如今放眼所及竟是滿目瘡痍，世上也許沒幾個地方像這裡一樣悽慘了。

一位法國政府官員告訴我，土著的人口已減少到約兩千人，主要是結核病肆虐的結果，而一連串的傳染病——諸如天花和痲疹，也奪走了許多性命。在一個由將近一百名大人和小孩所組成的族群中，有十個人出現消瘦和咳嗽等典型的結核病症狀，許多人在衛生所開門前八小時就在那兒等待治療。從前這些土著曾擁有完美的體格、健康的面容，有些女性面貌姣好，而今他們卻成為疾病纏身、瀕臨滅亡的原始民族。

港口有艘商船等著以白麵粉和糖交換他們的乾椰子肉，他們大多已不再依靠海洋維生。蛀牙的狀況很猛烈，在檢查的那段時間，食用商業食物搭配陸上蔬果的人齲齒發生率為36.9%，完全依賴天然食物的人十分稀少。

從前，早期的航海家十分讚賞此地人民的優美與健康，甚至將馬克薩斯群島譽稱為伊甸園。

大溪地

大溪地是社會群島中的主要島嶼，位在赤道以南的南緯十七度，西經一百四十九度。很幸運的，這裡的體質退化問題並不激烈也不嚴重，然而，土著人口仍然從早期估算的二十多萬人減少到目前約一萬人左右。這些島嶼也是法屬大洋洲的一部分，許多強健的男性從這些群島上被帶到法國參加世界大戰，只有小部分的人活著回來，回來的人幾乎都受傷或殘廢了。大溪地人是樂天、開朗的民族，但他們十分清楚族群人數及健康正迅速的退化，許多原始人民相貌非常俊俏，也擁有完美的齒弓，如圖1所示。

大溪地的首府帕皮堤是法屬太平洋地區的行政中心，有許多的外籍人口，港口的進出口貨量也很可觀，人們食用大量的進口食物。這裡就跟馬克薩斯群島一樣，很難找出完全依靠天然食物維生的大群人口——這種人對齲齒有完全免疫的能力。而部分依靠商業化食物維生的人，食物內容主要是白麵粉、糖和罐頭食品，有31.9%的蛀牙，現代化的大溪地人牙齒大量損毀的典型情況如圖2所示。大溪地有一塊範圍很大的中國殖民區，移民者都是來此做契約工的，但契約結束後並沒有返回自己的家鄉。大溪地的男性戰死沙場後，其遺孀就嫁給了中國人，這些中國人都是十分優秀的工人。

庫克群島

庫克群島是直接受紐西蘭政府管轄的英屬地區，拉洛東加是主要的島嶼，它位於太平洋南緯二十一度和西經一百六十度附近，一年四季氣候宜

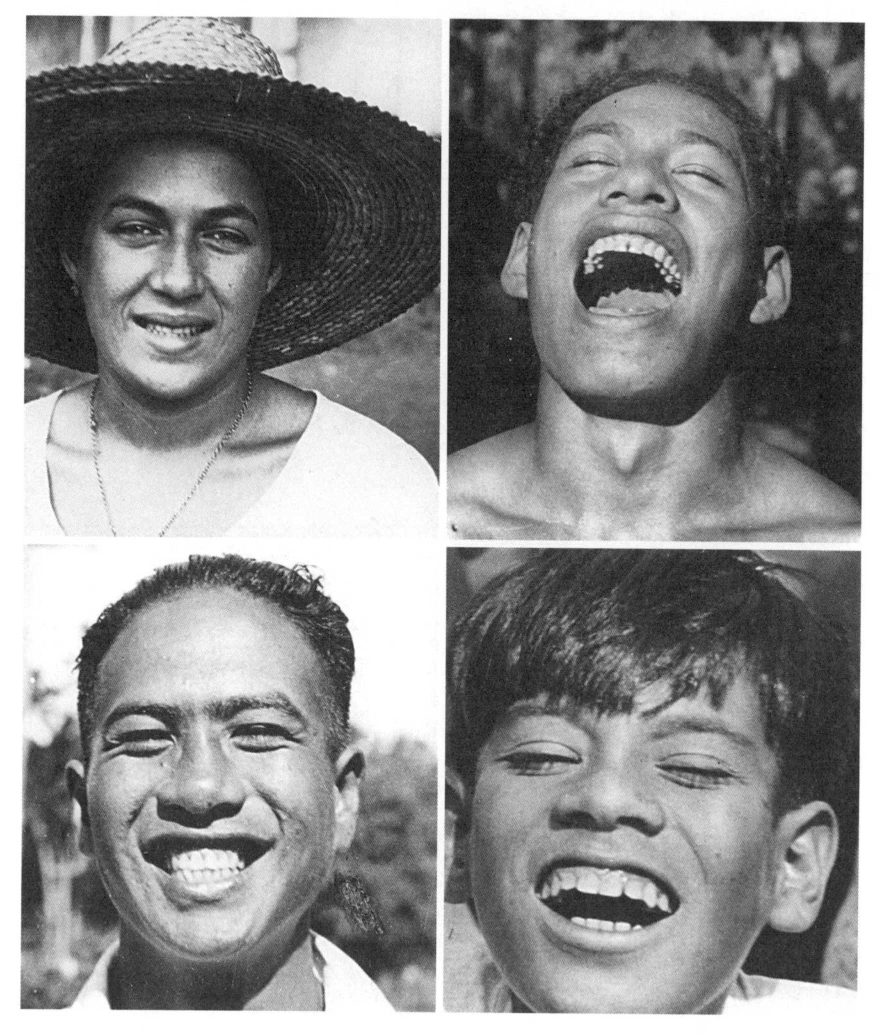

圖1　波里尼西亞人是美麗的民族，並且體格強健。他們有一頭直髮，膚色像曬過太陽的歐洲人，擁有完美的齒弓。　（© Price-Pottenger Nutrition Foundation, www.ppnf.org）

人，人種據說是紐西蘭的土著毛利人從庫克群島遷徙來此。即使他們是在大約一千多年以前分開的，而今在體格發育和外表方面仍然十分相似，使用的語言也十分雷同，因此可以互相溝通。

值得一提的是，這些南海群島的居民個個都是出色的航海家和造船匠。遠征兩、三千公里對他們來說已是家常便飯，他們使用的工具是人力或風力驅動船，並且在船中裝備了足夠的水和食物。

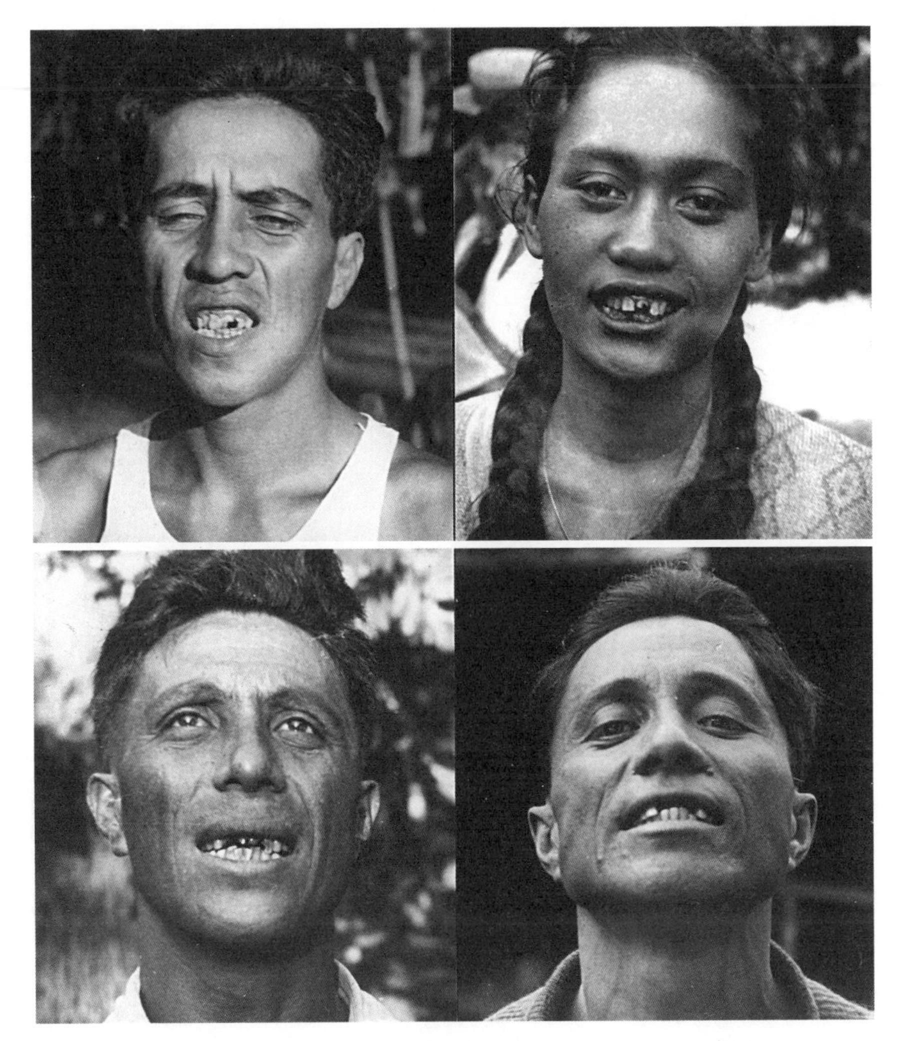

圖2　在天然食物被進口食物取代的地方，齲齒就變得猖獗起來，這些就是典型的現代化大溪地人。　　（© Price-Pottenger Nutrition Foundation, www.ppnf.org）

我們在拉洛東加發現一大群依靠天然食物維生的人，他們的齲齒發生率只有0.3%。然而，在主要港口阿瓦魯阿附近的土著依靠大量貿易食物維生，他們的牙齒中有29.5%的蛀牙。圖3上是典型的完美臉形和牙齒，而左下住在港口附近的孩子和父母親都依賴進口食物，男孩的上側門牙長在齒弓內側，右下圖的小孩則有間距正常的乳齒。

受英國管轄的庫克群島居民，他們的健康狀況比庫克薩斯或大溪地居

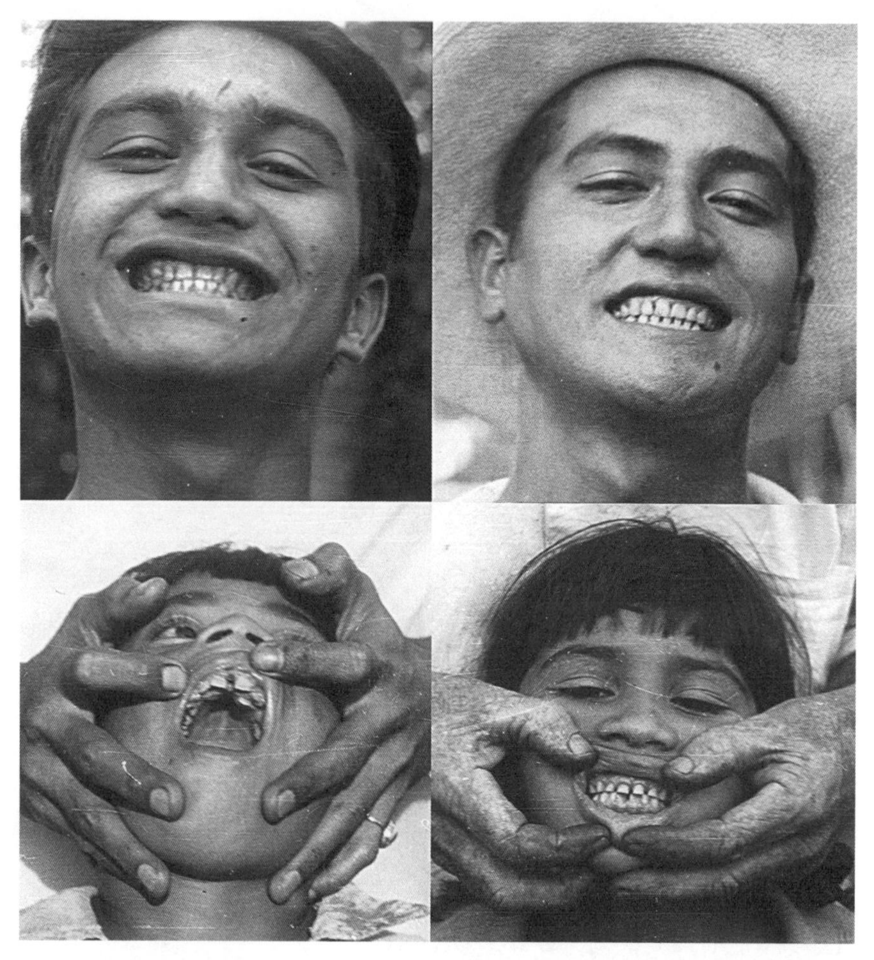

圖3　這些是拉洛東加島的波里尼西亞人，上方是完美臉形和牙齒的兩個典型範例。左下是純種的波里尼西亞孩童，因齒弓過小而使側恆齒長到齒弓內側，他的父母親都食用進口食物。右下是白人與波里尼西亞人的混血小孩，注意其乳齒的正常間距，他尚未長出恆齒；父母都食用天然食物。　（© Price-Pottenger Nutrition Foundation, www.ppnf.org）

民都好得多。除了港口附近的區域外，他們的人口並未嚴重減少，也未受到退化性疾病蔓延的困擾。他們繁榮、快樂，並且迅速發展出當地文化——包括由土著支援的學校教育系統。

東加群島

東加群島的主要大島是東加塔布，居民是波里尼西亞人。這支族群散布在一百多個島嶼上，地理位置介於南緯十八到二十二度、西經一百七十三度到一百七十六度之間，原住民人口約有兩萬八千人。他們是世界上最後一個完全君主體制的國家，在大英帝國的保護下，他們可以自行處理內務，除了偶爾有船隻靠港貿易，他們孤立的狀態幾乎是完整的。

東加人似乎被其他島嶼的居民傳頌為太平洋中最英勇的戰士——至少他們認為自己是最偉大的戰士，也是世界上最偉大的民族；他們對任何人都不會讓步，他們說，當世界被創造、開始有人口時，他們是最先被創造出來的，之後是豬，最後才輪到白人。

在人種學上，據說他們是黑皮膚、捲髮的美拉尼西亞人與東方群島上白皙、直髮的波里尼亞人的混血。傳說東加人從未打過敗仗，幾個世紀以來，他們和西方一千一百公里外的斐濟部落頻繁交戰，而英國政府很有技巧的將這種民族對抗轉化成體育競賽。當我們在斐濟群島時，英國政府提供了一艘戰艇，將一支足球隊從斐濟載到東加的努庫阿洛法參加年度競賽。

島上居民都以優生學的觀點選擇配偶，東加群島的皇后身高有一百九十公分。由於商船很少停靠在東加群島的港口，人民所食用的進口食物有限，大多依賴天然食物維生。然而，戰後椰子乾的價格從每噸四十美元飆漲到四百美元，吸引商船紛紛載運白麵粉和糖來交換椰子乾。這樣的影響清楚的顯示在牙齒的健康上，靠天然食物維生的孤立族群，齲齒發生率為0.6%，而居住在港口附近靠進口食物維生的人，齲齒發生率為33.4%，對於成長階段中的族群，進口食物對牙齒的影響特別明顯。

如今，椰子乾的價格跌到每噸四美元，貿易商船再也不曾在此停靠。無可奈何的孤立背後隱藏的其實是一種祝福，自從進口食物變稀少了之後，齲齒就不再活躍，齲齒的短暫興盛顯然與貿易商船的停泊有直接關聯。

薩摩亞群島

薩摩亞群島的位置在南緯十四度附近，介於西經一百六十六和一百七十四度之間，它的土著人口是波里尼西亞人。島嶼的管轄權分屬於兩個政府，東邊歸屬於美國，而西邊從前是德國的轄區，但世界大戰後歸屬於英國，現在則是在紐西蘭的統轄下。

當地總長和美屬薩摩亞海軍官員們十分熱心的提供了一艘輔助運輸艦，送我們前往美屬薩摩亞群島各地，我們由衷感謝艦長史蒂芬森（Stephenson）和衛生局局長，他們不厭其煩的為我們聯繫了美屬薩摩亞群島上幾乎所有的村莊。

在太平洋諸島中，我們從未看過組織如此緊密的衛生相關單位，除了圖推拉島的海港帕哥帕哥設有醫院之外，幾乎所有的村莊也都有就近設置的衛生所。帕哥帕哥是太平洋裡最好的海港，儘管每個月都固定有商船從美國和澳洲駛來，許多孤立族群大部分仍然依靠天然食物維生。弗古森上校（Ferguson）最近針對這個族群做了一份牙齒狀況的調查。

薩摩亞人完美的臉形和齒弓發育如圖4的上半部所示，父母接受現代化食物後所產生的臉部和齒弓結構變化則揭示於圖4下半部，請注意圖中牙齒明顯的凌亂排列。這是島上人口未迅速減少的少數族群之一，事實上，他們甚至還有些微的增加。海軍人事部裡有一位牙醫，他的時間差不多都花在這個海軍基地的人員及眷屬身上，因此能處理的急診業務量——例如為土著拔牙——便十分有限。

約有90%的美屬薩摩亞居民都住在最大島——圖推拉上，且由於道路的發達，絕大部分的民眾都能到達大海港，也有許多人乘船航行好幾天到那兒兜售商品，然後購買糧食以補足天然食物的攝取。比較部分依賴進口食物維生的人與住在偏遠地區依賴天然食物維生的人，其齲齒發生率如下：幾乎完全依賴天然食物者的蛀牙比率為0.3%，依賴商業化食物的蛀牙比率為18.7%。本地食用的海產食物包括貝類，大部分是由年輕人收集、販售，他們也吃章魚、海蟹和海參。

夏威夷群島

夏威夷群島介於北緯十八到二十二度間、西經一百五十四到一百六十度間，這些島嶼和之前討論的其他太平洋島嶼族群都不一樣。甘蔗和鳳梨栽植區占掉了非常廣大的面積，兩者都是這些島嶼上最重要的產業。

大部分地區裡的人口幾乎都是外國人或各種金髮人種，主要是日本人、菲律賓人和夏威夷人，且以美國人口和歐洲人口為大宗。這些不同的民

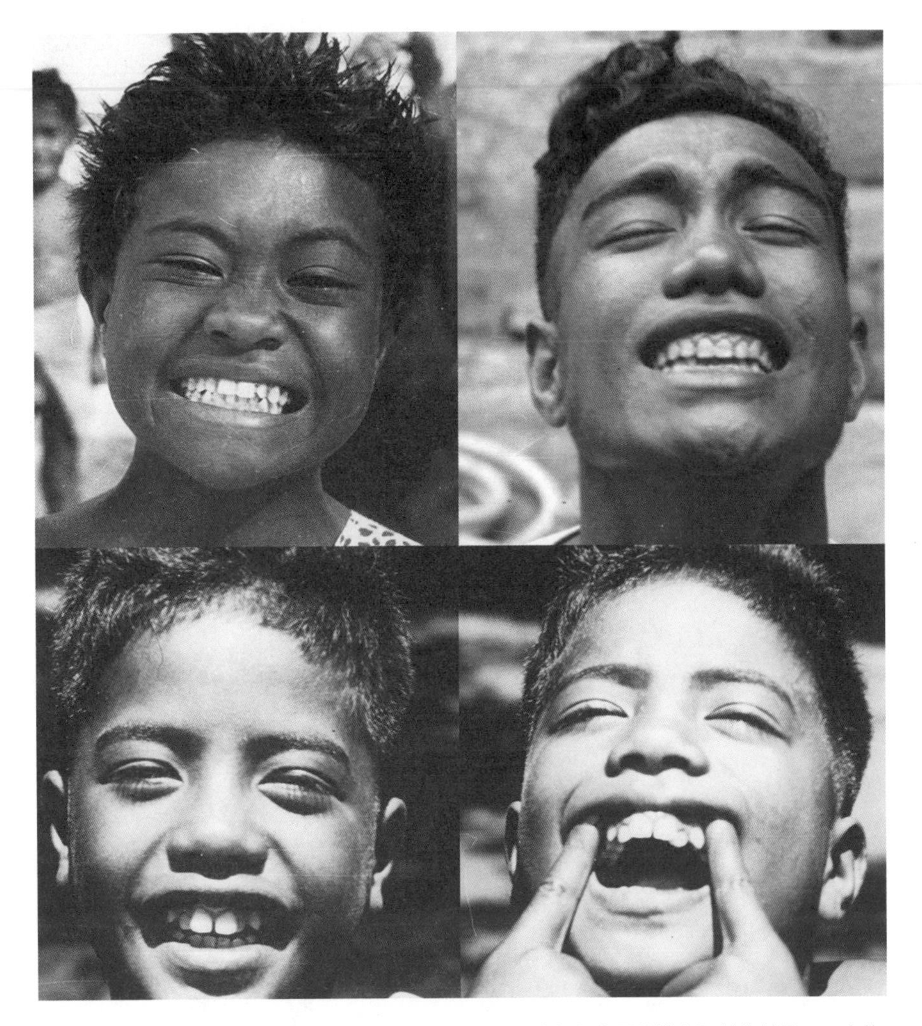

圖4　注意上方的薩摩亞原始族群和下方現代化族群在臉部和齒弓結構上顯著的差異。下方的顏面骨骼未完全發育，造成齒弓明顯緊縮，產生牙齒擁擠的狀況；此為父母營養不當的典型表現。　（© Price-Pottenger Nutrition Foundation, www.ppnf.org）

族族群帶來了各自的習俗，很快就吞沒了當地土著的文化。相較於外國人口的數量，土著人口大量減少，又因為異族通婚的狀況很普遍，如今已很難找到完全依賴天然食物或完全依賴現代化食物的大群純種夏威夷人。

雖然這些族群的人口數都不多，我們還是取得了許多重要的資料。太平洋諸島在調理食物方面有許多共通點，所有土著都使用熱石頭做的地下爐灶來烹飪，但夏威夷群島在調理芋頭方面有獨樹一格的方式，他們跟所有其

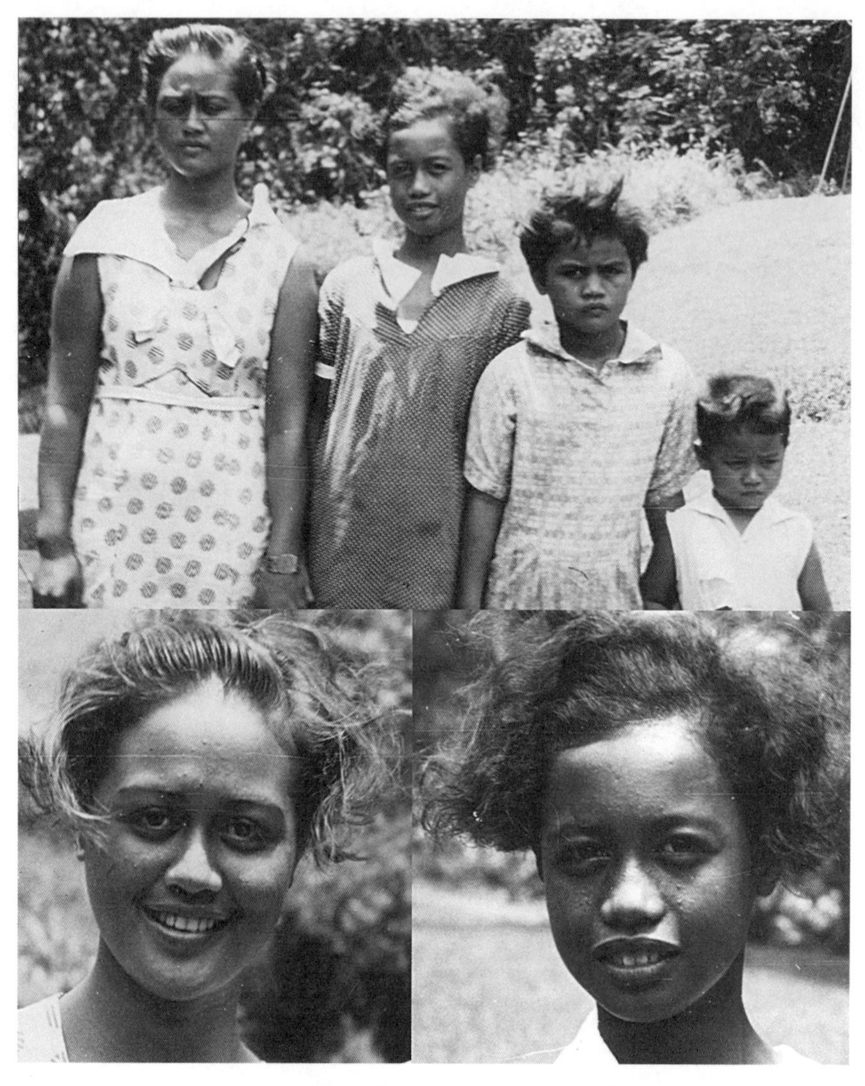

圖5　波里尼西亞人接受現代文明後，臉部結構就產生了變化，且對家庭裡年紀較小的成員影響最嚴重，這些夏威夷家庭的女孩證明了這點。注意右方妹妹臉部的結構變化，她的臉比較長也比較窄，鼻孔狹縮，下巴內縮，失去了部落的臉部特徵。

（© Price-Pottenger Nutrition Foundation, www.ppnf.org）

他部落一樣烹煮塊根，不同的是他們在完成後還會將芋頭風乾，磨成粉加水和在一起，讓它發酵幾小時——通常是二十四小時以上。這種食品叫「芋糊」，因為發酵過的關係而有點酸，黏黏的質地很像濃稠的糖漿或奶霜，吃的時候捲在一、兩根手指頭上，然後吸進嘴裡，不用花什麼力氣咀嚼。

在依賴天然食物維生的地區中，齲齒發生率只有2%，而依賴大量進口食物維生的土著——主要是吃白麵粉和甜食，齲齒發生率則高達37.3%。典型的夏威夷臉孔如圖5所示，圖6中則是典型的現代蛀牙，那女孩還同時罹患了結核病。

在南海各島嶼族群中，我們對許多問題做了各種研究，針對與飲食有關的齲齒發生率所做的研究只是其中之一。在我之前的研究裡，我發現營養是影響齲齒免疫力的主要因素，因此在這個研究中，收集食物樣本以進行化學分析，以及蒐集飲食相關的詳細資料就變得格外重要。

我們收集了相關資料，好將「牙齒及齒弓畸形的發生率」和營養型態間的關係串連起來，同樣的，我們也在少數幾個有醫院的地方對住院病人進行研究——主要取得的是結核病患的資料，情況與我研究阿拉斯加的愛斯基摩人和加拿大北部與中部的印第安人很相似。

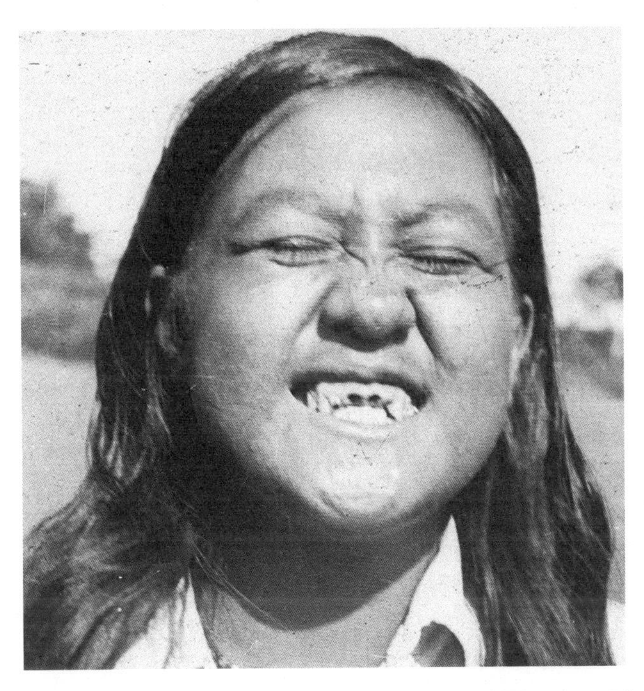

圖6　波里尼西亞民族正隨著現代化而迅速消失，蛀牙情況變得很嚴重，如上圖的女孩所示。她同時還罹患了結核病，是一種伴隨現代化作用而來的體質損傷。結核病是一種身體上的損害，我們會在稍後的章節看到相關說明。

試著想像一個有數千或上萬人口的社區，其平均蛀牙率是30%，而整個族群中卻找不到任何牙醫或治療牙齒的設備，這樣你或許就能稍微了解大眾所要忍受的牙疼之苦了。

沒有人意識到商業接觸所帶來的影響，因此在衛生局和緊急救援還來不及觸及孤立地區時，只講求利益的商業行為早就如燎原之火襲捲此地、摧毀它們的藩籬。

身體需要營養超過平常需求的特殊時期——如成長、懷孕和授乳期，便是齲齒最活躍的時候，然而，一旦天然食物被現代食物取代後，即使是有一口美齒的成年男子也會遭遇蛀牙問題。所有依賴天然食物維生、同時也攝取大量海洋動物的族群，他們牙齦的發育通常都很好。然而，當海產食物在膳食中的比例變得很少之後，就會產生很厚的沉澱物，這往往對牙齒的支持組織產生嚴重損害，造成齒齦感染。這種情況在所有港口附近的族群中特別普遍，也就是在他們用進口食物取代天然食物之後。

天生歌者

在美屬薩摩亞，透過當地教育相關單位、衛生部部長、史蒂芬森艦長的協力合作，並在牙醫羅利上校（Lowry）的直接指導下，選出了四位年輕人組成一支原住民教育小組，教導他們如何去除牙齒上的沉澱物。教學中提供所需工具，有部分是由一些潔牙工具製造商熱心的慷慨贊助，這或許是太平洋各族群中，唯一擁有原住民口腔衛生服務的地方。

這種預防措施值得高度推崇，這些原住民有足夠的智慧與能力學習這些基本原理，而他們執行的技巧也令人刮目相看。我給了他們一塊肥皂，要他們依照一顆拔下的牙齒為模型，雕刻出它放大比例後的樣子，他們的手藝幾乎足以媲美90%美國牙科學生第一次的表現——甚至表現得更好。許多原住民的手很巧，很善於木頭或其他材料的雕刻。

在現代化過程中的人們得到充分的醫療服務，但對於沒有機會得到牙齒醫療協助的人，我們便教導那些朝氣蓬勃的年輕人學習某些急救護理的步驟，好提供給他們的族人。他們接受族人以天然食物和當地商品來代替貨幣，與我們早期的巡迴牙醫很類似，這些人沒有錢支付美國或歐洲牙醫的診療費，然而透過這樣的交易，他們終於能得到一些醫療服務。

幾乎所有這些民族的人都擁有極佳的嗓音，那是大自然賜予他們的天賦。這樣的才能可以由一件事來肯定：他們可以在沒有樂器伴奏、沒有指揮的狀況下，唱出難度很高的曲子。東加群島中的努瓜洛法有一個大型的土著合唱團，不需伴奏就能用令人驚豔的音量及頻率，悠揚的唱出韓德爾的彌賽亞〈哈利路亞大合唱〉。他們大部分的工作——例如划大型船及其他許多種運動，都能夠融入歌曲的歡樂旋律。

群島中的許多族群認知到他們的民族註定滅亡，因為他們的人口正隨著退化性疾病而漸漸減少，其中主要的影響是結核病。他們最深切的期望，就是自己的民族不要消失，他們知道自從與文明接觸後就發生了嚴重的事情。很肯定的，無論在家鄉或在國外，我們的文明都在面臨考驗。

原始波里尼西亞人的營養能從海洋生物中不斷獲得補充，包括軟體及甲殼類動物。齲齒發生率從最孤立族群的0.6%到現代化族群的33.4%，住在原始環境中食用天然食物的人，通常擁有承襲種族特徵而來的正常臉形和齒弓；而住在正常環境中，食用白麵粉、糖、糖製品、糖漿、精製米等進口食物的另一群人，所孕育出來的世代在臉部和齒弓結構上已有很明顯的改變。

借鏡原始智慧

- 當貿易商船不再停靠，進口食物變稀少了之後，齲齒的現象就不再活躍，齲齒短暫的興盛，顯然與貿易商船的停泊有直接關聯。
- 營養是影響齲齒免疫力的主要因素，當波里尼西亞人接受現代文明後，臉部結構就產生了變化，而且對家庭裡年紀較小的成員影響最嚴重。
- 身體需要營養超過平常需求的特殊時期——如成長、懷孕和授乳期，便是齲齒最活躍的時候。

■所有依賴天然食物維生、同時也攝取大量海洋動物的族群，他們牙齦的發育通常都很好。然而，當海產食物在膳食中的比例變得很少、以進口食物取代天然食物之後，就會產生很厚的沉澱物，這往往對牙齒的支持組織產生嚴重損害，造成齒齦感染。

Chapter 9

嚴苛環境下的贏家

——非洲部落——

非洲是最後一個被現代文明侵略和探索的大陸，它是世界上仍依循傳統而生活的最大宗族群之一，為我們研究原始族群的工作提供了一個特別有利的環境。這份對原始民族研究（另外還包含了一些印第安族群）的重點，大部分擺在體質條件不同於大陸中央的族群。

無論所處緯度高低，對於海島和海岸地區的居民來說，海洋食物隨時都唾手可得，但居住在大陸內部的居民就無法大量取得海洋裡的各種生物為食了，因此，研究這種環境下的原始民族是很重要的課題。非洲是少數在內陸中同時有原始生活環境與現代化生活環境的地方，非洲東方和中央的大高原孕育出許多部落，那些人民擁有完美的體格與大量累積下來的智慧。我們很好奇他們是怎麼做到的，以及在接受現代化文明的營養制度後，是否有任何人能夠生存下來。鑑於齲齒已成為現代文明中最大、最可怕的災禍——儘管它只是許多退化作用中的其中之一，研究、觀察這些人如何在如此惡劣又嚴苛的環境中解決生活上的重大問題，是我們當前重要的任務。

瘧蚊、虱子、采采蠅

一九三五年夏天，這個構想終於付諸實踐，我們穿越紅海下到印度洋，從赤道以南的蒙巴沙進入非洲大陸，然後越過肯亞和烏干達，到比屬剛果東部，從那裡再行六千四百公里遠，進入綿長的尼羅河，穿越蘇丹來到現

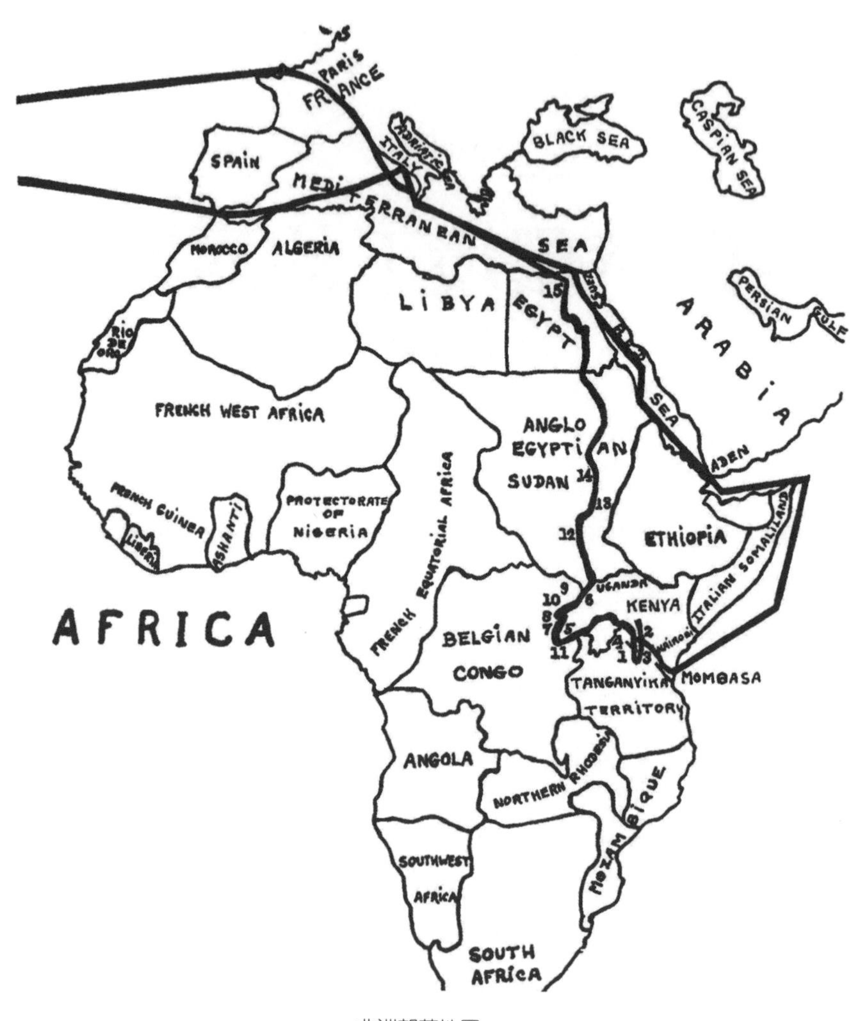

非洲部落地圖

1.塞納（Masai）
2.吉庫猶（Kikuyu）
3.瓦康巴（Wakamba）
4.加路（Jalou）
5.穆希馬（Muhima）
6.布甘達（Buganda）
7.巴赫馬（Bahema）
8.巴蘭都（Balendu）
9. 矮人族（Pygmies）
10.瓦納德（Wanande）
11.貝土（Baitu）
12.聶爾斯（Neurs）
13.丁卡斯（Dinkas）
14.非洲阿拉伯（Arabs）
15.伊克拉斯（Ikhlas）

代文明的埃及；這趟行程涵蓋了衣索比亞周圍大部分的國家，我們接觸到好幾個最原始的族群都是衣索比亞的芳鄰。由於不同部落使用各種不同的語言，也在各個不同政府的管轄之下，因此在旅行中，我們必須聯繫每個地區所屬的政府官員。

此次的非洲之行路途共有九千六百公里之遙，我們聯繫了三十個左右的部落。我們特別留意他們的食物，並取得一些樣本做化學分析，光是拍攝的照片就超過兩千五百張。

若說這次的經驗裡有什麼令我們印象最深刻的，那就是原始民族的健康及粗獷與當地的外國人形成了強烈的對比。**他們健美的粗獷並不是因為種族的關係**，這個事實從接觸到現代文明後產生的退化便可證明，我們接觸到的眾多歐洲人中，鮮少有住在非洲中部兩年以上而不生重病或產生明顯的生理壓力。這樣的現象並非導因於嚴苛的氣候，而是與生活的方式有關，非洲每個地區裡的人們都相信，外國人若想要維持健康，他們必須每隔幾年、或每年安排一些時間離開那個環境。至於在當地出生的歐洲小孩，若想培養出正常的體格，通常都會在成長期間帶回歐洲或美國度過幾年。

我們所遇到的一個艱難情況，就是不斷地暴露在疾病之中。流行性痢疾不但極嚴重，而且十分常見，我們幾乎不讓自己吃未煮過的食物，也盡量不脫下衣服，所有的飲用水都需要煮過；由於擔心沙蚤會從腳底侵入皮膚，我們也不敢打赤腳觸碰到地板或地面。日落後步出蚊帳或沒有對抗瘧疾的徹底保護，對我們來說幾乎是沒有保障的。

瘧蚊有很多種類，大部分都是夜行性的侵略者。有人勸告我們說，最容易得到感染的地方就是公眾餐館，假如沒做好防護措施的話，蚊子會躲在桌子下襲擊人們的腳踝，因此我們嚴密的遵守對抗疫疾的預防措施。草地和灌木叢中帶著傳染病菌的小傢伙多不勝數，我們必須不斷地保持警覺，在牠們大啖我們的血之前把牠們從衣服上弄走。牠們往往也是使人發高燒的媒介，土著穿著的獸皮在夜晚時用以禦寒，日間則可防日曬，我們必須非常小心地不去碰到那些獸皮，若在接觸後沒有徹底消毒，寄生在毛髮間的虱子將會對我們造成一大威脅。

有好幾個地區我們都不敢去，因為有可怕的采

現代人認定醫療進步、營養充足便是文明帶給人們的恩惠，然而，未受文明侵蝕的非洲原始部落，他們的健康和高抵抗力卻是驚人的，相較之下，由文明培育出來的孩子反而無法在如此嚴苛的環境下健康成長。

采蠅和藉著牠傳播的昏睡病。相較之下，土著如此明顯的健康讓人們感到相當不可思議，原來他們早已對蚊子發展出免疫能力，並且將這種能力遺傳到後世子孫身上。在許多地區都有人告訴我們，雖然土著身上的虱子會傳染斑疹傷寒，但幾乎所有的土著都得過這種病，也因此有了免疫力。人們也會感到困惑，為什麼這種對抵抗力無法擊退現代文明的退化性疾病？當他們接受現代文明時，他們就變得容易罹患好幾種現代退化性疾病，包括蛀牙。

安德森博士（Anderson）是肯亞一所規模弘大的公立醫院負責人，他以在該地服務原始民族的數年經驗向我保證，根據他的觀察，土著不曾罹患盲腸炎、膽囊炎、膀胱炎和十二指腸潰瘍，而惡性腫瘤在原始族群當中也極為罕見。

值得一提的是，我們研究了六個部落，其中沒有發現任何齲齒現象，也沒有任何的齒弓畸形，其他好幾個部落裡對齲齒幾乎有完全的免疫力，在十三個部落中，我們沒有看到任何人有齒列不整的情況。然而相同部落中，接受現代文明的人就有許多人罹患齲齒，接受歐式飲食的下一代，齒弓往往有發育畸形的情況。

血統混雜的閃米特族

我們很想知道，這些人祖傳下來的血統中，是否有某種東西能夠保護他們，而這保護又能到什麼樣的程度？

參考非洲的民族圖誌，我們會發現從南非往北大遷移的跡象。這些人與稍早研究的南太平洋中的美拉尼西亞人和波里尼西亞人有些共通處，他們語言中的某些字有相似的意義。雖然今日存在著許多不同的部落，但值得注意的是他們在語言、服飾和飲食習慣上都有相同的特徵。顯然有另一波從北非往南方的大遷徙，這些部落源自於包括尼羅河流域部落的含米特族（Hamitic race），與阿比西尼亞族（Abyssinians），尼羅河流域的部落有十分特殊的體質型態和生活模式。

兩方的種族大遷徙活動在赤道附近、東非的尼羅河上游區域交會，雙方勢力競爭互有消長，其後較弱的部落就漸漸被併吞、遺忘。黑色人種占據非洲從西非到中非的一塊區域，被迫夾在這兩大種族遷移間，遭受侵略和壓迫行為，結果造成許多各種不同程度上的種族混血。占據今日阿拉伯地區和大部分非洲北部的，主要是阿拉伯人的閃米特族（Semitic race）。

從島瞰圖中我們可以觀察得到，在數百年或數千年間所發生的一些變化。阿拉伯人曾是非洲東海岸從事苦力的主要奴隸，除了海岸地帶之外，他們很少會有混血的狀況，尚未成為內陸原始民族中的重要部分。這些原始民族大多可以用生活習慣及生活方式來區別，比如說，尼羅河流域的部落主要放牧牛和山羊，依靠乳製品維生，包括乳汁和血、些許肉類，還有或多或少的植物類食物。

觀察這些放牧人統治周遭部落的情況令我們特別感興趣，他們的特徵是完美發育的體格、英勇無懼、聰穎敏捷，而超群的智慧更使他們在非洲大陸得到了極大的統治權。在這些尼羅河流域的部落中，馬賽族東征到最南端，占領了大班圖的兩個部落——吉庫猶和瓦康巴之間的地區，這兩支部落原本都是農業民族。

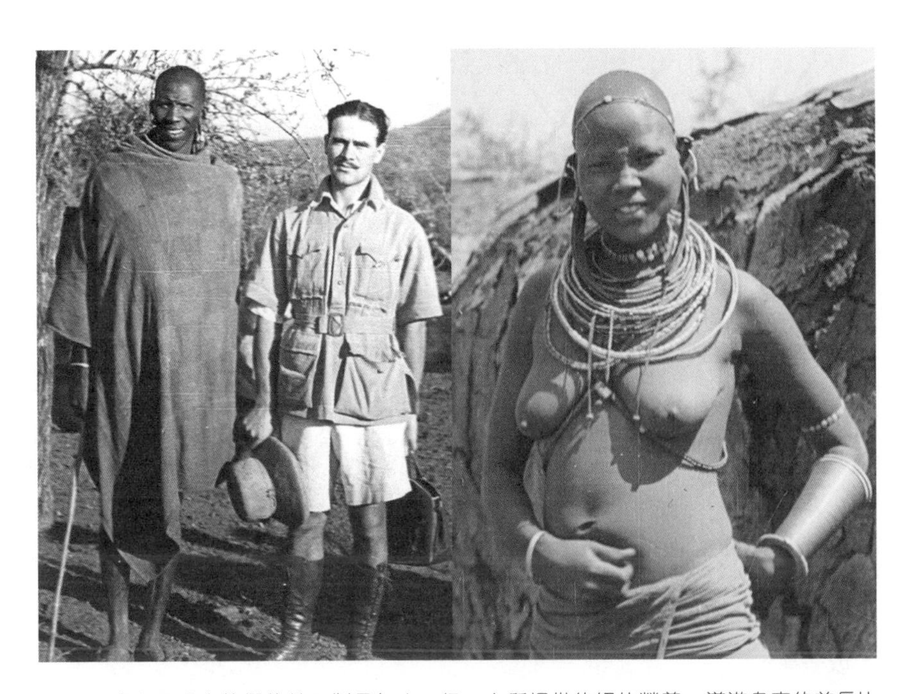

圖1　馬賽人顯現出他們的牲口製品如肉、奶、血所提供的絕佳營養。導遊身旁的酋長比一百八十公分的他高出許多；右圖的馬賽美女穿戴傳統的環圈飾品，如銅製手鐲和足環等，是女孩們的主要裝扮。　（© Price-Pottenger Nutrition Foundation, www.ppnf.org）

馬賽部落

馬賽人又高又壯，圖1中是他們典型的美女，以及一位比我們身高一百八十公分的導遊還要高的男性。我們很有興趣研究馬賽人的生活方式和觀察他們從以前所累積下來的智慧。據說他們在距今兩百多年前就知道瘧疾是藉由蚊子傳播，還懂得將被阿拉伯人傳染梅毒的患者暴露在瘧疾的感染下，以防止螺旋菌感染所造成的嚴重傷害。然而，對於利用瘧疾來預防或緩解梅毒螺旋體感染脊椎神經或大腦的偉大成就，現代的醫學卻吹噓自己才是最初的發現者。

馬賽族沒有貨幣，他們的交易全使用牛或山羊，我看過原始的馬賽人控馭牲口時所展現的技巧和智慧：一頭有交易價值的牛食欲不佳，我看到他們從牠嘴裡取出一根刺，手術中用的刀是他們自己冶煉的，然後在傷口撒上植物灰粉後按摩——那是很有效的止血劑，他們的獸醫知識真是了不起。我還看過他們治療一頭不孕的牛，他們顯然知道原因，也知道該如何幫助牠克服困難，而做法跟現代獸醫差不多。

好幾個世紀以來，他們的食物大部分都是牛奶、肉類和獸血，另外還有增進營養的蔬果。他們每天擠牛奶，每隔一段時間會用特殊的步驟取小公牛的血。在圖2中我們可以看到一位拿著弓和箭的馬賽土著，箭的尖端裝上一柄尖刀，用來測量刺入靜脈的深度，另一端放穩在肩膀上，如果動物非常溫馴，牠就可以站著讓人抽血；假如動物受到驚嚇，他們就會馬上綁住牲口的腳，如圖2下所示。此圖中或許可以看得到從頸靜脈噴到瓢器裡的血流，瓢器的容量大約一加侖。在穿刺之前，牲口脖子上會放置一條項圈，即使被箭刺到後，動物通常也不會畏縮，整個過程又快又巧妙。當抽出了足夠的血液之後取走項圈，血就立即停止流出，然後使用前述的止血灰粉，這個步驟同時能夠保護傷口免於感染。

攪拌瓢器中的血使其去纖維，纖維蛋白則拿來煎或煮，就像料理培根或肉一樣。去纖維的血就像牛奶一樣生飲，只是分量比較少。有這種血的時候，成長中的兒童、孕婦或哺乳婦女都能得到當日的配給量，在從前，這種食物是專門保留給戰士的。這三種營養來源：牛奶、獸血和肉類，提供他們強健身體所需的大量礦物質和特別維生素，水溶性與脂溶性皆有。

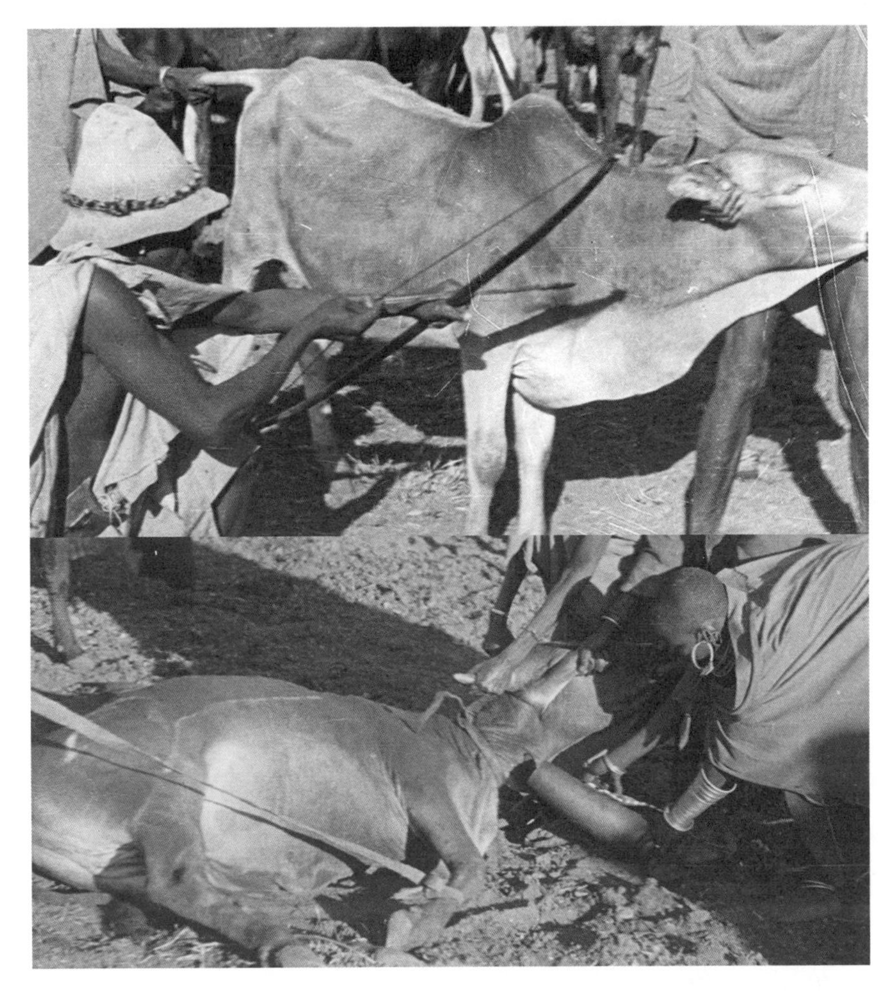

圖2　乾旱期間脂溶性維生素的來源之一就是小公牛的血，約每隔三十天抽取一次。上圖中是土著用裝上刺刀的箭刺入頸靜脈，假如牲口較具野性，土著就會綁住牠們的腳（正如血噴到地上的下圖那樣），當脖子上的壓力移除後血流就停止了。
（© Price-Pottenger Nutrition Foundation, www.ppnf.org）

馬賽人評估乳製品的價值不是基於產量，而是基於品質。他們用初生小牛要花多久時間站起來奔跑，來判斷牠留在牲口群中的價值，而這只不過是幾分鐘之內的事。

現代酪農總是只關心牛奶和乳脂肪的產量，而馬賽人以營養需求來判斷牛的價值，當中的差距有如天壤之別。文明國家中，高產乳量的牛所產下的許多小牛在出生後幾個小時之內還無法站立，通常都需要耗時二十四小時。然而，在一個有大批獅子、豹、土狼、胡狼和禿鷹等掠食物動物出沒的國家裡，能迅速站起來的能力非常重要。

這令我想起我在阿拉斯加研究愛斯基摩馴鹿的經驗，有人告訴我，小馴鹿被丟在三十公分深的雪地裡，幾乎立刻就可以跑得連狼都追不上，更別說是其他掠食動物了。而且，這些幼鹿幾乎在一出生後就能隨著大群驚慌竄逃的成鹿行動而不被撞倒。

與掠食性動物對抗——特別是獅子，是一門大學問，比非洲其他部落需要更高超的技巧和勇氣，獅子以大型草食性動物為食，尤其是牛，牠們會在其中挑選塊頭最大的。車子駛過大草原時，我們常看到一、兩個男人或男孩看顧一整群牛，而手裡只拿了一隻矛，他們單憑一隻矛殺死獅子的本領，是人類最了不起的成就之一。有件事讓我覺得很有趣，他們寧願用自製的矛而不選擇外地製造輸入的，因為他們很肯定自製的矛不會斷裂，無論怎麼折都能夠恢復筆直，這些矛在製作過程中是經過嚴格測試的。

有一次，獅吼聲和斑馬受攻擊所發出的嘶吼聲使我們好幾個夜晚都無法入睡，我們在清晨拜訪附近的一個馬賽村落，參觀他們將牛和山羊放出刺槐樹做成的畜欄時，三、四名男子拿著矛去搜尋埋伏在附近等著攻擊牛群的獅子，他們看起來毫無畏懼之心。獅子顯然曾在附近攻擊過，土著是從土狼的數目判斷出來的。

如今這些人的精神和勇氣卻被政府摧殘殆盡，政府拿走他們的盾以防止他們像從前一樣劫掠周圍的土著部落，而盾是他們用來保護自己免於其他部落弓箭攻擊的武器。以這種方式迫使馬賽人務農的心機一點也不可取。

在一個典型的村落中，酋長可以擁有好幾位妻子，每位妻子都有各自的住所。附近的林木和灌木很稀少，他們的住所是以泥土混著牛糞塗在樹枝搭建而成的骨架上。許多酋長都超過一百八十公分高。

馬賽族居住在一片非常廣大的狩獵保留區中，裡頭的草食性動物受到完整的保護，就連土著也不能像從前一樣獵殺牠們。那些草食性動物似乎是要保留給獅子的，獅子有豐富的食物，而且沒有天敵，牠們因此變得十分大膽。最近當地政府相關單位發現，在某個特別區裡，人們必須向八十頭獅子對空鳴槍，因為牠們相當具有攻擊性。

我們在馬賽部落裡廣布於各地的幾個村落之中，對八十八個人、共二千五百一十六顆牙齒所做的研究顯示，只有四個人罹患齲齒，蛀牙的數量總共十顆，相等於0.4%的蛀牙率。

吉庫猶部落，奇昂里布，肯亞

吉庫猶部落位於馬賽西方及北方的一個地區裡，與馬賽形成對比的特

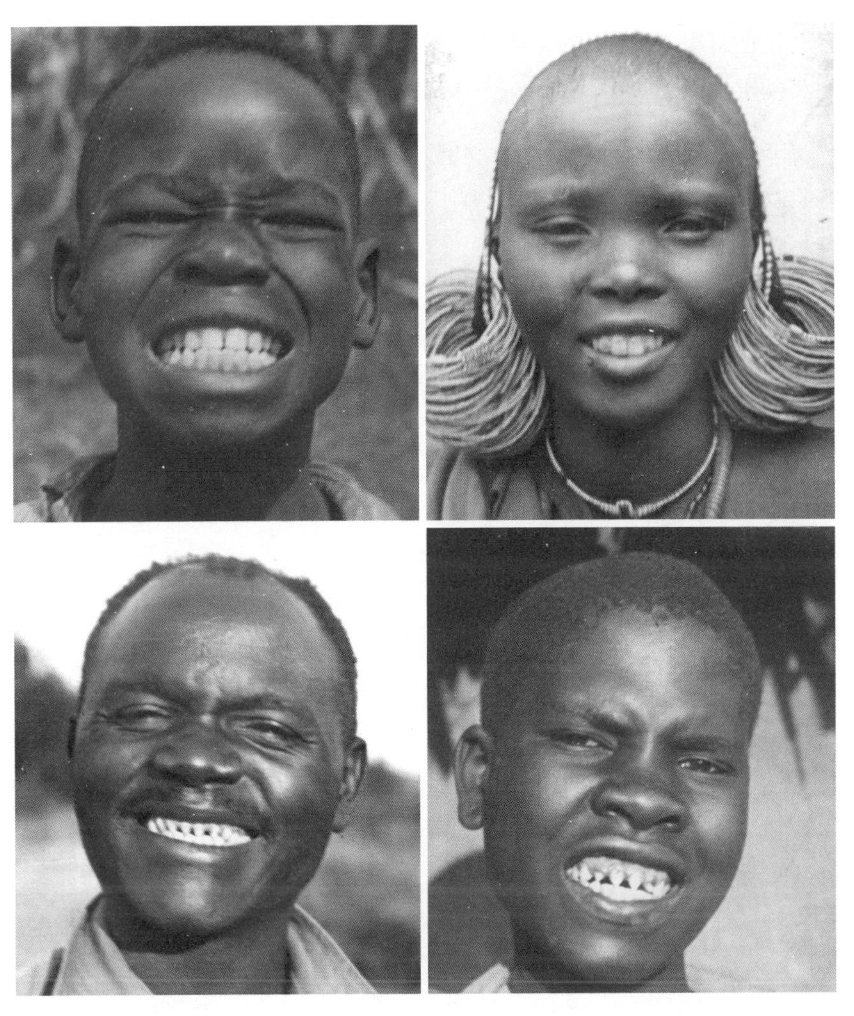

圖3　在許多非洲部落裡，人們臉形與齒弓的發育都很完美。右上方的女孩在兩個耳垂上都戴了許多的耳環。圖下半是瓦康巴部落削尖的牙齒，在他們依靠天然食物維生的時候，這種行為也不曾導致蛀牙。　（© Price-Pottenger Nutrition Foundation, www.ppnf.org）

點是，他們原本是農業民族，主要的飲食內容是甘薯、玉米、豆子和少許香蕉、小米、卡菲爾玉米，以及各種印度小米。婦女在懷孕期及哺乳期攝取特殊的飲食，這個部落的女孩在婚前六個月要接受特殊的飲食，其他好幾個部落也是如此。他們用三種作物餵養孩子，每次懷孕前都會吃特別的食物。

吉庫猶人並不像馬賽人那樣高大，體格上也沒那麼粗獷。就像非洲的許多部落一樣，他們會拔掉一些下門牙好讓正在冒出來的恆齒順利生長，據說這種習俗是為了避免得到牙關緊閉症而不方便吃飯。最惹人注目的部落習俗之一是在耳垂上穿個大耳洞，並掛上許多金屬飾品。圖3的右上圖是一位典型的吉庫猶婦女，同一圖中還可見典型的吉庫猶男子，請注意他們的美齒和齒弓。

研究三十三個人、共一千〇四十一顆牙齒，結果有五十七顆蛀牙，相當於5.5%，罹患齲齒的人數占了36.4%。

吉庫猶部落所占據的地區在從前大多是森林，他們習慣的做法是燒掉森林的某塊區域以獲得栽種地，土地的養分會在三、五年內耗盡，此時他們便會再燒掉森林中的另一個區域。他們用這種方法毀掉了不少肯亞的森林，導致建材的浪費，交通工具可方便抵達的天然原始森林並不多。

瓦康巴部落，肯亞

瓦康巴部落有把牙齒削尖的習俗，如圖3，他們占據馬賽以東的地區，使馬賽在過去幾世紀以來一直夾在吉庫猶和瓦康巴部落之間。後來馬賽發動了殘酷的戰爭，在數不清的突襲劫掠中屠殺男性、奪走婦女和小孩、搶走牛群和羊群。瓦康巴人的智慧比吉庫猶人高，且在雕刻工藝上有截然不同的技巧。他們是靈巧的技工，就像機器一樣，許多瓦康巴人在肯亞和烏干達鐵路沿線的商店裡占有重要的地位。

檢查三十七個人、共一千一百一十二顆牙齒中，共有六十九顆蛀牙，相當於6.2%的蛀牙率，接受檢查的人之中有21.6%的人罹患齲齒。

加路部落，肯亞

這個部落位於維多利亞湖和基蘇穆灣沿岸地帶，他們是最有智慧、體格最佳的土著部落之一。他們被分為兩組研究，一組在馬森諾，另一組在歐嘉多。

在馬森諾學校研究的那組男孩，年齡分布從十歲到二十二歲，總共一百九十人。該校校長讓男孩們像軍隊般列隊接受檢查，透過校長的翻譯，我要曾有牙疼經驗的男孩舉手，一共有十九個，而那十九個男孩之中只有一個有蛀牙，數量是兩顆，在五百四十八顆牙齒中占0.4%。

歐嘉多教會區研究了十個人、共二百五十八顆牙齒，沒有發現蛀牙。

珍妮絲學校，肯亞

這個學校位於卡貝特，是訓練年輕夫妻家政、農耕以及類似事務的機構。檢查十三個人、共三百八十八顆牙齒，發現三十一顆或7.9%的蛀牙，罹患人數為六人。

綁瓦尼教會學校，肯亞

它是奈洛比的一個土著小鎮，自從近幾年與歐洲人接觸後就受到了影響。檢查二十一個人、共五百八十八顆牙齒，發現二十六顆或4.4%的蛀牙。

C. M. S.學校，納庫魯，肯亞

這個學校的孩童來自於好幾個部落，主要是加路部落。檢查十一個人、共三百一十二顆牙齒，只發現一顆蛀牙，相當於0.3%的發生率。

裘亞，奇蘇努，肯亞

這個地區的土著屬於馬拉哥利部落（Maragoli），人民非常強壯，體格發育也很健康。他們居住在維多利亞湖附近，很方便取得大量的魚，那也是他們飲食中很重要的一部分，另外還有穀物和甘薯。檢查十九個人、共五百五十二顆牙齒，只發現一顆蛀牙，相當於0.2%的發生率。

穆希馬部落或安裘拉，烏干達

這個部落位於烏干達南部，就像馬賽人一樣，他們原本是牧牛的民

族，依賴牛奶、血和肉維生。他們居住的地區在愛德華湖和月光之山東方，是非常原始且未受干擾的族群之一。

馬賽人飼養的牛主要是駝背牛，而穆希馬或安裘拉部落主要的牲口是大角牛。他們就像馬賽人一樣，既高大又有勇氣，用自製的原始刺矛來保護牲口和家人，抵禦獅子和豹的侵襲。他們也跟其他的原始部落人民一樣，在鄰近的部落中占有統治的地位。

檢查三十七個人、共一千〇四十顆牙齒，連一顆蛀牙也沒發現；這個部落用草和樹枝建造小茅屋。

瓦土西部落

這是一個非常有趣的部落，位在奇芙湖東方，奇芙湖是比屬盧安達境內西尼羅河的源頭之一。那裡的人高大矯健，臉部特徵與其他部落的人截然不同，這種遺傳是他們引以為傲之處。根據傳說，在安東尼和克利歐佩特拉（埃及豔后）時期，一支遠征的羅馬軍隊長驅直入非洲中部，其中一支小隊留了下來，不願隨遠征隊回去。他們與土著部落通婚，娶了當地女子，並通過法令規定，此後不准與他們團體之外的人結婚。他們有魁梧強健的體格，許多人都超過一百八十公分高。

好幾個與衣索比亞為鄰的部落都是務農民族，他們種植玉米、豆子、小米、甘薯、香蕉、卡菲爾玉米及其他穀類當做主食。在體格方面，他們並不像食用大量乳製品或淡水魚的部落那麼魁梧，他們曾受到統治是因為不像其他部落那樣充滿勇氣和智謀。

肯亞政府多年來在各部落間贊助一項體育競賽，他們用拔河來測試力量大小。有一個很特別的部落連連拔得頭籌，這個部落位在維多利亞湖東岸，依賴大量魚類維生。部落人民身手矯健，善於游泳，據說他們從沒在戰爭中被征服過，因為他們藉著懂水性的優勢打仗；其中一個方式是潛到敵人的船隊下，然後鑿沉敵船。他們在水底用矛作戰，技藝高超，而且體格非常健壯。維多利亞湖東岸附近有一所公立學校，裡頭有一百九十名男孩，檢查的結果只有一個男孩患有齲齒，他有兩顆蛀牙。人們將魚風乾或曬乾，如此才能運送到遙遠的內陸。

烏干達

烏干達位於維多利亞湖的北方與西方，以及肯亞西方，地勢很高，雖然位在赤道上但氣候宜人，且有豐富的天然食物，每年收成兩次作物，有許多品種的野生香蕉，布干達部落是此區的領導部落。烏干達曾被譽為非洲伊甸園，不僅因為它有豐富的植物類食物——主要是香蕉和甘薯，也因為它有豐富的新鮮魚類和動物。這些土著很富足，且比大多數其他地區的人聰明。他們有國王和一個經英國政府認可的土著國會，受委託管理當地行政事務。我們在馬薩卡的一個教會區對傳統族群進行研究，檢查了二十一個人，共六百六十顆牙齒，當中只有三顆或0.4%的蛀牙。

比屬剛果之西尼羅河勞工團體

我們在馬薩卡研究的西尼羅河勞工團體，是一個非常強壯、可靠的族群代表。他們來自於比屬剛果艾伯特湖北方的地區，頗受企業與公司的青睞，常常群起遷移到很遠的地方。

檢查三十一個人、共九百八十四顆牙齒，結果只有三顆或0.3%的蛀牙，罹患齲齒的人數是一個人。

往西尼羅河下游走，之後在衣索比亞綿長的西部邊界遇到許多特殊部落。尼羅河上游地區的典型黑人類型如圖4所示，這些部落的人民衣服穿得很少，或根本不穿。他們的體格完美，對齲齒有高度免疫力。

白尼羅河與西尼羅河流域

白尼羅河源自維多利亞湖與烏干達諸湖泊，西尼羅河源自於比屬剛果的奇芙湖、愛德華湖與艾伯特湖，兩者交匯後，向北流動的水量變得非常龐大。這個區域的植被茂密叢生，形成島嶼，常常暫時依附在水岸旁。河水帶來大量的沖積土，為漂游的植物提供了大量豐盛的營養。這些漂浮的島嶼中，植物的根部夾帶了大量的土壤，在過去的一段期間裡，這條河曾變成跨越上游蘇丹南境的一條橋。新的土壤不斷累積，形成一座大型的天然橋梁，現在上頭長了樹，越過此地則是象群行經的道路。這裡以及其他一連串的急流，使人們需要繞數百公里而行。

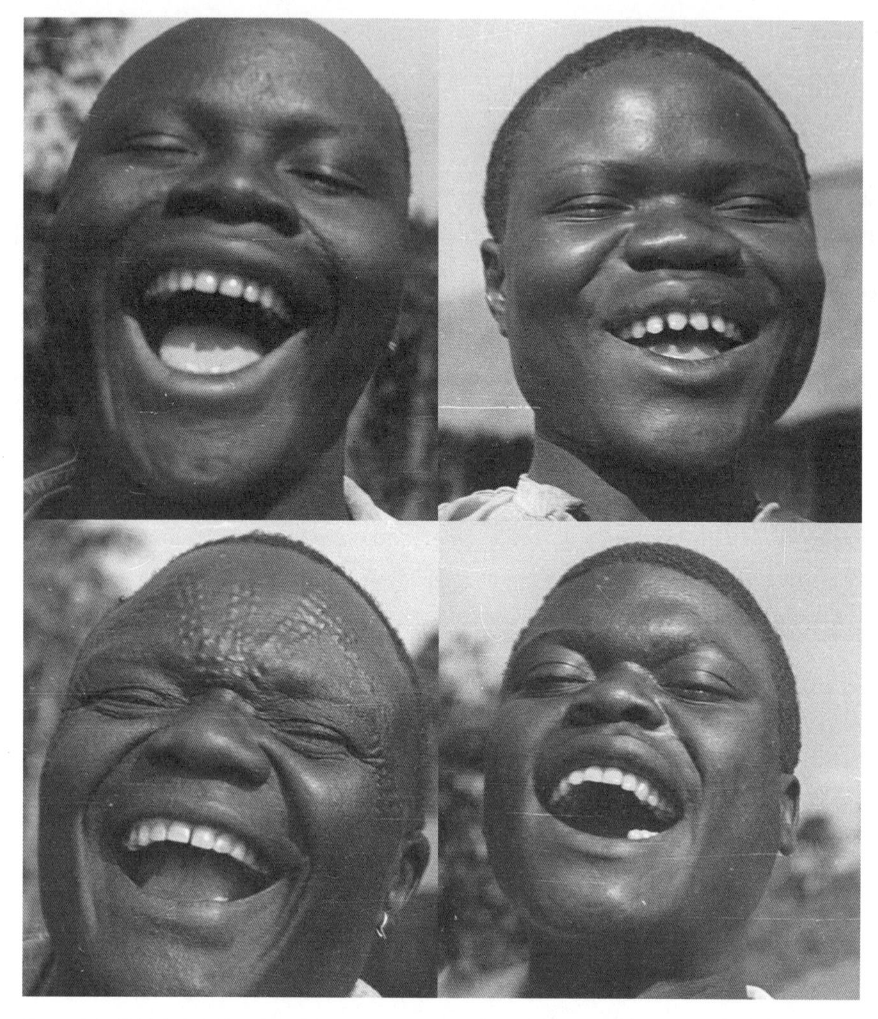

圖4　奉行營養之自然法則的報酬印證於這個西尼羅河部落中，注意人們齒弓的寬度和勻稱的臉部比例，他們的身體和頭部一樣強壯。依賴天然食物的結果是極少受到齲齒的侵襲。
（© Price-Pottenger Nutrition Foundation, www.ppnf.org）

這個地區的大象很多，多到烏干達和蘇丹政府接獲要求，必須派遣特別授權的獵人來減少象群的數量。過多的大象對香蕉栽植業傷害很大，牠們會折斷香蕉樹或將樹連根拔起，吃掉果實和樹幹多汁的部分，一個象群在一夜之間就可以摧毀一整片栽植區。

這些區域裡唯一沒有執照而能獵殺大象的人是矮人族，他們也是唯一不需付人頭稅的人。在比屬剛果和烏干達的廣大森林區裡有許多他們的部落，他們使用矛的技巧出神入化，能夠在大象還沒產生警覺時就殺了牠。砍斷大象的腳筋要花一兩天的時間，且必須從牠背後偷偷地進行，不讓牠看到。雖然大象能在很遠的地方就聞到人類的味道，這些矮人卻可以完全地掩藏自己，讓大象感覺不到他們的存在。砍斷大象兩隻後腳的腳筋後，矮人便開始明目張膽的攻擊牠，先由一個人吸引牠的注意，其他人則慢慢地砍牠的軀幹，使牠流血致死（此故事看來十分不可思議，但書中確實如此描述）。矮人特別喜歡大象肉，殺死一隻大象代表能享受盛宴。

當我們停留在其中一個矮人聚落時，有兩個人殺了一頭大象，並把牠的象牙帶來。我們很少有機會能親眼目睹這種聚落中的慶典，包括以默劇重現攻擊和殺死大象的過程，非常特別。

圖5下半部分是這兩個矮人族男子的母親，她比身高一百六十公分的普萊斯太太整整矮了一個頭，這個矮小但健壯的婦人是五個成年男子的母親，其中兩個在圖5中拿著象牙。請注意他們自製的矛，就跟帶著弓箭的神射手和設陷阱的捕獸者一樣，這些矮人的技術無可挑剔。箭上使用的是自製的金屬箭頭，設有容器盛裝從大象身上萃取的藥物，這些藥可使動物暫時失去知覺，試圖破壞毒箭的動物反而會導致快速死亡。

矮人族在森林中的居家生活往往充滿了危險，就在我們到達之前，有兩個嬰兒被豹叼走了，這個在夜晚出沒的小偷是最難對付的動物之一，這或許也是矮人一直將小屋建在樹上的原因之一。一般而言，他們的房子是建在大森林裡空地的地面上，也有在房屋骨架上覆著蕉葉或其他植物的低矮茅屋。土著代表將鹽當成禮物送給我們，那是他們最有價值的東西之一，他們還為我們表演了舞蹈。

伊土魯森林矮人族，比屬剛果

據說這個族群原本住在樹林裡，而且極度害羞，所以很難與他們接觸。我們被帶往參訪他們在濃密的伊土魯森林中央的村莊，他們在教會工作人員的幫助下建立了自信心，很容易接受指揮。然而，透過兩道語言的翻譯，再加上他們天性害羞，很難讓他們了解我們的意思，也因此增加了牙齒檢查的困難度。

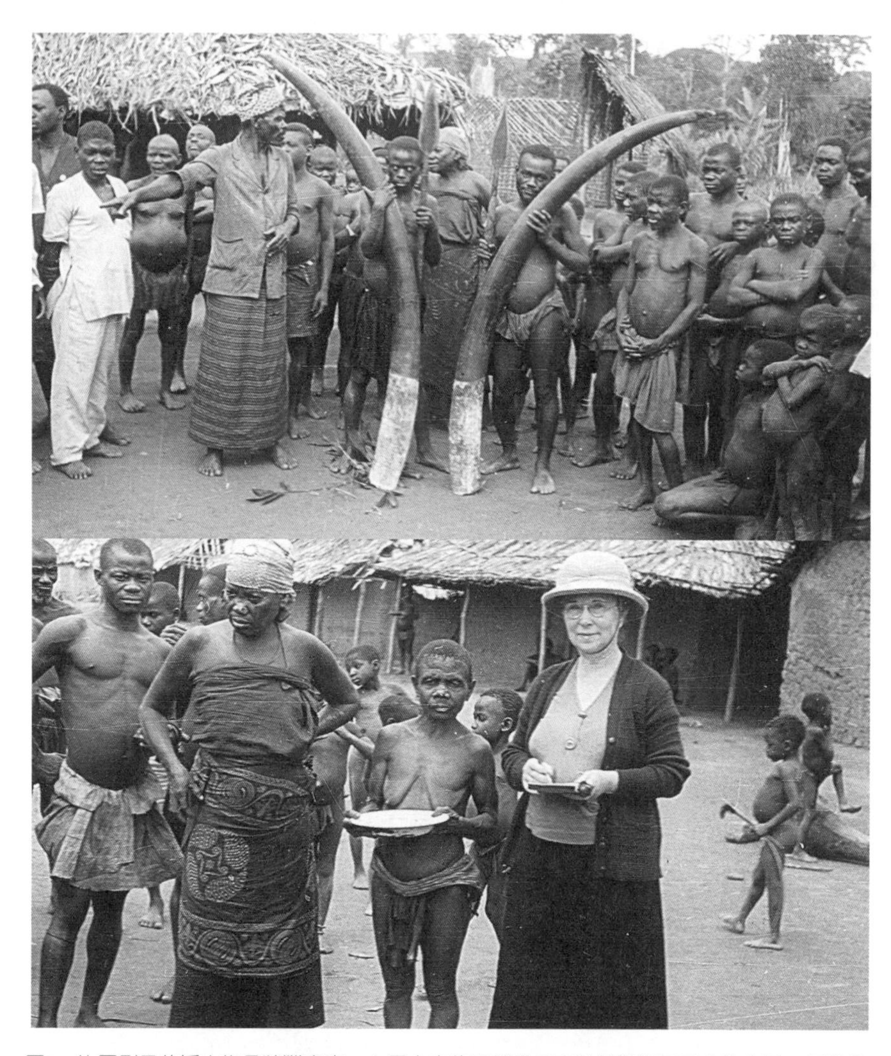

圖5　比屬剛果的矮人族是狩獵專家，上圖中央的兩個男子不久前僅靠了兩人的力量，便殺了一頭壯碩的大象，展示著牠的象牙，另一手則拿著他們所使用的矛。他們的母親是下圖裡站在普萊斯太太身旁那個矮人族婦人，她有五個成年的兒子。他們的牙齒很健康，對於食物方面的見解很獨特。　（© Price-Pottenger Nutrition Foundation, www.ppnf.org）

檢查十二個人、共三百五十二顆牙齒，發現八顆或2.2%的蛀牙。

非洲的土著部落非常依賴諸多湖泊與河流中的新鮮魚類，魚已經成為他們食物中的重要要素，這些魚在太陽下曬乾之後被運送到遙遠的內陸。尼羅河鱸魚往往可以長到七十公斤。

此外，非洲土著知道在特定的季節裡，某些昆蟲會富有特殊的營養價值，牠們的卵也是很營養的食物。他們將維多利亞湖畔大量孵化的蒼蠅一隻一隻收集起來，新鮮食用或者曬乾貯存，他們也吃螞蟻蛋和螞蟻。

伊瑞努尼昂昆德教會區，比屬剛果

這個族群是由巴赫馬、巴比拉、阿路爾及巴蘭都部落的成員組成，我們將這些不同部落的代表性放在一起考量，因為他們的飲食方式很普通，大部分都是穀物。這個族群裡只有巴赫馬人飼養少許的牛，還有人飼養少許山羊，這個地區位在艾伯特湖的西南方。

檢查二百一十七個人、共六千四百六十一顆牙齒，發現三百九十顆或6%的蛀牙，罹患齲齒的人數比率是38.7%。

波格拉教會區，比屬剛果

這個教會區位於艾伯特湖西方，包括巴赫馬和巴蘭都部落的成員。巴赫馬部落原本大部分依靠牛維生，包括牛乳、牛血、牛肉，但這個地區的牛隻不多，他們便大量食用穀物，主要是玉米和豆子，另有少許甘薯和香蕉，後來這些東西變成其他部落除了羊奶以外的主食。

檢查七十七個人、共二千一百九十六顆牙齒，發現一百六十顆或7.2%的蛀牙，齲齒的罹患人數比率為53%。

卡森尼港，艾伯特湖，比屬剛果

這些土著來自此區四周的部落，在暫時停留的期間大部分都是靠打零工維持生計。這些人曾大量依賴穀物維生，而在港口暫時停留的期間則大多吃魚類。

檢查六十三個人、共一千九百四十顆牙齒，發現一百二十顆或6.1%的蛀牙，罹患的人數比率是50.8%。

瓦納德部落，比屬剛果

這個部落位於比屬剛果的路貝洛，他們的飲食內容主要是香蕉、甘薯、穀物和羊奶。

檢查十三個人、共三百六十八顆牙齒，發現八顆或2.2%的蛀牙，罹患的人數比率是15.4%。

寧吉貝土部落，法屬盧安達

此區位於烏干達南部、比屬剛果東部與坦尚尼亞西北部，在奇芙湖正東方。當我們知道奇芙湖在一八九四年才被發現——即便它是尼羅河最重要的源頭之一，我們便了解到此區及鄰近地區人們的原始性。這個族群大部分依賴牛及羊的乳製品，另外還有甘薯、穀物和香蕉。

檢查十三個人、共三百六十四顆牙齒，連一顆蛀牙都沒發現。

裘那原住民飯店之員工，比屬剛果

這個族群包括奇芙湖畔觀光飯店的內勤與外勤員工。檢查十個人、共三百二十顆牙齒，發現二十顆或6.3%的蛀牙。值得注意的是，這些蛀牙全都來自於同一個人的嘴裡，也就是飯店裡的廚師，其他人全都自行處理伙食，吃天然食物，只有廚師吃歐式食物。

生活在咖啡栽植區周圍的非洲部落人民食用白麵粉、糖、精製米和罐頭食品等進口食物，他們的蛀牙極為嚴重，典型的案例如圖6所示。

英埃（共管）蘇丹的領土約為美國的三分之一，尼羅河從南到北貫穿其中。有幾個部落沿著這條大水道而居，又因它們與衣索比亞很接近而引起我們的興趣，這些部落中有許多優秀的獵人和戰士，在狩獵時幾乎完全只用自製的長刃刺矛。此區的尼羅河岸將近一千六百公里長，沿岸都是紙莎草以及其他水生植物，深度從幾千公尺到數公里都有（數公里疑為原書誤植）。此區的後方陸地抬升，為牛兒提供了品質優良的牧草場，因此，這些部落食用牛奶、牛血和牛肉，還有尼羅河中大量的水中動物。有些部落的人長得很高，尤其是聶爾斯人（Neurs），婦女通常超過一百八十公分以上，男子則有兩百一十公分，有些人更達兩百三十公分高。

我對他們的飲食習慣特別感興趣，不僅是因為他們對齲齒幾乎百分之百的免疫，也因為他們的體格發育的關係。我聽說他們也是有宗教信仰的，他們相信每個人的肝臟裡都有一個靈魂，一個人的個性及體格發育如何，端

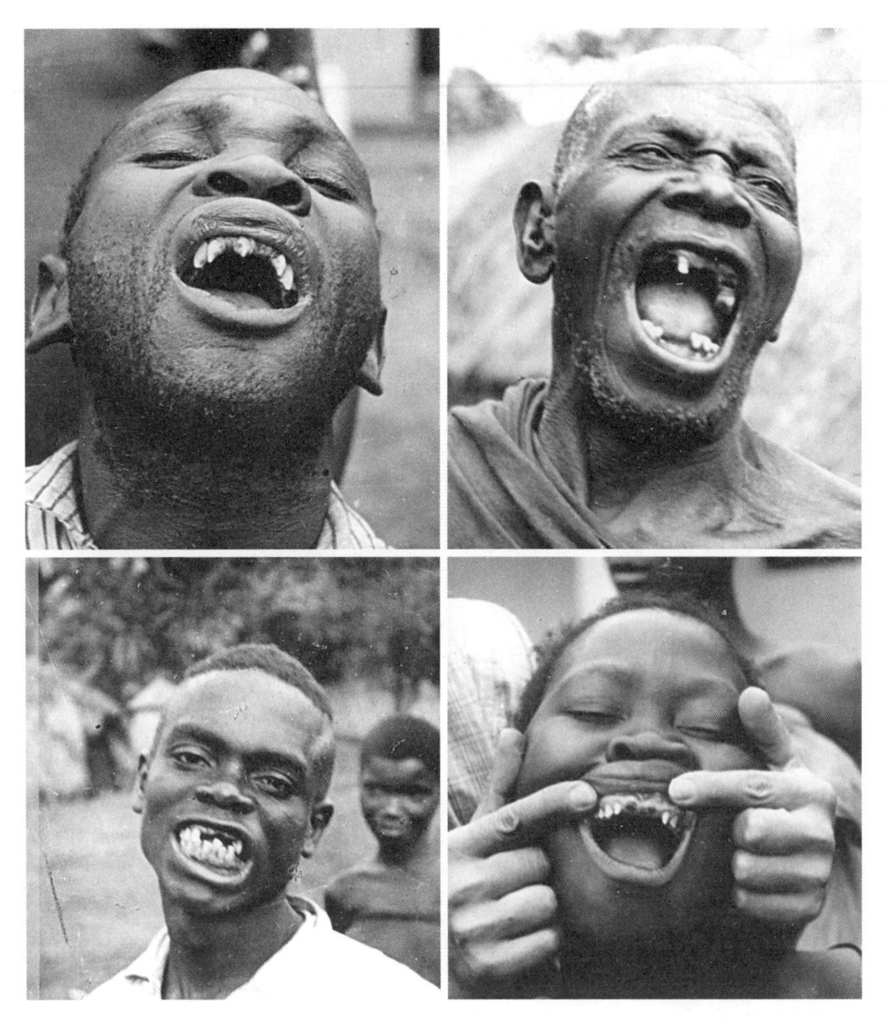

圖6　非洲人接受現代商業化食物的地方，齲齒的現象就很活躍，許多人的牙齒因此遭到破壞，並引發極大的痛苦。圖中的案例是栽植區裡典型的工人，他們的飲食大量仰賴進口食品。（© Price-Pottenger Nutrition Foundation, www.ppnf.org）

看他是否有好好吃動物肝臟來滋養靈魂。肝臟很神聖，所以不能用手觸碰，必須用矛或佩刀來傳遞，或者使用特別準備的分叉樹枝，生食或烹煮後食用都可以。

在這些部落中，許多部落像聶爾斯人一樣，不穿衣服，而以各種飾品裝扮自己，有些人在皮膚下次序分明的置入異物，看起來就像一串串的珠子。有一段時間，他們曾在與阿拉伯奴隸販子的苦戰間掙扎，那些奴隸販子越過紅海，奪走婦女和小孩。即使到了今天，許多孤立地區的原始民族對外國人還是相當不信任；有人告訴我們在衣索比亞鄰近的一個地區裡，所有淺膚色的人都身處險境，若沒有軍隊護送就無法安全的進入該區。

泰瑞茲卡，尼羅河上游，蘇丹

這裡的人民身材高大，多以魚類和其他動物為主食。蘇丹的這個地方有許多被稱為浮游植物堆的大型沼澤區，沼澤表面覆蓋了厚厚的紙莎草草叢，高度從四・五到九公尺都有，這種植被茂密雜亂的沼澤擠滿了許多種類的動物，體型有大有小。

檢查十八個人、共五百四十八顆牙齒，連一顆蛀牙也沒發現，也就是說免疫力高達100%。

聶爾斯，馬拉卡爾，蘇丹

尼羅河流域馬拉卡爾的聶爾斯，這些原始居民的身高使他們成為很獨特的部落。許多女性都有一百八十公分高，男性的身高則在一百八十到兩百三十公分之間。他們的食物包含了尼羅河裡大量的生物、乳製品、牛奶以及牛血。

檢查三十九個人、共一千二百六十八顆牙齒，發現只有六顆或0.5%的蛀牙，蛀牙人數為三人，相當於7.7%的罹患率。

丁卡斯，佐貝萊恩，蘇丹

這個部落仰賴尼羅河而生活，人民不像聶爾斯人那麼高大，但體格更勻稱、力氣更大。他們食用尼羅河中的魚和穀物，喜歡用密密麻麻的疤痕裝飾自己的身體。

檢查二十二個人的五百九十二顆牙齒，只發現一顆或0.42%的蛀牙。

卡爾敦及昂都耳曼的阿拉伯學校，蘇丹

蘇丹北部的領域裡主要是阿拉伯人，位於卡爾敦對岸、白尼羅河西部河畔的昂都耳曼是世界上最大的純阿拉伯城市，只受到現代文明些微的影

響。相較之下，與昂都耳曼相距僅一河之遙的卡爾敦，也是英埃蘇丹的首府，裡面各區卻相當現代化，也包括了政府機關與行政機構。

卡爾敦的阿拉伯區在與歐洲人接觸後受到了很深的影響，這剛好可以讓我們在這兩個城市間（現代化城市卡爾敦與原始的昂都耳曼）做相似族群的比較研究。

在卡爾敦一間阿拉伯學校檢查五十二個人的一千二百四十八顆牙齒，發現五十九顆或4.7%的蛀牙，罹患者比率是44.2%。

在昂都耳曼檢查三十一個人的七百四十四顆牙齒，只發現九顆或1.2%的蛀牙。在這個群組裡只有兩個或6.4%的罹患者。

兩個受檢查的群組是由政府官員協助選取的，是兩個包含高年級學生的高等學校。有趣的是，昂都耳曼阿拉伯學校裡兩個蛀牙的男孩中，其中一個是富商之子，習慣食用大量甜食和歐式食物。

原住民醫院，卡爾敦，蘇丹

在這個機構裡研究的對象是從蘇丹偏遠地區送來的，有些人花了好幾天的時間，騎著駱駝到醫院求診。

檢查十個人的二百八十八顆牙齒，發現有十三顆或4.5%的蛀牙。

伊克拉斯學校，開羅，埃及

這是一間原住民學校，裡頭的人在許多方面與卡爾敦和昂都耳曼的原住民學校的學生相似，他們住在現代化城市中，食物自然已高度現代化。

檢查八十五個人的二千〇九十二顆牙齒，發現三百五十三顆或12.1%的蛀牙，此群組中齲齒罹患人數為75%。

在前述不同族群裡共檢查了二萬八千四百三十八顆牙齒，從這個數字中發現有一千三百四十六顆，或4.7%的蛀牙。這也表示了總共檢查的一千〇二個人裡面，三百人有一顆以上的蛀牙（或被蛀掉的牙齒）齲齒罹患人數比率為29.9%。在總共二十七個研究的族群中，有好幾個族群對齲齒幾乎有完全的免疫力，而其他族群的蛀牙率則相當高。

臉部與齒弓畸形

研究的目的是要取得資料，從資料中找出導致齒弓和臉部畸形——包括齒列不整——的原因。

我們在不同部落中發現，齒列不整的發生率有著顯著的差異，這種差異可能不是來自於部落類型，而是與營養直接相關。依賴大量乳製品與海產食物維生的部落，齒列不整的發生率極低。例如，依賴牛乳、牛血、牛肉維生的馬賽族，齒列不整的發生率只有3.4%，而吉庫猶和瓦庫巴則分別為18.2%及18.9%，這些人大部分都是農耕者，依賴植物性食物維生。

在昂都耳曼的阿拉伯學校，那些幾乎完全依照土著習俗選擇、調理食物的學生，齒列不整的發生率為6.4%，而在卡爾敦的原住民學校，齒列不整的發生率為17%。開羅的伊卡拉斯學校，在現代化的影響下有16.5%的人有齒列不整的問題。矮人族的發生率為3.3%，西尼羅河吃穀物者的發生率為25.5%，珍妮絲學校是46.1%，歐嘉多教會區是30%。

在非洲，食用天然食物的原始民族，他們的臉形和齒弓發育很正常，而受到現代化影響的族群，在孩童身上常常發生好幾種類型的畸形。其中最簡單的一種——也是美國境內很常見的畸形種類，是側門牙向內側生長，上齒弓過小，使門牙明顯異常，並將犬齒擠出齒弓線之外；圖7中是典型的案例。一旦營養缺乏症變得非常嚴重——-如位於海岸邊的蒙巴沙，就會發現程度更嚴重的臉部畸形。

在畸形的類型中，有一種是臉部中間三分之一或下面三分之一在發育時未正常的向前伸展，很常見於高度現代化的族群中。前者參見圖8左上部分，後者參見圖8左下及右下部分。左上方的女孩，她的上齒弓內縮到下齒弓內緣，這女孩住在奈洛比教會區，是父母親接受現代化食物後的第一代。

臉形異常過窄與上下齒弓明顯變形的極重度畸形，可參見圖9中的典型案例。這些程度極嚴重的臉部畸形所呈現出的相貌往往與猴子相仿，此由圖10中的三位男孩與猴子證明。

在好些地區的阿拉伯人都大量飲用駱駝奶，駱駝奶很營養，曾是沙漠國家中多數游牧民族好幾個月的糧食支柱。研究原始的阿拉伯人發現，他們

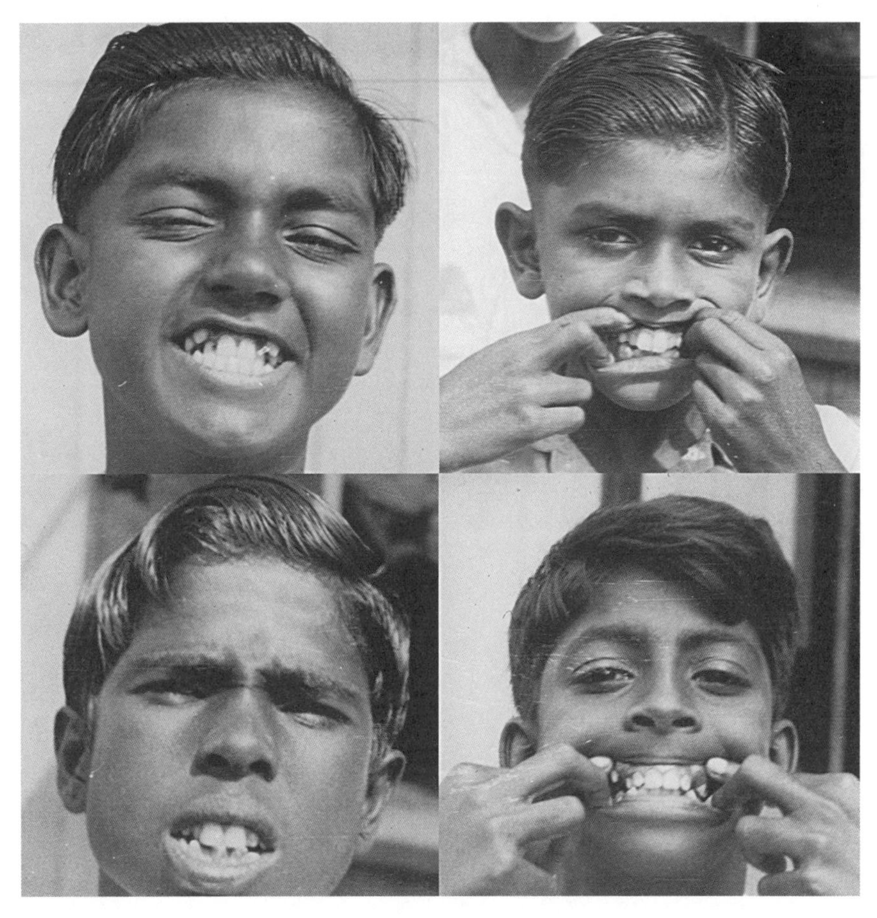

圖7 當父母親接受了典型的歐式飲食，新世代的青少年在臉部和齒弓結構上就產生顯著的影響。注意那四名典型年輕人過窄的鼻孔和齒弓，以及擁擠的牙齒。

（© Price-Pottenger Nutrition Foundation, www.ppnf.org）

有良好的齒弓，也幾乎沒有畸形。阿拉伯酋長們騎在馬上驅趕駱駝橫越沙漠，有時需長達三個月的時間，而即使是酋長的座騎，也要仰賴駱駝奶的營養。圖11中便是典型的阿拉伯面孔與休息中的駱駝商隊，原始的阿拉伯女孩擁有完美發育的臉形與齒弓。然而，他們的自然美隨著現代化而迅速消失，如圖12所示。

赫爾迪卡博士曾經觀察過幾個原始民族的特殊發育情況，他們四肢著地，而非站立起來。我在非洲看過好幾個這樣的人，他們像小狗一樣繞著我們快速奔走，因此我們很難將他們拍攝下來，圖13中有兩個案例。

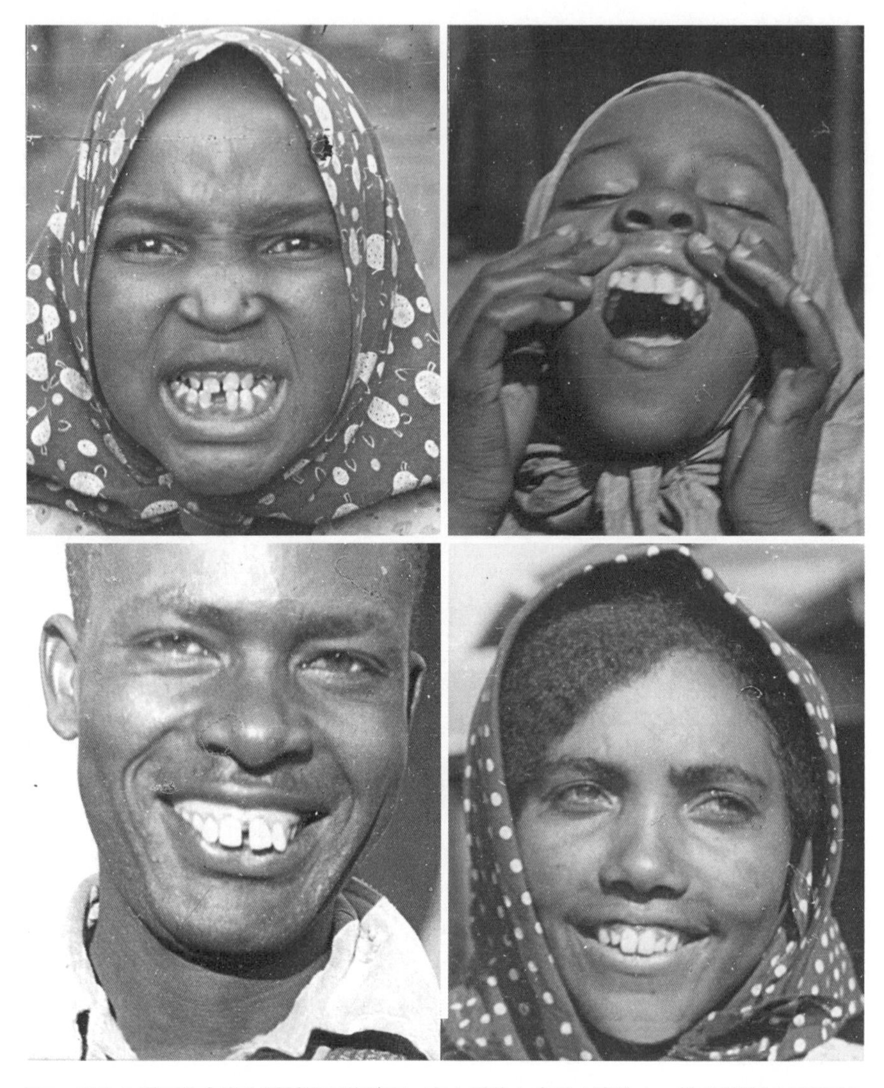

圖8　天生失調可能會產生種種類型的畸形，左上圖的上齒弓太過狹小，幾乎都縮到下齒弓內緣裡了。右上圖的齒弓過小，擠滿了牙齒。下半部兩圖中的下顎骨未發育完全。

新制度下的奴隸

雖然舊式的奴隸制度已不復存在於所謂的現代文明國家中，但它卻重生於新式的制度中，造成許多人的不幸。對許多原始部落來說，每天換一套新衣服只要剪片香蕉葉就好了，然而在新秩序中，他們卻被要求用衣服蔽

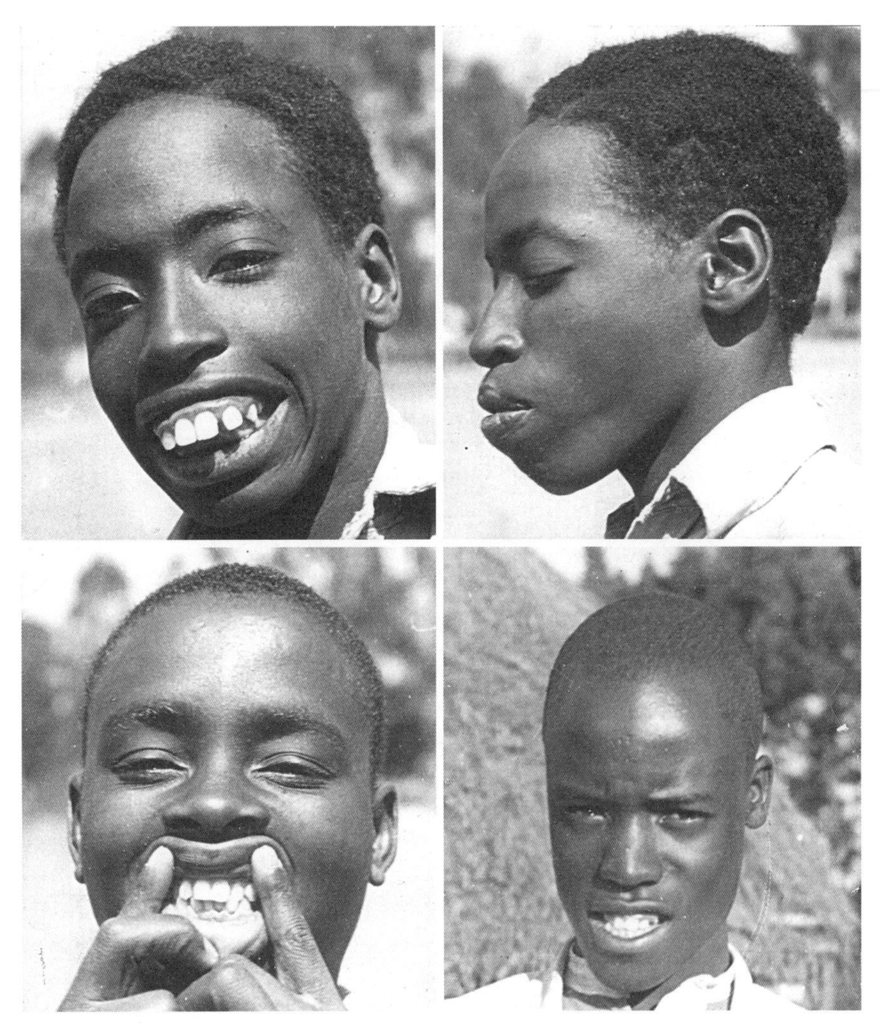

圖9　在我們的文明中，父母親接受現代化食物後，在第一代便可能產生顯著的畸形。注意上半部兩圖中，上齒弓極明顯的突出及下顎內縮；下半部兩圖中臉形過窄及增長。傷害並非僅止於肉眼可見的畸形。　（© Price-Pottenger Nutrition Foundation, www.ppnf.org）

體。所有質料的衣服——包括最便宜的棉——都需仰賴進口，而進口貨物的長途運費又使他們必須支付超額的價錢，這樣的價格通常超出在歐洲或美國原來成本的好幾倍。為了支付人頭稅，他們往往需要在每年中，花一段時間千里跋涉地運送一些政府官員用得到的產品——主要是食物，這些食物本來是為了大人及成長中的孩童，提供成長及修補身體所需的營養。在外來的統治權下，這樣的變革自然造成一股動盪不安的趨勢。

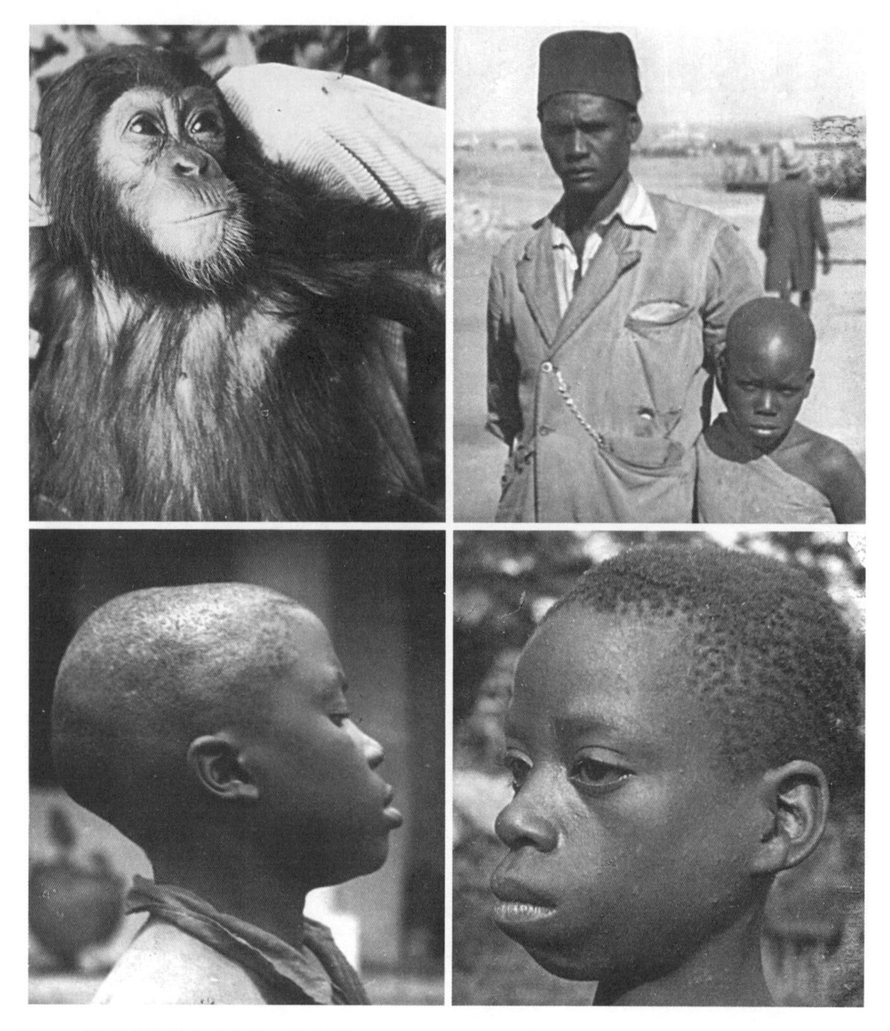

圖10　接受現代飲食或食物不夠營養，後代身上便出現常見的傷害，如此圖中臉部中央三分之一處顯著的凹陷，注意他們與黑猩猩的比較圖。

（© Price-Pottenger Nutrition Foundation, www.ppnf.org）

我們繞行衣索比亞做研究時發現，土著們不僅很清楚鄰國發生的事，也對整個事件的發展非常關心。從他們對受壓迫的衣索比亞所展現的激動和同情程度看來，他們若打算越過邊境去支援危在旦夕的鄰國，也一點都不令人驚訝。

然而，問題本身其實比外國勢力在此所獲取的利益還要大得多，它直接關係到整起事件未來的發展方向，以及非洲土著對外國統治權的態度。非

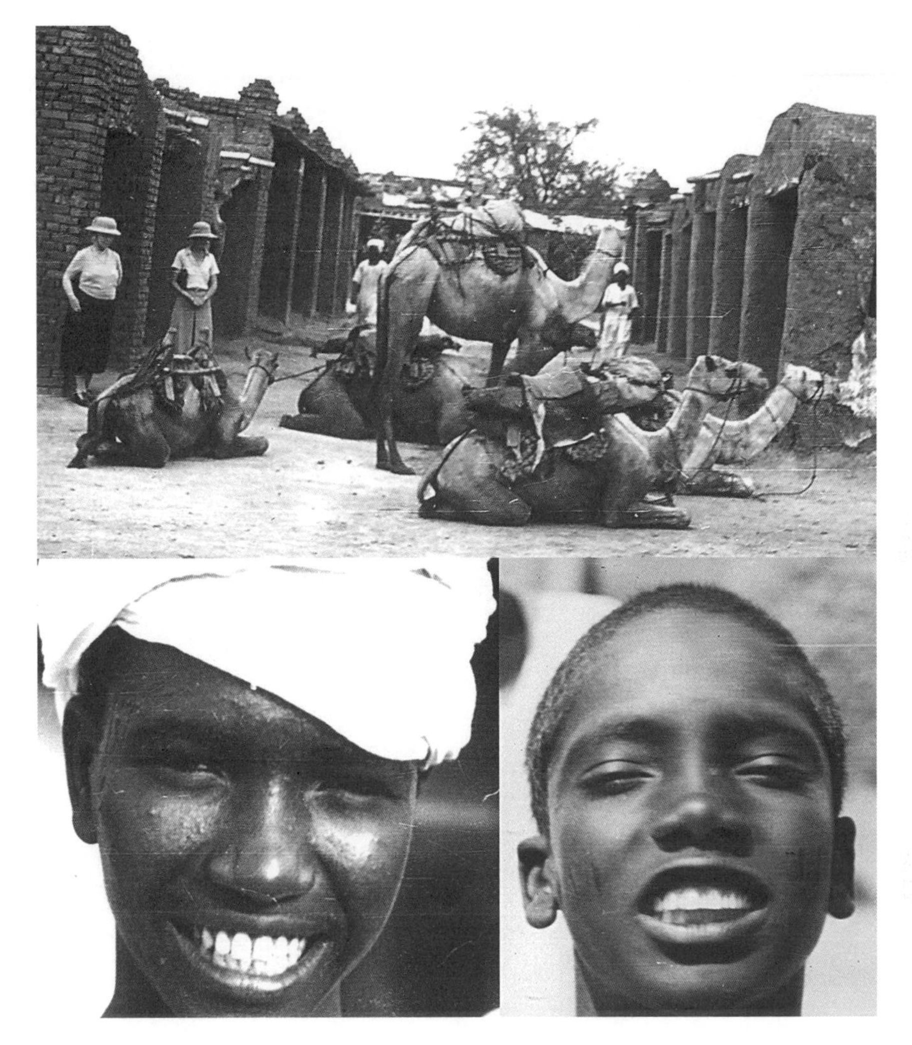

圖11　在亞洲與非洲的酷熱沙漠國家裡，駱駝奶是人類營養的重要來源之一，本圖下半部裡的阿拉伯人有一口美齒。廣大的地域裡若沒有駱駝及駱駝奶，人類就無法維持生命。
（© Price-Pottenger Nutrition Foundation, www.ppnf.org）

洲土著不僅受到外國統治者徵稅制度的摧殘，也知道自己的民族在與現代文明接觸後開始退化，他們很清楚那些接受歐式生活和食物的部落不僅爆發了齲齒危機，還發生了其他的退化。

我們在非洲拜訪過一間學校，它是組織最完善的教會學校之一，那裡的校長要求我幫他們解決一件棘手的問題。他說，沒有一個問題會像這樣被學校裡的原住民男孩問過那麼多次，他們很好奇，為什麼那些在教會或公立

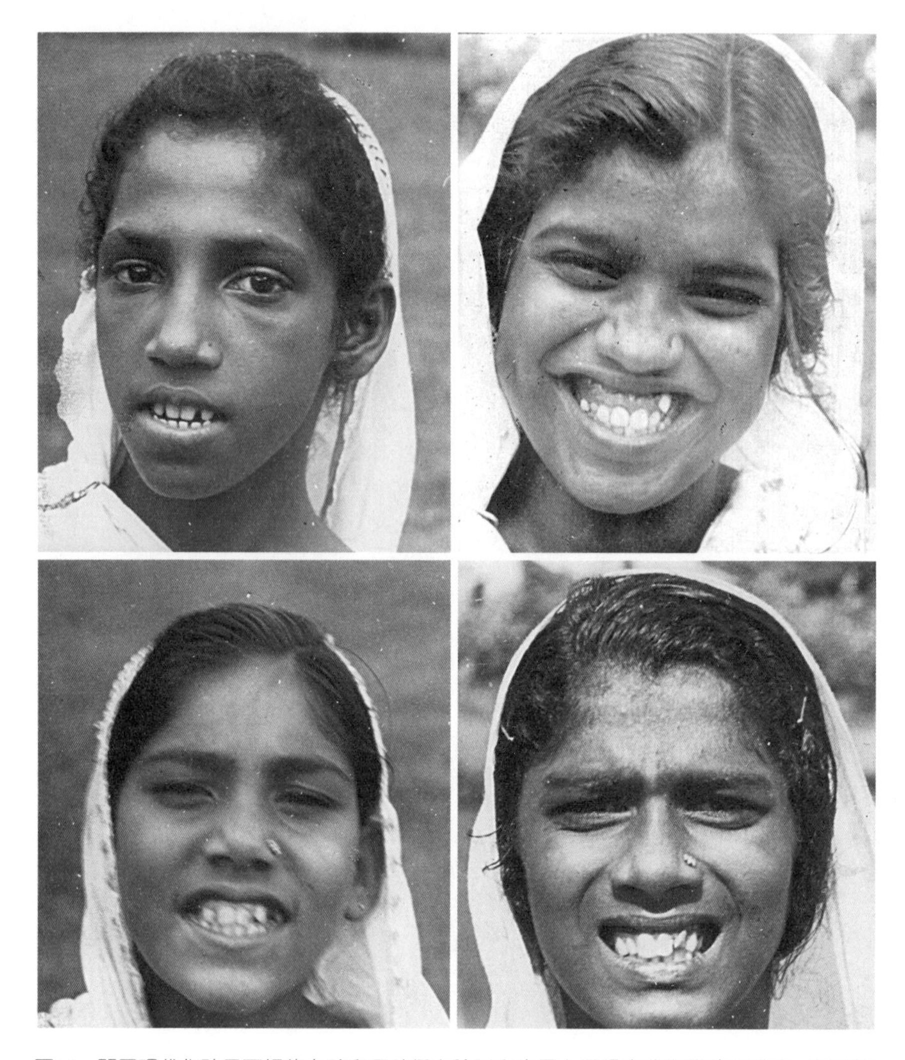

圖12　開羅現代化殖民區裡的女孩和男孩們在臉形和齒弓上顯現出典型的畸形模式，這些族群的健康情況完全比不上依賴天然食物維生的族群，這些世代身上的繁殖效能已大幅降低。（© Price-Pottenger Nutrition Foundation, www.ppnf.org）

學校長大的學生，不像那些從未接觸過教會或公立學校的人那麼強壯。這些孩子很有想法，連我也被他們問過好幾次，問我是否認為非洲土著會重蹈美國紅種印第安人的覆轍。

那些人從家庭及社區生活中所感受到的快樂幸福無所不在，令人印象深刻。一位礦脈探勘者花了二十年的時間研究烏干達的礦床，他告訴我，假

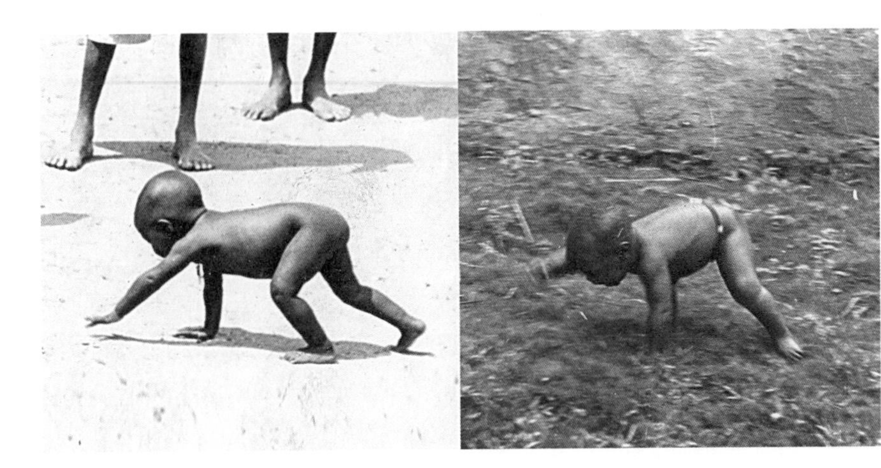

圖13　這兩個非洲土著的小孩用四肢到處奔走，由於速度太快使得拍攝困難。我們沒看過他們站起來，他們的行為很像經人類馴養的黑猩猩。
（© Price-Pottenger Nutrition Foundation, www.ppnf.org）

如上天可以讓他選擇一個地方待上一輩子，那將會是烏干達土著曾居住的地方——未與現代文明接觸前的烏干達。

非洲之舞——消失中的肯亞部落

雖然部落間的戰爭幾乎都停息了，但他們卻要面臨新的苦難，也就是現代文明帶來的災難。我們從之前對原始民族所做的研究和報告中發現，現代化的影響往往與死亡率（大過於出生率）的大幅增加有關，非洲有些地區正發生明顯的退化。

吉佛瑞．高若（Geoffrey Gorer）在西非研究後寫了《非洲之舞》，他在書中詳盡地討論到這個問題。

他引用馬歇爾（Marcel Sauvage）一篇關於法屬赤道非洲的文章：「一九一一年赤道上的法屬非洲有兩千萬的黑人居民，一九二一年有七百五十萬人，一九三一年有兩百五十萬人。」

他針對引文聲明：「數據來自於可靠的法國保守派報紙，沒受過質疑。」肯亞之英國政府行政部門的高階官員，經驗豐富的布朗尼少校（Major Browne）在其書《消失中的肯亞部落》的結語中表示：

「我們也必須記住，『文明的祝福』絕不是一些頭腦簡單的人所認為的表相。可以精確的說，在我們研究過的部落中，他們未被文明染指的社會裡沒有貧民、沒有賣淫、極少人會酩酊大醉，更令人驚訝的是幾乎沒有犯罪。依照原始土著的標準，每個人都有充足的食物、足夠的衣服、適當的居所，反觀現代化社會，能拿什麼與他們相比呢？」

文明的興衰不僅在有文字紀錄的歷史中反覆上演，也早在考古遺跡存在之前就有了。假如我們在大自然的日曆裡把一百年當做一天，文明就存在好幾年了，而今在這個偉岸大陸——非洲——的歷史中所發生的事，或許只不過是一些小插曲。

我們知道在世界各地的角落裡都有原始民族的後裔，即使是在很嚴苛的環境中，他們也維持著從古至今不變的生活，也唯有如此才能讓他們的種族受到保護。

從我研究的幾支民族中發現，他們知道食物是構成完美體格的基礎，且能躲過現代的退化性疾病；再者，**世界各處的原始人民都很清楚什麼是對生活有意義的東西，而現代文明人顯然不知道**；這一切並非偶然，而是智慧累積的結果。就是這些生活的基礎真理，讓他們藉由遵守大自然的法則而與大自然和諧相處，這樣的智慧從何處而來？遠方是否有個更懂得大自然法則的世界文明存在，且其遺民仍然保有先人的智慧？假如這不是答案，那麼答案一定是：那些不同的原始民族已經能透徹地領悟食物與健康的因果關係，能決定環境中有什麼食物最適合用來建構人體，使人們擁有最佳體質和對抗退化作用的抵抗力。

東非和中非的原始民族在他們的原始階段裡對齲齒有很高的免疫力，許多部落裡的發生率是零到1%，然而現代化後，發生率卻增加到12.1%！在臉部畸形的問題方面，所研究的二十七個部落中，有十三個呈現出完美的高標準，連一個齒弓畸形的案例都找不到。

他們的食物依地點而有所不同，但都能提供建造與修補身體所需的足夠分量——即便某些重要的食物元素需要花費較大的力氣取得。許多部落在女孩結婚前的一段時間裡，會供給她們特殊的食物，生孩子的間隔則靠多妻制來維持。

借鏡原始智慧

- 維持傳統飲食的非洲土著不曾罹患盲腸炎、膽囊炎、膀胱炎和十二指腸潰瘍，惡性腫瘤在原始族群中也極為罕見。
- 據說馬賽人在距今兩百多年前就知道瘧疾是藉由蚊子傳播，還懂得將梅毒患者暴露在瘧疾的感染下，以防止螺旋菌感染所造成的嚴重傷害，然而，現代的醫學卻吹噓自己才是最初的發現者。
- 馬賽人評估乳製品的價值不是基於分量，而是基於品質。他們用初生小牛需花多少時間站起來奔跑，來判斷牠留在牲口群中的價值，現代酪農總是只關心牛奶和乳脂肪的產量，馬賽人卻以營養需求來判斷牛的價值。
- 吉庫猶族婦女在懷孕期及哺乳期攝取特殊的飲食，女孩在結婚前六個月要接受特殊的飲食，其他好幾個部落也是如此。
- 非洲原始民族十分強壯，其中聶爾斯婦女通常超過一百八十公分以上，男子則有兩百一十公分，有些人更達兩百三十公分高。
- 齒列不整的發生率與營養有著直接相關：依賴大量乳製品與海產食物維生的部落，與接受歐式生活和食物的現代化部落相比，齒列不整的發生率極低。
- 食用天然食物的原始民族，他們的臉形和齒弓發育很正常，而受到現代化影響的族群，在孩童身上常常發生好幾種類型的畸形。
- 在研究過的非洲部落中，未被文明染指的社會裡沒有貧民、沒有賣淫、極少人會酩酊大醉，且幾乎沒有犯罪。每個人都有充足的食物、足夠的衣服、適當的居所，反觀現代化社會，能拿什麼與他們相比呢？
- 在臉部畸形的方面，所研究的二十七個部落裡，有十三個部落呈現出完美的高標準，連一個齒弓畸形（過度擁擠、暴牙、齒列不整）的案例都找不到。

Chapter 10

最古老的民族

——澳洲原住民——

現代文明中的體質衰弱包括大量的齲齒和臉部畸形，我們想找出其中原因，而問題是必須對居住在廣闊地理環境中的族群做詳細檢查。因此，我們找到澳洲原住民來做這個人類對地理環境反應的檢驗，研究執行於一九三六年。

在各種不同族群中選擇對象時，我們特別挑選了十到十六歲的孩童，目的是為了能夠觀察並記錄恆齒長出後的齒弓狀況。這是有必要的，因為乳齒可能長在齒弓的正常位置上，與齒弓之間保持正確的關係，而恆齒就會顯現出不規則的排列。嬰兒出生時，齒弓的形狀以及即將長在齒弓上的牙齒，在出生之時便產生大量的骨化作用。然而，成人臉部的發育直到恆齒冒出後才開始，臉部的形狀或模樣深深受到恆齒長出後的位置和方向所影響。我們的研究中包括仔細、詳盡的記錄每個人的齒弓形狀。

最古老的民族

澳洲原住民是從過去跨入現代最稀罕的原始民族之一，他們或許也是世上現存最久遠的民族，我們對他們生存和文化發展感到特別好奇。

我們會對澳洲原住民特別產生興趣，是因為他們來自於遙遠的過去，且一直與動物為伍，這樣的特色非常特殊，彷彿是活生生的博物館，保留了物種剛在地球萌芽時的面貌。許多種類的動物在澳洲都相當豐富，但在其他國家卻僅發現相關的化石。此證據指出牠們曾穿越連接澳洲與亞洲的陸地，連接兩塊大陸的陸地沒入海中後，動物們仍留在受到保護的島型大陸上，而這個大陸在晚期發展中從未有過任何一個動物物種。在澳洲發現的許多物種中，只有其中一、兩種現蹤於美洲大陸，那就是有袋目的負鼠和樹獺。

今日現存於地球上最奇特的動物之一——同時也在地球史上早期就留下了化石骨骼的，就是鴨嘴獸。鴨嘴獸綜合了好幾個物種的特徵，牠像鳥類一樣生蛋，把蛋放在育兒袋中用體溫孵化；牠有五個腳趾，腳上有蹼，就像水禽一樣，還有像鴨子一樣的喙，及河狸一樣的尾巴。用來養育幼獸的育兒袋是使牠成為奇特動物的另一個特徵，牠跟其他的哺乳類動物一樣為幼獸授

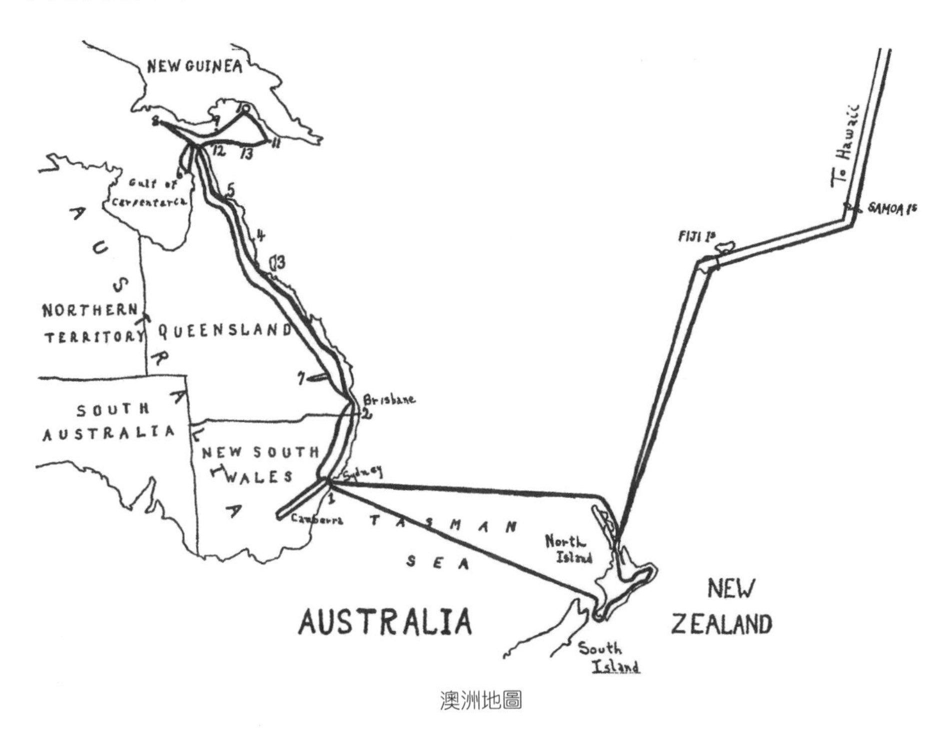

澳洲地圖

原住民保留區：
1.拉普洛斯（La Perouse）
2.推海德（Tweed Heads）
3.棕櫚島（Palm Island）
4.貝德弗角（Cape Bedford）
5.洛克哈特河（Lookhart River）
6.克沃溪（Cowal Creek）
7.吉伯格（Cherbourg）

島：
8.巴杜島（Badu）
9.約克島（York）
10.丹利島（Darnley）
11.莫芮島（Murray）
12.星期四島（Thursday）
13.漢夢德島（Hammond）

乳，乳汁在化學成分上與其他哺乳動物類似。鴨嘴獸沒有乳頭，乳腺也尚未發育完全，幼獸在育兒袋中孵化後會用鼻子在袋內的薄膜上磨蹭，乳汁便會從極細小的孔滲出來。這種動物主要生活在水裡，牠的巢穴建在水面之上的河堤上，但入口卻是在水面下。牠們是非常愛玩的生物，待在家裡玩水的時間顯然比在陸地上多。牠們依賴水中的動植物維生，且似乎可以追溯到物種分化時的古代。

在現今尚存的民族中，澳洲原住民因擁有最原始的骨骼發育類型而聞名。他們的眼眶深陷，眉骨突出，讓他們成為外表很特殊的民族。圖1中，韋登萊奇博士（Weidenreich）呈現這些照片中貌似最近才被他們發現的遠古北京人。他們的手工藝技術仍停留在石器時代，但在某些方面已比其他遠古民族發展得更進步。他們懂得追蹤及智取敏捷狡猾的動物，技巧高超，簡直就像是他們的第六感。

此區少雨，因此植物稀少，連低等動物都只能勉強維持生活，但這些原住民卻能培育出優秀的體格，且維持在良好的狀態中；澳洲有一半以上的地方年雨量不到二十五公分。值得注意的是，**在白人驅走原住民的地區，原住民多可擁有旺盛的生命力，而白人卻無法繼續生存**；那裡的白人死亡率接近或超過出生率。

他們發明了一種矛的投擲器，使他們比世界上任何其他民族都更具毀滅性。我曾親眼目睹現今的原著民用投擲器擲矛，目標物是用香蕉莖幹做成的，比人體小多了。他們從目測約七十公尺的遠方擲矛，大約擲了三十支矛，好幾支都刺穿了香蕉莖幹，其他的則插在周圍的土地上。這種投擲器有手臂那麼長，一端為堅固的握柄，另一端則是用來固定矛的特殊裝置。把矛放在約肩膀高的位置，此時，矛的重量會使得投擲器上下搖晃，因此必須要用手和手指牢牢撐住，然後把投擲器伸到肩膀後方，將予擲出，投擲的威力通常足以完全刺穿人體。他們鍛造矛頭的方法非常高明，做出來的矛頭相當堅韌。投擲器如圖1的右上圖所示。

這些土著喜歡在跳舞和運動時以顏料裝飾身體，他們非常熟悉動物及昆蟲的習性，甚至可以佯裝動物的叫聲，引誘牠們落入陷阱。有些水鳥會在定點設置哨兵，守衛在水裡的同伴，但澳洲土著能以最巧妙的方式誘騙這些

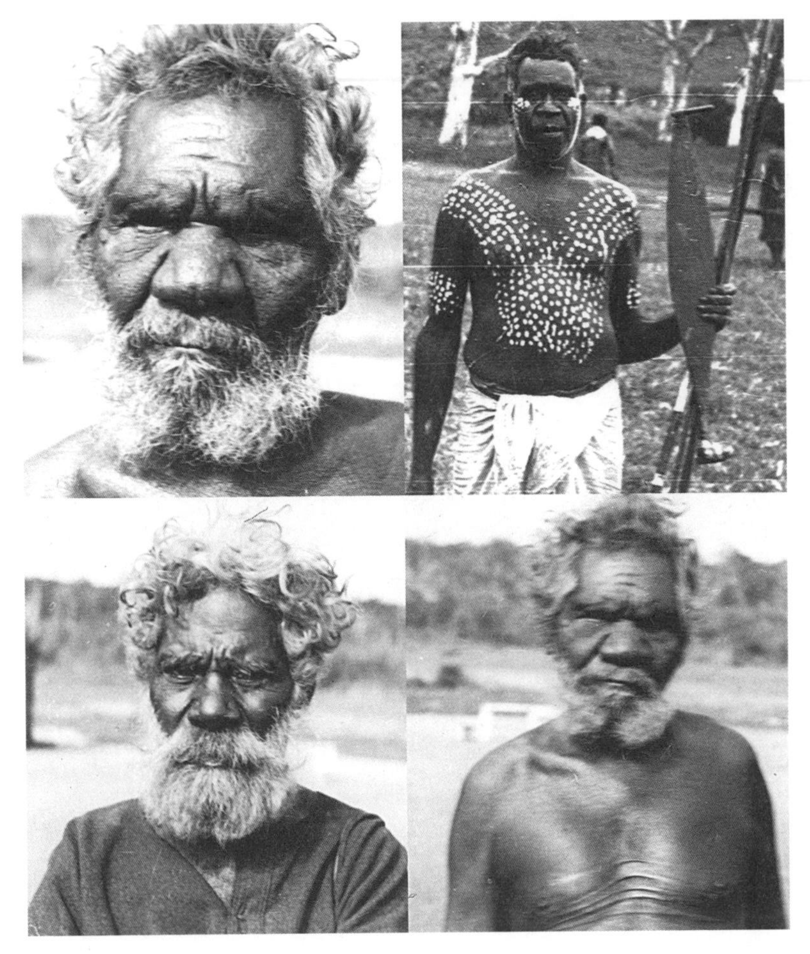

圖1　澳洲原住民被認為貌似遠古的北京人，注意他們突出的眉骨和深陷的眼眶。右上圖的男子拿著矛和投擲器，他們很喜歡在身體上做裝飾，即使是在很年長的老年人之中也看不到禿頭。（© Price-Pottenger Nutrition Foundation, www.ppnf.org）

水鳥。他們移動時用水草和灌木叢來掩飾自己的身體，進入水域後就在頭頂放置以水鳥羽毛做成的假鳥模型，等到潛入水裡後，他們的動作就變得跟水鳥一樣，他們混到野鴨或野天鵝群中，在水面下一隻接著一隻的把鳥往水面下拉，然後一堆一堆的運到岸邊，鳥群絲毫不會警覺到他們的埋伏。獵袋鼠時，他們很善於準備移動式的埋伏處，讓他們能在草原上一大群袋鼠中殺掉好幾隻而不驚動其他動物，他們多是在袋鼠吃草時發動攻擊。

澳洲原住民的捕魚技巧或許是其他民族無法出其右的，他們對於魚的習性以及魚在水裡移動時所發出的訊息都相當熟悉；部落間甚至有一種重要的競賽，就是比賽能在一支矛上連續叉起幾隻魚，他們看不到魚，唯一足供判斷的資訊是魚游動時在水面上產生的波紋，以及水草的移動方向。比賽隨著國王拍擊水面後展開，有經驗的老手在八次中約有六次能叉到魚；捕魚競賽沿著湖邊或河堤舉行，水的深度足夠水草或青草長出水面，參賽者則乘獨木舟而行。

那些土著的獨木舟是從樹的一側用石斧砍下一塊木材做成的，對必須站在獨木舟上擲矛的人來說，可謂相當不穩固。在某些競賽中，獨木舟上會有划船人，但在最刺激的比賽中，擲矛人必須自己操控他的平底獨木舟。

澳洲原住民的追蹤技巧堪稱一絕，出名到幾乎在每個現代化城鎮或都市的警察局中，都會設置一個以上的原住民員警來追蹤罪犯。他們花上數星期的時間，帶著關於犯人特徵的詳細資料穿越沙漠，他們能從路徑裡所有的足跡中辨識出犯人的足跡，每片翻轉過的葉子或裸岩上的每顆沙粒，對他們來說都是重要的線索。

這些原住民的社會組織非常嚴密，幾乎所有與他們密切接觸過的人都能做證，說他們從未聽過澳洲原住民有偷竊之類的犯罪行為。一家急診醫院的護士告訴我，她一直把她的錢、珠寶和其他私人物品隨意放置，數以百計的原始土著路過時都可以拿得到，但她從來沒有丟過任何東西，其他的護士也是如此。

男子漢的養成

澳洲原住民的每個男孩和女孩都必須經過許多考驗，他們早期所受的教育包括追蹤小動物和昆蟲。小男孩學會走路之後就開始學習擲矛，至於年輕的男子，除非他能通過成為男子漢的三項最高測驗，否則連在議事會議中旁觀都不行，更別說是成為會員了。

首先要測試他忍受飢餓而不抱怨的能力，方法是在炎熱的沙漠中走上兩三天，要幫忙準備烤袋鼠肉和其他食物，但卻沒有他的份。他一定不能抱怨，但當他太過虛弱時，旁人會給他一點點東西吃。還有測試恐懼感的考驗，他會處在最難熬的恐懼中，對即將面臨的考驗一無所知，他必須證明他能面對死亡，而非逃避它。一旦有人反抗或蔑視族群的信念，他們的社會就不允許這個人繼續在部落裡生活下去，他們認為邪惡會立即招致死亡。

澳洲原住民以許多令人敬佩的方法教導成長中的男孩服從和尊重他們的長輩，男孩不能殺掉或捕捉動作慢的動物，那是要留給他稱呼為長者的人，他的獵物只能是行動迅速且靈活的袋鼠和沙袋鼠，那是連騎馬都追不上的動物。此外，有詐騙等反社會行為的人不見容於這種類型的文明中。

婚姻的安排是依照獨特的部落模式進行，每個女孩都經由議會幫她決定一位丈夫。對澳洲原住民來說，太陽有一種至高無上的力量，而他們的道德典範就是依據這樣的概念建立的。

他們相信死後的世界，天空中無數的星辰都代表了每個死去原住民的靈魂，他們也教導部落裡的男孩和女孩，各種星座中的星星所代表的偉大人物，那些大人物曾克服生命中所有的誘惑，完全為他人的利益而活；他們實踐了信仰中偉大的信條，那就是如人所欲的服務他人。昴宿星團的七顆星星是七位美麗的少女，她們為部落服務奉獻的精神超越了其他女孩。真的很令人驚訝，這則故事竟然與希臘神話中，阿特拉斯和女神普萊爾妮所生七個女孩的故事如此相似。

考驗年輕男子對疼痛的忍受力和自我控制的力量，其中有一部分是在他畢業時舉行一項手術，這個測試同時列入他的成就獎章中。執行手術時，男孩需以背面躺下，讓指定的操作者敲掉他一顆上方的門牙。方法是在牙齒上放一根釘子，然後用石頭連續用力敲擊，男孩必須毫不退縮的忍耐疼痛，我們都目睹了換來這項文憑的傲人成績。在此之前，他們已完成其他許多嚴厲的體能極限考驗。

這些原始人民的視力出奇的好，他們能看到許多我們看不到的星星。與此相關的紀錄來自於對紐西蘭毛利人的官方記載，他們可以用肉眼看到木星的衛星，而白人得藉著望遠鏡才能夠看到，當其中一個星體被遮蔽時，這些毛利人就告訴正在使用望遠鏡的人，證明他們真的能看到衛星。據說這些澳洲原住民可以看到一千六百公尺外移動中的動物，這是一般白人根本看不到的。

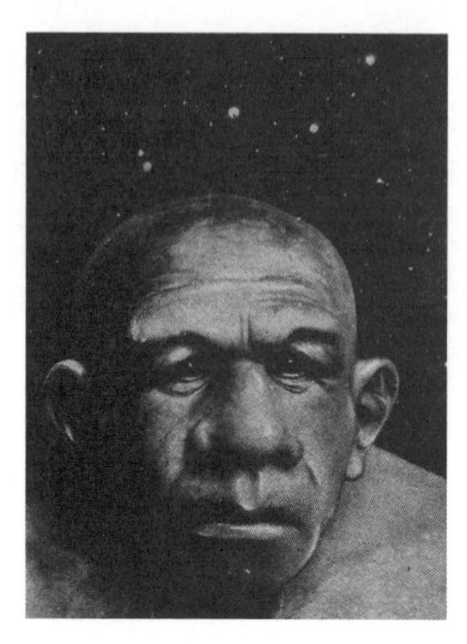

圖2　原始民族不需要眼鏡，他們的視力奇佳無比，甚至能看到一般人用望遠鏡才看得到的星體。他們就像其他動物一樣，知道該如何選擇對健康有益的食物。

（© Price-Pottenger Nutrition Foundation, www.ppnf.org）

被圈養的人

這些體格發育卓越的證明在在令我們讚賞，他們培育完美體格的能力和在那麼艱難的環境中將體格保持在最佳狀態的精神，實在令我們由衷的感到欽佩，那是對人類體能的最高試煉。澳洲的原始土著是自己命運的唯一主宰者，有著良好的發育和完美的體格，現代化土著則受到白人的影響，產生了急速的衰退；我們很懷疑，世界上有多少地方可以像這裡一樣，將兩者之間的差異呈現出如此強烈的對照。

白人奪走了他們原始的棲息地，一方面用保護區來供養他們，一方面又利用他們，使他們將勞力奉獻在現代各行的產業中。仍生活在澳洲孤立地區的原始土著和生活在現代社區的土著，兩著之間的對比，比這些優秀原住民與附近白人間的對比更為強烈。

我研究比較了世界各地不同的原始民族、現代化的原始民族、取代原始民族的白人，以及典型的現代化社會組織，很少發現（甚至可以說沒有）有白人像東澳洲的白人那樣，遭遇到蛀牙和臉部畸形等這麼嚴重的體質退化問題。但這個問題已經發生在原始民族原本居住的土地上，而且很快地成了

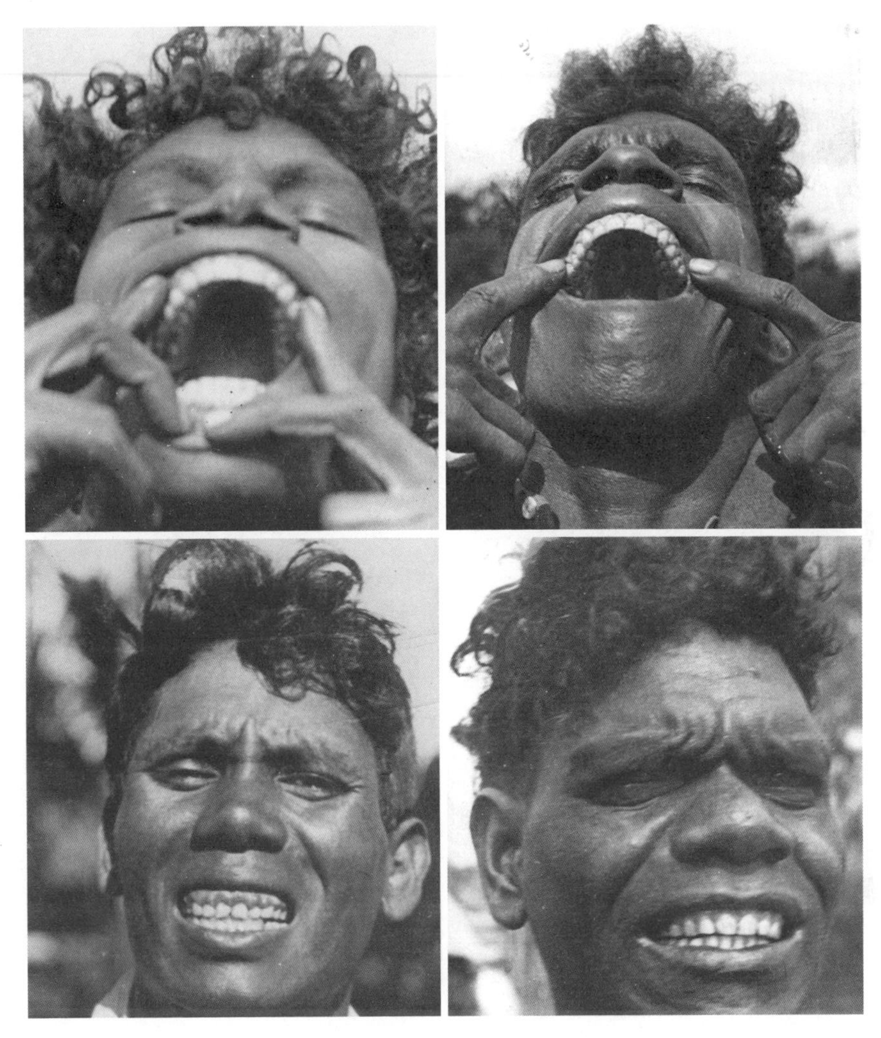

圖3　這些澳洲原住民的居住地大部分是長久乾旱的危險境域，世界上似乎沒有一個原始民族能像他們那麼懂得如何順應大自然的法則而值得受到高度讚賞，澳洲有一半的地方年雨量不到二十五公分。注意這些原始人民完美的齒弓和亮麗的牙齒，許多地區的人幾乎根本沒聽過蛀牙這回事。　（© Price-Pottenger Nutrition Foundation, www.ppnf.org）

澳洲原住民智慧的紀念碑，對入侵的現代文明發出警告。我們接觸過的每個孤立族群的原始民族，其人民都展現了完美的體格狀態，居住在沿海、能夠取得海產食物的部落，他們的身材更是高大、強壯。

住在布許的人是不穿衣服的，然而，集中在保留區的人則被要求穿衣蔽體。值得注意的是，這些人的臉形寬闊、勻稱，齒弓寬大、輪廓完美。這

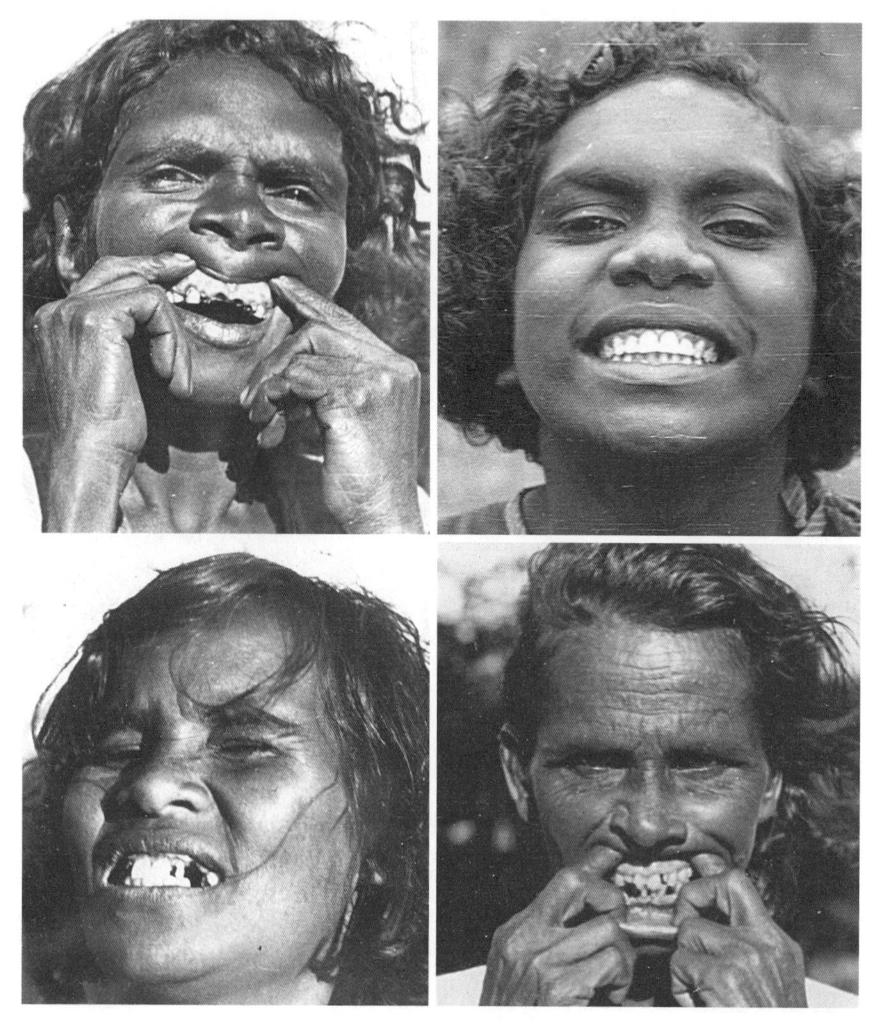

圖4　澳洲原住民一旦住到保留區裡並接受了白人的商業化食物，蛀牙就猛烈的爆發。齲齒摧毀了他們健康的外表，阻礙咀嚼能力，引發感染而嚴重損害身體。注意右上角的原始民族婦女與其他三位現代化的女性之間所形成的對比。

是大自然給予全人類的正常相貌，如圖3及圖4的右上角所示，圖3的左上圖是位女性。

我們仔細研究了變化的環境中的各種因素，收集食物樣本做化學分析，然後研究原始飲食的特徵，並與現代化飲食做比較。檢查過博物館中所有顱骨的牙齒，再與原始人民的牙齒做比較後，我們發現齲齒（或所謂的蛀

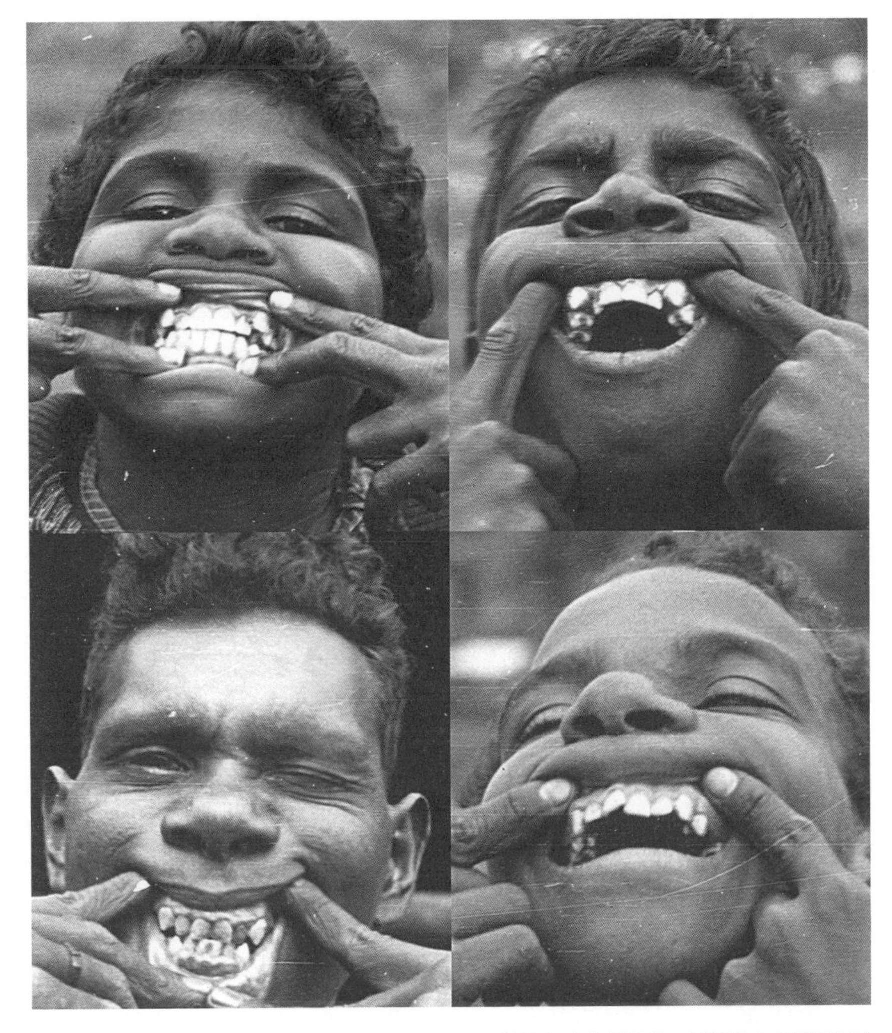

圖5　無論種族或膚色，原始人民接受營養不足的食物後所生的新世代，普遍發育出相同的臉部與齒弓畸形，以及骨骼缺陷。注意這些新世代澳洲原住民齒弓過窄和牙齒擁擠的特徵，以及這些特徵與現代白人臉部模樣的相似處。

（© Price-Pottenger Nutrition Foundation, www.ppnf.org）

牙），在孤立族群中極為罕見，然而，那些接受了白人飲食的原住民卻與白人一樣遭受嚴重的齲齒問題。遇到沒有機會取得天然食物來搭配白人食物的狀況，他們的處境更是雪上加霜。

圖4中明白揭露了這種現況，注意與右上角的對照。這些人因猛爆性齲齒而引發膿瘡，我們根本無法想像他們所必須忍受的痛苦。我們之前在太平

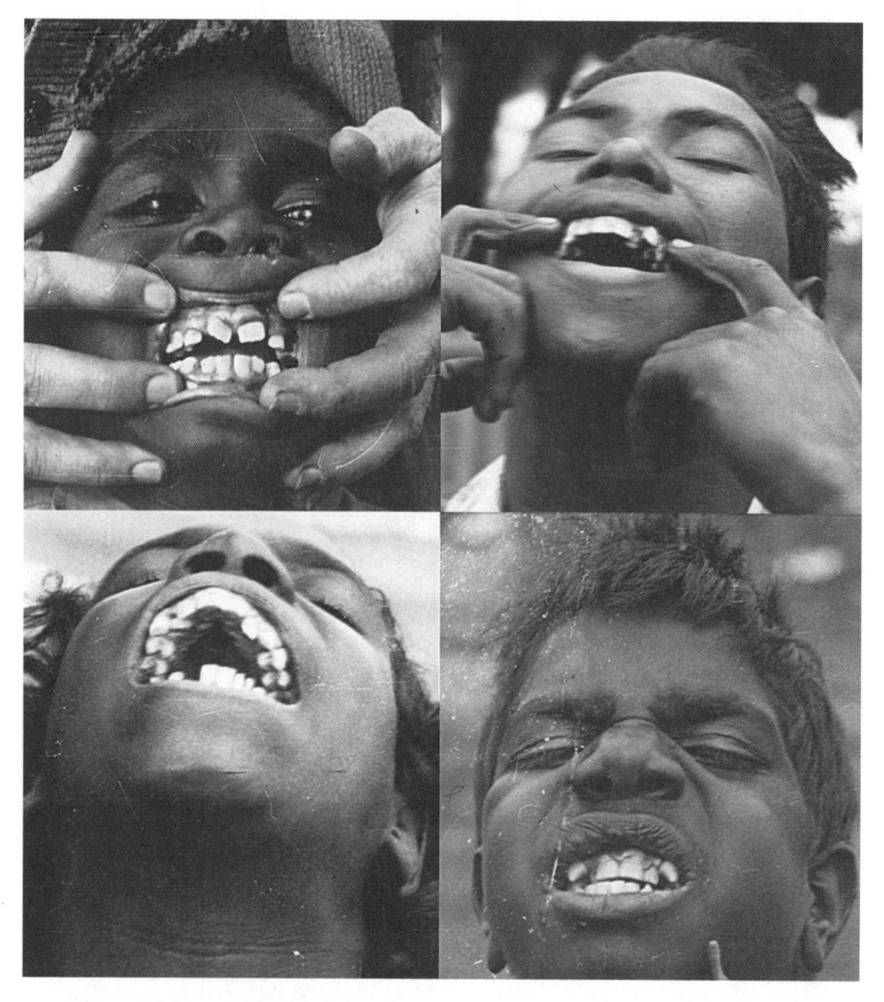

圖6　臉部發育失調往往嚴重到使鼻子的正常呼吸受阻，根本的原因則是上頜骨的發育缺陷。
（© Price-Pottenger Nutrition Foundation, www.ppnf.org）

洋地區中一些現代化島嶼上的發現，也在這裡發生了，沮喪與渴望死亡取代了許多人原本應有的快樂，世界上沒多少人體驗過這種沮喪與冀望一死以求解脫的感受。

我們的研究中，最重要的層面就是要取得相關資料，以找出現代文明中過於繁頻的臉部結構退化的因素——這種退化表現於臉部過窄及拉長，還有齒列不整。而這也是現代文明所面臨到，最明顯且最深具挑戰的現實——畢竟像澳洲原住民這樣原始的民族已經一代接一代的傳承了數千年之久（沒

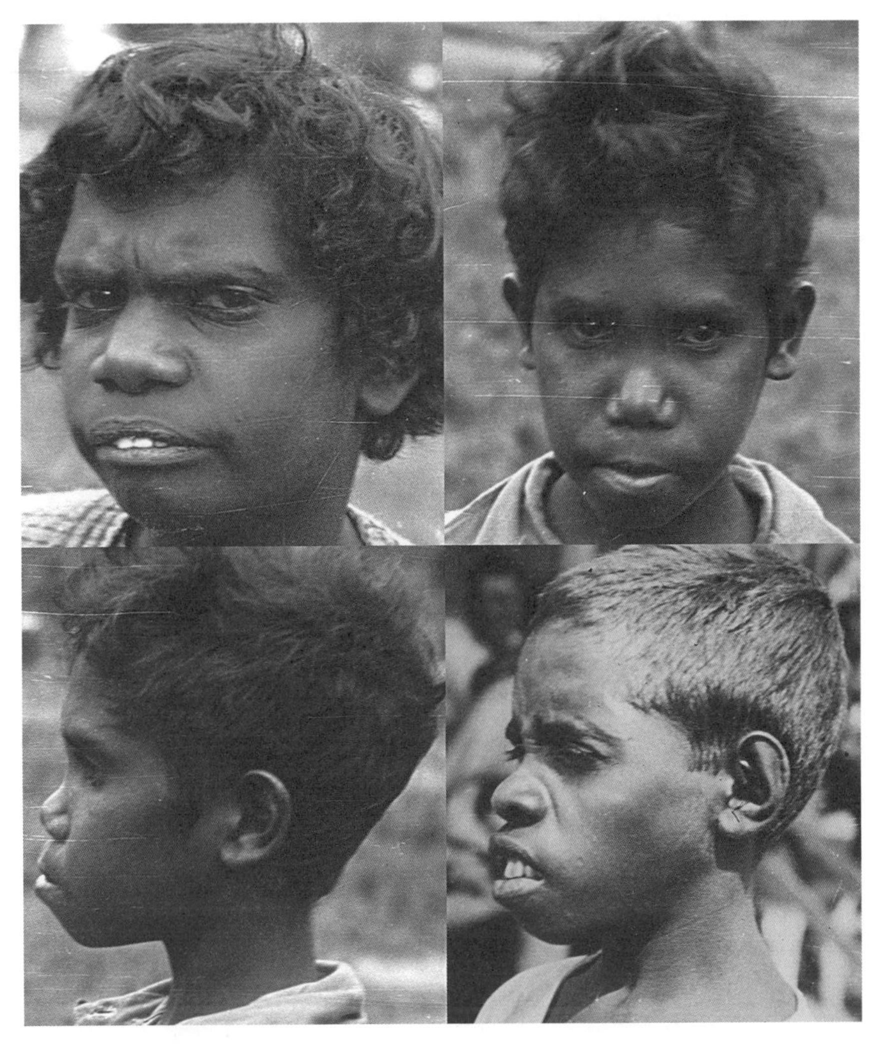

圖7　白人食物導致現代化澳洲原住民的各種臉部畸形，注意左上圖突出的下頜骨，以及所有圖中過狹的鼻孔和臉部畸形。（© Price-Pottenger Nutrition Foundation, www.ppnf.org）

有人知道到底是幾千年或幾萬年），卻從未發生任何一個明顯齒弓不整的案例。然而這些人民接受白人食物後所生的下一世代中，卻有大部分的孩子發育出齒弓不整及明顯的臉部畸形，且畸形的模式與白人文明中所看到的很類似，典型的案例參見圖5及6。嚴重的臉部畸形很常見於現代化的族群中，如圖7所示。

這些資料來源是位在勒帕羅斯保留區裡的澳洲土著，在雪梨附近，顯示原住民中有47.5%的牙齒被蛀蝕，有40%的人齒弓異常。這個族群裡的女性中有81.3%的牙齒被蛀蝕，男性是60.4%，小孩是16.5%，族群中罹患齲齒的人數比率是100%。

棕櫚島

棕櫚島是政府設置的保留區，位在距離澳洲大陸東岸約八十公里的外海，約在海岸線由下往上三分之二的地方，搭公設汽艇可達。這個保留區裡有許多來自澳洲大陸中部和東部各地的成年人，以及和父母一起遷入，或在父母遷入後才出生的孩童，島上的食物幾乎完全由政府提供。我們檢查了九十八個人，發現其中53.1%的人罹患齲齒，這個群組中全部的牙齒裡有8.9%的蛀牙，女性21.2%，男性14.2%，小孩5.8%。孩童裡50%的人有齒弓畸形的現象，成人中只有11%。

貝德弗角

貝德弗角位於澳洲東海岸由下往上約四分之三的地方，位置非常偏僻孤立，必須搭乘特派飛機才能夠到達。我們降落在海灘上，那兒的住民受到德國路德教會的管理，負責的人員奉獻了五十年的光陰為當地的土著服務；我們在負責人的言談中留意到，他對於自己所照顧的土著健康狀況迅速惡化感到十分憂心。

檢查了八十三個人的二千一百七十六顆牙齒後，發現有12.4%的蛀牙，在女性中的比率攀升到37.2%，男性為8.4%，小孩是6.1%；八十三人中罹患齲齒的人占48.1%。這個族群中有許多成年人出生於受到現代營養制度影響的栽植區裡，而許多小孩則出生於教區中。成人中齒弓畸形的比例占46%，孩童占41.6%。有人告訴我們說，死於結核病的案例也很頻繁。

保留區裡有自然環境下所孕育出來的野生動物，但這裡卻不准土著狩獵動物為食。與內陸遙遙相望的海岸是連綿的沙丘，原來的植被受風吹拂而漸漸縮減，終至湮滅。沿岸雖然有各種豐富的深海魚類，但土著卻沒有捕魚的工具，這種情況大大的限制住他們，只能依賴官方供給的進口食物維生。

洛克哈特河畔

我們的下一站是洛克哈特河畔，約在澳洲東海岸由下往上五分之四的地方，仍需使用特派飛機才能抵達。我們降落在海灘上，這裡的孤立狀況近乎完整，人民依賴海陸生物為食。澳洲的這個部分——稱做約克半島，仍然非常原始，幾乎尚未被白人人口侵入，這個地方並沒有道路，完全處於未開發的蠻荒狀態。

我們檢查了五十八個人、共一千七百八十四顆牙齒，發現所有的牙齒裡只有4.3%的蛀牙，女性中的比率為3.4%，男性為6.1%，孩童為3.2%；在這些男人中，有些在白人的牧場裡打工。孩童裡齒弓畸形的比率只有6.3%，成人是8.7%。因此在這個群組的所有年齡層裡，91.4%的人都保有自己民族的典型模樣，而貝德弗角只有50.6%，棕櫚島62%，勒帕羅斯60%。在洛克哈特河流域，罹患齲齒的人口有32.7%。

克沃溪保留區

位於卡平特里灣的約克半島，其西側有個保留區叫做克沃溪，我們搭乘特派飛機到澳洲北部托雷斯海峽的號角島，再改搭小船到星期四島，最後也是乘小船到達克沃溪。

我們在這個保留區裡檢查了三十五個人，發現他們的情況相當令人憐憫，據說這裡的死亡率很高。所檢查的九百七十六顆牙齒裡有24.6%的蛀牙，女性中的比率是60.7%，男性30.4%，小孩8.9%。有49.6%的人有齒弓異常的狀況，孩童裡齒弓畸形的比率是66.6%，成人只有9%，這些成年人中有許多都是在叢林裡長大的，我們所研究的人之中有68.6%罹患齲齒。

假若不是親眼見到，真的很難想像這些原始人民的處境如此不幸，被迫居住在一個非常受限制的地區，被迫依賴政府的供糧維生，而且他們也意識到，只要能重返以前正常的生活習慣，他們就能重獲健康與幸福的生活。我們看到許多人的牙齒長膿瘡，在圖8的右上角中，女孩臉上的膿汁透過瘻管滲出來。

在他們原本的生活裡，他們的食物就能夠維持身體健康並鞏固牙齒，根本不需要牙醫，而今卻是在需要牙醫時遍尋不著。我們能輕易地將過錯都

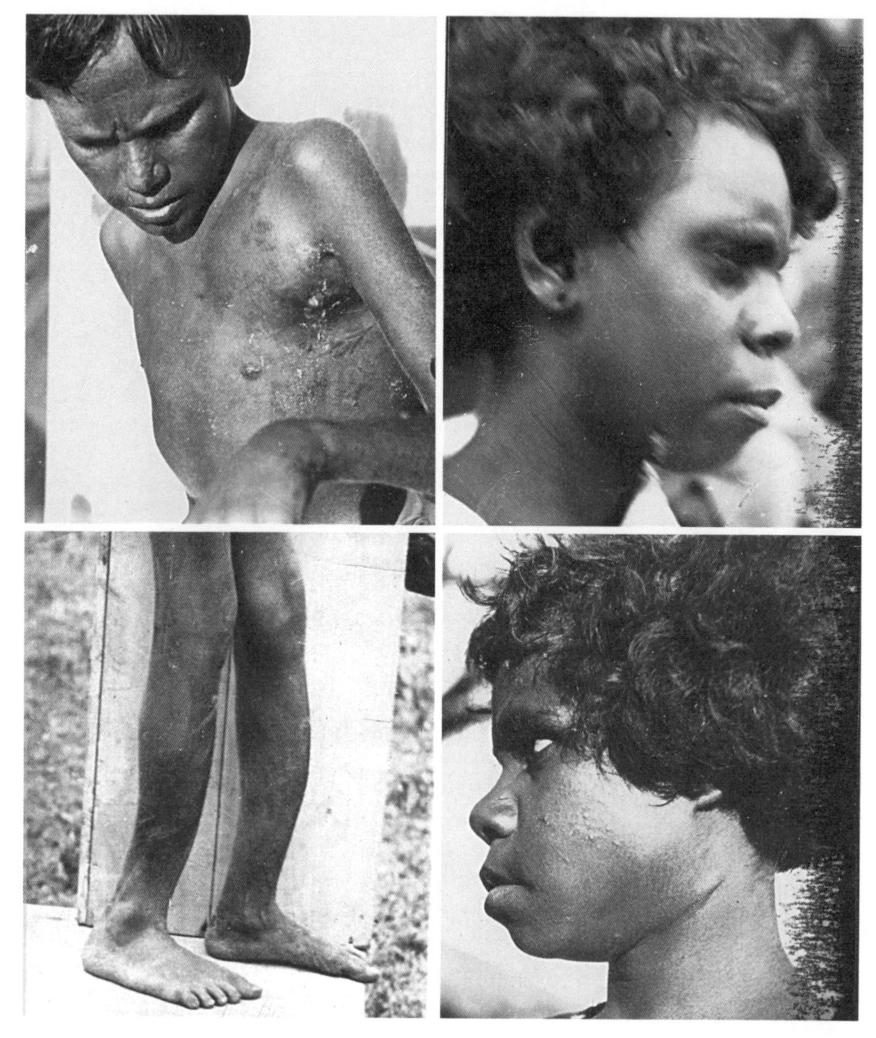

圖8　住在保留區的澳洲原住民，左上角的男孩罹患化膿的腋下淋巴腺結核病，右上角的女孩臉部的膿汁是從長膿瘡的牙齒滲出來的。左下圖中的男孩因營養不良而導致雙腳嚴重畸形，右下圖的女孩頸部罹患淋巴腺結核病。

（© Price-Pottenger Nutrition Foundation, www.ppnf.org）

歸咎在把現代化食物提供給原住民、使他們身體衰弱的官員們身上，但請記住一點：在某種程度上，幾乎所有的現代文明都是自己產物下的受害者。

養珠船隊的組員

我們得到一個機會研究另一群澳洲原住民，那是養珠船隊的十八位組員。在這個群組裡總共檢查了五百五十四顆牙齒，其中有5.7%的蛀牙。這些人可以再區分為兩組，一組是在布許長大的，另一組是在教區中長大的。十三位在布許長大的人，三百六十四顆牙齒中連一顆蛀牙也沒有，而且也沒有任何齒弓畸形的現象。對照之下，另外五位在教區中長大的人，一百四十顆牙齒中有19.3%的蛀牙，40%的人有齒弓異常的現象。

這個公家船上的廚師是來自於澳洲北部的澳洲原住民，曾在軍艦上受訓成為營養師，他的牙齒幾乎都蛀光了。儘管澳洲土著都有相當完美的牙齒，而這位受訓成為白人的營養師的土著，卻因為蛀牙和牙周病而幾乎掉光了牙齒，這真的非常耐人尋味！

比較沿海與內陸

目前為止所報告的原住民裡，其中有許多人來自於澳洲內陸，也有許多人一直住在海邊。這兩種類型的地區所提供的食物是截然不同的，住在海邊的人能夠從大海取得海產動物，包括魚類、儒艮（或稱海牛）、各種貝類和少許海藻。住在內陸地區的人無法取得海產食物，但有陸上動物搭配植物性食物食用。

對我們來說，能接觸到長居在澳洲內陸保留區內的原住民相當重要，我們取得連繫的地方是一個叫做吉伯格的公設保留區。研究的對象是一個典型的族群，包括四十五個人、共一千二百三十六顆牙齒，檢查結果發現全部的牙齒中有42.5%的蛀牙，在女性中是43.7%，男性64.6%，小孩5.6%；所有檢查的人之中罹患齲齒的人數比率為64.5%。

很有意思的是，我們發現其中許多男性都在牧場裡工作。成人齒弓畸形的比率為11.7%，孩童則攀升到50%。另外，據說在這三個群組中，結核病的發生率都相當高。在圖8左上角可以看到一個罹患腋下淋巴腺結核病並化膿的男孩；右上圖中的女孩牙齒長了膿瘡，膿汁經廔管從裡面滲到外面的臉上；下方是畸形的雙腿和頸部罹患淋巴腺結核病的女孩。

位於海岸線上的保留區能夠取得海產食物，我們預期那裡的人能夠從這些食物中攝取到特殊類型的營養，推海德的保留區就是這樣一個適合的地方，我們因此研究了那兒的原住民。檢查了二十一個人，齲齒的罹患率是89%，七百七十四顆牙齒中有39.7%的蛀牙，有62.5%的女性、70.9%的男性，以及20.8%的孩童罹患齲齒。這些孩子的父母親大多吃政府和教會提供的食物，許多的孩子都在這樣的環境下出生。這個群組裡83.4%的孩子有齒弓畸形的情況，成人則是33.3%。

在澳洲其中一個保留區裡（食物幾乎完全由政府提供），我注意到一個現象，嬰兒接受母親以母乳哺育後反而變得虛弱、生病，有的還因此死亡，這是那裡的負責人告訴我的，其他官員也從旁詳細補充。在將食物改成濃縮的全脂牛乳後，嬰兒就恢復健康，然而，再讓他們回到母親的懷裡接受哺乳，他們便又開始生病。我們的疑惑是：**那些母乳為什麼不夠營養？**

稍後負責人告訴我說，在保留區的豬圈裡仍以廚餘來餵養豬隻，結果豬隻虛弱到像得了痲痺症一樣無法站立。這個在嬰兒及豬隻身上所產生的症狀應該是缺乏維生素A引起的，需要補充維生素A。

澳洲原住民接受政府提供的食物後體質迅速退化，這樣的證明方式肯定比動物實驗還具說服力。這是個值得關切、更令人擔憂的大事，某種營養制度竟能讓體質退化得如此迅速——而這還是現代人普遍接受的飲食方式。

善用營養的育兒達人

澳洲原住民的孩童生活是極其有趣的，孩子們從很小的時候就要學習獨立、照顧自己，當孩子看起來不夠強壯時，做母親的就會顯得憂心萬分。圖9中是兩位典型的母親和她們的小孩，原住民小孩就跟照片中的小孩一樣，對任何事都充滿強烈的好奇心，一點兒也不會驚慌害怕。

這些原始人民了不起的智慧由棕櫚島公立學校的校長證實，一位母親死後，她的嬰孩由外婆代為照料，而外婆近年來並未生育小孩，她用原始的祕方讓自己產生母乳。方法是將一種活生生的蟲子直接做成藥膏——那種蟲子把巢築在某種樹的葉子上，然後她把藥膏大量的抹在自己的胸部，短短的時間內，她就分泌了大量的乳汁可以為孩子哺乳。他們把這種蟲拿給我看，我趁巢穴被打開時拍下它的外觀及其內部構造。擔保這個習俗真實性的人還

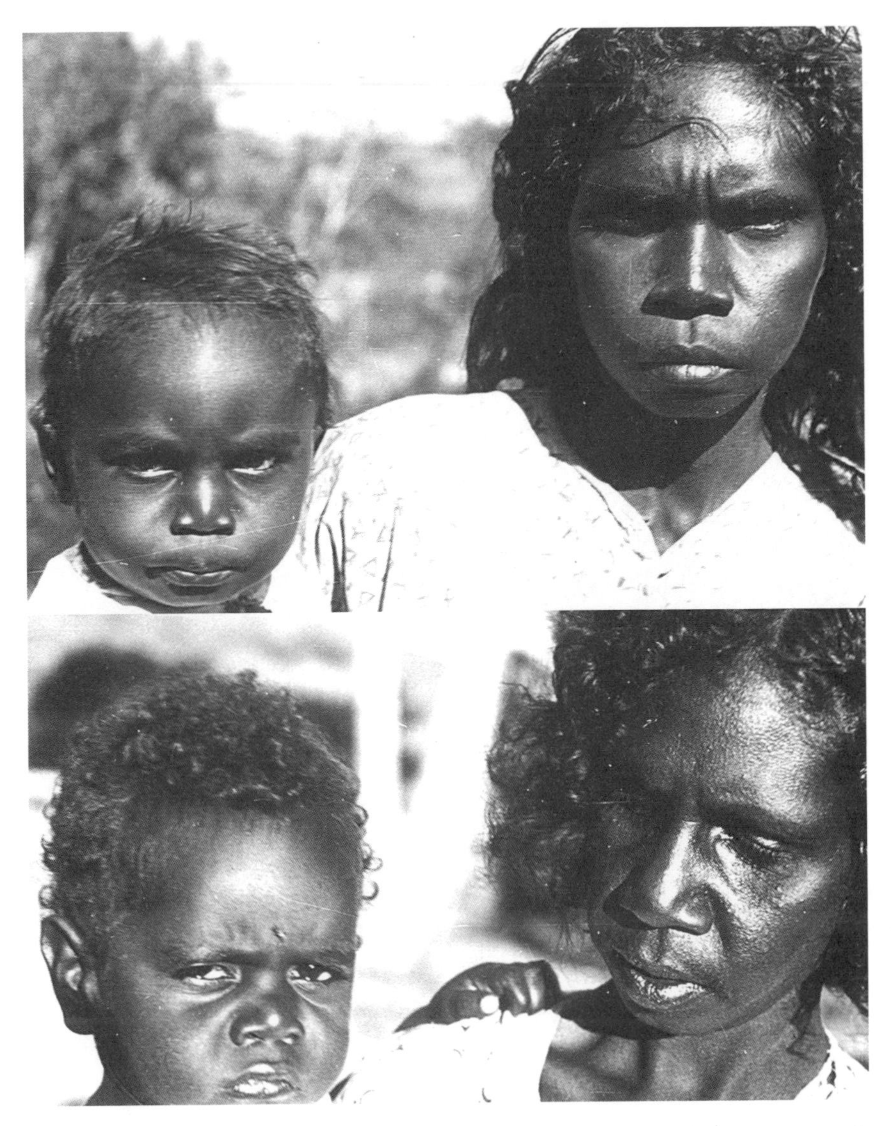

圖9　典型的原住民母親與孩子。　（© Price-Pottenger Nutrition Foundation, www.ppnf.org）

聲稱，他們曾親眼目睹整個過程，因此十分清楚真相，他們還說，這在澳洲原住民中是很普遍的常識。

另一個關於澳洲原住民的重要資訊來源，是來自於雪梨和坎培拉的博物館——尤其是雪梨的博物館——對骨骼與顱骨所做的研究。那兒有為數可觀的顱骨可供研究，我檢查了許多個，發現它們的齒弓都很完美，牙齒狀況

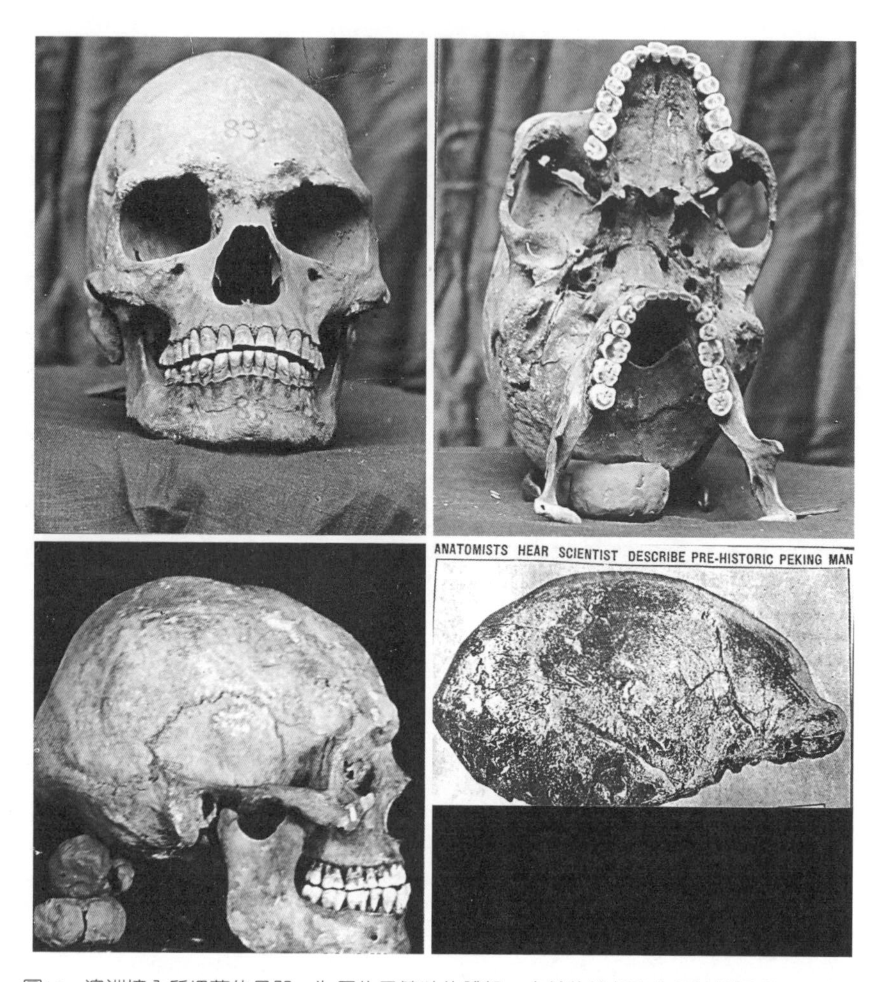

圖10　澳洲境內所埋藏的骨骼，為原住民健壯的體格、完美的臉部和齒弓結構提供了可靠紀錄。下半部的照片是典型澳洲原住民的顱骨形狀，與之對照的是最近發現的北京人顱骨，距今約一百萬年前。　（© Price-Pottenger Nutrition Foundation, www.ppnf.org）

極佳，幾乎沒有蛀牙。與從內陸那種不毛之地運到博物館的顱骨相比，這些顱骨的特徵證明了他們擁有內陸顱骨所缺乏的素材。由於海岸邊便於取得海產食物，他們的顱骨規格普遍看起來更粗大、厚實。圖10中可看到幾具顱骨中的正常齒弓和頭部樣式。他們的眉眶骨十分厚實，是這個民族的特徵。

我之前引用過韋登萊奇博士的報告，其內容提及澳洲土著的顱骨和最近在中國山洞裡發現的北京人顱骨很類似。圖10中有兩組對照圖，左邊的是在雪梨博物館中拍攝的澳洲原住民顱骨，右邊是北京人顱骨的輪廓。韋登萊奇博士強調他觀察的結果：把澳洲原住民、北京人和黑猩猩的顱骨擺在一起比較時，北京人的模樣和發展程度看起來介於其他兩者間。澳洲原始人的顱骨在頂端處稍高，腦容量大得多。北京人眼窩上的凹陷比黑猩猩淺，而澳洲原始人最淺。眼窩上的隆起處形成突出的眉骨，澳洲原始人的眉骨比北京人淺，而黑猩猩的眉骨則最為突出，從第九章圖10中的黑猩猩臉上可看到突出的眉眶。

北京人顱骨距今的時間從好幾十萬年到一百萬年都有，一位著名的人類學者曾主張，澳洲原始族群是世界上最原始的人類種族中，唯一至今尚存的。假如有一個一千五百公尺長的秤子，二・五公分代表十年，那麼很顯然的，在最後面的幾公分中，退化作用會比前面的所有時間都來得多，這是個很值得關注的問題，借這個比喻多少可窺知我們現代文明在退化作用上所產生的毒害。

由於缺乏雨水、土壤貧瘠，這些人的食物種類和數量都相當有限，他們以植物的根、莖、葉、漿果、草種籽和一種當地的豌豆為食，再搭配各種大小型動物的肉。能拿來食用的大型動物有袋鼠和沙袋鼠，小型動物中則包括各種齧齒動物、蟲子、甲蟲及其幼蟲，以及從河流與海洋裡所取得的各種生物。在能取得鳥和鳥蛋的地方，他們也會被拿來食用。他們能在現有的配額中取得平衡，以提供建立完美體格和修補身體所需的營養。澳洲原本有好幾個地區可以供養大群的原始民族人口，現在除了保留區裡的少數地方外一個都不剩。這樣的地區正在迅速消失中，他們的生產力已大幅減退，死亡率則遠超過出生率。

在這片極其荒蕪而乾枯的土地上，能吃的植物無論對人或動物來說都很貧乏，然而即使如此，這群人民遵從大自然定律的精神歷千年而不衰，並藉此培養出卓越的體能。**雖然澳洲原住民享譽為世界上現存最古老的種族，然而現今的他們一旦放棄天然食物並接受白人的現代化食物，就立即面臨了迅速消失的危機。**對他們來說這不是選擇的問題，而是必需性，因為在偌大的澳洲大陸上，剩下來的少數人被集中到保留區裡，他們根本沒有辦法取得天然食物，也被迫依賴白人文明所提供的食物維生；他們用自己的悲劇證明了白人飲食制度的不足。

借鏡原始智慧

- 澳洲原住民的追蹤技巧堪稱一絕，現代化城鎮中的警察局都會設置原住民員警來追蹤罪犯。他們能從路徑上所有的足跡中辨識出犯人的足跡，每片翻轉過的葉子或裸岩上的每顆沙粒，對他們來説都是重要的線索。
- 從未聽聞澳洲原住民有偷竊之類的犯罪行為，一位護士將錢、珠寶和其他私人物品隨意放置，數以百計的原始土著路過時都可以拿得到，但她從來沒丟過任何東西。
- 澳洲原住民男孩不能殺掉或捕捉動作慢的動物，那獵物是留給長者的，他的獵物只能是行動迅速且靈活的袋鼠和沙袋鼠，那是連騎馬都追不上的動物。
- 根據紐西蘭的官方記載，毛利人可以用肉眼看到木星的衛星，而白人要藉著望遠鏡才能夠看到，據説這些澳洲原住民還可以看到一千六百公尺外移動中的動物，這是一般白人根本看不到的。
- 無論種族或膚色，原始人民接受營養不足的食物後所生的新世代，普遍發育出相同的臉部與齒弓畸形，以及骨骼缺陷。
- 澳洲原住民一旦住到保留區裡，並接受了白人的商業化食物，蛀牙就猛烈的爆發，他們根本沒有辦法取得天然食物，也被迫依賴白人文明所提供的食物維生——他們用自己的悲劇證明了白人飲食制度的不足。

Chapter 11

海之驕子

——托雷斯海峽島民——

在研究營養與體質特徵的關係時，重要的是要觀察接觸文明時，在環境中可能產生的變因。我之前的研究顯示，能取得大量海產食物的人民，再加上陸上植物——包括根、綠葉和果實等營養，就能享有良好的體格發育，並保有一致的種族特徵及對齲齒的高度免疫力。我們希望能挑選居住在熱帶或亞熱帶氣候中的種族，他們的祖先與我們之前所觀察的不同，且剛好位在與現代文明接觸的地點上。我們或許能在那裡發現高水準的完美體格，也就是雖然處在現代化過程中，但仍然食用天然食物的族群。

托雷斯海峽各島的齲齒狀況

為了記錄在南方與北方、以及東方與西方接觸點上的亞洲人和馬來人所受到的影響，我們選擇了澳洲北方島嶼的居民做為研究對象。在托雷斯海峽中，有許多富饒的島嶼，每個島嶼都足以供養數百至數千人。這些大海中的族群四周就是豐富的海洋生物，過去孤立的環境一直給予他們充分的保護，這些土著民族也因此能一直保持血統的純正，包括巴布亞人、新幾內亞人、莫布亞克人（Mobuiages）、阿拉昆人（Arakuns）、肯達爾人（Kendals）和揚卡人（Yonkas）。我們可以在許多圖示中看到這些族群完美的齒弓，其中許多女孩都很迷人，如圖1所示。

由於澳洲政府官員的大力幫助，我們得以在托雷斯海峽的幾個島嶼做

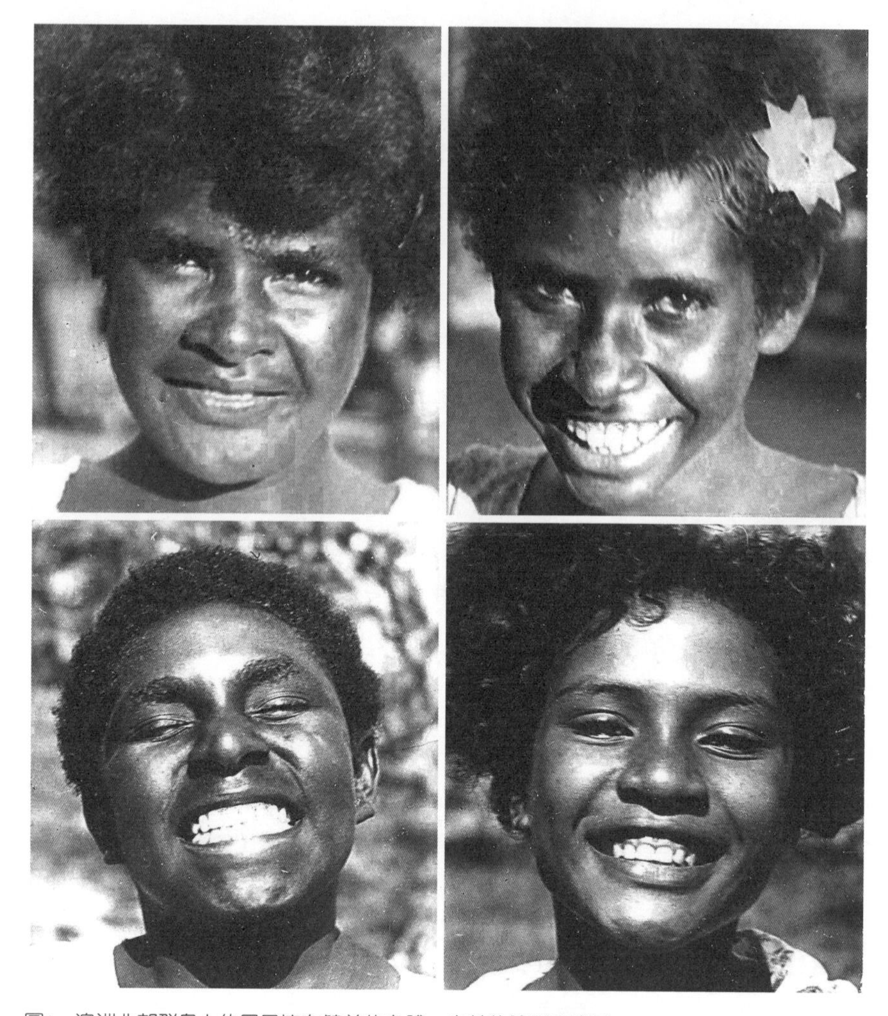

圖1　澳洲北部群島上的居民擁有健美的身體、完美的臉形和齒弓。
（© Price-Pottenger Nutrition Foundation, www.ppnf.org）

研究。當地管理人安排了官船，並且親自將我們介紹給當地的酋長和官方代表，由管理人和公營商店的總經理陪同我們進行調查。島上商店的營利所得都拿來支付政府的行政支出，店裡的食物主要包括白麵粉、精製米、罐頭食品和糖，此外還有現代化的服飾。我們依照商店設置的先後時間安排去各島嶼研究的順序，記下這些島嶼的自然狀態對我們來說很重要，它們有些是火山噴發形成的，內陸崎嶇不平、有深凹的峽灣；有些則是珊瑚礁島。這些島嶼都位於海洋生物富饒的地帶，也是世界上養珠業最興盛的地方。

巴杜島

巴杜島擁有商店的時間最久，總共有二十三年。檢查二十個人、共五百八十六顆牙齒中，有20.6%的蛀牙，即95%的蛀牙率。但很可惜，我們待在島上時受到暴雨襲捲，幾乎無法繼續進行研究，假如檢查的對象具有母親身分，數據無疑的會更高。在學校所檢查的孩童，他們的牙齒中有18.8%的蛀牙，男性為21.9%。吉布森博士（Gibson）被政府派來這個島上做抽血檢驗，他提供給我的數據顯示有60%的牙齒受到齲齒的侵襲，在孩童的群組中有33.3%的齒弓異常，而成人齒弓異常的比率只有9.1%。

約克島及達恩利島

在約克島上檢查了六十五個人、共一千八百七十六顆牙齒，所有牙齒中有12.7%的蛀牙；女性的蛀牙比率是20.2%，男性是12.1%，孩童是7%；孩童齒弓異常的比率是47.1%，成人則是27%。

這個島上的居民接觸養珠業已經有幾年的時間，好幾位男性一直在漁船上工作，所檢查的六十五人中，罹患齲齒的人數比率是67.6%。

在達恩利島上，我們檢查了三十三個人，共九百顆牙齒裡有5.7%的蛀牙，商店最近才出現在這個島上。在女性的牙齒中有16.6%的蛀牙，男性是6.3%，孩童是4.1%。島上兒童齒弓異常的比率是29.6%，成人14.3%，整個群組中罹患齲齒的人數是46.1%。

莫芮島

莫芮島上最近才設立了商店，檢查三十九個人的一千〇七十四顆牙齒中只有0.7%的蛀牙，在女性的牙齒中有2%的蛀牙，男性1.7%，孩童0.26%，這個群組中蛀牙的人數只有12.8%。值得注意的是，這些土著意識到進口食物的危險性，情況甚至嚴重到我們一度擔憂前往這座島上是否會安全堪慮；土著對政府的措施持反對態度，這也使得上次來訪的政府員差點與他們發生流血衝突。檢查的結果顯示，這些島上的齲齒現象明顯的與政府商店設置的期間長短有直接關係。此島對於齲齒的抵抗力近乎100%，14.3%的成年人有齒弓異常的現象，孩童則是34.4%。

星期四島

星期四島位於族群中行政中心的位置，雖然它是托雷斯海峽裡最理想的避風港，能夠為小船提供保護，但它原本並非土著的居住地。他們認為那兒不適於居住，因為那裡的土壤太貧瘠，無法提供適當的植物性食物來搭配島嶼四周豐富的海洋食物。居住在此區的白人幾乎都集中在這個島上，他們是行政官員和養珠業商人的家眷，由於土壤貧瘠的關係，幾乎所有的食物都要靠船運過來，只有白人能從海裡取得微薄的食物。

島上有許多土著家庭，小孩上土著學校，父親們在養珠船艦上工作。三艘船艦上的三十個人，共九百六十顆牙齒中只有三十五顆或3.6%的蛀牙。三十人中有五個人、或16.3%的齒弓異常。那些人告訴我，齲齒發生在他們登船工作及開始食用船上所提供的食物後。

我們在星期四島上的土著學校檢查了二十三個孩童，他們家中的食物大部分都從商店購得，共六百六十四顆牙齒裡有12.2%的蛀牙。這些星期四島的孩子中，有許多人都是出生在父母接受政府提供給島民的商業食物後，二十三個人中有43.5%的人齒弓異常。

雖然我原本預計是要從與現代文明接觸的土著民族中取得相關資料，但只要有機會，我們也會從白人族群中取得資料。在星期四島的一所白人學校裡，我們檢查了五十位孩童的齒弓，但所遭遇到的窘境是，白人對檢查他們孩子齲齒的問題相當敏感。臉部發育的數據揭露，五十名檢查的孩童裡64%有臉形及齒弓發育不整的問題。從圖2的上半部可看到在土著學校所拍攝的一群小朋友，圖下半部是在白人學校拍攝的一群白人女孩。臉部發育的不同處立即顯而易見，一名白人老師的兒子（見圖6，左）臉部很明顯的發育不全；一般而言，土著有寬闊的齒弓，而許多白人的牙齒都很擁擠。土著無論大人與小孩都食用天然的食物，但白人的父母及兒女都食用進口的現代化商業食物，如罐頭食物。

漢夢德島

鄰近星期四島的漢夢德島，近到划著小船就能到達，這個島上的居民因此能夠在星期四島上白人聚落的商店裡購物。但與星期四島不同的是，漢

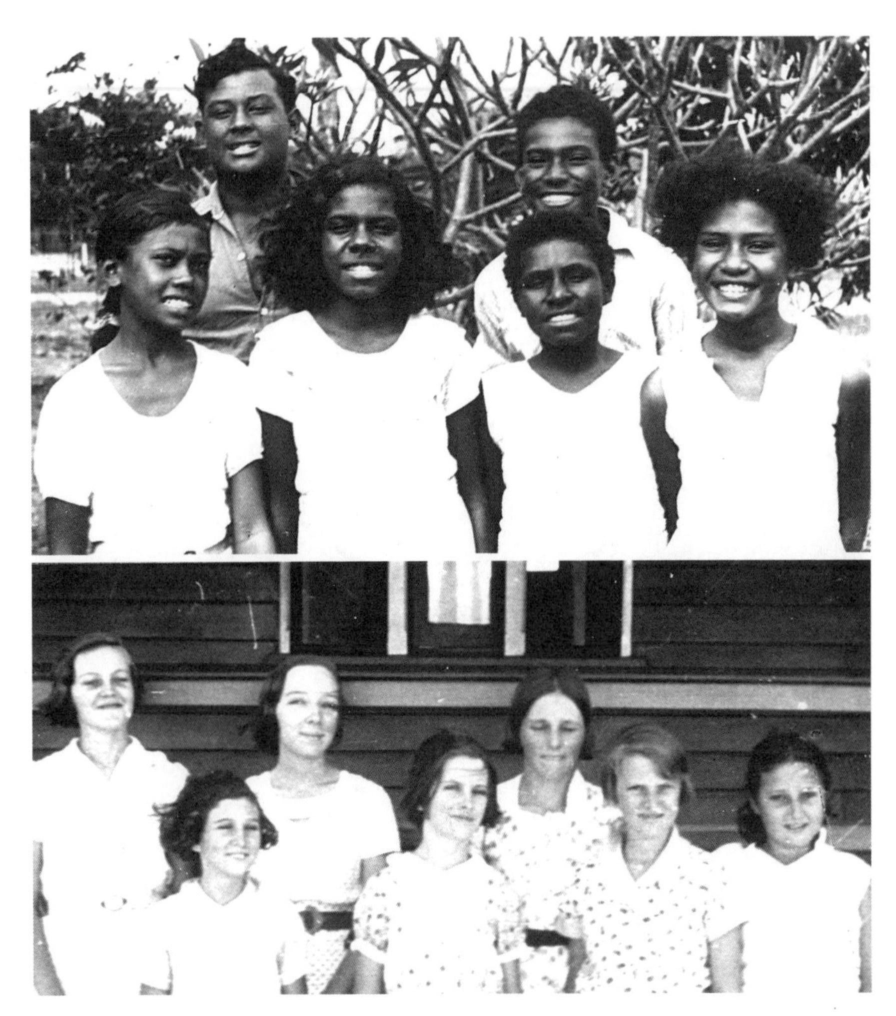

圖2　星期四島上兩種族群的學童。注意土著們美麗勻稱的臉龐，以及白人發育明顯失調的臉部結構。　（© Price-Pottenger Nutrition Foundation, www.ppnf.org）

夢德島非常富饒。我們檢查了二十七個土著，七百三十二顆牙齒中有16.5%的蛀牙，且40%的人多少有齒弓畸形的情況。檢查過教會學校的孩童後，我詢問島上是否有完全沒受到現代文明影響的孤立家庭，我因此被帶到島的另一邊，拜訪一個孤立生活的家庭。這個家庭一直依靠自己的資源維生，他們栽種的植物包括香蕉、南瓜和番木瓜，這個家庭裡有三個女兒，其中一個還生了個五個月大的嬰兒，八十四顆牙齒裡只有六顆蛀牙，相當於0.7%，而這個島上整個族群的蛀牙比率是16.5%。

這三名女孩的齒弓和相貌發育都很正常，她們的照片顯示在圖3中。她們的母親不在家——儘管當時海象艱險，她還是如常的出海捕魚。不久後，她拎著兩條魚進來（見圖3的右下角），那是他們生活成功而幸福的主要祕訣之一。

這個教區的天主教神父告訴我，該家庭幾乎從來不會要求任何協助，卻總是願意幫助別人，他們快樂且教養良好。值得注意的是，發生在其他島嶼上許多家庭的臉部慢性退化問題，並未發生在這個家庭裡。

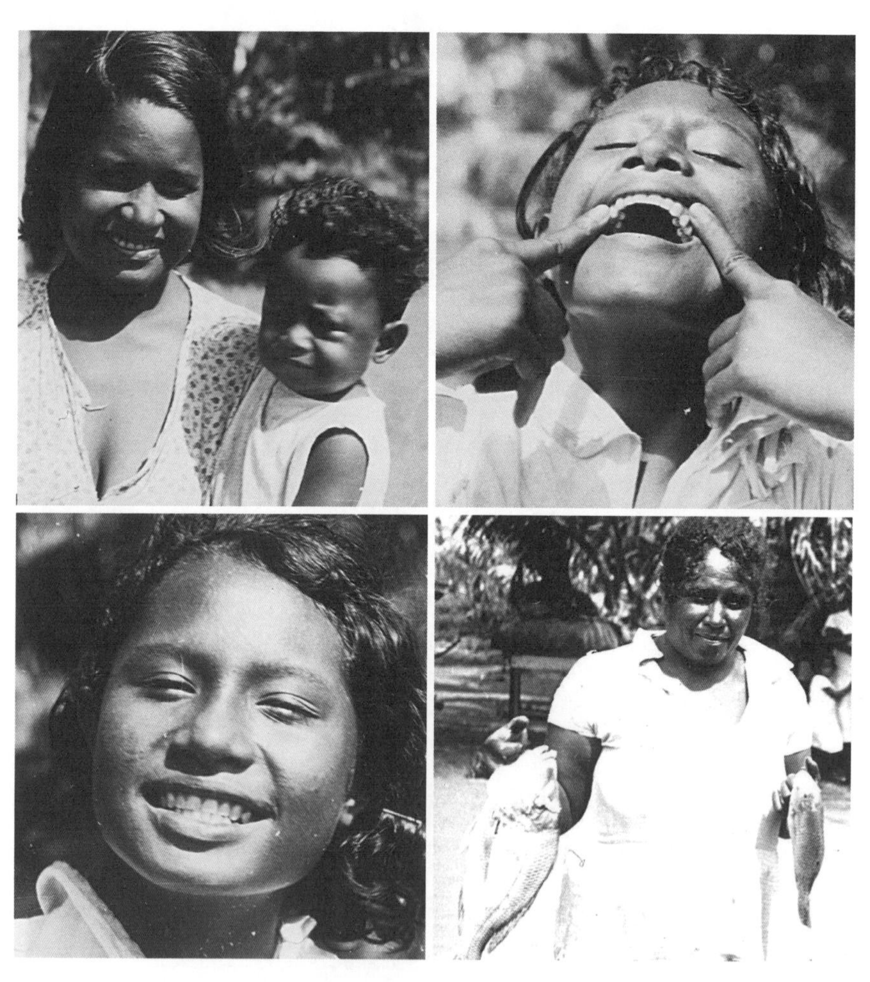

圖3 這些照片可以組成一個有趣的故事，右下角的祖母知道海洋食物對孩子及孫子的重要性，因此親自捕魚。注意她三名女兒漂亮的牙齒及完美的臉形。

海上蛟龍

檢查了各島嶼中各年齡層的牙齒，齲齒發生率從巴杜島最大的20.6%到莫內島最小的0.7%。

圖4是來自莫芮島的居民，注意他們明顯寬闊的齒弓。這個島上的土著意識到當地食物的優越性，希望他們的人民不要到政府的商店購買食物。此島位於大堡礁上，有豐富的小型魚，魚群非常稠密，土著往往只要將一支多叉矛投擲到魚群中，就能一次得到好幾條魚。當然，這種情況也提供了鯊魚源源不絕的食物，常能看到牠們在小型魚群的四周徘徊，然後衝入魚群張開大嘴，狼吞虎嚥地吞下成堆的魚。

我們很驚訝當地人願意到鯊魚出沒的海域以刺矛捕魚，但土著們告訴我說，那兒的魚群太豐富，多到鯊魚從未想要攻擊人類。其中一位土著用自己的獨木舟把我載到能近距離拍攝鯊魚的地方，為了顯現他對鯊魚的藐視，他毫不猶豫的站到獨木舟的一端，朝水裡那隻怪物投擲刺矛，刺矛立即被鯊魚彈開，牠並未感到一絲害怕，或因此逃離現場。

我照片中的鯊魚游得太靠近海岸，使得牠為了騰出空間游動而被迫將背鰭和尾巴的上半部抬離水面。看到牠尾巴移動的景象真是難得一見，牠不像其他的魚一樣，以我所熟悉的方式左右搖擺的游動，而是一次轉動尾巴二分之一或四分之三圈，就像船的螺旋槳推進器一樣，然後以倒轉的動作將尾巴轉回來。這種運動可以在瞬間產生速度，使鯊魚能夠迅速地往前衝，以圍繞的方式困住小魚，最後再張開大嘴衝到魚群裡。

數不清的小魚因此驚嚇得躍出水面，白白給了鳥兒捕食的機會，鯊魚大啖鮮魚餐時，總會有一大群鳥跟在上頭。鳥兒一看到鯊魚突然發動襲擊，便會立刻向下俯衝，趁機捕捉躍出水面的小魚。土著漁民們就是利用鳥展開攻擊時，從瞭望處鎖定魚群的位置。雖然對於是否有些種類的鯊魚會攻擊人的問題意見分岐，但我們確實在一位採珠人身上看到鯊魚巨大的咬痕所留下的疤。

有個島誘捕鯊魚的方法很特別，島上的人們用一種特殊的工具發出聲音——就是以兩個一半的大貝殼在水面相互敲擊，鯊魚會被這種聲音吸引，

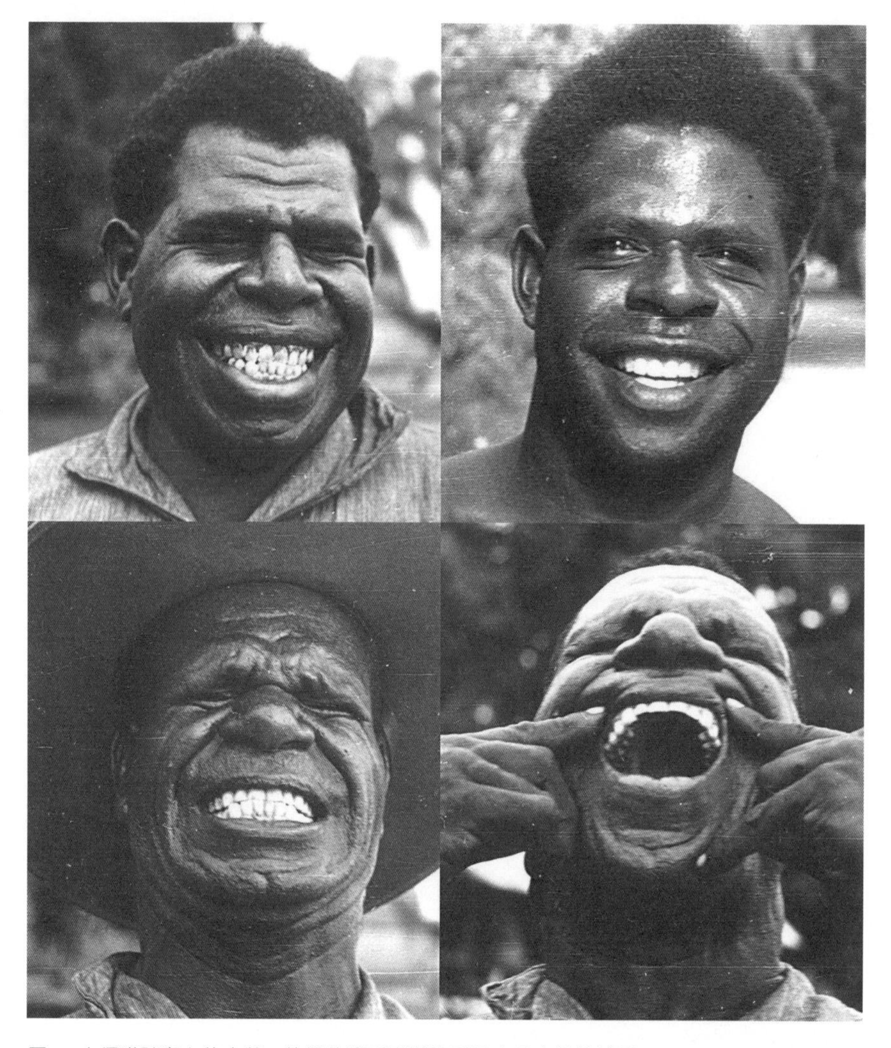

圖4　大堡礁諸島上的土著，他們的齒弓形狀達到了十分完美的境界。
（© Price-Pottenger Nutrition Foundation, www.ppnf.org）

然後他們便一個接一個的拿著尖銳的棍子跳入水裡，棍子是用來防身的。他們用椰子纖維做成的套索俐落的套在鯊魚的頭上及背鰭上，等牠筋疲力盡之後再拉到岸邊。

土著泳者的力氣大到讓人難以置信。這些水域中時常括起時速八十公里的強風，採珠船也因此暴露在撞上珊瑚礁而變成碎片的危險中。我們曾經歷過這樣的強風，有一回，一艘採珠船在一塊露出水面的岩石附近失事，一位強壯的泳者將二十幾位組員救到岩石上，而他自己則在連續浸在水中三十二小時後獲救。

採珠船上供應給船員的糧食大多是商業化的食物，這些人在船上連續工作了一、兩年，或者在海上一待就是六個月，這期間他們都吃這樣的食物，他們也因此罹患齲齒。當蛀蝕接近或達到牙髓腔時，水深處的高壓常會令人產生非常惱人的疼痛，往往使他們必須放棄採珠的工作。

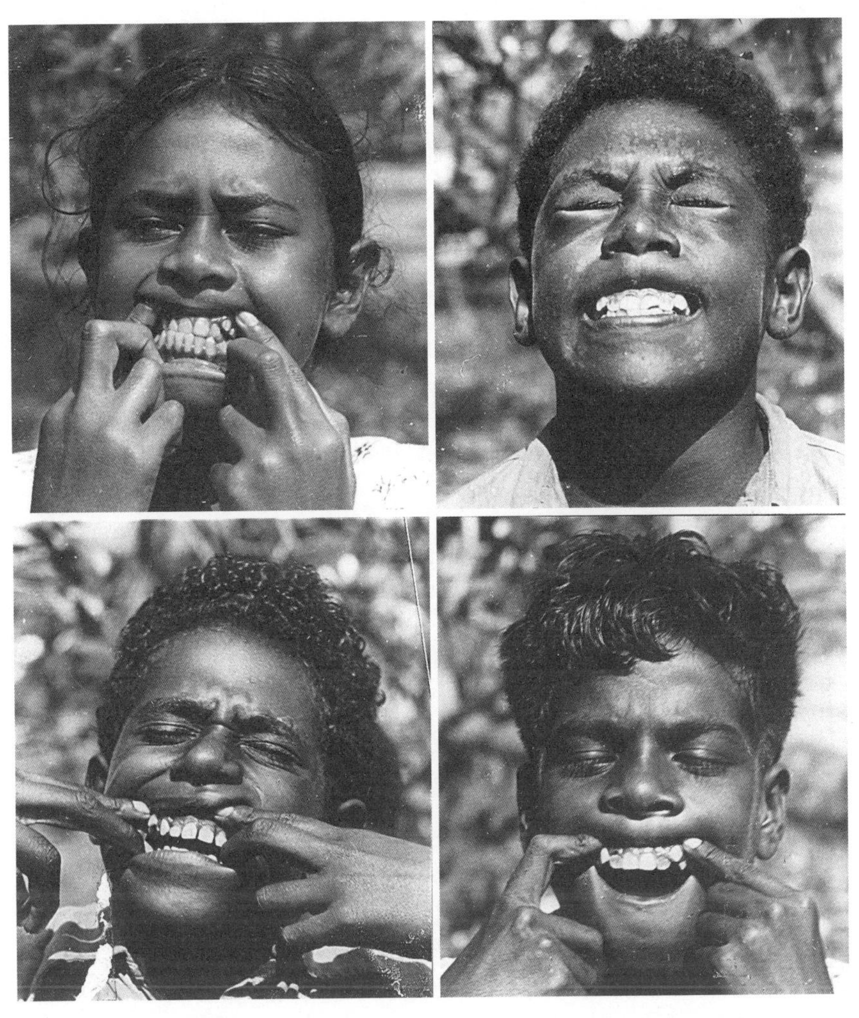

圖5　這些年輕的土著出生於父母接受現代商業化食物之後，注意他們過窄的臉形和齒弓，使得鼻孔狹縮、牙齒擁擠，即使是優越的遺傳因子也無法保護他們。

（© Price-Pottenger Nutrition Foundation, www.ppnf.org）

姑且不論這些人屬於哪個部落族群，托雷斯海峽諸島所有居民的體質特徵就是發育強健的身體和寬闊的齒弓，此外，那些一直只依靠天然食物維生的人，對於齲齒的免疫力幾乎是100%。這些人是天生的水手，即使在波濤洶湧時，他們仍毫不猶豫的搭乘自製的船出海做長途旅行，**他們能夠判斷海面下看不見的珊瑚礁的位置**——透過浪潮翻越暗礁時掀起的高度，以及水面所顯現的特殊色調來做判斷。這種能力非常不可思議，但這一切對我來說都太過微妙，就連他們伸手指給我看時，我也仍然看不出來。

我們發現托雷斯海峽諸島上的居民裡，所有出生於現代食物現身前的人幾乎都擁有形狀正常的齒弓。然而，許多家庭都居住在商店進駐了好一陣子的島上，星期四島的進口食物更是有數十年的歷史了，很多人甚至出生在接受進口食物之後，他們齒弓畸形的情況就很嚴重。圖5中可見到實例，典型的側邊凹陷，上齒弓過窄，犬齒異常突出，全是因為缺乏讓牙齒正常生長的空間所造成的。圖6中是兩位臉部畸形的白人男孩，圖7是白人孩童罹患猛爆性齲齒的狀況。

我們特別關注於有助於找出與這些畸形現象有關的自然力量。恆齒是成人發育的一部分，在恆齒冒出前，這些問題都不會完整的顯現出來，因此

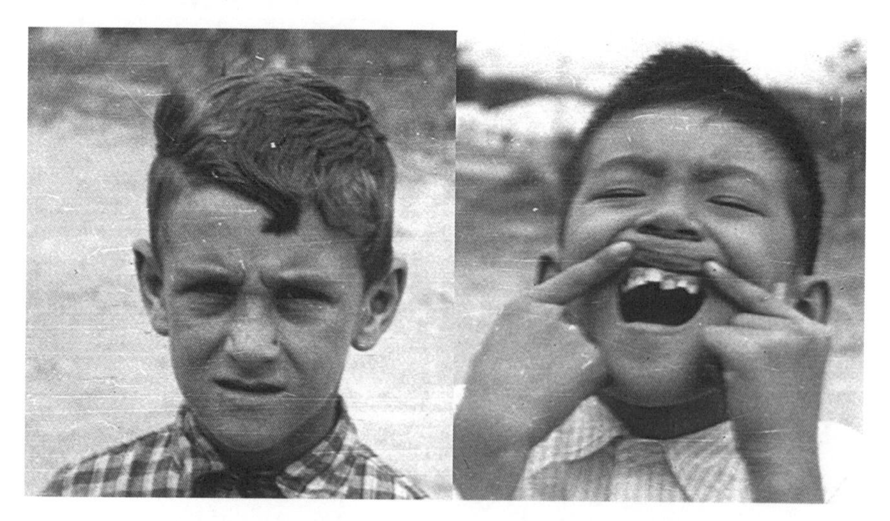

圖6　這些孩童來自於星期四島上的白人殖民區，注意他們狹縮的鼻孔和畸形的齒弓，以及擁擠的牙齒；左邊的男孩習慣用口呼吸。

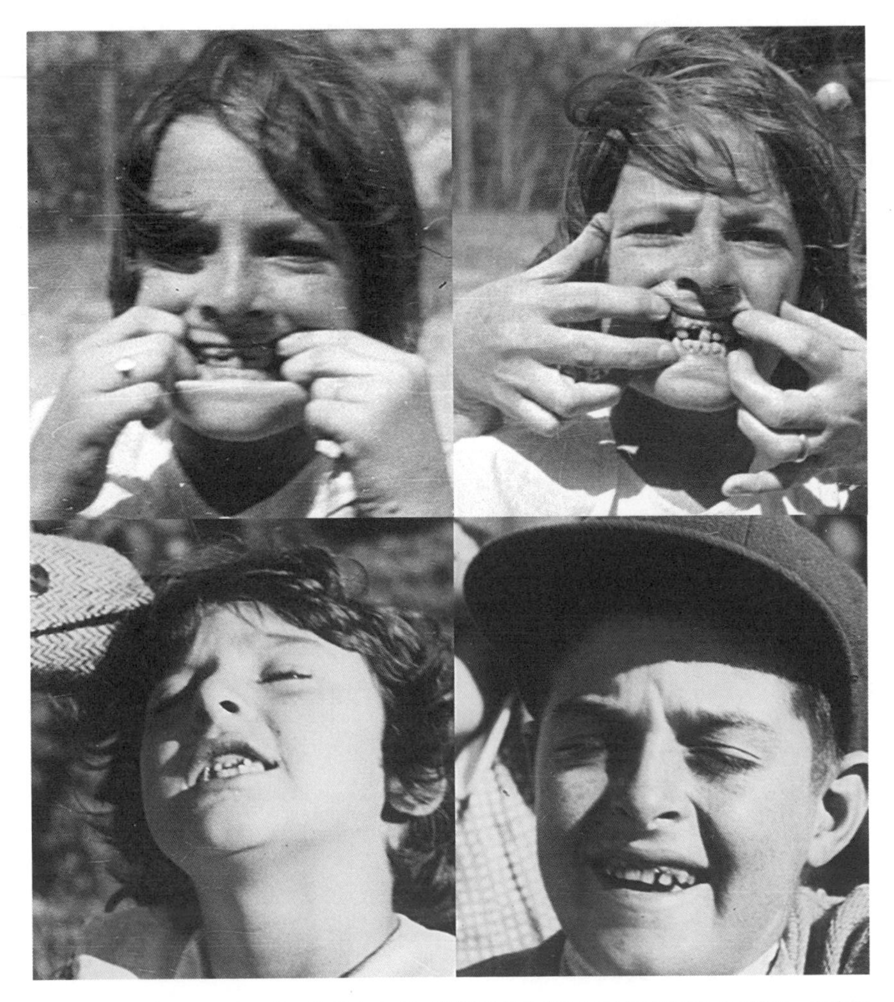

圖7 就像其他每個地方一樣，這些白人寧可選擇現代化食物而付出嚴重蛀牙的代價。與完美無缺的土著相比，他們的情況堪憐。世界上最棒的食物就在他們唾手可及的地方，但他們卻無動於衷；圖中是現代白人的典型特徵。

（© Price-Pottenger Nutrition Foundation, www.ppnf.org）

人們很容易將畸形認定為孩童成長時期所發生的問題，結果便是歸因於孩子錯誤的呼吸習慣、吸吮大姆指、姿勢不正或不良的睡眠習慣。

很難找得到比托雷斯海峽諸島上的原始土著更快樂、更滿足的人，他們能如此快樂是因為未與現代文明有所接觸，的確，他們似乎非常厭惡現代化的入侵。他們不僅擁有近乎完美的身體，還擁有合群的個性及高度優越的品格，與他們接觸時，我們不斷的感受到快樂、和平與健康的氛圍。

這些人並不懶惰，但他們的確不用為了取得食物而辛苦奮鬥。他們幾乎不需要什麼生活必需品，他們的家庭生活已達到了非常高度的理想境界，而且生活中幾乎沒有犯罪。

在原始的狀態中，他們鮮少發生疾病。負責督導這個族群的公設醫師寧莫（J. R. Nimmo）告訴我，在他與這些人相處的十三年裡，他只見過一個惡性腫瘤的案例，他懷疑這可能是四千個土著人口中，唯一的一個癌症病例。他還說，在這段期間裡，他曾為白人動過好幾回惡性腫瘤的手術——約莫有三百次之多，此外，在原始民族中，其他需要外科手術干預的感染案例也非常稀少。

托雷斯海峽諸島的環境為人們提供了豐富而大量的海洋食物，以及土壤肥沃的島嶼，可以栽植適量的熱帶植物並快速成長，芋頭、香蕉、木瓜和梅子等都很多產，海洋食物包括為數可觀的大型魚及小型魚、儒艮，以及各種貝類。這些食物使土著養成健壯無比的體格，且對齲齒幾乎有完全免疫的能力。然而，在接受白人食物的地方，土著們就開始產生體質退化的典型特徵，例如失去對齲齒的免疫力、後代在臉部和齒弓結構上有顯著的改變，以及對疾病的抵抗力大幅降低。

借鏡原始智慧

- 研究顯示，能取得大量海產食物的人民，再加上陸上植物（包括根、綠葉和果實）等營養，便能享有良好的體格發育，並保有一致的種族特徵及對抗齲齒的高度免疫力。
- 養珠船艦上工作的人有3.6%的蛀牙率，他們的齲齒都是在登船工作及開始食用船上所提供的現代化食物後產生的。
- 島上有個仰賴天然食物維生的家庭，即使海象艱險，家中祖母仍舊為了補充家人的營養而如常出海捕魚，這樣的堅持換來了全家人0.7%的蛀牙率（比吃現代化食物的島民低了近二十五倍）。

- 人們很容易將畸形認定為孩童成長時期所發生的問題，將其歸因於孩子錯誤的呼吸習慣、吸吮大姆指、姿勢不正或不良的睡眠習慣，因為在恆齒冒出前，這些問題都不會完整的顯現出來。
- 這裡的公設醫師表示，在與原始民族相處的十三年裡，他只見過一個惡性腫瘤的案例，這可能是四千個土著人口中唯一的一個癌症病例，而同一段期間裡，他已為白人動過三百次之多的惡性腫瘤手術。

Chapter 12

體格最完美的民族

——紐西蘭毛利人——

既然紐西蘭因原始環境中的民族而聞名遐爾，我們因此特地想到此地做研究。皮克瑞爾（Pickerill）曾對紐西蘭毛利人做過非常深入的研究，方法是檢驗顱骨及以原始方式生活的毛利人。他表示：

「檢驗了二百五十個來自於蠻荒時代的毛利人顱骨，我僅在二具顱骨中發現蛀牙，罹患率為0.76%。將馬默里（Mummery）和我的調查結果平均後，毛利人的蛀牙率為1.2%（共三百二十六具顱骨）。這個數字比愛斯基摩人的還低，顯示毛利人是齲齒免疫力最好的民族，有統計數據為證。」

比較到目前為止所取得的數據，我們發現古大不列顛人和盎格魯薩克遜人的後裔，受齲齒之苦的比率高達86%到98%，檢查五十名完全生活於歐式環境的毛利學校學童，發現他們之中有95%的人罹患齲齒。

請注意以上數據是罹患齲齒的人數百分比，除了所有牙齒中的蛀牙比率之外，我也會引用這種數據。皮克瑞爾所研究的族群，其蛀牙比率是0.05%，相當於每二千顆牙齒中有一顆蛀牙。

領先全球的牙齒保健

我們特別感謝紐西蘭政府不遺餘力的大力幫助，為了能夠順利進行這些研究，我事前花了兩年多的時間與政府官員書信往來。我們前往澳洲的途中，船曾在紐西蘭的奧克蘭停泊一天。當時接見我們的是紐西蘭衛生部口腔

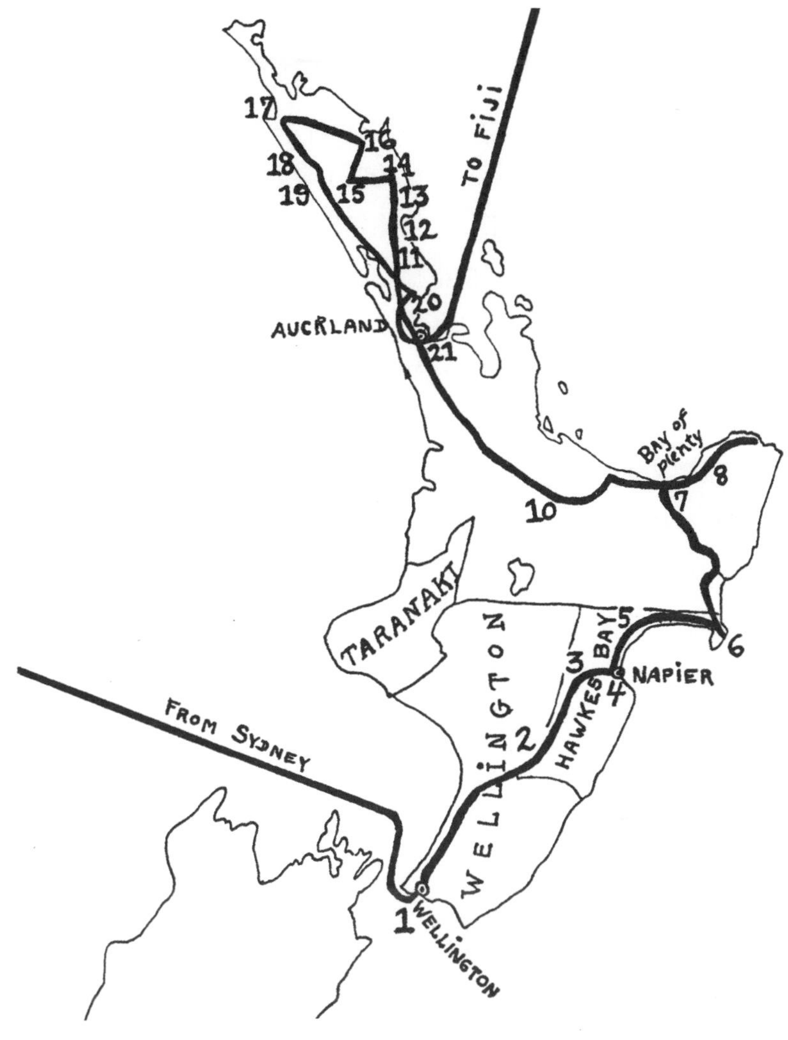

紐西蘭行政區

1.威靈頓（Wellington）
2.普克羅拉結核病療養院（Pukaora TB San.）
3.威帕瓦（Waipawa）
4.胡卡萊拉大學（Hukarora College）
5.努哈卡學校（Nuhaka school）
6.瑪希亞半島（Mahia Peninsula）
7.羅克可萊（Raukokore）
8.塔卡哈（Tekaha）
9.羅托奇（Rautoki）
10.洛特露亞（Rotarua）
11.塔荷洛（Rotarua）
12.韋俄密奧（Tehoro）
13.堤胡雅胡（Teahuahu）
14.瓦卡拉拉（Whakarara）
15.凱可黑（Kaikohe）
16.莫道利灣（Mautauri Bay）
17.阿希帕拉（Ahipara）
18.馬努考（Manukau）
19.拉文納（Rawena）
20.艾里斯利（Ellersile）
21.維多利亞女王學校（Queen Victoria School）

衛生局局長桑德斯上校，他從威靈頓議會大廈被派來提供協助。另外還有政府提供的私人嚮導，以及前往各個毛利人聚落的交通工具。

在照顧成長中的孩子上，紐西蘭為世界設立了一個標竿。紐西蘭大部分的學校裡都有牙齒保健服務，在桑德斯上校的督導下，每個學校都聘有一位受過訓練的女性負責保健工作，這些年輕女性的醫術品質遠勝於美國牙醫的平均水準。這些針對十二歲以下孩童們實施的牙齒保健方案，讓家長們十分安心，這項服務很快地拓展到各個社區裡。在我返鄉後，聽說當地政府正規劃將這項服務提供給紐西蘭的每個社區。

毛利人在工藝上的成就充分展現在雕刻方面的天分與卓越技巧，小男孩、小女孩們都能做出漂亮的雕刻品與編織品，所有的土著建築物上所裝飾的雕刻工藝往往都很精緻。

我們很開心的發現全紐西蘭的公立學校旁都設立了整潔且設備完善的建築物，那是土著及白人的牙齒保健中心。在許多社區裡，兩、三個學校共用一位護理人員，孩子們會被帶到中心的牙齒保健室，或在各個學校附近所準備的手術間，護理人員則穿梭於各地區之間。圖1是典型的牙齒保健室，站在前面的是桑德拉上校和他最得力的女性護理人員。

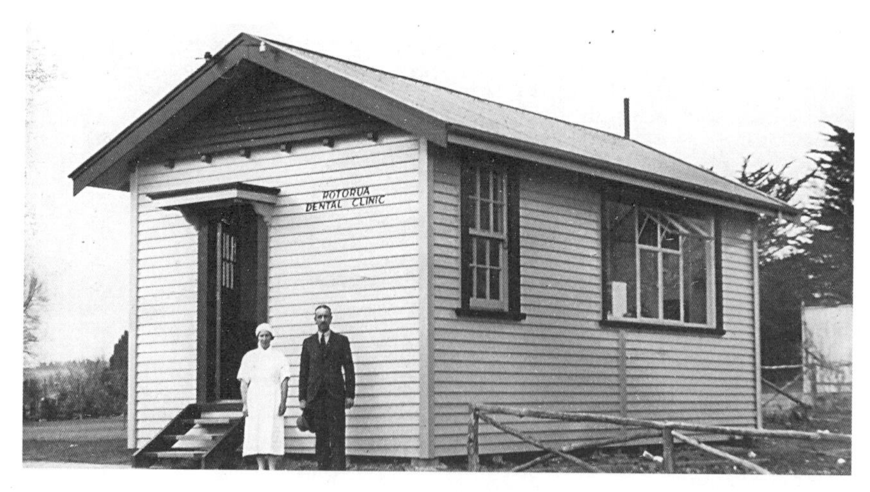

圖1　紐西蘭為十二歲以下的兒童提供免費的牙齒保健服務，此項服務不因膚色而有所區別。這是一個典型的牙科診所，與學校體系維持合作關係，由受過專業訓練的牙科保健專家負責運作。圖中是這個系統的負責人，桑德斯上校。

（© Price-Pottenger Nutrition Foundation, www.ppnf.org）

我曾建議從衛生部找兩位觀察員陪同我們，或安排他們到方便觀察的地方幫我做翻譯，衛生部為我們安排了二到五位的觀察員，包括該部門的官方代表。這趟行程的計畫得到國會中一位毛利人議員的大力幫助，他是阿帕拉那・恩加塔先生（Aparana Ngata）。

雖然紐西蘭是擁有少數人口的新國家，總人口約只有一百五十萬人，但高速公路的建設已迅速延伸到所有現代化的地區。為了接觸到最偏遠的族群，往往需要偏離公共道路而走蠻荒小徑。幸而這個任務沒那麼艱難，因為現在是旱季，我們可以涉過許多溪流，這在其他季節是不可能辦得到的。十八天下來，我們平均每天走一百五十公里，拜訪過二十五個地區，對土著毛利人家庭和土著學校裡的孩童做檢查，這些族群各代表了現代化過程中的不同階段，其中包括少數白人學校和結核病療養院。

因為紐西蘭北島的人口就占了全國的95%以上，我們的調查研究對象便只限於本島。行程開始於北島南端的威靈頓，然後循序向北移動，這樣我們可以接觸到現代化土著及原始土著的兩大中心，不過，原始土著的人口僅占所有土著中很小的部分。

各族群的齲齒數據

詳細檢查的內容包括針對二十二個族群所做的測量及拍攝紀錄，對象主要是公立學校裡年紀較大的學童。在二十二個學校裡檢查了五百三十五人，共一萬五千三百三十二顆牙齒，共有三千四百二十九顆、也就是22.3%的蛀牙。在現代化程度最深的族群裡，蛀牙率是31%到50%；在最孤立的族群中，蛀牙率只有2%。在現代化程度最深的族群裡，齒弓畸形率是40%到100%；在許多地區裡，老一代的人齒弓形狀正常的比率是100%。然而，就我們所檢查的孩童而言，齒弓畸形的比率卻高得多。

早期科學家研究並接觸過原始的毛利人，他們檢查毛利人顱骨中的牙齒及齒弓情況所做的報告，與以上的數據形成了強烈的對照。他們的報告顯示，兩千顆牙齒裡只有一顆有齲齒，齒弓形狀幾乎100%的正常。

我的調查研究在北島以下地方進行。普克羅拉結核病療養院提供了四十位土著毛利人讓我研究，他們大部分是年輕男性和女性，而身在現代化的機構中，他們食用的自然是紐西蘭白人的現代化食物。齲齒的高發生率以及成人90%、兒童100%的齒弓畸形，都證明了他們受到現代化的影響。

那培爾有一所毛利女子就讀的胡卡萊拉大學，那些女孩大多來自於現代化的土著家庭，目前生活在現代化的機構裡，她們的現代化表現在齲齒與齒弓畸形的高發生率上。

借著政府官員的協助，我們得以在努哈卡學校研究許多學童的父母，蛀牙廣泛的蔓延並活躍在男性及孩童之間。

瑪希亞半島上有一支孤立的族群，新舊世代間的差異相當明顯。這些人民能夠很方便的取得海洋食物，而大量食用這類食物的人都擁有最健康的牙齒。有一群孩子在此地土生土長，大部分依賴天然食物維生，他們的牙齒裡只有1.7%的蛀牙。

我們研究的其他地方還有：羅克可萊、塔卡哈、羅托奇、洛特露亞、塔荷洛、韋俄密奧、堤胡雅胡、凱可黑、瓦卡拉拉、莫道利灣、阿希帕拉、馬努考、拉文納、艾里斯利、奧克蘭的維多利亞女王學校，以及威帕瓦。

紐西蘭因風景優美而聞名，南島則因為峰頂積雪及冰河地形而被人稱為南方的阿爾卑斯山，南、北兩島上共有七萬名毛利人，其中南島只有兩千人，另外大多數都在北島上。冬季時北島的許多山頂都是一片白雪皚皚，而少數更高的山峰在夏季時分也積著白雪。由於冰河河道幾乎都連綿至海洋，使得南島沿海的海岸線非常曲折；北島的海岸線破碎不整，有些地方相當崎嶇，到達瑪希亞半島的道路是沿著海灣邊緣的岩石海岸地形。紐西蘭最重要的產業是酪農業，以及羊毛養殖業。

齲齒免疫力的退化

毛利人因體格健壯聞名於世，這也使他們成為完美的標的，如今卻漸漸消逝在現代化的過程中。然而，透過政府的協助，我總算能看到許多體格優異的人種。圖2中是四名典型的毛利人，從他們身上能看到許多部落體質的優異特點，請注意他們完美的齒弓。

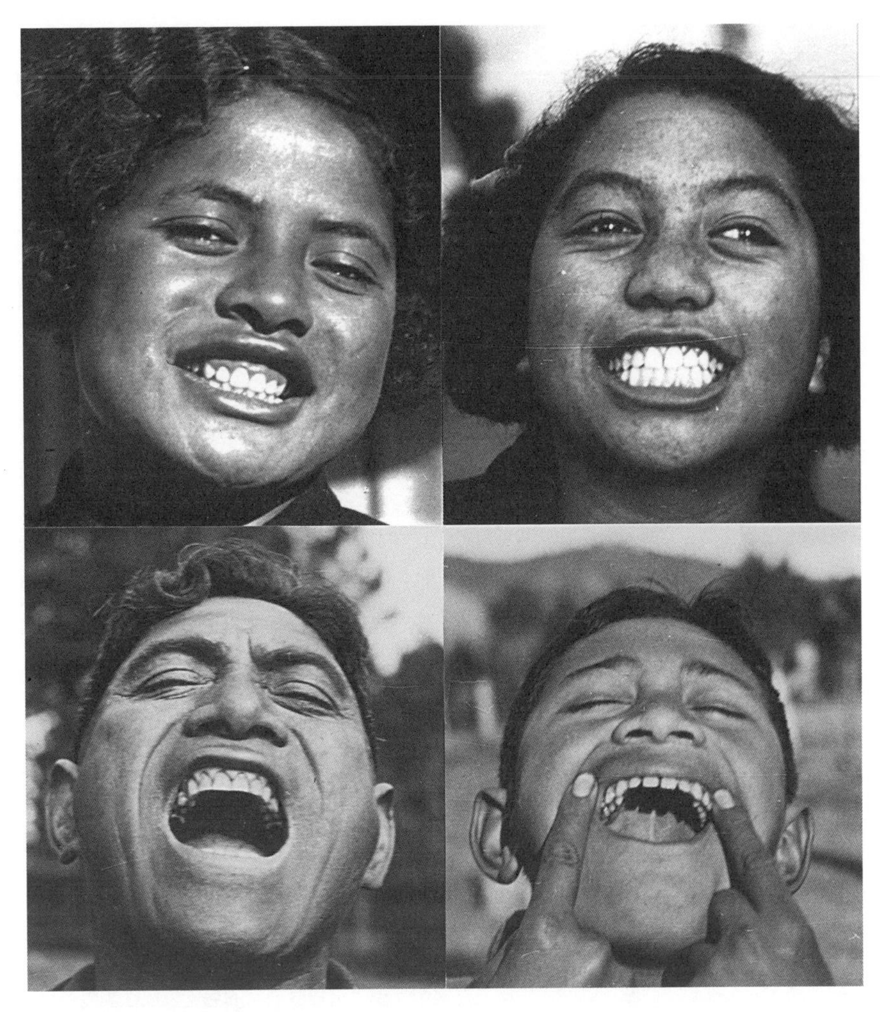

圖2　自從發現了紐西蘭的原始土著毛利人之後，他們就成為世界公認牙齒最好、體格最強壯的民族。這些都是很典型的面孔，在受到白人的影響前，他們的齲齒罹患率約為每千顆牙齒裡有一顆蛀牙。　（© Price-Pottenger Nutrition Foundation, www.ppnf.org）

我們檢查到一位年輕的毛利男子，身高一百九十公分，體重一百〇五公斤。毛利人男性有良好的耐力與智力，許多優秀的律師與政府行政官員都是毛利人，當他們放棄天然食物，轉而接受白麵粉、甜食、糖漿和罐頭食品等現代食物時，體質就開始迅速退化，這種效應跟食用現代文明食物的其他民族一樣，圖3中是典型的蛀牙結果。有些人在青少年時期就蛀掉了大半數的牙齒，在紐西蘭和澳洲的白人間，齲齒的情況非常嚴重，由圖4可證。

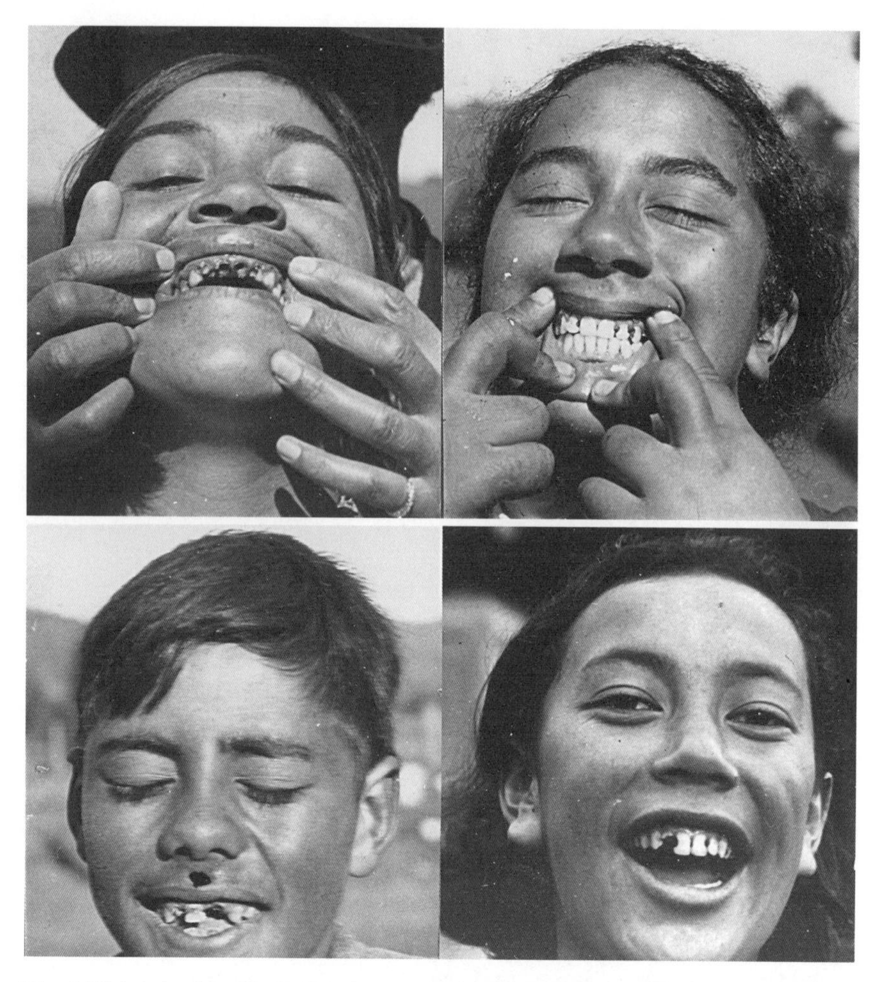

圖3　隨著白人來到紐西蘭，齲齒也變得日益嚴重。現代化程度很深的毛利人往往飽受蛀牙及膿瘡之苦，左下角的男孩因一次意外而在上唇留下了很深的疤。

（© Price-Pottenger Nutrition Foundation, www.ppnf.org）

研究了父母接受現代化食物後出生的毛利人和白人後，發現他們在齒弓畸形上有著相當驚人的相似之處，請參見圖5的毛利人男孩。在我對其他現代化的原始民族的研究裡，發現臉部畸形有很高的發生率，而在各結核病療養院的發生率更是高達100%，而今在紐西蘭也是如此。

在位於奧克蘭的毛利人博物館中，親切的館長允許我檢查許多毛利人的顱骨。圖6中有兩張照片，這些顱骨屬於前哥倫布時期。注意臉部與齒弓完美的結構，以及完美無缺的牙齒。

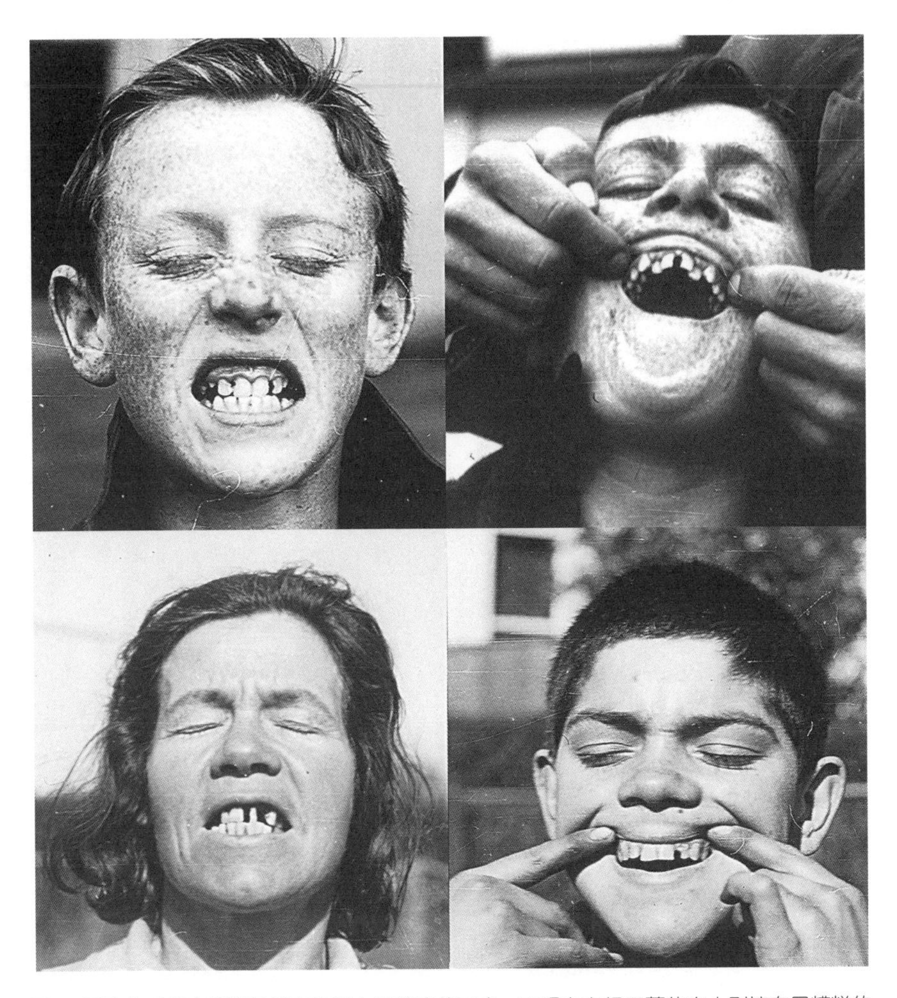

圖4　原始的毛利人據聞曾擁有世界上最健康的牙齒，而現在在紐西蘭的白人則擁有最糟糕的牙齒。照片中這些人都是典型的代表，分析這兩種類型的食物後便揭曉了答案。

（© Price-Pottenger Nutrition Foundation, www.ppnf.org）

我們從對原始民族的調查研究中找出一個最重要的發展，就是**在放棄天然食物並以現代文明食物取而代之後，母體的繁殖效能就發生了急遽的退化**。這一點會在後面的章節中討論。

以食為天成就優越體格

有些近海的毛利人孤立族群，會依循傳統及部落所累積下來的智慧來

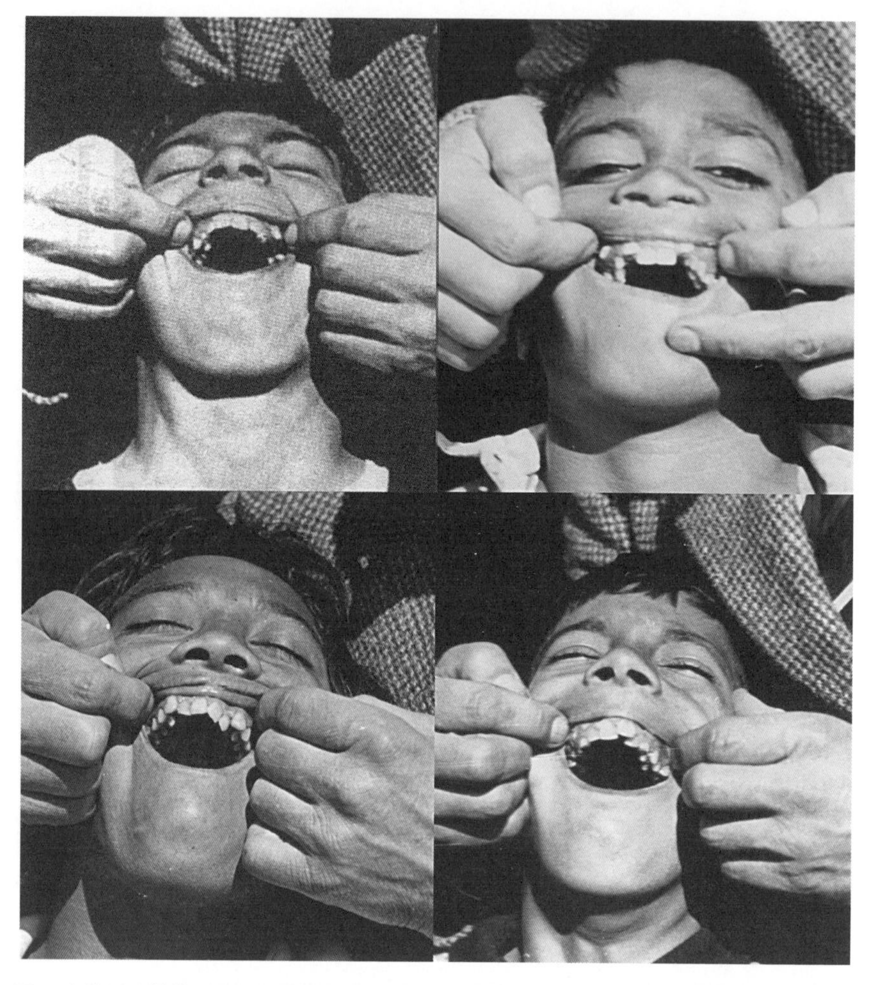

圖5　在接受了營養不足的現代化食物後出生的毛利人，臉部嚴重畸形，與原始毛利人美麗的面孔形成強烈對比。注意明顯發育不全的顏面骨骼，結果之一就是齒弓過窄，造成牙齒擁擠，以及上呼吸道發育不全。我們曾把這些畸形誤認為是種族混血的結果。

（© Price-Pottenger Nutrition Foundation, www.ppnf.org）

選擇食物，觀察他們在這方面的努力對我們來說很有啟發性。在太平洋中各種群島和島嶼上的居民都很重視貝類的食用，並且費盡努力以大量取得。圖7下是兩個男孩在海岸上撿拾到許多海蚌，大部分的蒐集工作是在退潮後進行。有些族群大量食用一種在美洲西岸被稱做鮑魚的東西，在紐西蘭，他們稱之為「paua」。圖7上是一位男士和他的太太、孩子展示戰利品，父親手上的是鮑魚，小女孩手裡拿的是一種只有紐西蘭才有的軟體動物——雙帶

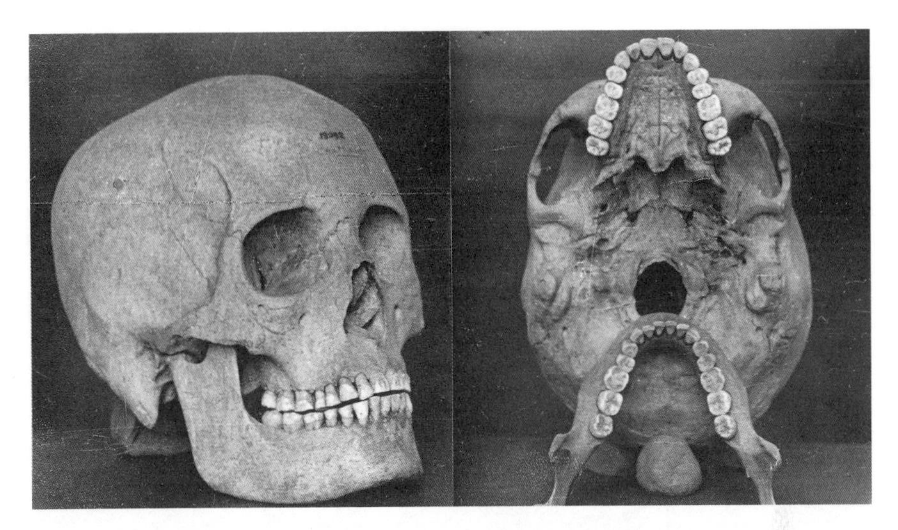

圖6　紐西蘭古毛利人為數眾多的顱骨，證明了他們擁有建全的身體和完美的齒弓。
（© Price-Pottenger Nutrition Foundation, www.ppnf.org）

蛤，母親則拿著一盤可食用的海藻，當地人和許多沿海的民族都會大量食用海藻。毛利人男孩很喜歡挖掘一種植物的根來吃，他們會很專心的搜尋，找到時則興奮的如獲至寶。原始的毛利人食用大量的羊齒蕨根，那種植物長得很茂密，而且非常營養。

世界上或許沒有幾個民族會像原始的毛利人，將健美體操和身體強化運動發展到那麼極至的地步。一大早起床，村裡的酋長就開始唱歌，並且伴著有節奏的舞蹈，不僅是他的家人會跟著做，家家戶戶的所有人都會陸陸續續的加入，直到整個村莊都和諧的隨著同樣的旋律一起擺動。這不只在深呼吸的訓練上有很大的幫助，且對身體的肌肉——尤其是腹肌——有很大的幫助，使這些人到老都能維持很好的體態。

對於這種良好的習慣，連恩爵士（Sir Arbuthnot Lane）是這麼說的：

「由此可見，每個能動的人都能從每天運動中獲益，我很肯定，紐西蘭毛利人及其他島嶼上的同胞長期發展而來的運動，就是唯一自然且真正有效的運動方式。」

他們智慧的實際運用將在第二十章討論到。

民以食為天，　這句話充分反映在人們喜好美食的程度上，但對原始民族而言，「食」之所以重要是因為它關乎身體的健康，甚至後代的繁衍，他們願意全家動員去尋找食物，對營養如此重視的獎賞則是強盛的體質。

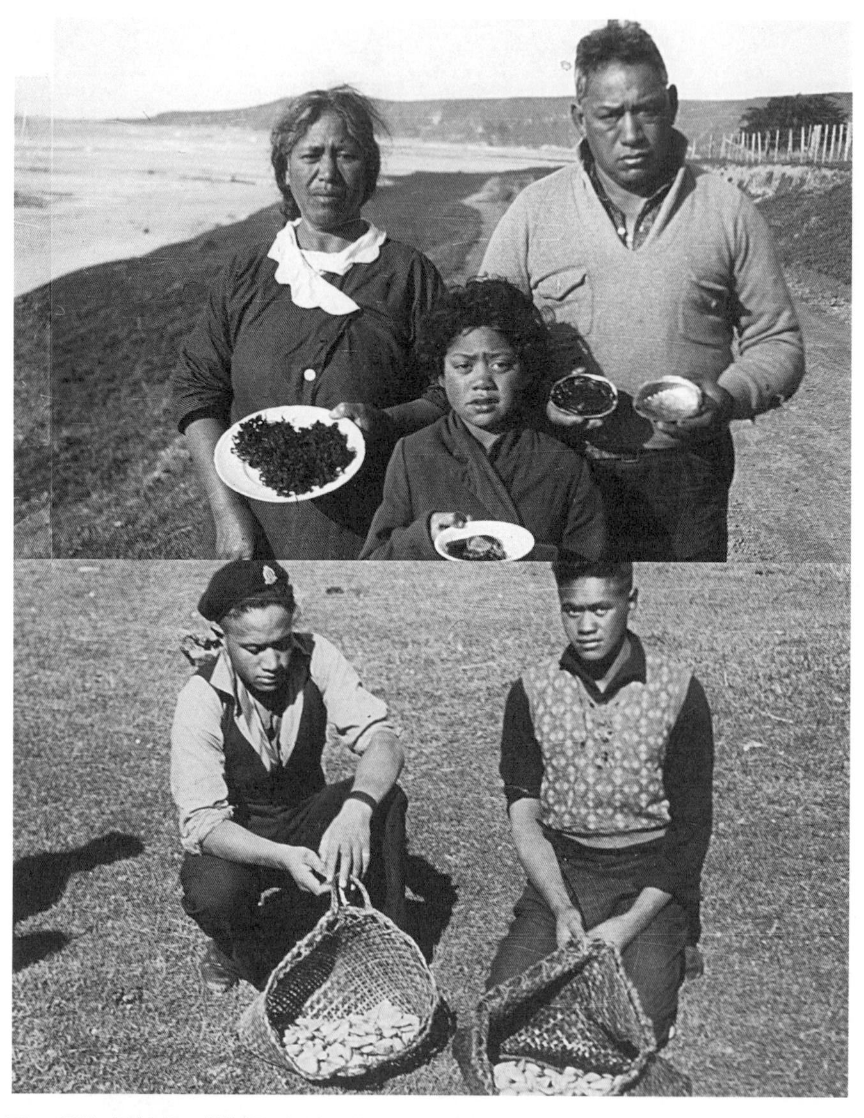

圖7　原始毛利人展示從海裡取得的副食品，包括某些海藻和一種貝類。對現代人來說，用勞力換取能取悅味蕾的商業食物比取得天然食物容易多了。

（© Price-Pottenger Nutrition Foundation, www.ppnf.org）

毛利人發展出熟知大自然法則的智慧，且懂得如何與這些法則和諧相處，技巧高明，因此能如早期科學家所說的，成為世界上體格最完美的現存民族。他們大部分是靠著食飲制度，以及一種為後世子孫提供高度完美體格的社會組織而達成的，為了這個目的，他們必須從海洋中大量獲取食物。兩千顆牙齒中只有一顆蛀牙，他們能對齲齒維持如此高度的免疫力（這對當時的任何種族來說，或許也都稱得上是相當高的免疫能力），就是支持他們樸實生活的有力論點。

借鏡原始智慧

- 自從發現紐西蘭的原始土著毛利人之後，他們成為了世界公認牙齒最好、體格最強壯的民族，如今，這項優勢卻漸漸消逝在現代化的過程中。
- 研究了父母接受現代化食物後出生的毛利人和白人，發現他們在齒弓畸形上有著相當驚人的相似之處，可見得齒弓畸形與種族無關。
- 在太平洋中，各種群島和島嶼上的居民都很重視貝類的食用，並且費盡努力以大量取得；有些族群大量食用一種在美洲西岸被稱為鮑魚的東西，在紐西蘭，他們稱之為「paua」。
- 村裡的酋長一早起床就開始唱歌，並且伴著有節奏的舞蹈，村裡的人則陸陸續續的加入，直到整個村莊都和諧的隨著同樣的旋律一起擺動。

Chapter 13

太陽神的後裔

——祕魯古文明——

在前述原始民族間所做的田野調查中，我們主要處理的是生活於現今的族群。既然南美洲西岸是幾個古文明的發源地，將這裡的族群列入研究對象，好觀察他們是否有體質退化的問題，便成了研究中重要的一環。安地斯山脈與海岸與洋流之間的關係很密切，甚至因此產生了一個涵蓋在海岸與山脈之間的特別地帶，是一處寬度從六十五公里到一百六十公里、長度超過一千六百公里的不毛之地。

從大西洋向西流動穿越南美的氣流，攜帶了豐富的水氣，當氣流遇到東岸安地斯山脈的山麓丘陵時，就被抬升到經年寒冷的區域，使水氣凝結成雨降落在東邊的山坡，或凝結成雪降落在東安地斯山脈。因此，東邊的山脈就叫做白山脈，而西邊沒有接受到這種雨的山脈就叫做黑山脈，在這兩個山脈之間有一個大平原，雨季時水量豐沛。從前，居住在此的偉大文明會將融雪的水引入溝渠，灌溉廣闊的農地。

祕魯寒流孕育的古文明

祕魯寒流從南方寒帶攜帶冰冷的水向北移動，差不多快抵達赤道，影響了南美西岸的發展，洋流對氣候的影響通常都很明顯。其中一個顯著的結果是海岸地區上方、海拔三百〇五公尺到九百一十五公尺之處，每年有好幾個月的時間籠罩著一片雲海。雲海飄向陸地後停留住，形成了歷久不散的霧

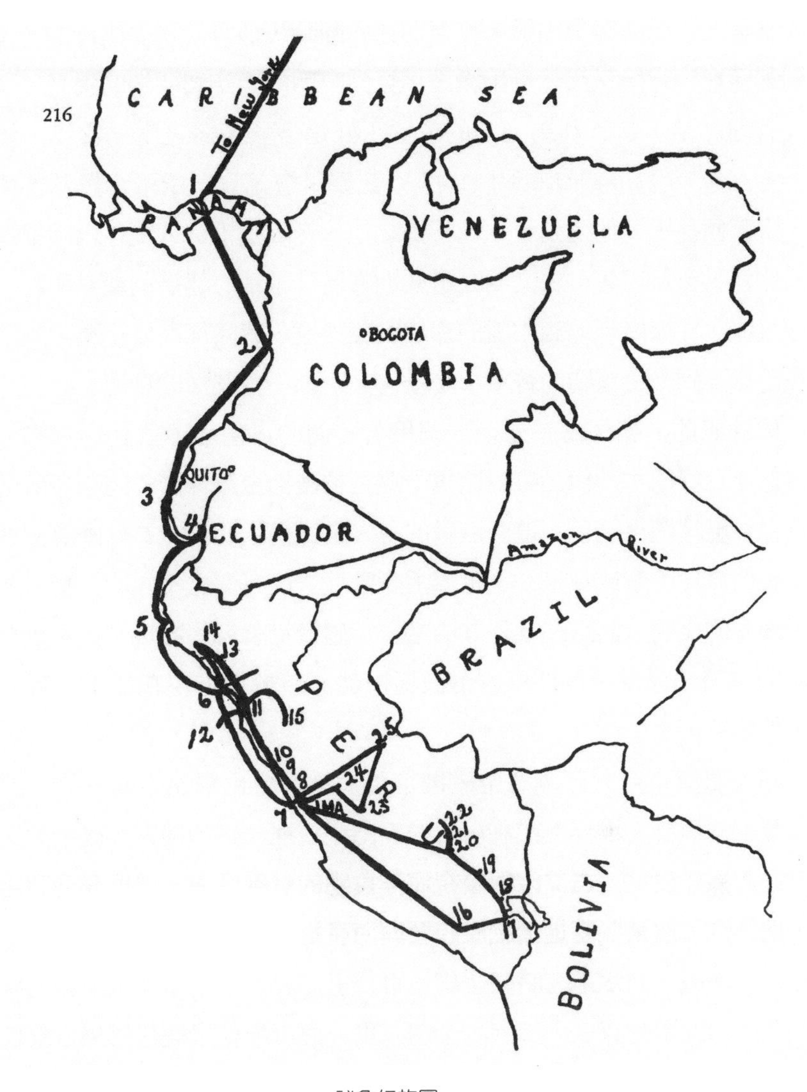

祕魯行旅圖

1. 巴拿馬 （Panama）
2. 布宜諾凡杜拉（Buenaventura）
3. 曼塔（Manta）
4. 瓜亞基爾（Guayaquil）
5. 塔拉拉（Talara）
6. 特魯西約（Trujillo）
7. 卡亞俄（Callao）
8. 利馬（Lima）
9. 瓦喬（Huacho）
10. 瓦拉斯（Huaura）
11. 欽博特（Chimbote）
12. 聖塔島（Santa Island）
13. 奇克拉約（Chiclayo）
14. 艾坦（Eten）
15. 瓦拉茲（Huaraz）
16. 阿雷基帕城（Arequipa）
17. 的的喀喀湖（Lake Titicaca）
18. 加揚卡（Juallanca）
19. 聖羅莎（San Rosa）
20. 庫斯科（Cuzco）
21. 卡爾卡（Calca）
22. 馬丘比丘（Manchu Piccu）
23. 萬卡約（Huancayo）
24. 歐拉亞（Oroya）
25. 培雷諾（Perene）

氣。當有人從海岸爬上山脈，打算通往內陸時，他等於是從溼冷的冬季地帶走到霧區裡，然後又突然走出霧區，見到晴朗的天空與明媚的陽光。

有趣的是，首都利馬坐落的位置正好是多雲多霧之處，當年，皮薩洛（Pizarro，征服印加帝國的西班牙將領）委託委員會尋覓一處適合做為首都的城市，土著們都說，他選到了一塊不良之地。無論是沿海或更往內陸推進，氣候都比利馬更為理想，古文明在這些地方留下了精心建造的堡壘和廣大的居住地遺址。從海岸延伸到山脈的那片廣闊沙漠，有隨風而變化萬千的沙丘，且幾乎見不到綠色植物的跡象，是任何文明都不會選擇的環境。

儘管如此，整個海岸盡是一個接著一個的古墓堆，估計約有一千五百萬具保存良好的木乃伊。有少數幾十萬具被搜括金銀珠寶的盜墓者所破壞，棄置在沙堆裡曬得褪色；這些骸骨的主人是從何處而來，為什麼會被埋在這兒？我們發現答案或許是——世界上少數地方擁有取之不竭的食物，並且創造了優秀的文明，而這裡就是其中之一。儘管沿著海岸發現了自古以來更迭不斷的古牆、保壘、居住區、灌溉區，然而這個地方現在卻不受到人類青睞，繁華不再。

祕魯寒流來自大西洋寒帶，攜帶了大量富含化學元素的食物，因而孕育出豐富的魚群。世界上或許再也找不出跟這裡一樣的地方，既廣大又充滿了無盡的海洋生物。**古文明很重視海洋食物的營養價值，並能充分利用，此外，他們也了解某些陸地植物應該要與海產搭配食用。**他們因此建造了運水的巨大引水道，引水道有時甚至綿延百公里，就為了把水引來灌溉河床——這些河床的間距約有三十二到六十四公里，河床堆積了歷代以來自安地斯山沖刷而來的沖積土，許多河床在安地斯高山上的雨季外都是乾涸的。

這些古文明在河床上栽植大量的玉米、豆子、南瓜等作物，作物收割後被貯存起來，搭配海產一起食用，海岸邊的民族與高原民族之間能夠互通有無。**有一件比之前的發現都有趣的事情是，我們現代作物中有二十一種，顯然都來自祕魯。**

既然大海中有那麼豐富的魚群可供食用，或許有人會認為這裡應該找得到以掠食魚類為生的動物。其中一種有攻擊性的族群從天而來，如鸕鶿、鰹鳥、鵜鶘等，沿著數千公里長的海岸線，我們都看得到這些以魚類維生的鳥類在漁場和巢穴間來回盤旋，有的時候牠們的數量多到難以勝數，像一片遮蔽天空的巨大雲朵，在遼闊的地域間掠食魚類。

遍地「黃金」——高價值天然肥料

有一回我在一個島上，那裡的管理人告訴我有兩千四百萬隻鳥在那裡築巢，我們經過了一大群正在捕魚的鳥，管理人估計數量大約有四、五百萬隻。還有一次在另一個島上，我發現一旦離開了步道就會寸步難行，因為根本沒有辦法不踩到鳥巢。有趣的是，這些鳥兒的糞便過去曾是祕魯最大的財源，沿著海岸的築巢之處都是牠們的排泄物，經過了好幾世紀的累積，在某些地方甚至達到三十公尺的厚度。當我們得知島上的鳥糞僅僅是所有鳥糞的五分之一時，心中立刻產生一個很大的疑問：這些鳥到底吃掉了多少的魚？一隻鳥的消化道裡最多曾發現過七十五條魚，在這個島上築巢的鳥，每天吃掉的魚估計比新英格蘭外海每天捕到的魚還多。

除了鳥之外，還有許多的海獅與海豹都依賴魚類維生，在聖塔島附近有一處海獅棲息地，數量估計超過一百萬隻。這些軀體龐大的動物需要吃掉大量的魚，實在很難去計算，光是海獅所殺死的魚就能為全美國人提供多少優質的營養。

鳥糞中的組成有很大部分是消化海中生物得來的，因此形成了世界上最著名的肥料，效用比最好的穀倉糞肥還要高上三十二倍。它曾經用貨船運到歐洲及美國，但現在祕魯政府發出限制，所有的鳥糞只能在國內使用——用句比喻性的說法就是亡羊補牢，當那些多年累積起來的糞肥被貨船送往國外後，政府才驚覺該停止出口。目前所有的島嶼都在看守之下，鳥類也受到了保護，牠們又陸續回到曾被驅逐的地方，並且重新築巢。鳥兒可以過個兩、三年不受干擾的生活來製造鳥糞，然後鳥糞會被小心翼翼的從島上移走，之後這些鳥又可以繼續過上一陣子的安穩生活。

海岸原始民族的文化裡有一個非常重要的事，人們相信他們埋葬死人的方法會帶來好運。他們用衣裳將屍體小心的包裹成好幾層，通常都捲得很整齊，並常以別具意義和價值的東西合葬。假如死者是漁夫，合葬品就是他的網子和捕魚裝備，且墳墓裡幾乎都會放置一些罈子，裡面放的是他前往來世的旅途中所需要的食物。在有些文明中，會以陶器模擬出各種家庭生活和工作場景，陶器上的食物有許多是我們今日所熟悉的，就連他們的房屋結構都能以陶器表現出來。此外，這些民族在外科手術方面的技巧很熟練，方法也揭露於陶製品中。很幸運的，這些民族各自擁有不同類型的陶器和服飾，風格截然不同，我們很容易據此將這些族群區分開來，並且能分辨出他們居住地的範圍。

令人讚歎的古代開顱手術

他們在工程上的傑出技巧展現在保壘的設計上，他們的堡壘在當時可說是堅不可摧的，而運用在各地的神殿、住所和防禦工事方面的建材多少有些不同。沿著祕魯整條漫長的海岸線上，以泥磚築起的樓牆往往有數百公分厚，有的甚至高達十八公尺，他們的城市不但設有城牆，而且內外都受到防禦線的保護。

特別值得注意的一點是，據悉他們最堅硬的金屬是銅和青銅，另外還有大量的金和銀。他們的外科手術工具是堅硬的石頭，能以這樣的工具進行手術真的是令人刮目相看。有一種棍棒是用於戰事上的重要武器，一端是用銅或石頭做的星形物，可以用來擊碎敵人的頭顱。

在各種系列的顱骨中，有了一項驚人的發現，就是我們看到了許多外科手術的痕跡。這些手術顯然是為了挽救生命而進行的，過程是將塌陷區中央的骨頭移除，然後將周圍塌陷的地方撐起來。許多歷經手術的顱骨都顯示出癒合與修復的跡象，由此可見這些人在手術後仍活了很長的一段時間，在某些案例中，傷口處顯然因長了新的骨頭而完全閉合。這些開顱手術所移除的骨頭面積，大到足以讓一個人的手穿過。

圖1是接受過這類手術的顱骨，下排左邊顱骨的主人可能死於術後，因為術後沒有復元的跡象，其他的顱骨看來癒合良好，且在有些案例中復元的程度是很高的。一份研究這些穿顱術的報告顯示，62%的人在術後可以活上數月至數年。圖1右下圖的頭顱接受過大手術，這個手術過程的其中一部

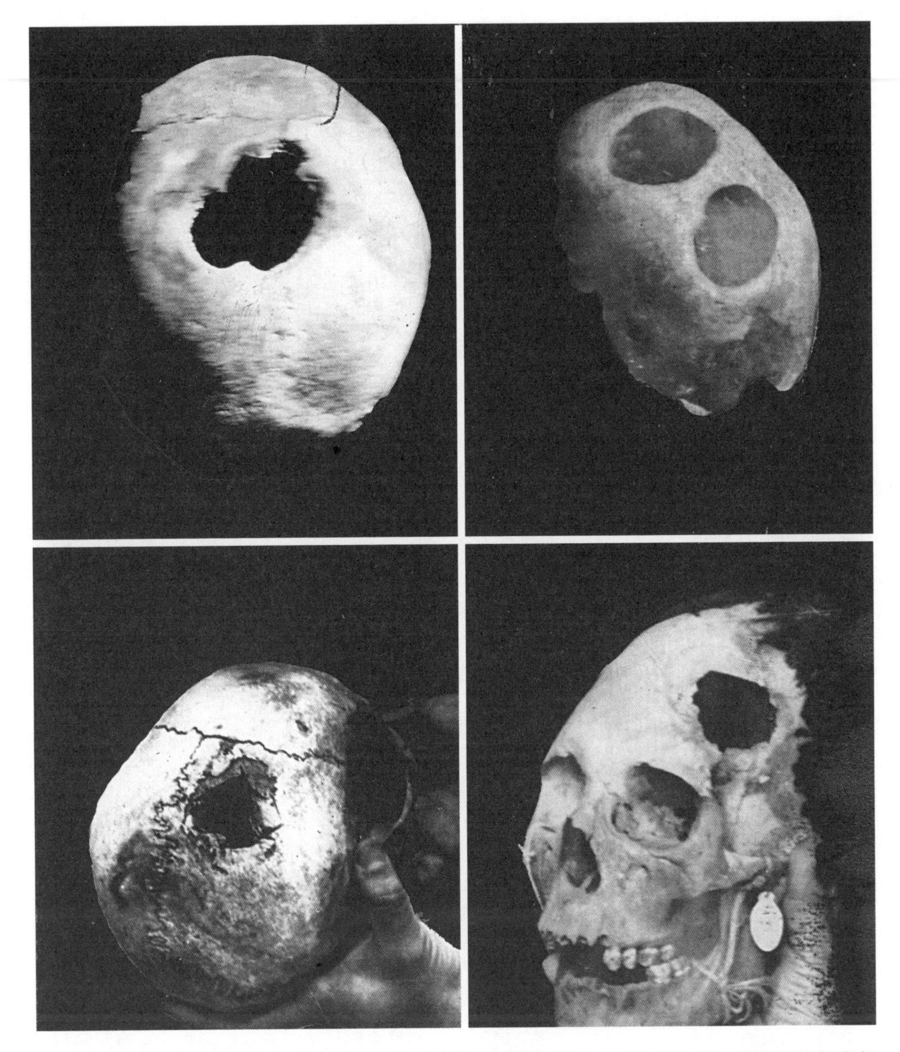

圖1　古代祕魯人的穿顱術。他們的武器設計是用來擊碎顱骨，因此外科醫生要懂得施行穿顱術，以便移除遭攻擊而塌陷的區域。大部分做過手術的頭顱都顯示了高度的癒合，表示大部分的人術後都能夠再活幾個月或幾年。用來切開皮肉的手術刀是以銅或青銅製作，用來切割骨頭的則鑲嵌了水晶。他們用可可葉（可卡因）當做鎮定劑，就如同今日土著的做法一樣。　（© Price-Pottenger Nutrition Foundation, www.ppnf.org）

分，就是在頭顱的開口處放置一片金屬片做為保護。其中一則案例可見於圖2上半，下方是移除金屬片後癒合的疤。

陶器複製品中也呈現了他們外科手術在截肢方面的技術，舉例來說，其中一則是有位腳被截斷的男子以一隻手撐住腿的義肢，另一隻手正幫義肢

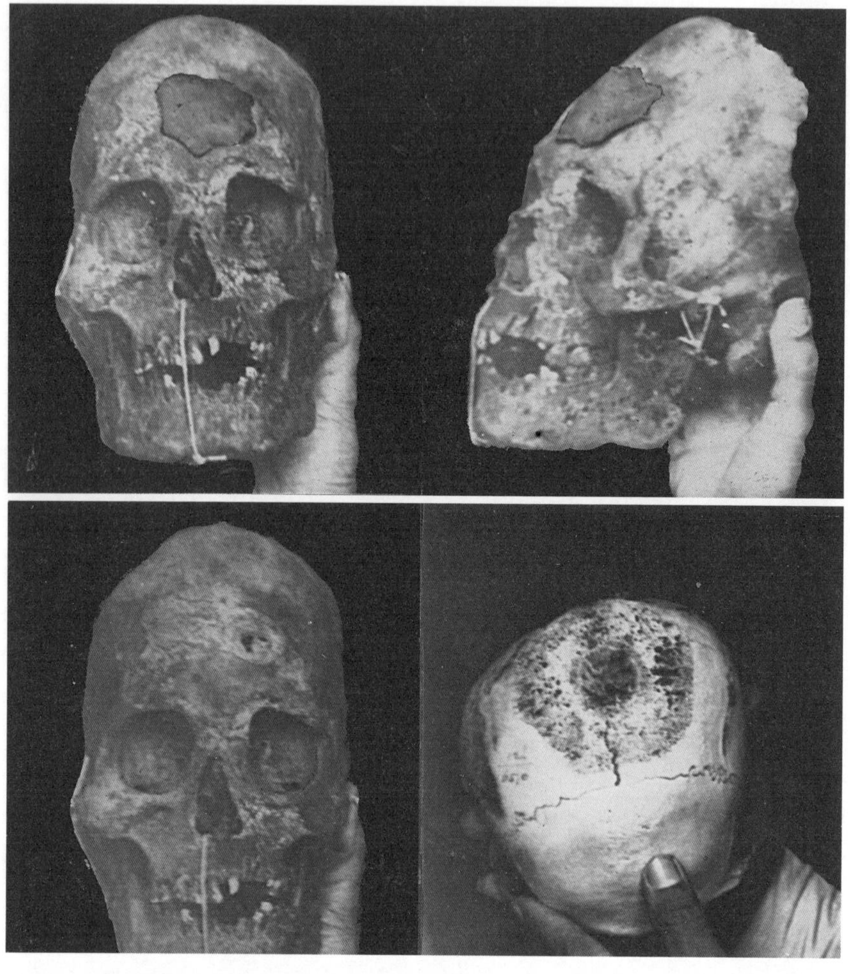

圖2　那些古代醫生在頭顱開口上方、頭皮下方放置一片金屬片來保護腦袋，上方的兩張照片顯示頭顱上各有一片金屬片，下方照片中是拿掉金屬片後的同一個頭顱。注意，頭顱的破口處幾乎完全癒合，右下角可看出做過大規模的手術。

（© Price-Pottenger Nutrition Foundation, www.ppnf.org）

穿上襪子。截肢的技術呈現在圖3的陶器上，我們推測這隻腳患了重症，需要從大腿處截肢，注意大腿骨切割的方式是為了讓肉能夠包覆住義肢。圖3下方有一處癒合的斜位骨折，顯示適應良好。

西班牙人到了美洲並占領祕魯這個地方時，他們發現整個海岸地區和上方的高原都在印加文明的統治之下。這個文明源自於高原區，而在它的統治之前，就已經有好幾個其他文明沿著海岸發展，相繼統治過這個地區。

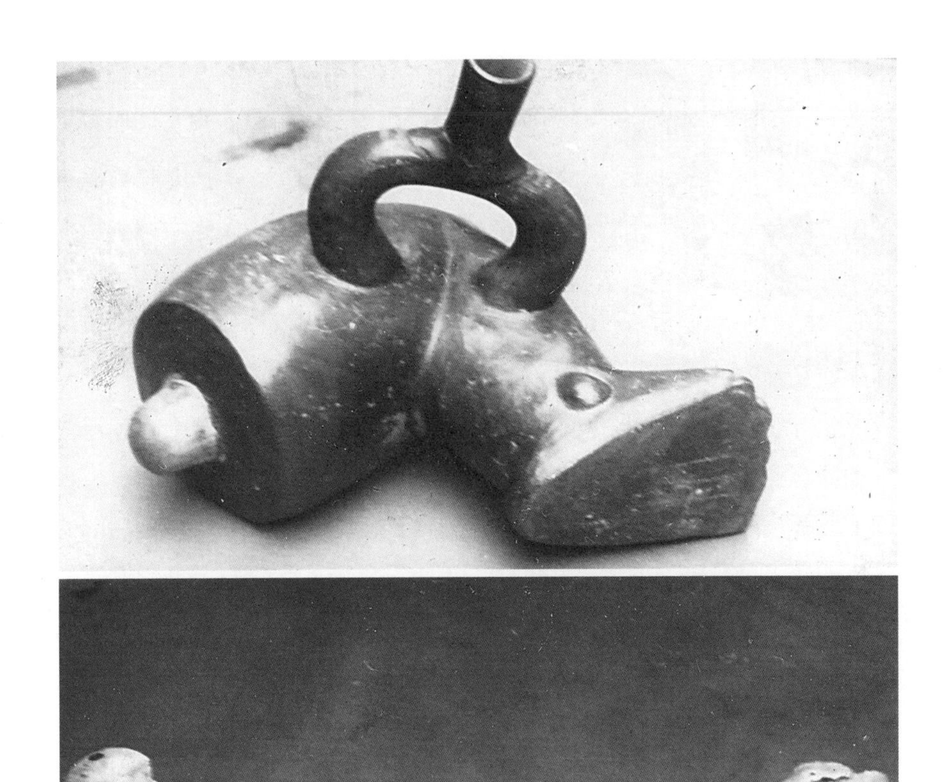

圖3　上方的陶瓶呈現了遠古的外科醫生在整形和骨骼手術方面的技巧，為了在被截斷的骨頭上填上襯墊，要在切割骨頭時將肉往上推，使得肉被切除的地方比骨頭還低。下方的照片中是較難處理的斜位骨折，但癒合情況良好。

（© Price-Pottenger Nutrition Foundation, www.ppnf.org）

奇姆人曾在祕魯北方發展出偉大的文明，並延續了很長一段時間。他們的首府在昌昌，從現今的海港沙利法瑞往內陸延伸，鄰近特魯西約，這個城市估計有一百萬人口。人們對此有一種爭議性的說法，他們認為當時這些靠海而居的古文明並非不毛之地，而是雨水豐沛。然而事實並非如此，因為當時的城牆和堡壘是由水和著沙子與石礫做成的灰泥，再塑造成可以連續相接的楔形或磚塊而建造出來的。而那些磚塊是經日曬變乾，對雨水沒什麼耐受力，在這個缺乏雨水的沙漠裡才能屹立了幾百年——許多甚至歷經了幾千年的歲月。古城昌昌的斷垣殘壁在最近十五年來，面貌已有很大的變化。

此地曾在一九二五年下過超級大豪雨，規模不僅是有歷史記載以來前所未聞，更是千百年來空前絕後。神殿、庭院和軍事防禦堡壘等原本都保存得很完整，但在豪雨過後就只剩下最原始的建築架構了。很顯然的，這些大城市及其防禦堡壘根本不可能在偶有豪雨的時期使用這種建材建造，更別說是在豪雨頻繁的時期了。

西班牙征服者顯然是為了古文明的財寶前來，但我們很難估計這些文明中到底有多少黃金。用來遮飾房間牆壁的金屬和裝飾公共建築的實心金屬板都是以黃金或白銀製成的，有時甚至包圍住整個建築和其中各個房間的牆壁，以如此大量且廣泛運用金銀的情況看來，當時的金銀肯定非常豐富。此外，從墳墓中也取得為數可觀的金銀，據說有人曾從一座墳墓中取出價值六、七百萬美元的黃金。祕魯政府曾經有條件的開放掘墓——必須捐給政府固定比例，但盜墓活動太過猖獗，使得政府最後不得不下令禁止。

祕魯北部沿海地帶的奇姆文明，其主要特色之一便呈現在他們所製作的陶器上，所有的工藝品都栩栩如生。陶壺上有狩獵、捕魚和家庭生活的場景。他們很精於仿真複製，大小幾近於自然的樣態。這個區域裡取出了好幾千個繪瓶，古城昌昌附近的奇格里昂有座本土博物館，在赫萊拉先生（Larco Herrera）精心的領導下，據說收藏了從墳墓中取出超過兩萬件的瓶罐等物品。

在奇姆文明南方的統治者，是一支非常強大而奇特的文明，叫做納斯卡（Naska）。雖然他們很多生活上的習性——包括供給食物的方式——都與奇姆文明類似，然而他們在陶製品的設計上卻非常獨到，是用寓言的方式呈現。他們使用精緻的色彩構圖以及荒誕的圖案，正因如此，對於那些遺留下來的描繪，幾乎沒有人能理解其中的意義。

雖然在祕魯許多地方都找得到古代設計與製作的日晷，但我們卻不清楚他們在天文學方面的知識發展到什麼樣的程度。開飛機送我們從利馬到阿雷基帕城的駕駛員，帶我們飛越一些他所發現到、很奇特的幾何圖形上方。我從空中拍了一些照片，那些直線構成了幾何圖形的邊，長度超過三百公尺。從直線所勾勒出的精確角度，以及地面建築的筆直程度來看，這是使用了高度精密的工程器具和高度測量知識的成果。

骨頭會說話

我到祕魯的主要目的之一是研究祕魯寒流的效應，它為那些埋藏在沿海的古文明帶來了充沛的食物。在世界上的其他角落，大自然賜予海洋豐富的海中生命，而原始民族懂得善加利用，他們幾乎毫無例外的擁有完美體格，包括寬闊、發育良好的臉形和輪廓正常的齒弓。而且這些民族中的每一個人民幾乎都發展出極其相近的民族特徵。我曾以圖片強調太平洋群島八個島嶼上的美拉尼西亞人和波里尼西亞人、澳洲北方島嶼的馬來民族、澳洲東部沿海的原住民、外赫布里島的蓋爾人，以及阿拉斯加愛斯基摩人在這方面所呈現的事實。

盜墓者匆促間將古墓中的遺骸散落得零亂不堪，其中許多都受到風吹日曬的侵蝕了。雖然很多骨骸被任意損毀，但大部分仍完好無缺，而且保存良好。許多古墓地占地廣闊，面積超過二・五六平方公里，目光所及之處都能見到白骨散落在地面上。

因為這裡包含了好幾個不同的文明，我費盡心思對這些墓地規劃了一項交叉研究，以便能取得平均品質較優良的樣本。我親自處理這些顱骨，對其中的大部分樣本都拍下照片。如同我曾經提到過的，古禮中會以物品做為陪葬，尤其是對個人別具意義的東西，包括死者生前所使用的工具。

圖4是打漁者的顱骨，還有他們的漁網。他們的齒弓又寬又大，因此第三臼齒幾乎都發育得很好，且咀嚼位置正確。雖然歷經了長久的歲月，但和這些人一同埋葬的布料織品，令人意外的竟都保存得非常良好。此外，連頭髮也都保存完整。

埋葬死者時所做的準備工作之一，是用充滿藥劑的布條將牙齒層層包裹固定住，使牙齒牢牢的黏在布條上，因此當木乃伊棺被猛然打開、繃帶被扯掉時，也會一併弄掉了直根牙，難怪一大堆被遺棄在沙堆裡的顱骨都是沒有直根牙的。此外，在乾縮的組織因曝露而分解後，那些牙齒也容易因輕微

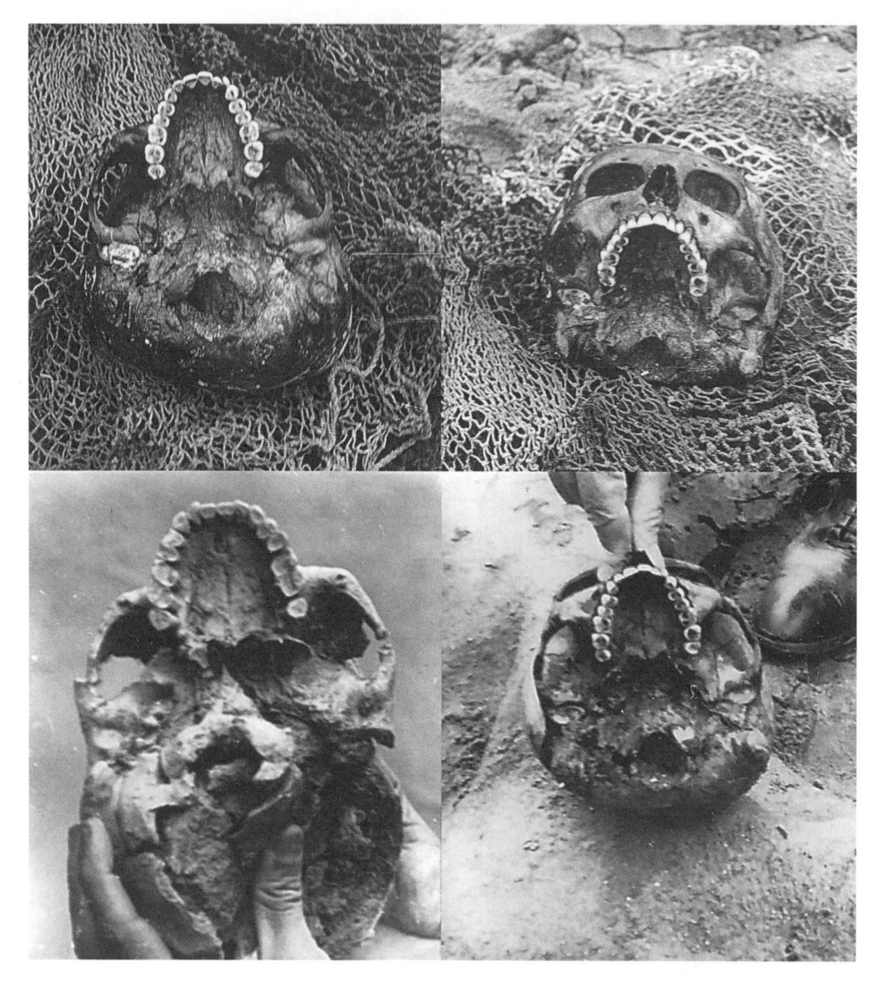

圖4　上半部照片中的兩具顱骨顯然屬於奇姆文明的漁夫，此由扁平的後腦勺可鑑明，注意齒弓完美的形狀。一口氣檢查了一千兩百七十六顆顱骨後發現，我找不出任何一個像現代文明中典型畸形的狀況。　（© Price-Pottenger Nutrition Foundation, www.ppnf.org）

的震動而滾落出去，因這種原因掉落的牙齒包括幾乎所有的上門牙及下門牙、少許前臼齒及第三臼齒。

既然研究的焦點是齒弓和臉部形狀，我們自然會針對這些特徵仔細研究，並記錄下掉落的直根牙。很幸運的，祕魯的某些博物館裡收藏了一些顱骨，保存得十分完好，方便我們毫無困難地研究齒弓的形狀。在美國的各個社區裡，有25%到75%的人齒弓及臉部結構發育嚴重畸形，造成此現象的原因及其中的重要性是這個研究所要探討的重點之一，從這些顱骨中發現的強烈對照，似乎對我們現代文明構成一項挑戰。檢查了一千二百七十六具古祕魯人的顱骨後，我沒發現任何齒弓嚴重畸形的現象。

這些研究證明了一件事實，即這項問題與營養有直接關係，且主要與**胎兒形成期的營養**有關——誠如我們所知，與很初期的形成期有關——我們在此有一個與大自然繁殖的基礎定律非常符合的生活方式足資證明。

我們針對這些古文明的齲齒發生率做了幾份研究，《鳥之島．祕魯》的作者表示，他連續檢驗了五十具木乃伊，只發現其中四具各有一顆蛀牙，再次與我們現代化社區中95%到100%的齲齒罹患率形成了強烈對比。我的研究曾經證實過，加拿大西岸六個高度現代化社區中食用白人食物的印第安人有40%的蛀牙。類似的高比率也發生於現今居住在佛羅里達州的印第安人，然而從佛州南方古墓中的遺骸發現，當時的人卻有100%的免疫力，那些都是前哥倫布時期的古墓。

祕魯原始文明在工程方面的技術可從灌溉系統中窺知一二，即使以現代的工程技術來看也堪稱絕倫。距聖塔河八十公里處有個山谷，我到那兒參觀了一條據說有數百公里長的古引水道。嚮導告訴我說，他曾在那條引水道裡走了五十五公里。它的坡度均等，有輸水用的排水道和輔助水道，能夠順應灌溉區的地勢，再加上切穿岩石和建造擋土牆的技術，在在使它成為建造工程上的不朽之作。現代工程師估計，這條引水道每天可以運輸一百八十萬立方公尺的水量。

圖5中可看到切穿岩石的一段引水道，前面是沿著岩石表面支撐引水槽的擋土牆。這個社區的現代居民已將這裡的擋土牆拿走，用來當做自家茅屋的地基。圖5下方可看到一個數百英畝、甚或一千英畝的區域，那片曠野一如數百年前原始民族被驅離時一樣。這個山谷唯一的缺點就是缺水。

為了到達墓地，必須從海岸向內陸開數百公里的車越過荒漠，但我們極幸運的得到翻譯兼嚮導亞伯特．吉塞克博士陪同，他在庫斯科大學擔任了十四年的校長。有他對此區豐富的知識和語言、進入孤立地區的許可狀，以及祕魯政府在各地的官員的熱忱和幫助，我們才有辦法取得十分寶貴的資訊。這個文明所擁有的不只是技術，他們的科技也不容忽視。

既然這次探索的主題是去了解這些原始人民如何有效的與大自然的定

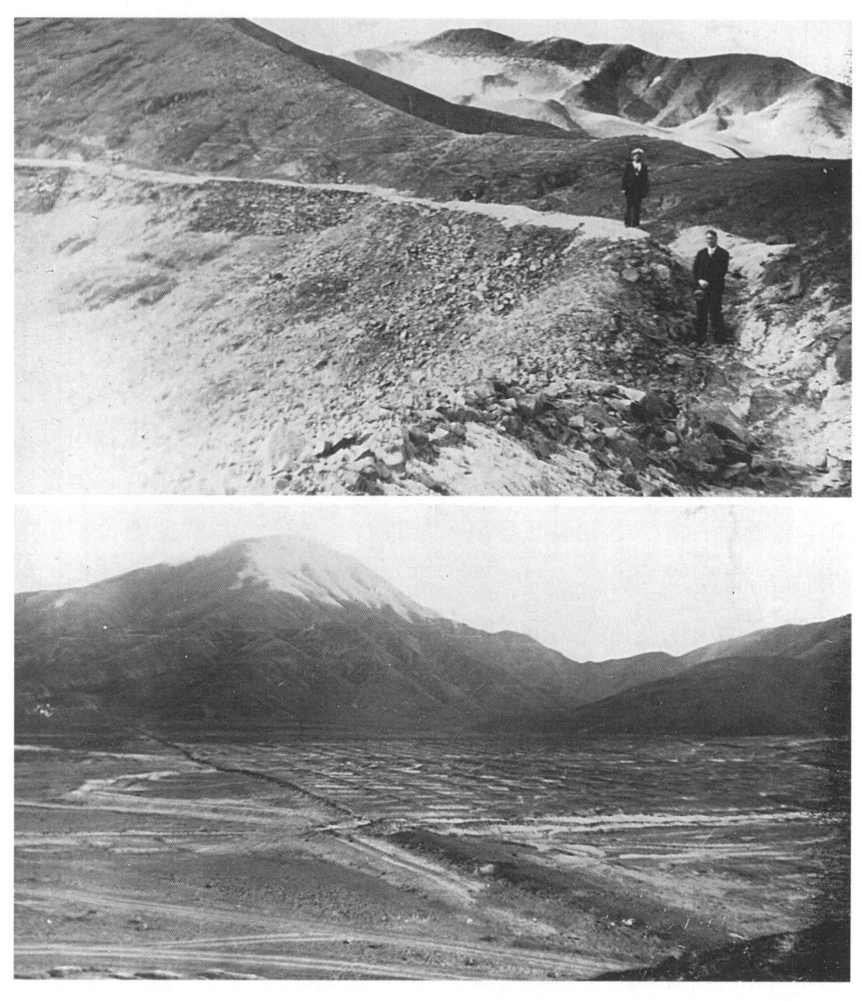

圖5　這個祕魯古文明擁有技藝高超的工程師，上圖有一條古引水道，其中有一段五十五公里長的地方仍完好無缺，現代科學家估計每天能夠運輸一百八十萬立方公尺的水量。他們沒有堅硬的工具或爆破的炸藥，但仍能切穿大圓石與岩石而建造水道。下方是一個涵蓋數千英畝的山谷，曾經因灌溉工程而繁榮，但現在卻成了一片荒漠。

（© Price-Pottenger Nutrition Foundation, www.ppnf.org）

律和諧共處，以及他們用什麼方法達成了這樣的目的，我們便急切的想找出現今仍然存在的後裔（如果還有的話），以便從他們身上了解祖先所流傳下來的一切智慧。

有人告訴我們在祕魯北海岸的一個孤立地區裡有幾個村落，那兒的居民自稱是當地古奇姆文明的後裔。這個族群的特徵是後腦勺扁平，屬於短頭

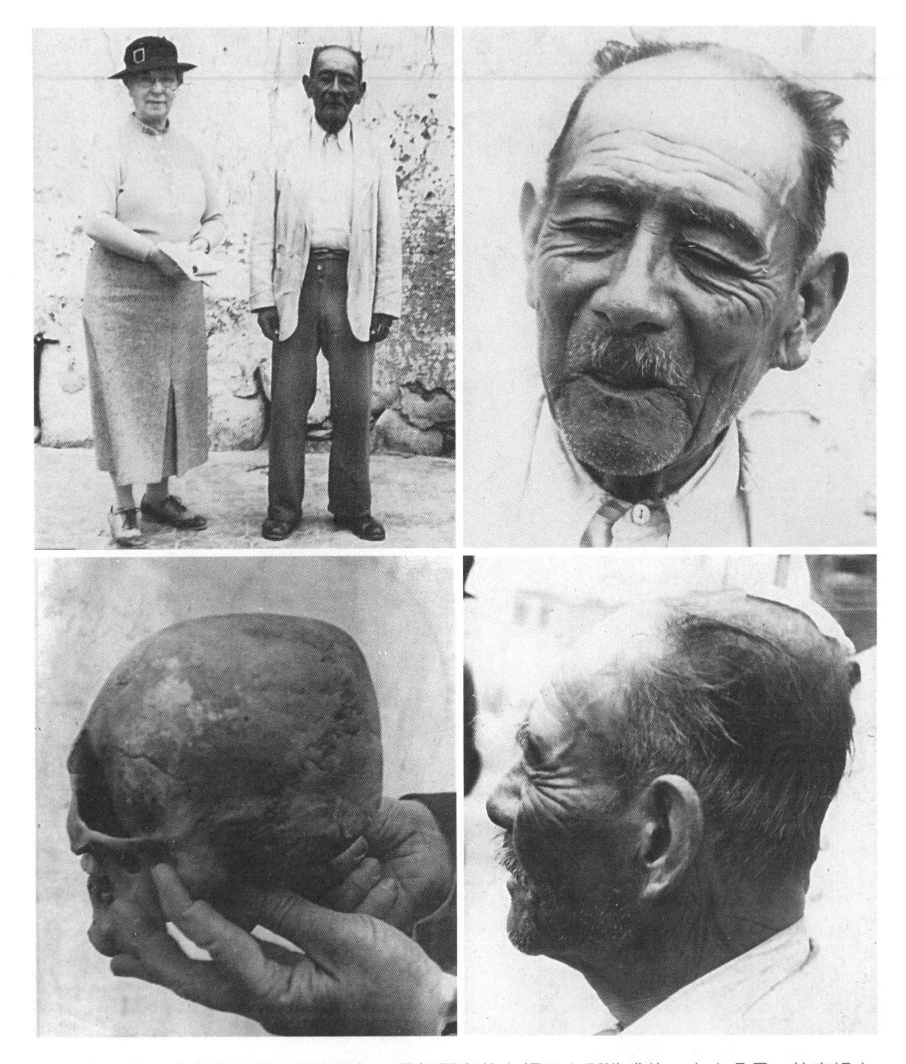

圖6　左下角，古奇姆人扁平的後腦勺，是把嬰兒放在板子上所造成的。左上角是一位奇姆人後裔與普萊斯太太，右邊兩張照片分別是正面與側面照。注意他的後腦勺與左圖扁平的相似程度。（© Price-Pottenger Nutrition Foundation, www.ppnf.org）

類型，極易辨認。我們很幸運地得到祕魯陸軍司令馬托（Daniel Matto）的協助，他能夠利用警察單位找出典型的老居民，聽他們說說許多關於他們民族口傳下來的近代歷史。

圖6是這些九十幾歲的老者之一，他告訴我們一些從他的曾曾祖父和當地長輩聽來的事情，是四百年前皮薩洛來此的故事。這個人的身高可從他身

旁一百六十公分高的普萊斯太太推斷出來，照片展示他頭部的正面和側面，看得出後腦勺扁平，圖中亦展示一顆後腦勺扁平的古顱骨。很幸運的，這些人的生活方式與他們祖先的習性很相近，他們是漁獵民族，與了無生氣的現代化族群相比，他們擁有過人的耐力和技巧。他們發育優良的體格、齒弓寬度與臉部五官的勻稱與現代化聚落中的人相比，有如天壤之別。圖7中可看到這些聚落中的幾位典型居民。

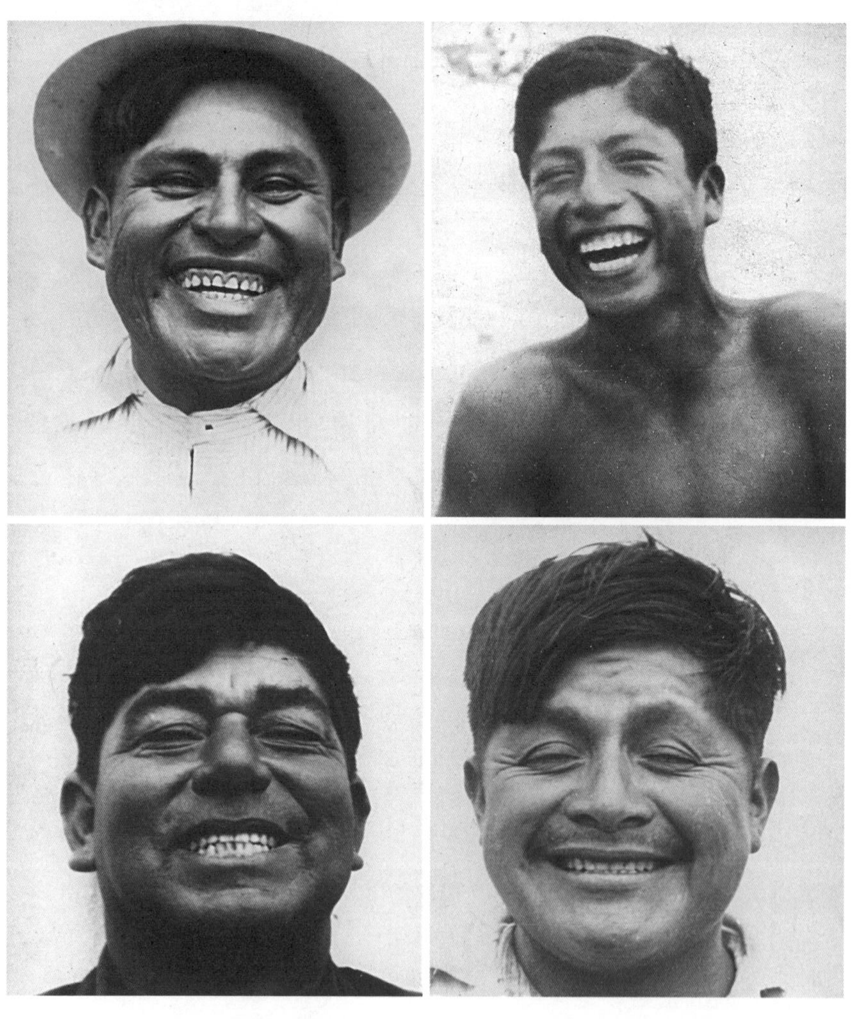

圖7　古奇姆文明的少許後裔仍住在祕魯北部的幾個漁村裡，如同他們的祖先一樣，他們大多依賴海洋食物維生。他們的面孔如圖所示，注意他們寬闊的齒弓與發育完整的臉骨。
（© Price-Pottenger Nutrition Foundation, www.ppnf.org）

這些人操控漁船的技術著實令人感到熱血沸騰，即使面對滔天巨浪，無論是乘著單人小船或可容納十多人的大型帆船者，都毫不猶豫、一無所懼的出海。每艘相繼靠岸的漁船都能滿載而歸，證明了此區魚群豐富。

衣食無缺的印加帝國

當西班牙征服者到達祕魯時，最奇特的古文明之一正統治著從現今智利的聖地牙哥到厄瓜多爾首都基多之間的高原與海岸平原區，幅員約一千九百公里。

這個文明的命名來自於帝國歷來對帝王的稱呼——印加，這個泱泱大國的首都庫斯科坐落於東、西安地斯山脈之間，兩個平行的山脈相距八十至三百二十公里。兩座山脈之間是個大高原，海拔約三千〇五十至三千九百五十公尺。山頂終年積雪，光是祕魯境內就有五十座高度超過五千五百公尺的山峰，最高峰——瓦斯卡蘭山更達六千七百六十公尺高。只有智利境內的阿空加瓜山能出其右，它的高度是七千〇三十公尺，為美洲最高峰。

從東向西越過南美的氣流攜帶了從大西洋蒸發而來的大量水氣，當雲遇到寒冷的安地斯高山時，這些水氣很快凝結成雨水而降落。雨季時大高原區往往雨水豐沛，但尚不足以供應領域中大部分的農業需求；在過去，不足的降雨量由規模宏大的灌溉工程從融雪區引水而來。西班牙征服者來此時，印加帝國所統治的人口估計達五百萬人。

世界上的古文明或現代文明中，或許沒幾個能擁有比印加文明組織更緊密、完美的社會。統治者印加是位仁厚的君主，根據歷史，對於那些頒布給人民的律法，他自己也都竭盡全力的奉行。他們沒有貧窮、匱乏或犯罪，並且滿足每個男性、女性和小孩的個別需求。全國的耕地都分割給人民，每個男性、女性和小孩都能得到自己所屬的一份，每個人的工作都由適當的官員指派。印加帝國的故事在此無法一一詳述，重點是我們要鳥瞰一下這個偉大的文明所在，我想要引述羅斯里（Agnes Rothery）在其書《南美之西岸與東岸》中的一段敘述：

我們相信科技帶來便利與進步，讓現代人的生活品質遠優於原始民族，但在印加帝國，人們不過度工作也不懶惰，他們照顧殘疾者與老年人；孩童到五歲政府便會安排他們職業訓練。

「建立這座神殿的人民生活平順健康，是全世界所見最成功的共產社會。他們的土地分為三部分，一部分給印加國王，一部分獻給太陽神，還有一部分留給人民，每個男孩得七十平方米，每個女孩得三十五平方米，牲口和工具也是以類似的比例分配，人民遵循嚴格的輪種制度犁田、栽種及收成。首先耕種的是太陽神的田，然後是年長者、病患、寡婦以及孤兒的；接著是一般人民的土地，由鄰居們相互幫助；最後輪到的是印加國王，人們一邊工作一邊歡樂的唱著讚美歌，因為這是為國王服務的榮耀。每一個活著的靈魂，都依據各自的身心能力而有著各自的使命，人們不會過度工作，但也不准許懶惰，他們照顧殘疾者與老年人；孩童到了五歲的時候會由政府照顧，並為他們做所需的職業訓練。整個王國裡沒有飢餓，也沒有犯罪。

印加國王能統馭這群溫馴、勤勉、知足的人民，並不只是靠著他的皇室血統，而是憑著他以智慧與仁慈來關懷與指導他的跟隨者，憑著他在戰爭中的勇氣，以及對內的治國才能。雖然他為跟隨者樹立了典範，遵守每一條他所頒訂的法令（對我們現代的立法者來說是不可思議的），但也因身分尊貴而享受奢華生活，他的庭園裡有一排排由純金鑄造的玉米，並且以純銀為葉、銀絲為穗，隨風在空中擺盪。此外，也有以金銀鑄造的南美駱馬和羊駝，大小如實體，唯妙唯肖的佇立在國王的草坪上，一如在太陽神神殿的庭院中一般。」

首都庫斯科據說在西班牙征服者到來時有二十萬左右的人口，它位於烏魯班巴河分支的一個綺麗河谷中，四周是肥沃的山坡以及高聳的積雪山峰。烏魯班巴河滋潤了庫斯科南方的廣闊高原區，從高原以降切穿安地斯山脈南邊的壯麗峽谷，向東經過分水嶺後流入亞馬遜河。庫斯科南方不遠處是東、西山脈相接的地方，結合成一連串宏偉的山峰，山谷與峽谷縱橫於其間，世界上再也沒有任何山景可與之相比。

今天，在此區北部安地斯高原以及所有沿海地區的旅行都必須從海岸展開，然而因為海相艱險，往往使得乘船沿著海岸抵達莫蘭多港的路線充滿危機，或者根本不可行。正式路線是搭乘火車上行穿過阿雷基帕城，越過西安地斯山脈進入高原區，再從那兒轉北往庫斯科前進。這個自然的屏障是如此的遼闊，以致於行程迂迴，需要花上好幾天的時間，並且還得越過海拔四千兩百公尺至四千八百公尺的數個山脈。

然而，這對從庫斯科翻山越領建造道路和吊橋通達國土各地的印加人來說根本沒必要，印加統治者就在這片廣大的山區裡建造了他們最堅強的堡壘。早期的西班牙征服者雖然知道這裡的王室貴族有可供退守的防禦堡壘，但是卻不清楚它們的實際位置。規模最大的堡壘由耶魯大學的賓漢教授（C. W. Bingham）發現並挖掘出來，該活動由耶魯大學與美國國家歷史博物館合力贊助，這個堡壘如今是世界知名的馬丘比丘，或許也代表了美洲大陸古代及現代某些方面建築工程的最高發展。

陶哇諾肯文明

這種有極高成就的人類特別能引起我們的興趣，因為他們必須在沒有鐵器和滾輪的情況下完成艱鉅的任務。儘管印加文明在西班牙人入侵前統治了席拉斯和海岸地帶好幾個世紀，儘管他們在席拉斯高地擁有統治權和廣闊的農耕事業，最令人好奇的還是：許多遺留下來的石造宏偉遺址並非出自印加文明之手，而是印加之前的陶哇諾肯文明（Tauhuanocan）。印加民族是奎楚亞語系的一支，而陶哇諾肯民族屬於艾馬拉語系；印加人將首都設在高原區，大約是祕魯的中央地帶，陶哇諾肯文明則集中在祕魯南部靠近的的喀喀湖的地方，也就是現今發現他們宏偉遺跡的所在。

世界上其中一顆最大、用來建造神殿的石頭是在的的喀喀湖附近被發現的。根據工程師的描述，那裡並沒有可方便到達的採石場以取得這類石頭，這些石頭推測是從三百二十公里外的山區運過來的。值得注意的是，那兒許多宏偉的建築——顯然是屬於古陶哇諾肯文明——分布於從玻利維亞到厄瓜多之間的安地斯高原，他們的石造工程超群絕倫，儘管這些石頭都是多面體，長度達四・五至六公尺，他們仍有辦法讓巨石契合的十分完美，許多牆上甚至很難找出足夠我的筆刀刀尖通過的縫隙。

圖8中可以看到薩克塞華曼大堡壘（Sacsahuaman）的一段牆垣高聳於庫斯科之上。這些人是怎麼用有限的工具切割那些巨石？現代的工程師似乎無法提供一個令人滿意的答案，也無法解釋他們是如何搬運及吊起那些巨石的。馬丘比丘的牆垣和堡壘，以及該地的住宅與神殿是用白色花岡岩建造，顯然是取自烏魯班巴河河畔的採石場，遠在堡壘下方六百多公尺處。沒有現代的懸吊機械，他們是怎麼舉起那些巨石的？

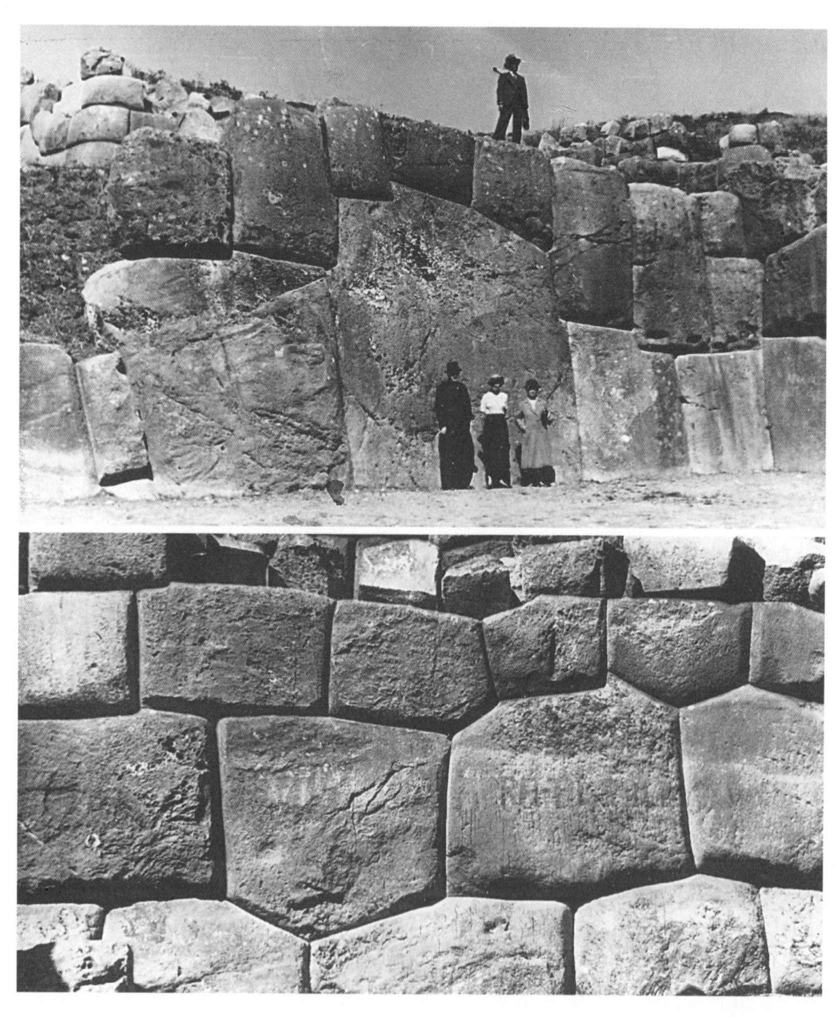

圖8　安地斯山脈席拉斯高原的原始人民以切割石頭建造出奇妙的堡壘和神殿，並未用灰泥接合卻仍能牢固的組合起來。上圖中央的石頭估計約有六萬多噸重；下圖中最大的石頭有十二面、十二角。　（© Price-Pottenger Nutrition Foundation, www.ppnf.org）

圖8下方是一小段典型的牆垣，其中一塊石塊有十二面、十二個角，每一處都跟其周圍相接的石頭完美地吻合，彷彿那些石頭是用塑膠灌到模子裡做出來似的。

這個區域很崎嶇，從它上方通過的是世界上最高的標準軌距鐵路，約海拔四千八百八十公尺。這條河的河堤有很長一段都受到古石造擋土牆的保護，印第安土著居住在雪線附近約海拔四千五百七十五到五千四百九十公尺之處，飼養南美駱馬和羊駝。印加人及其後裔現今占據安斯山脈中的席拉斯高地，他們一直是善於經營的農業家。他們用狹長、細扁頭的鋤子翻土，用力將鋤子掘入土中撬起大塊土塊，然後敲碎，這些鋤頭是用他們自己開採的銅製作而成的。

考古之都庫斯科

庫斯科是南美重要的考古之都，它的輝煌不在於現代化的建築，而在於它的古堡壘與古神殿。當我們穿越街道時，會注意到現代西班牙式的大教堂和公共建築，它們的地基和部分牆垣是老舊的印加建物，在精緻的石造物上堆砌著劣質的粗石碎瓦和灰泥建築。原始的庫斯科有流水和完善的下水道系統，現代庫斯科的公共衛生情況卻是髒亂不堪。以下引自於在利馬發行的《西岸社論》，日期是一九三七年七月二十日：

「庫斯科總共三千六百棟的房舍中，有九百戶沒有水和排水系統，二千四百戶沒有光線（窗戶），一千〇八十戶完全沒有任何汙水處理系統，我們也就無需訝異某些年中，其死亡率超過了出生率。」

我們特別有興趣研究這些人民，以便得知他們在工藝、工程、統治和社會組織發展上卓越能力的來源。以純生物力量造成卓越的體質發育，若沒有了這個基礎，像這樣壯麗燦爛的文明是否還有可能發生？

安地斯山脈地震頻繁，我們在祕魯時曾經歷過幾次，其中一次地震在烏魯班巴河谷中的山坡上造成塌陷，我們就在那兒附近進行研究。從塌陷處發現了好幾個古墓，我檢驗了其中多具顱骨，它們顯然屬於西班牙人來此之前的時期。

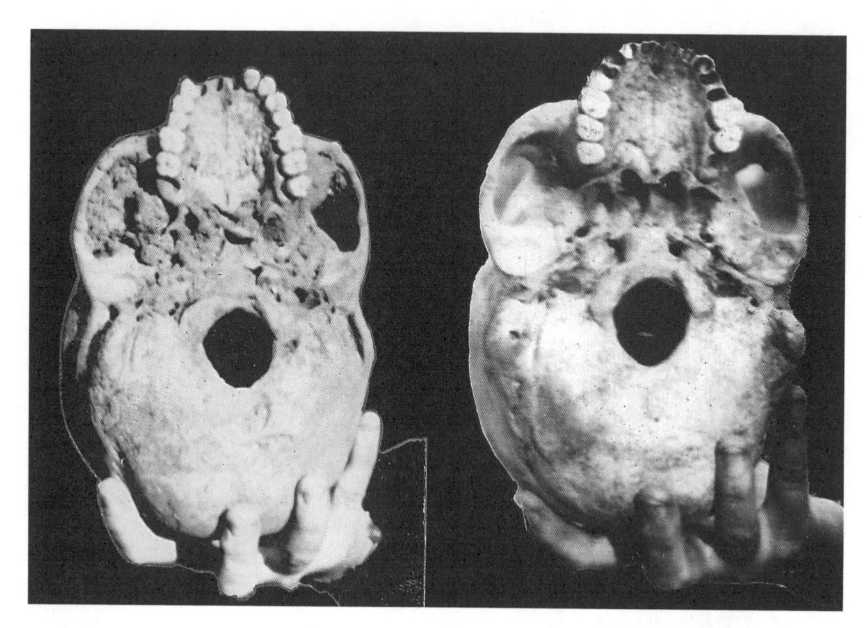

圖9　從最新打開的墓穴中取出的席拉斯高地印第安人的典型顱骨，注意因顱骨發育完善而形成的寬闊齒弓。　　（© Price-Pottenger Nutrition Foundation, www.ppnf.org）

古墓形成的時間無法測知，翻譯員解釋顱骨屬於古早的印第安時期。圖9中可以看到兩個典型的顱骨，注意齒弓的寬幅和沒有蛀牙的健康牙齒，第三臼齒發育良好，且在正確的咀嚼位置上。這些顱骨是這個墓地族群的代表，很顯然這些人在胎兒形成期、成長期與成年期之中都攝取了足夠而適當的營養，這點相當重要，因為安地斯山脈高原區的人民能夠攝食種類有限卻便於取得的食物。

即便是生活在從海岸到山區間、廣闊荒漠裡的惡劣環境之中，或是席拉斯高原的嚴苛氣候下，沿海地帶和高原區的古祕魯人的體格發育都非常完美。人們食用許多種類的海洋動物，搭配著以灌溉工程引水澆灌的河谷盆地中所栽種的優良蔬食，今日常見的植物中，有超過二十種是來自於古祕魯。在席拉斯高地，動物性食物大多限於南美駱馬、羊駝和野生動物等，但每戶都會飼養一群豚鼠。因為高海拔的關係，水難以到達沸點，他們必須以烤的方式食用穀類和肉類。他們的植物性食物包括馬鈴薯——用冷凍、乾燥、研磨的方式弄成粉來保存，玉米和數種豆類及藜麥是他們的主要穀物，其中的**藜麥是一種很小但營養價值很高的種籽。**

借鏡原始智慧

- 祕魯寒流為祕魯帶來極其豐盛的漁獲，吃進大量魚類的海鳥所排出來的糞便是世界上最著名的肥料，效用比最好的穀倉糞肥要高上三十二倍。
- 古祕魯即有修復頭骨的外科手術，一份研究這些穿顱術的報告顯示，62%的人在術後可以活上數月至數年。
- 連續檢驗了五十具古祕魯的木乃伊，只發現其中四具各有一顆蛀牙，與現代化社區中95%到100%的齲齒罹患率，形成了強烈的對比。
- 印加帝國的土地分為三部分，一部分給印加國王，一部分獻給太陽神，還有一部分是留給人民，人民遵循嚴格的輪種制度實施耕種。首先是太陽神的土地，然後是年長者、病患、寡婦以及孤兒的；接著是一般人民的土地，由鄰居們相互幫助，最後才輪到印加國王。
- 印加帝國的人們不會過度工作，但也不准懶惰，他們照顧殘疾者與老年人；孩童到了五歲時由政府照顧，並且為他們做所需的職業訓練。整個王國裡沒有飢餓，也沒有犯罪。
- 即便是生活在從海岸到山區間、廣闊荒漠裡的惡劣環境之中，或是席拉斯高原的嚴苛氣候下，沿海地帶和高原區的古祕魯人的體格發育都非常完美，顯然在胎兒形成期、成長期與成年期之中都攝取了足夠且適當的營養。

Chapter 14

駱馬的故鄉

——祕魯印第安人——

想要了解安地斯高山上古代民族的後裔，就得先了解他們的環境。那裡的氣候在夜晚時幾乎整年都很寒冷，冬季時高山上的積雪很深，但高原上幾乎沒有，因為祕魯位於南緯五度到十六度靠近赤道的地方。那裡即使在冬天也陽光普照，因此一年到頭都有牧草供給牲口食用。

駱馬與羊駝

安地斯高原唯一的土著牲口是南美駱馬和羊駝，兩者都屬於駱駝類。南美駱馬是印第安人在安第斯山裡所使用的馱獸，但只用公駱馬，這種動物非常溫馴，善待牠們就能得到溫和的回應。旅途中有件事情讓我們感到驚訝不已，印第安導遊對拉篷車的駱馬總施以溫言軟語，或用輕柔的手勢安撫，從不待以厲聲嚴詞。

做為馱獸，南美駱馬有許多獨到的特色。牠在移動時會自己覓食，這時必須以很緩慢的速度駕馭牠。每隻駱馬的載重不能超過四十五公斤，一旦超過這個重量牠就會立刻趴下來，直到多餘的重量被移開為止。南美駱馬有像駱駝一樣的兩趾足，使牠步履穩健，不需要釘鐵蹄，也幾乎不用照顧，但牠只能適應高海拔地方的生活。南美駱馬的毛十分粗糙，可以用來製作厚重的衣服。

羊駝比南美駱馬體型稍小，獸毛厚重但品質很好，這種動物很習慣於高海拔的嚴寒氣候，也不畏雨淋與日曬，牠的獸毛既耐用又溫暖，全世界廣泛的運用在飛行員的衣服上。獸毛有各種天然顏色，從白色到帶點藍的顏色，或者從淺色到很深的棕色，土著用它直接織成斗蓬和衣服，顏色很穩定。野生南美駱馬或羊駝的體型都小很多，牠的毛所做成的外套是世界上評價最高的毛製品之一。這種動物從未被人馴養，牠們數量眾多，成群生活在安地斯山的高山山坡，後來人們對野生駱馬毛的需求量變得很大，為了取得毛皮，一年裡殺害的數量高達一百五十萬頭，但祕魯政府現在已完全禁止傷害這種動物。古印加帝國統治階級的衣服，就是用野生駱馬的毛製成的。

我到祕魯的重要目的之一是找出這些安地斯山區民族的後裔——假如可能的話。很幸運的，有眾多使用艾馬拉語言的人——也就是陶哇諾肯文明的後裔——仍居住在祕魯南部和玻利維亞境內。據說他們還保持著祖先的生活方式，是的的喀喀湖附近和祕魯南方、玻利維亞北高原區的主要構成人口。我想拍攝穿著原始服裝的土著時總是遭遇困難，就算有人願意讓我拍照，他們也會希望先換上現代服飾後再拍。

這使我想起在南海諸島時，當地需要造路卻苦無經費，酋長們通過立法規定靠近高公路的人若身著土著衣飾而被外國人看見 ，便要被逮捕並支付罰金，罰金則充當造路的經費。當然，這種情況下是沒有人會讓自己不穿點現代服飾拍照的。當時有位男孩穿著一件衣服現身，是男士的禮服背心，那件衣服顯然是跟著傳教士來到島上的。圖1中的帽子是由土著設計及手工製作的，質料是毛皮，從造形上看起來很像我們現代的圓頂硬帽。

強壯的高地民族

值得注意的是艾馬拉人渾圓的臉部特徵，鼻孔發育寬闊，能夠順暢吸入空氣，齒弓也很寬大。他們許多人都曾搭乘交通工具被送往數百公里之外的咖啡栽植園裡，因為他們有能力和技巧在快速通過的咖啡豆裡挑出瑕疵品，當他們的手指從快速經過的咖啡豆裡挑出有瑕疵的豆子時，我發現自己的眼睛根本跟不上他們的速度，這顯示了協調力的發展達到了相當高的程度。這些艾馬拉人的智慧將在第二十章中討論到。

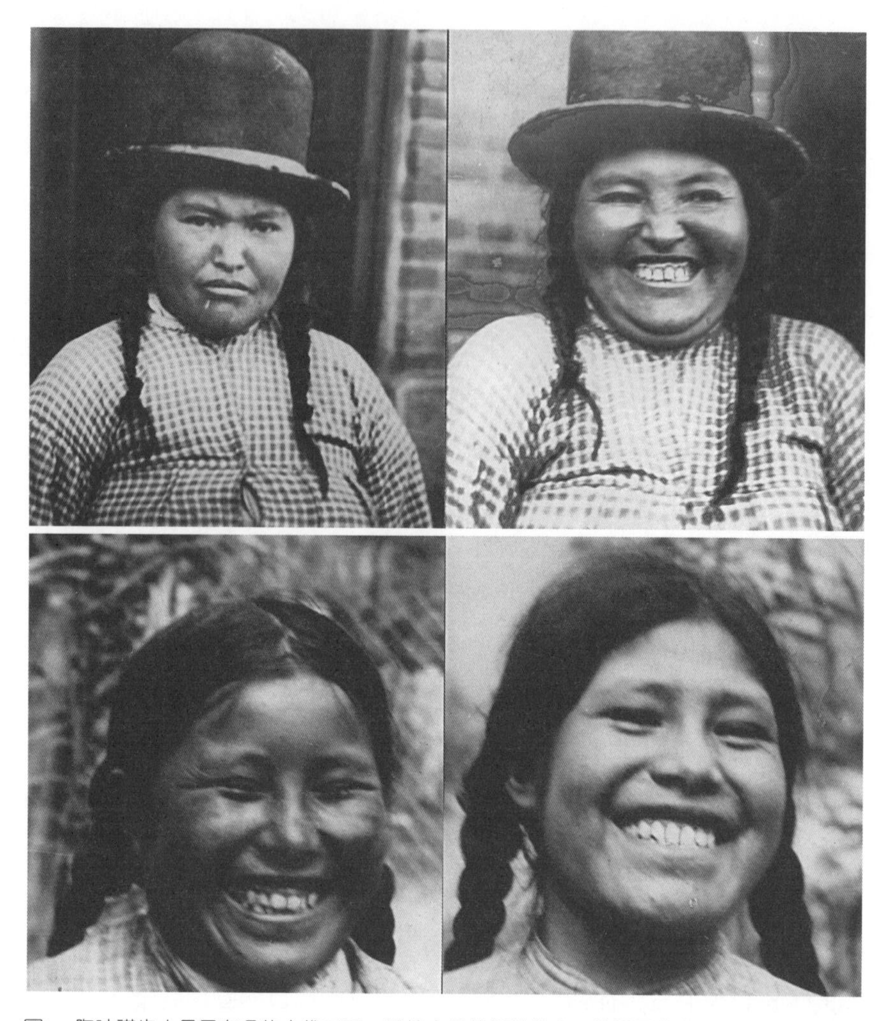

圖1　陶哇諾肯人是最有名的古代石匠，照片中是他們的後裔。他們居住在祕魯南部及玻利維亞北部的席拉斯高地，屬於艾馬拉語系的一支，他們會製作毛氈帽，且精於農藝。
（© Price-Pottenger Nutrition Foundation, www.ppnf.org）

我迫不及待的想研究安地斯山脈各地的印加人後裔，尤其是庫斯科鄰近區域的一些原始種族。來自高海拔地區的印第安人翻越安地斯高原，將自製的器皿等商品帶到市集裡與其他地方的印第安人交換，並順便會會朋友。他們是非常勤勉的民族，我們所看到的婦女不是忙著編織，就是忙著看顧牲口或揹運東西。他們所使用的羊毛部分取自於進口綿羊，大部分的來源仍是羊駝；羊駝和南美駱馬一樣，成長於印第安人喜於居住的高海拔地區。我很

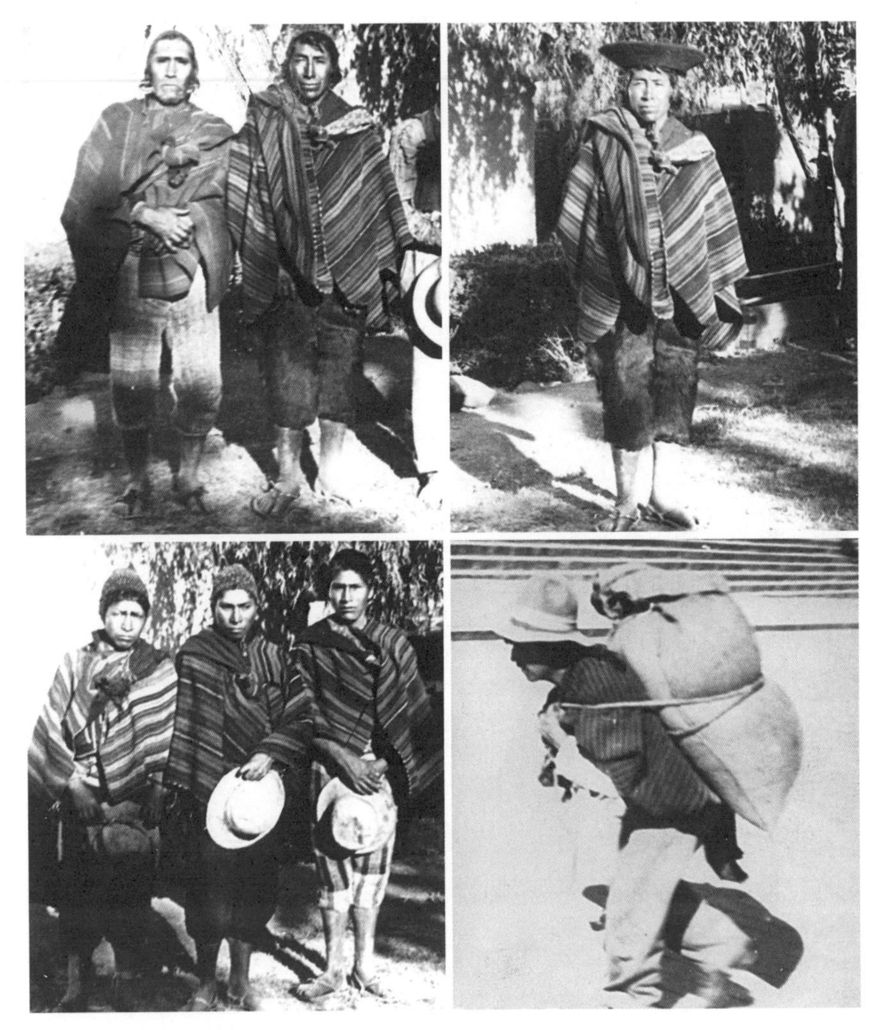

圖2　奎楚瓦（Quichua）印第安人居住在安地斯高山上，是印加王國的後裔。他們生活在海拔五千四百九十公尺的高山區，飼養南美駱馬與羊駝。他們自製衣裳，且有過人的體力，能夠在高海拔區揹負九十公斤以上的重物，維持一整天，如圖右下角所示。

（© Price-Pottenger Nutrition Foundation, www.ppnf.org）

幸運地得到當地行政長官的熱心幫助，才能順利與好幾個印第安族群接觸。圖2中是一支來自於庫斯科附近烏魯班巴河河谷的高山區印第安人，檢查這個族群裡的二十五個人，結果顯示連一顆蛀牙也沒有，無論幾歲的人牙齒看起來都很整齊。

在圖2右下角，可以看到一個典型的安地斯印第安人揹負重物，此區的印第安人能夠一整天都負載著九十至一百三十五公斤的重物，而且每天如此。這些山區的印第安人曾被載到岸邊的幾個港口協助將咖啡運上貨船或卸下來，他們的力氣非常驚人。

在研究印加文明的後裔前，有一點必須稍微留意，他們曾在西班牙人的統治下受到迫害，時至今日仍對白人懷著敵意，因為他們曾在許多情況下遭到白人的背叛與欺騙。他們的酋長就是受到背叛而被俘，釋放他的條件是要在指定的房間裡不斷地搬入黃金，直到黃金堆滿一個人高舉手臂可以觸及的高度，然而白人得到黃金後卻殺了酋長，協議也因此破裂。

根據記載，約有六百萬印第安人在礦區被西班牙人壓榨勞力、鞭笞、吃劣質的食物而死亡。許多地方的印第安人寧願選擇離群索居，住在安地斯高山區飼養駱馬與羊駝維生，只在需要交易時才下山，就和過去一樣；他們自己編織衣裳，從當地環境中幾乎可以獲取所有生活必需品。

他們**耐寒的能力非常不可思議**，他們可以在寒夜裡用斗篷裹著頭舒適的睡覺，卻露出光溜溜的雙腿和雙腳。他們使用兩種形式的頭罩，其中一種套在另一種外面。圖2中有好幾個印第安人，他們許多人的臉上都可以看到強壯的特徵和性格。

此區婦女所穿戴的毛帽可以依天氣而翻下或翻上，婦女們身上的穿著就是自己的編織作品。圖3中有兩位年輕男子，正從高山區下來要到政府所設的學校去。下方照片中的男孩還穿著傳統服裝，上方照片裡的則丟棄了傳統衣服，改穿白人的長褲，注意他胸腔健康的發育狀況，以及臉部、牙齒與齒弓的完美發育。我們要知道，這些人居住在空氣稀薄的高海拔地區，比起平地人，他們需要更大的肺活量和更強壯的心臟；含氧率每升高三千公尺就會減少約一半。

這些印第安人寬闊的齒弓如圖4所示，注意左上角牙齒長期磨損的情況。這裡大部分的食物如烤玉米和豆子等，都是烤乾的冷食，這些質地粗糙的食物易使牙齒磨損。

通常舉辦在週日的市集日裡有許多有趣的情景，印第安人長途跋涉而來，到此地交易物品，他們不使用貨幣，完全以物易物。在印第安人受到現代化的地區中，新世代的臉部和齒弓結構產生典型的變化，就和之前報告過

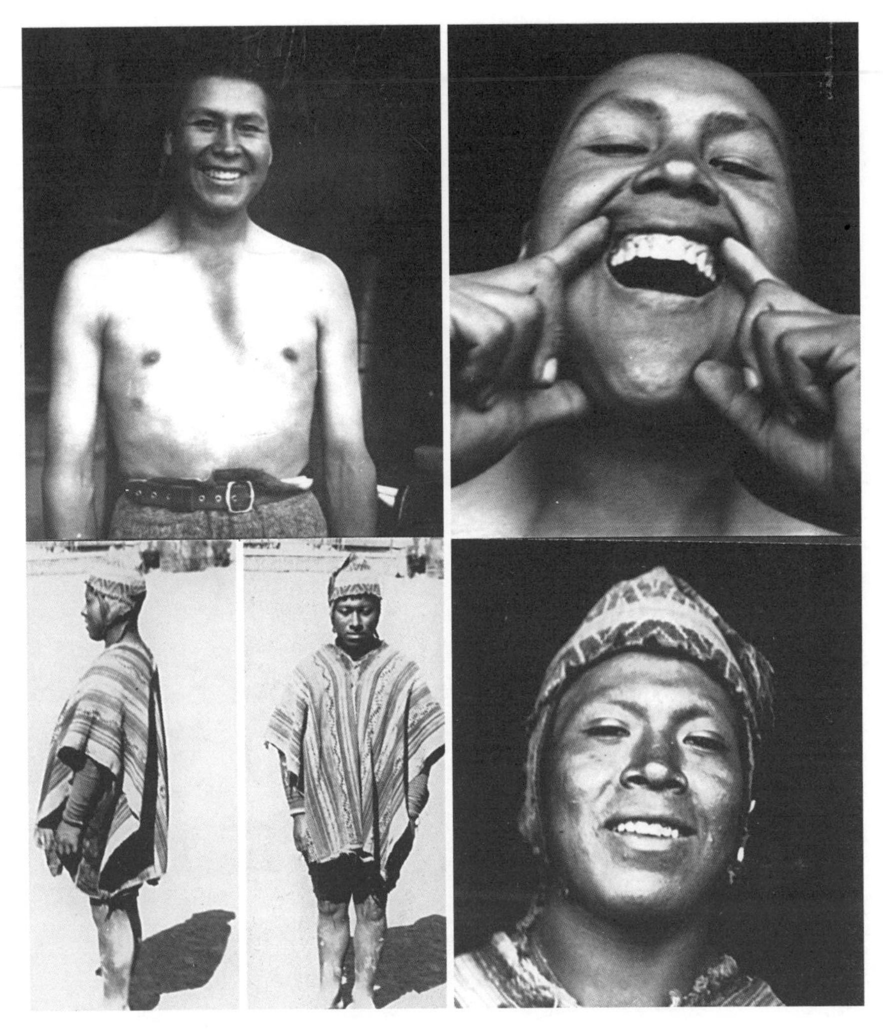

圖3　胸腔的發育，不可或缺的，一定要有很大的肺活量才能生存於安地斯高山上稀薄的空氣中。上方照片中的男孩體格強健，包括臉部和齒弓的發育也很健康。下方是雪地中所穿的典型服飾，即使在冰天雪地裡，他們自膝蓋以下都是裸露的。

（© Price-Pottenger Nutrition Foundation, www.ppnf.org）

的其他族群的狀況一樣。圖5中呈現四個典型的改變範例，都是因為以白人食物取代原始食物後受到現代化作用的影響。

安地斯印第安人生活中的一個重要項目，就是咀嚼可可葉所獲得的滿足感，可可葉是現代製作古柯鹼的原料，為了抽取咀嚼葉子時所搭配的生物鹼，他們會燃燒一種特殊的植物以形成灰質。這種藥像菸葉一樣咀嚼，一大

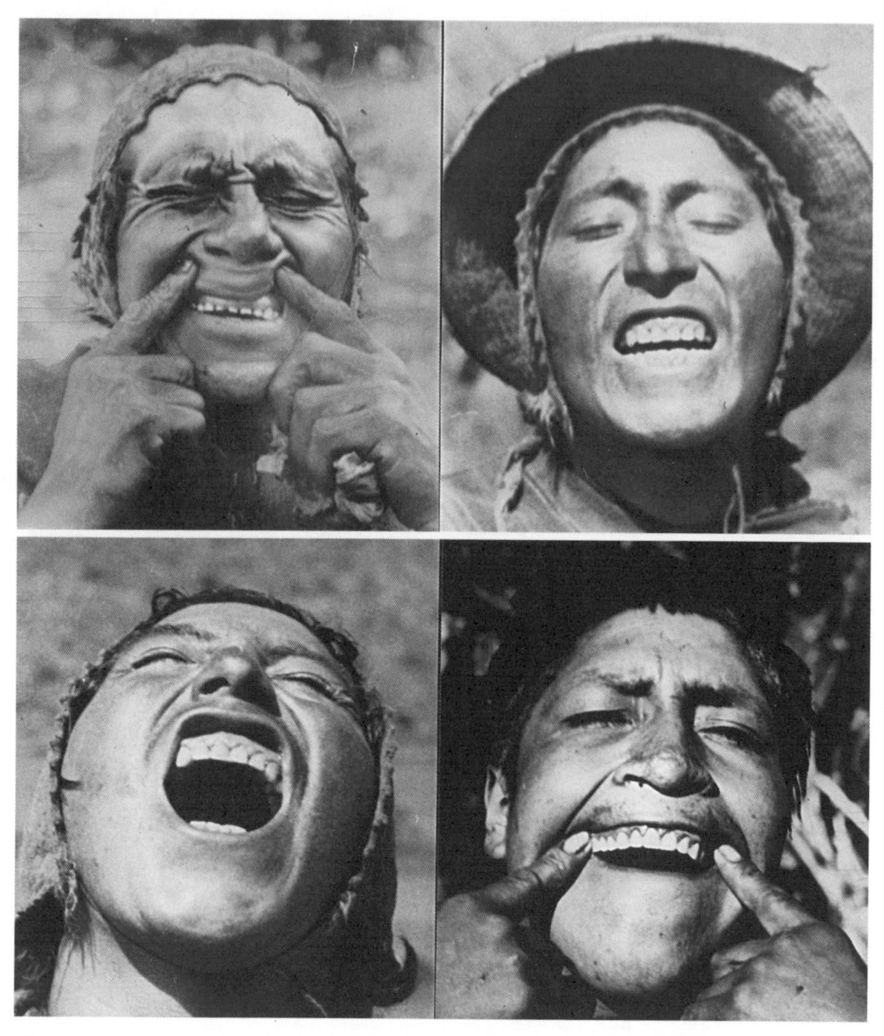

圖4　安地斯高山區的印第安人臉部和齒弓發育都很完美，左上角的男性據說很老了，但仍然爬上高峰到雪地裡放牧駱馬和羊駝，牙齒的狀況仍然非常健康。長時間用力的使用，老年人的牙齒已然磨損。　（© Price-Pottenger Nutrition Foundation, www.ppnf.org）

塊可以嚼好幾個小時，差不多每個印第安人都會隨身攜帶一小袋這種乾葉片，可可葉的效用可以增加他們的持久力，讓他們不感到飢餓和疲勞。

透過我們的翻譯，我們不斷問他們從那些葉子上可以獲得什麼樣的舒適感或營養，答覆是在旅途中或揹負重物時，他們往往寧願選擇葉子勝過食物。有人告訴我，增加可可葉的用量，可以使人對疼痛失去知覺，也能夠因

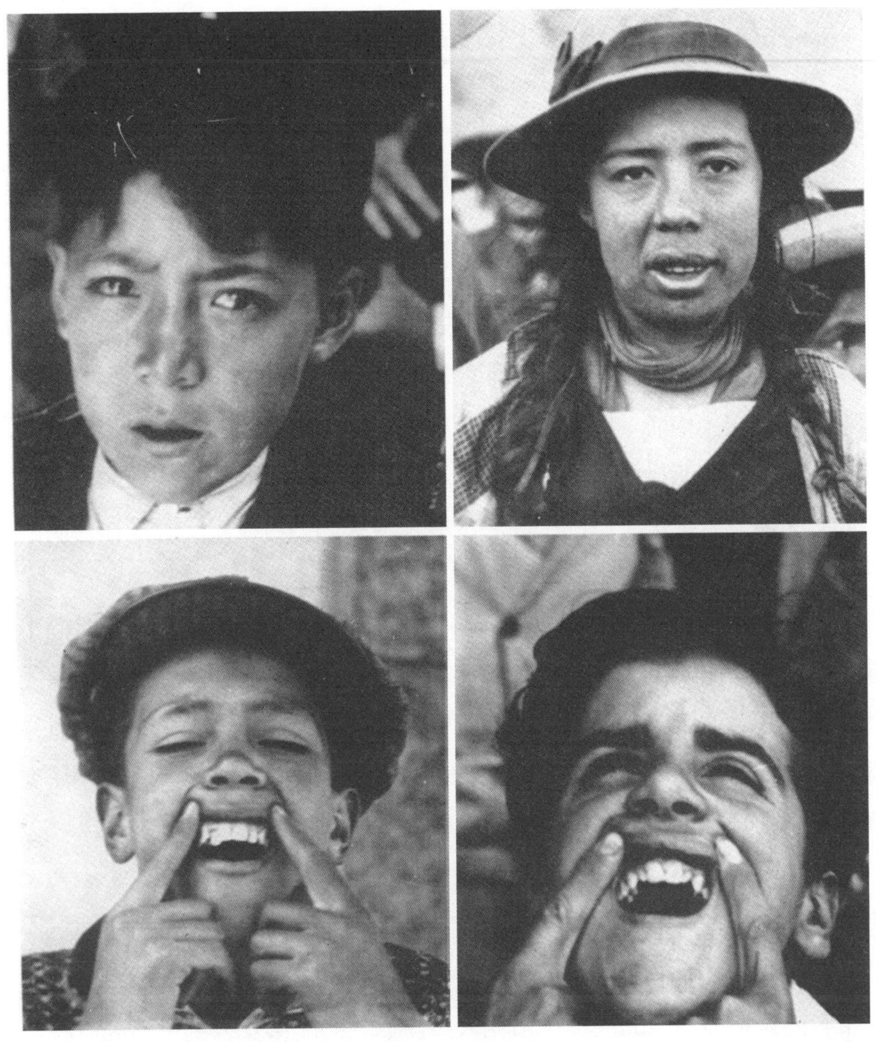

圖5　席拉斯印第安人接受現代化的食物後所產生的現代化作用，在體質上造成了嚴重的破壞，往往也影響到性格。左上角的男孩習慣用口呼吸，因為他的鼻孔過窄而無法吸入足夠的氧氣。右上角的女孩下巴嚴重發育不全，且鼻孔過窄。下方的兩個男孩齒弓嚴重過窄，造成牙齒擁擠。　（© Price-Pottenger Nutrition Foundation, www.ppnf.org）

此忍受身體受傷的不適感，或者熬過手術帶來的痛苦。這種葉子一小袋一小袋的發現於海岸附近的墓地中，很顯然祕魯從古代開始就一直使用這種藥。有意思的是，我們發現從安地斯高山洞穴裡取出的幾個顱骨曾做過穿顱術，跟沿海所發現的那些顱骨相似。

不靠乳製品仍有良好骨骼

乳製品並非高海拔地區的主要營養來源，要鍛鍊及維持良好的體格十分困難，然而，現在及過去的安地斯山區居民卻發育出臻至完美的體格。在這點上，古代及現代安地斯人與過去及目前住在瑞士高山山谷與西藏的人完全不一樣，因為後面兩者皆有豐富的乳源。

自從西班牙征服者出現後，過去四百年來一直有牛、山羊、馬和豬被輸入安地斯山區，但這些牲口未能輕鬆的適應環境，而早期文明裡的食物是仰賴南美駱駝、羊駝、野生鹿、鳥和豚鼠。海岸地帶建立並保存了無數的墓地，那兒少雨及乾燥的沙地提供了保存的優勢條件；高海拔地區的雨季則為埋於該處的骨骸提供了截然不同的環境，但我們仍舊發現了許多保存狀態良好的骨骸。

安地斯高原穿過祕魯延伸至兩排山脈間，我們研究了高原區四個不同地方的現存印第安後裔，最遠達到北部的瓦拉茲。我們在此區得到省長的幫助，他很好心的派人捎訊息，將印第安人家庭從高原區帶下來，到瓦拉茲的警察總局。這個地方高度是海拔三千三百五十公尺，我們終於有機會研究這麼多從高山到市集中販售商品的印第安人。

瓦拉茲

瓦拉茲位於一個富饒的山谷裡，已與現代文明接觸了數十年，因此這一帶有許多不同類型的人種，常見人口從孤立的印第安人到生活高度現代化的族群都有。

除了有機會研究上了年紀的老者，我們還能夠研究兩個學校裡的青少年族群，一組是女孩，另一組是男孩。有些純種人在胎兒形成期和兒童期曾生活在高度孤立的境環中，混血兒則已受到高度現代化，另外還有一些白人。有些人和行政長官很熟悉印第安人，他們告訴我生活在北安地斯高山及西安地斯山脈的印第安人，和稱做白山的東安地斯山的印第安人有一處明顯不同，後者的體格強壯得多，現代化程度最低。在現代化的族群中可發現對齲齒典型的低免疫力，以及臉部和齒弓結構的改變。

奇克拉約

另一個研究原始印第安人的重要地點在奇克拉約，此區因為鐵路的關係而受到利馬現代化文明的影響。這裡的土著市集非常廣大，占了鎮上主要道路約一・六公里的長度，當市集展開時，除了徒步行走之外沒有任何交通工具可以通過。自從西班牙征服者來到此地，鎮上就一直受到西班牙文化的影響，它有許多殖民時代的建築與大型教堂，卻沒有供尋訪印第安文物的旅者投宿的地方。雖然沒有公共旅舍，但透過行政長官的幫忙，我們得以舒適的借宿於兵營。此區與現代化首府的食物接觸已久，許多人的牙齒與齒弓都有典型的退化。

東麓丘陵

為了適應環境而發展出來的種族特徵，在亞馬遜叢林區的印第安文明中展現得為最突出。我們很幸運能夠研究幾個與他們的祖先一樣，歷經無數

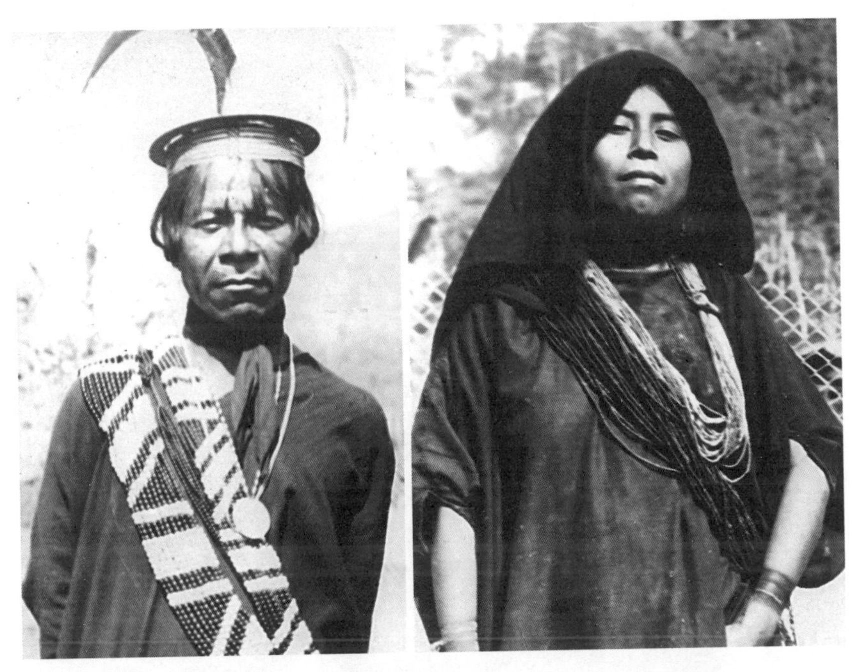

圖6　來自亞馬遜的叢林印第安人，這是一位部落酋長，特地穿著皇室禮服前來拍照。注意兩者完美的外貌，以及圖中婦女高貴的姿態。

個世紀都居住在亞馬遜盆地中的族群。對於這些族群中許多人的完美體格和優良性格，我們既感驚喜且印象深刻。

豐富的雨水、肥沃的土壤與溫暖的氣候，使得東安地斯山坡上的植被欣欣向榮。經過首都利馬時，我們穿越了延伸在海洋與山脈之間的沙漠，向上爬到安地斯山海拔四千八百八十公尺之處，之後轉向下到海拔約三千六百六十公尺的高原區，然後再向上翻越東安地斯山脈，最後下行到亞馬遜盆地中。這趟旅程中，我們經過了熱帶、溫帶和副極地，在各個氣候區

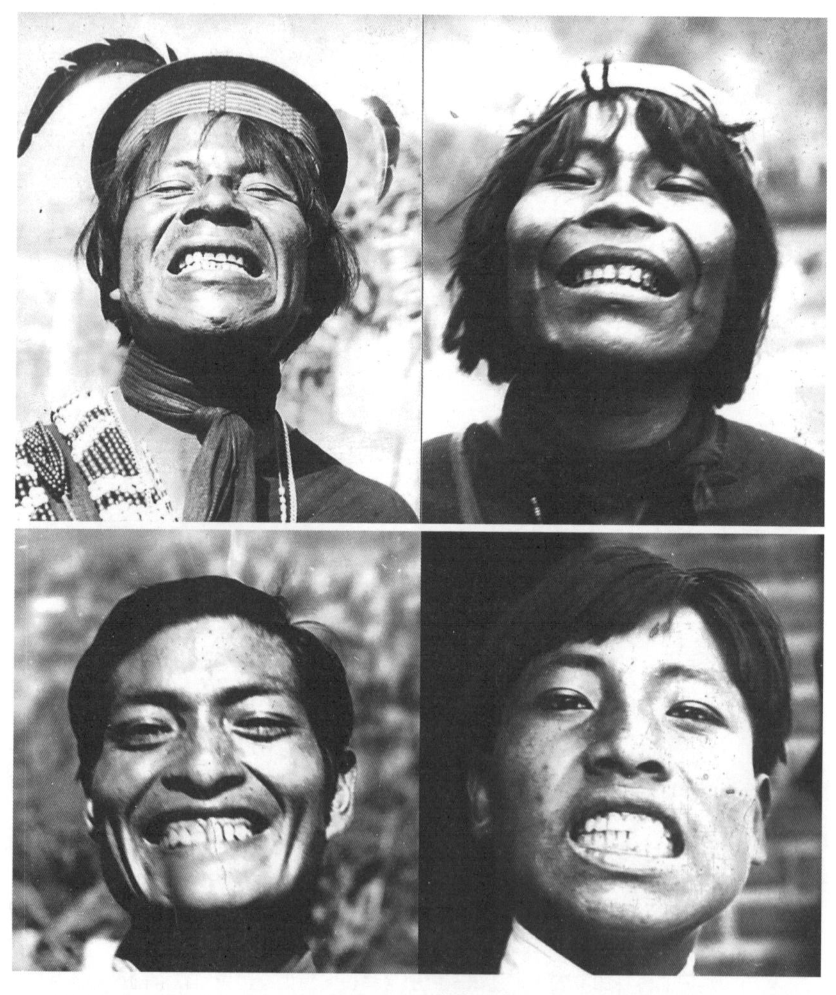

圖7　叢林印第安人的臉部和齒弓發育很完美，牙齒也非常健康，沒有蛀牙。注意他們齒弓與鼻孔的完整發育。（© Price-Pottenger Nutrition Foundation, www.ppnf.org）

中見過各種不同的植物，有時候，僅僅百公尺之隔，就是特有鳥類或花朵分布的分界線。

當人們到達安地斯中的東麓丘陵時，就身處於溪水湧流、魚群豐富的地帶，是熱帶水果和蔬菜的產區，這樣的環境中有我們所見過最優秀的印第安人之一，享受著環境帶給他們的富饒。這裡典型的房屋非常簡單，就是在支架上覆上香蕉葉和棕櫚葉。

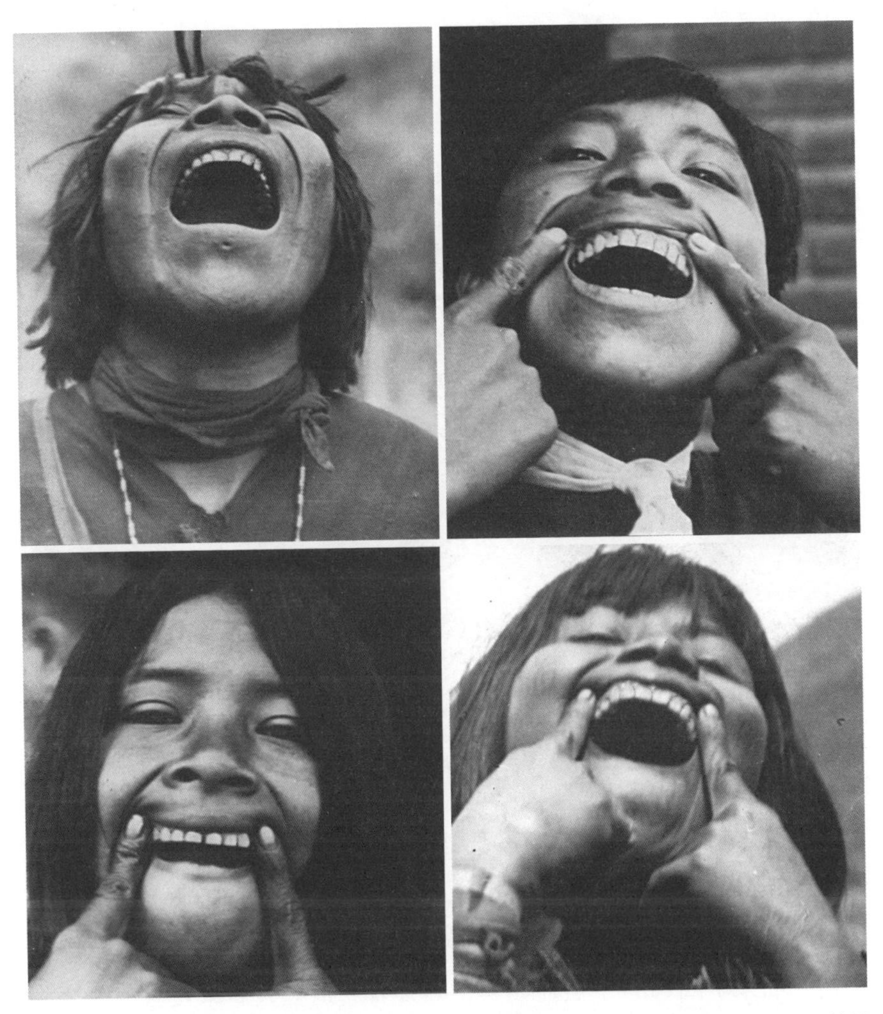

圖8　叢林印第安人骨骼發育健壯，同時也展現在臉部和齒弓上，如以上幾張照片所示。他們的食物來自於溪水和叢林中的動物，再加上當地植物。

（© Price-Pottenger Nutrition Foundation, www.ppnf.org）

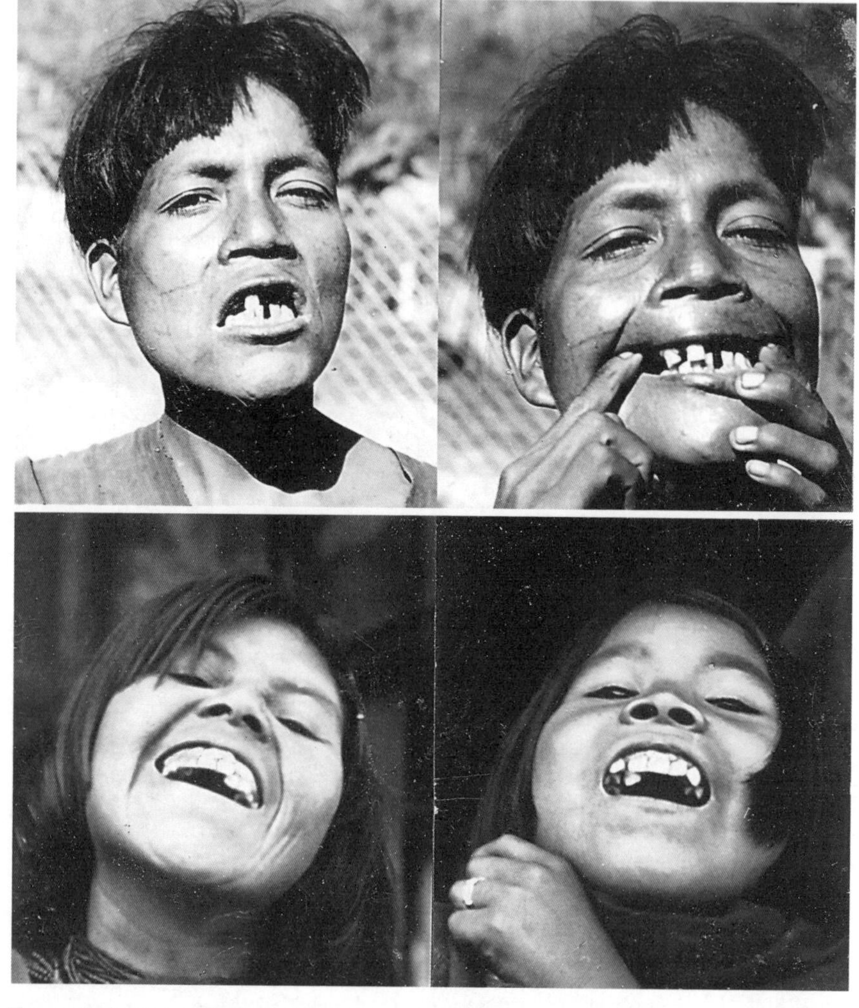

圖9　在叢林印第安人與現代化接觸的地方，飲食習慣受到改變，使得齲齒的狀況變得相當嚴重，在新世代身上產生了明顯的臉形變化，導致牙齒擁擠。

（© Price-Pottenger Nutrition Foundation, www.ppnf.org）

我們有幸得到特別禮遇，在培雷諾殖民區官員們——擁有並經營祕魯關係企業——的安排下，讓部落中近三十人遠道前來與我們會晤。圖6中可看到酋長和他的隨從中一位高貴的婦人。他們知道自己將被拍照，因此身著皇室禮服前來；圖7和8中是他們典型的外貌。這些人看來友善，有寬闊的齒弓和高度的幽默感，為了拍照，他們特別在臉上做了些裝飾。在酋長這一整組人裡，我沒發現任何一顆蛀牙，他們良好的齒弓如圖7及圖8所示。這些年輕人中，許多人都擁有高貴的儀表，這樣的像貌在文明社會裡，會被認定為是科技或文化方面的佼佼者。

然而同一支民族的另一部落裡，一個傳教團致力於推廣現代化已有一段時間，這個族群的食物因與現代化族群接觸而深受影響。因為動物性食物減少，他們的體能有所改變，蛀牙的狀況也大量出現。圖9中可以看到猛爆性齲齒的典型案例，下方兩張照片是這個族群接受現代化飲食後的第一個世代，注意他們過窄的臉和擁擠的牙齒，以及齒弓畸形。

這些亞馬遜的叢林印第安人所食用的天然食物包括大量的魚類——魚類在亞馬遜河及其分支中很豐富，尤其是山麓丘陵的溪流裡；以及森林與叢林中的動物；還有鳥類——包括水禽和鳥蛋；另外再加上植物與水果。他們食用大量的絲蘭（木薯），那是一種澱粉質的植物根類，在化學成分上和馬鈴薯很相似，並不是那種北美常見、同樣名為絲蘭的觀賞類植物。

分布在安地斯山東分水嶺的高地以及亞馬遜盆地中的祕魯印第安人都發展出強健的體格，他們依循先人所累積下來的智慧而生活、仰賴天然食物維生，對齲齒有高度免疫力，臉部結構和齒弓發育完美。一旦他們接受了現代文明的食物，並用來取代原本的食物，齲齒便開始廣泛的流行；而接受現代食物之後的接續世代中，在臉部和齒弓的發育上更產生了不良的變化。用來取代天然食物的現代化食物是典型的白人飲食，包括精製白麵粉產品、糖、甜食、罐頭食品和精製米等。

借鏡原始智慧

- 安地斯高山的印第安人力氣非常驚人，能夠一整天負載著九十至一百三十五公斤的重物，而且每天都如此。耐寒的能力也非常不可思議，可以在寒夜裡用斗蓬裹著頭舒適的睡覺，然後露出光溜溜的雙腿和雙腳。
- 居住在安地斯高山的印第安人，需要更大的肺活量與更強壯的心臟才能生存於稀薄的空氣中，因仍食用原始食物，所以他們的體格、臉部和齒弓的發育都相當健康且完整；由於大部分的食物（如烤玉米和豆子等）都是烤乾的冷食，因此這些質地粗糙的食物易使牙齒磨損。

■從安地斯高山洞穴裡取出的幾個顱骨曾做過穿顱術，跟沿海所發現的那些顱骨相似。

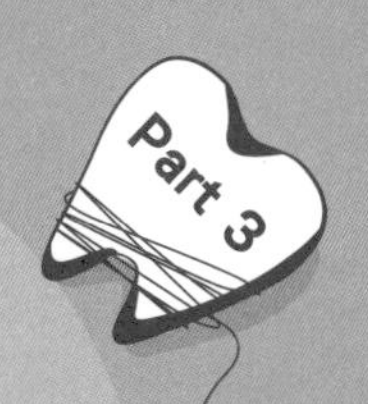

順著人體最原始的需求飲食

Chapter 15

原始與現代飲食規則的特色

順應大自然的法則而食

如果說，原始民族比現代人更精於預防體格、心智與道德方面的退化，那也是因為他們更懂得如何順應大自然的法則。用來評估他們的方案有兩種程序：第一，用現代的知識解讀他們的資料；第二，將他們的經驗臨床應用在現代的社會問題上。特別要注意的是，原始民族與大自法則能成功融合是歸功於原始的飲食習慣，因此當務之急是要用已知的生物性需求基礎來比較他們與現代文明，以評估他們的飲食制度。其次是將他們的經驗援用到現代的家庭中，以測試原始營養制度的有效性。

確立營養素的安全需求量

從生化角度來看，儘管我們在有機催化物方面的知識有限，但在培養體格與修補身體的素材上先進的知識，讓我們能夠在原始與現代的飲食制度間做比較。在礦物質與維生素需求量上，若我們以一般所接受的最少、但最理想含量為依據——如雪門（Sherman）所建議的，就能立刻得到一個評估原始飲食制度的標準。

組成身體的十八種元素，想必都是很必要的元素，然而其中有好幾種的需要量都非常少，只有少數幾種元素會有大量的需求。正常情況下，成人每天需要〇・五到一公克的鈣或石灰，然而，多數人對食物中礦物質的吸收卻只有二分之一以下。磷的需求量大約是這個量的兩倍，鐵則是七分之一到三分之一公克，其他好幾種元素的需求量都比前者更小。為了能有效運用這些礦物質，也為了培養和維持各種器官的功能，我們會需要一定量的有機催化物——即一些已知和未知的維生素——來當做活化性物質。

和動物不同，人類並不具有在自己體內創造某些特殊化學物質（並非元素）——如維生素——等的能力，但好幾種動物都有這樣的能力。舉例來說，缺乏維生素C所造成的壞血病無法在老鼠體內迅速產生，因為老鼠能夠自行製造維生素C；同樣的，佝僂病也無法在豚鼠中迅速產生，因為牠們能自行合成維生素D。在年幼的人體中，缺乏維生素D與相關維生素都會引起佝僂病，而在狗身上，無論是佝僂病或壞血病都不容易迅速形成，因為狗有合成維生素C和維生素D的能力，但我們就沒那麼幸運了。相似的，鳥和人體若缺乏維生素B，就會引起神經系統嚴重的反應——例如腳氣病；這些症狀在其他動物身上通常都不明顯。

我們能夠算出各種原始飲食裡礦物質與維生素的概略含量，並與現代食物所含的營養做比較。世界各地的白人飲食都是由少數的基本營養要素所構成，有某些固定不變的特點，這使得我們的問題變得很單純。這也表示，此處所要考量的幾種現代化族群的取代性飲食都是相似的。

在進一步研究問題前，得先留心一件重要的事，一般說來，野生動物大都能躲過退化性疾病，我們將此歸因於動物選擇食物的天性，而人類可能摒棄了某種認知身體需求的生理機能，因而失去了這種能力。換句話說，**我們對飢餓唯一的認知，就是缺乏足以維持溫暖和提供力量的能源。**

一般說來，無論食物中是否含有建構與修補身體的原料，一旦能源足夠，我們便會停止攝食。食物中的熱能與能量要素是以卡路里來計算，在規劃一份適當的飲食時，必須在建構身體與提供能源的兩類營養要素間維持適當的比例。要知道，在同年齡與同體重的不同人之間，建構身體與修補身體所需的原料量雖然很相近，但對兩個不同的人來說仍然大大不同——例如一個久坐不動而另一個活蹦亂跳。同樣的，成長期的兒童或孕婦與一般成人間，建構與修補身體所需的原料量也有很大的差異。

全世界原始民族的各種飲食制度有某些特徵，即對疾病及畸形一致具有高度免疫性，通常是因為他們的食物提供了建構與修補身體原料的適當來源。原始民族所吃的食物熱量很低，使他們必須吃下更大量的食物以提供身體所需的熱能與能源。原始民族通常得花一番功夫才能取得稀少但富含某些元素的食物，這些稀有食物含有身體所需的少量元素，包括碘、銅、錳等礦物質與特殊維生素。但我們要知道，這些特殊的有機催化物很有限。一般說來，醫學專業人士與大眾認為維生素D僅由一種化學物質所構成，然而研究人員卻不斷發現其他新的成分。最近一篇期刊中的文章非常詳盡的指出，維生素D有八大不同成分，這篇期刊所參照的資料更顯示，維生素D的成分可能至少有十二種之多。很顯然的，只靠著將目前已知的營養要素合成一些產品來強化飲食，並不足以提供適當的營養，但一般大眾與醫療同業卻認為，麥角脂醇已包含了提供人類營養所需的一切維生素D群活化劑。

能夠成功控制齲齒和畸形的各種原始營養制度，或許可依其取得礦物質和脂溶性活化劑的來源而分成三大類別。維生素這個名詞並不是我專屬的，雖然我們對整個有機催化物的族群所知甚少，但對其中少數了解得相當清楚，並以前六個英文字母為它們命名。一般大眾和醫療及齒科專業人員以為，六到八種的維生素就差不多能構成所有的營養所需。這些有機活化物可以分為兩大類別：水溶性與脂溶性。**關於原始民族成功的飲食制度，我們發現其重要特徵都與含有大量的脂溶性活化物有關。**

成功的飲食制度分析

從預防齲齒與畸形的角度來探討不同族群成功的飲食時發現：

- **在孤立而高遠的阿爾卑斯山山谷中的人們**，他們的飲食大多依賴全裸麥麵包和乳製品，再加上每週一次的肉類和各種蔬菜，有夏季的當令時蔬，也有冬天的貯備乾蔬。我的實驗室分析了連年取自瑞士洛宣特谷的乳製品，結果顯示其維生素含量遠比同一時節、世界各地之類似食品的平均含量高出許多。高山山谷的青翠牧草和富含葉綠素的青綠乾草孕育出營養的乳汁，乳汁和裸麥麵包都含有豐富的礦物質。

- **外赫布里人民**的飲食提供了維持對齲齒高免疫力與預防畸形的營養，主要包括燕麥製品和以魚類為大宗的海產。他們的飲食內容不包括乳製品，因為那裡沒有足夠的牧草來維持牲口，燕麥是當地氣候下唯一能好好成熟的穀類，他們在夏季能收成一些綠色蔬食，部分貯存起來過冬。這個地方的食物還有大量的魚類，有的魚肝也拿來食用，這裡有一道名菜是烤鱈魚頭，在魚頭裡塞入燕麥和碎鱈魚肝，對成長中的孩童來說是重要的菜餚。燕麥和魚（包括魚肝）為這支優秀的民族提供了足夠的礦物質和維生素，使他們對齲齒產生高度的免疫力。
- **阿拉斯加愛斯基摩人**的原始飲食包括大量的燕麥、魚和其他海洋動物的特殊組織，他們在夏季時將大量的魚風乾或曬乾，貯存起來留到冬天使用，他們也吃冷凍的魚。海豹油的營養價值很高，又易於取得，愛斯基摩人將它當做副食品，大量的用在飲食和海豹肉中，有時會吃馴鹿肉，內臟也拿來食用。他們的水果大多限於少數漿果——如蔓越莓，夏季時採收，貯存到冬季時食用。有好幾種植物性食物都在夏季時採收，然後泡在油裡貯存，或冷凍起來留到冬天使用。

  凍原鼠會蒐集落花生並藏起來，愛斯基摩人把這種堅果當蔬菜食用。他們偶爾也食用某些水草的莖、水生植物和球莖植物，然而最主要的食物仍是魚和大量的海洋動物，他們會很謹慎且有經驗的選擇某些內臟和組織，包括某種鯨魚的皮質內層——近來已證實它含有豐富的維生素C。當季的魚卵風乾備用，大量供給成長中的孩童使用，被認為是成長與繁殖的重要營養，這個成功的營養制度提供了來自海洋動物的大量脂溶性活化劑和礦物質。
- **居住在加拿大北部落磯山脈的印第安人**，一年當中有九個月成功的營養制度，內容多侷限於野生獵物，主要是麋鹿以及馴鹿。在夏季的幾個月裡，印第安人能夠食用栽植的植物，而在冬季，有人會食用樹皮或嫩芽。我發現印第安人很重視動物內臟的營養價值，包括消化道中某一部分的內壁，此外，很多的動物肌肉都拿去餵狗了。北方印第安人宰殺了大型獵物後幾乎不會留下骨頭，他們敲碎骨頭以盡量取得其中的骨髓和營養物質，剩下的骨頭都變成一堆堆碎片。這些印第安人從動物內臟中攝取脂溶性維生素及大部分的礦物質，孩童們重要的營養來源之一是各種骨髓料理，可用來取代乳汁或當做特別的供餐。

- **在澳洲北方南太平洋各群島中的島嶼**上，土著們依賴鄰近海域的大量貝類和魚類維生，再搭配各種生的或熟的植物根以及果實。芋頭對這些族群中的大多數人來說是一項重要的營養來源，它是某種百合的根部，葉子長得像大象耳朵，在美國因為葉片大而拿來裝飾庭院。在好幾個島嶼上，它柔軟的嫩葉拿來和放在小百合上烤的椰漿一起食用。

  夏威夷群島上的人將芋頭煮過之後晾乾，搗碎成粉然後加水混勻，放著發酵二十四小時，時間多寡端視想要的硬度而定，這種東西叫做「芋糊」。以此法食用的營養度與其他群島上煮熟後食用相當（很像我們食用馬鈴薯的方式），這些南海島民的脂溶性維生素和許多礦物質，都來自於貝類及其他海洋生物。

- **東非及中非的原始部落**食用大量的甘薯、豆子和少許穀類。居住地點靠近清溪與湖泊的部落能夠食用大量的魚類，許多部落飼養山羊或牛，或兩者皆有；其他部落則大量食用野生動物。這些部落中有的能取得非常特殊的維生素來源，例如維多利亞湖和其他湖泊中，一年的某些季節裡有成群的大翅蟲在湖中繁殖，通常會在湖岸邊堆積達好幾十公分的厚度。人們把這些蟲子收集起來乾燥、保存，用在布丁上，對土著來說有極高的營養價值，連傳教士也稱讚不已。

  另一個土著常食用的昆蟲維生素來源是螞蟻，在許多地方，大山丘上的蟻穴都能長到三公尺或更高，他們便從那兒收集螞蟻。在交配季節，螞蟻會長出翅膀，成群的飛出蟻穴，到空中進行交配儀式，這種情況常發生在下雨時或是雨後。當地土著

動物內臟蘊含多種營養素，可惜現今的環境汙染和蓄養方式易使重金屬、抗生素、化學藥劑等物質殘留於動物內臟中。

發明出一種方法引誘螞蟻出穴，他們用灌木遮蓋住出口，製造出烏雲蔽日的效果，然後在地上敲擊，模仿下雨的聲音。傳教士告訴我們，當地一道奢侈的菜餚就是蟻派，但不巧那時他們無法用這道美食宴請我們。

部分的非洲像許多地區一樣，常受到蝗蟲的禍害。人們大量收集蝗蟲，現煮食用，或乾燥後磨成粉備用，牠們含有豐富的維生素和礦物質。非洲土著也將玉蜀黍、豆子、林加林加、小米和卡菲爾玉米煮熟或烤著吃，這些東西多在烹調前才磨成粉使用。

- **在澳洲**，我們發現靠海而居的原住民大量食用海洋動物，再加上當地植物和陸上動物，他們的原始生活中不曾栽培過陸上植物。內陸的原住民大量食用野生動物，尤其是沙袋鼠、袋鼠、小型動物和齧齒動物，所有能食用的部分——包括臟器內壁和內臟都拿來吃。
- **紐西蘭的土著毛利人**，大量食用任何時節的海洋食物。即使在內陸的食物補給站，也能大量取得一種鸌科的水鳥，這些鳥在海岸附近的岩石區——主要是南島極南端的海岸——生長。毛利人會在幼鳥長到剛好離巢前捕捉牠們，此階段的幼鳥還在親鳥的哺育中，大口吞下時可以感受到又嫩又肥的肉質，這種治療結核病的處方在澳洲和紐西蘭一直廣為流傳。島上的原始地區裡有許多陸生鳥類可以捕食，且因為土壤肥沃、氣候宜人，到處都是野生的蔬菜和水果，那裡的人還大量食用羊齒蕨根。遠離現代文明遺世獨居的毛利人，大多依賴天然的食物維生，還因特殊營養價值而選擇某種貝類。

有件事讓我的印象一直很深刻，它發生於我在北島東岸的一所土著學校做體檢時，原始毛利人優秀的本能或智慧使他們足以了解海洋食物的營養價值，而這完全展現在學童們身上——這群孩子們幾乎沒有蛀牙。大部分的學生因為離家太遠，無法在中午時返抵家中吃飯，我問老師他們從家裡帶了什麼到學校當午餐，得到的答覆是他們不帶午餐，中午放學後，孩子們便衝向海灘，有的人準備營火，有的人脫光衣服跳到海裡，抓回一隻隻大型的龍蝦，抓到的龍蝦立刻被放到煤炭上烤，孩子們都吃得津津有味。其他的海產食物如十二章的圖7所示。

- **居住在澳洲北方島嶼上的原始部落**，食用大量的海洋食物，搭配各種植物的根和綠葉，以及在宜人氣候下長出的豐盛水果。世界上沒有幾個地方能像這裡的海水一樣，為海洋動物提供大量的食物，也成就了世界上最富庶的養珠業。由此不難看出，這裡生長了無數的貝類，在澳洲東海岸外生長了世界上幾種最大型的貝類，我們常常可以看到原住民把這些貝殼拿來當做儲水用具，或者是洗臉槽大小的浴盆。

  澳洲和紐西蘭都很接近南極區的冰帽，海岸受到來自冰原區洋流的沖刷，這種洋流充滿了海洋動物所需的食物。澳洲東岸外的大堡礁向北延伸到包括幾個附屬島嶼在內的新幾內亞島，莫芮島接近此堡礁的北端，有時這兒的魚稠密到可以直接從海裡舀到船上，漁夫們乘著風浪將魚矛擲入魚群中，多半能刺中一條、甚至好幾條魚。島上所有檢查過的牙齒中，齲齒發生率不到1%。

  這些海域中另一項重要的海產是儒艮，也就是北方海域中所稱的海牛，這種動物非常珍貴，但已漸漸變得稀少，我們發現牠的肉很像羊肉。儒艮依賴淺海海底的植被維生，在通過東澳的峽灣，向北尋訪澳洲原住民的聚落時，我們曾在清澈的海水中見到這些動物在海洋植物間覓食。

在調查原始民族的期間，身處富含海洋食物之處、由大自然所孕育出來的優秀民族，一直令我感到印象深刻，這些海域中豐富的海洋生物大部分是隨著源自極區冰原的洋流而來。祕魯寒流也許是所有洋流中攜帶了最多海洋生物的一支，它離開南極冰原，一路沿著南美西岸從最南端漂流到赤道附近，在那兒，海岸線改變了方向，祕魯寒流也轉向漂流到海洋中，然後遇到一股來自巴拿馬和哥倫比亞海岸的暖流。

大自然在紐西蘭的毛利人、北澳諸島的馬來人、外赫布里島的蓋爾人和太平洋群島上的土著身上培育出完美的體格，若將優秀的體格發育歸因於海洋食物，我們就該期待與祕魯寒流接觸過的部落也擁有完美的體格，可惜的是，我們對在智利與祕魯沿岸發展出來的古文明幾乎一無所知。據說所有居住在南美巴塔哥尼亞的印第安部落，是最健壯的民族。

祕魯寒流流經祕魯西岸，為人們帶來了幾乎取之不盡的食物，而沿岸的內陸卻是世界上最荒蕪的沙漠，安地斯山脈和海岸間大約一千六百公里寬的地帶是極度貧瘠的，放眼望去只有隨風移動的沙丘和坑坑疤疤的凸隆。這個沒水、沒樹的沙漠裡唯一的生機，幾乎只有從安地斯海岸山脈融雪而成的幾條涓涓細流。這個海岸沒有雨季，從古至今，每個植物都是受到無垠的荒地中、這些看似微不足道的河流有限的雪水滋潤。這些河流的河床中含有來自安地斯山脈的沖積土，在灌溉上富含養分。曾經，唯有使用巨型工程才能將此處的河水運輸到大型灌溉溝渠中——路程往往長達八十公里到一百六十公里，也唯有如此才能利用河床中的沖積土來發展農業。

父親的營養狀況對孕育孩子很重要

在許多靠海生活的原始部落裡，我們發現他們很重視魚卵以及某些動物的營養價值，目的是為了使成長中的孩童——尤其是女孩子們——達到高度的體格發育，透過強化母體的營養使後代擁有完美的健康狀況。

值得注意的是，在我們所研究的幾個原始部落裡，人們已認知到不僅是母親應該擁有特殊的營養，就連父親也是。在這個族群中，他們很重視一種來自海洋的產物，當地人稱之為天使魚，在生物分類上介於魟魚和鯊魚之間，天使魚的幼魚一出生就能自由的游泳，且能自行覓食，一胎裡約有二十到三十隻，雌魚受精前的卵直徑約二・五公分長，略呈橢圓形，但幾近圓形。魚的全身上下都會被拿來食用，但為男性特製的食物是取自雄魚的一對腺體，這種腺體乾燥時重達〇・五公斤，它治療結核病的功效在土著間獲得認同——特別是能控制肺部出血。海洋食物與陸上由灌溉溝渠栽培出來的植物和果實搭配食用，這些食物組合在一起，能夠提供適當的營養來維持健康而完美的體格。

在所研究的幾個原始部落裡，人們已認知到，為了孕育出健康的胎兒，不僅是母親應該擁有特殊的營養，連父親也是。

原始居民對抗營養不良的智慧

在第十三章中我曾討論到這些文明的可能順序，以及它們可能的存續期間，但很難切確地知道它們的起源。最近在巴拿馬發現的證據指出，祕魯的財富和文化被西班牙海上征服者向北傳播，並指出中美洲的文明——包括馬雅文明，或許就是發源於這些祕魯古文明。

雖然祕魯的沿海地區在過去曾發展出許多璀璨的文明，但祕魯的高原區也留下了不少卓越的成就與智慧遺跡。今日安地斯高地的兩大印第安支系是祕魯南部和玻利維亞境內的艾馬拉，以及祕魯中部與北部的奎楚瓦。艾馬拉人因身為陶哇諾肯的後裔而聞名，陶哇諾肯文明發生在印加文明之前；奎楚瓦人則因身為印加文明的後裔而聞名，印加文明在西班牙征服者來臨前達到極盛時期。

在第十四章中我曾展示過這些民族後裔的照片，是今日在安地斯山脈席拉斯高地發現的族群。有可能在從前的時候，這片廣闊的山區裡曾有過成群的草食性動物，如鹿類等，但在眾多人口分布的地方，這些動物都被利用於農事，由這點看來，野生動物似乎不太可能成為食物的主要來源。駱駝科的南美駱馬、羊駝和野生駱馬都曾用來當做食物，當然，前兩者在從前的用途跟今日一樣廣泛。

倘若知道席拉斯高地注入溪流的水大多來自於融雪及雨季的雨水，就能理解這些清水的來源無法適量提供人體成長所需要的碘。有趣的是，我們發現這些印第安人會定期食用取自海洋的乾魚卵，今日這類乾貨的交易仍持續不墜，無疑的已進行了幾世紀之久。我問他們為什麼會選擇這種食材，他們解釋說是為了維持婦女的生育能力，還說每個交易站和市集裡都有這種乾魚卵，因此很容易取得。

另外有一項非常非常重要但並非到處都看得到的海產，就是巨藻乾，一問之下才知道，印第安人食用這種東西是為了不要像白人一樣罹患「大脖子病」。巨藻含有十分豐富的碘與銅，這兩種元素對他們來說相當重要，有助於鐵質的利用並建造出特別高效能的血，才能在高海拔地區攜帶大量的氧。現今，他們飲食中特別重要的一部分和過去一樣，是馬鈴薯。他們採集馬鈴薯然後冷凍、乾燥、磨成粉，最後以粉狀保存起來，這種粉末可以用在湯裡和駱馬肉一起食用，也可以用在其他食物上。

幾乎所有的植物性食物中都缺乏維生素D群活化劑，必須借由植物在動物體內合成，並且大部分貯存在需要它的地方——也就是內臟中。祕魯高地的印第安人會飼養豚鼠，並烹煮來食用，我們在古墓中發現了豚鼠做成的木乃伊，由此可見這種動物是一種普遍的食物來源；這點相當重要，在我們研究過的所有動物中，豚鼠從植物性食物合成維生素D的能力可說是最強的，牠們非常強健，依賴各式各樣的綠色植物和嫩枝維生，且繁殖力強盛。顯然地，在這些遠古文明中，豚鼠對人類完美的體格有非常重大的影響力。

效果更佳的印第安胰島素

殊為可惜的是，當白人開始與世界各地的原始民族接觸時，他們不懂得珍視原始民族經年累月所累積起來的智慧結晶，許多珍貴的智慧與知識就這樣遺失了。我曾經提過印第安人預防壞血病的方法，也說過我們現在所使用的許多藥物其實都是白人從原始民族那兒學來的。

說到這裡，就得提一下英屬哥倫比亞的印第安人，他們一直很有效的預防了壞血病，也使用一種植物性製品來預防及治療糖尿病。這種東西最近才開始被白人注意到，據一九三八年七月分的《加拿大醫療期刊》報導，有位病患被送到盧貝特王子醫院，那家醫院接近英屬哥倫比亞和阿拉斯加兩地邊境的海岸，病患到醫院動手術，卻突然間產生糖尿病的跡象，需要大量的胰島素來醫治。拉吉醫生（Richard Geddes Large）在詢問病患的感染病史時得知，過去好幾年來，病患一直使用一帖印第安處方，就是用熱水沖泡一種多刺灌木「魔鬼刺五加」的根，這種處方在英屬哥倫比亞的印第安人間廣為流傳。這家醫院於是使用這種藥材來治療糖尿病，發現不但與胰島素同樣有效，更好的是它還可以口服使用，不像胰島素會在胃裡被消化作用破壞，因此得透過注射才能產生療效。在效果上，這副藥劑無論是內服或經皮下注射似乎都沒差別，對許多的糖尿病患者來說是一大福音。使用這種藥或許也能預防糖尿病的發展，且因印第安人將它用在其他的感染疾病上，它也可能成為現代預防醫學中一項非常重要的佐藥。

現代的胃藥來自於土著

我發現一件事有助於研究原始民族，那就是檢查他們的背包，於是我事先徵得他們的同意，看看他們在背包裡裝了什麼。我在安地斯高地發現的是乾魚卵和巨藻乾，有趣的是，這個族群以及中非土著、澳洲原住民的背包裡都裝了一球泥丸子。拿一點泥球溶在水中，剝一小塊食物沾著吃——他們解釋這樣可以預防「胃病」，是這些國家裡的土著用來對抗腹瀉和食物感染的藥方。我在非洲中部做研究而感染了痢疾時，就是以這種方式治好的；我在肯亞首都奈洛比請來一位英國籍醫生，他說會以土著的黏土懸浮液為我治療，結果證實非常有效。

這種黏土（高嶺土）的療效被發現後，最近被廣泛地運用在我們現代的醫學中，現代科學正慢慢接受這些在原始民族裡行之已久的療法，它的效果可由下列事蹟印證：

遠征南美的的喀喀湖的探險是由派西史萊德基金會贊助，我們其中一人（H. P. M.）參與其中，途中對於普諾附近卡帕契卡半島上奎楚瓦印第安人的飲食，我們有了一項有趣的發現，他們大部分依賴以馬鈴薯為主的蔬食維生，在食用之前會先將馬鈴薯浸在含有黏土的懸浮液中，這是一種據說可以預防胃酸過多的傳統做法。

我們檢查這種黏土，發現當中有含微量有機成分的高嶺土——可能是香豆素，推測或許是挖掘黏土時所夾帶的草類分解物。當地人稱這種黏土為「查可」（Chacco），印第安人懂得如何辨別它的品質。這種飲食上的養生法在普諾地區的印第安人間很普遍，也許是從遠古的時代就傳下來的。

現代醫學最近才引進高嶺土做為腸胃黏膜的保護媒介，以及腸道細菌性感染的療藥，從這件事情來看，原始民族所使用的方法顯得相當先進。有趣的是，最近二十年來，英國和美國醫藥辭典也將高嶺土加入清單中了。

遠古印第安人的飲食與智慧

古墓中的印第安人遺體旁放有食物，伴隨他們身後的旅程。檢查這些陪葬品發現，今日生活在席拉斯高地的印第安人，在許多方面與他們千百年前的祖先十分相似。古今同樣重視的物品有烤玉米和烤豆子，可以在背重物行走時一路慢慢啃著吃，在今天，這些東西是許多長途旅行中唯一的食物。我們發現在飢餓的時候，烤豆子不但美味，而且能滿足口腹之欲。

亞馬遜盆地古印第安人的生活方式，與安地斯山脈席拉斯高原及沿海地帶的古印第安人截然不同。廣闊的亞馬遜盆地不僅從未被外界探索過，也從未被深入了解過，表示這些族群一直生活在自然孤立的屏障中，儘管處在西班牙征服者的影響下，也沒能使這些印第安人現代化。

少許探險家曾深入探索部分亞馬遜盆地並且報告當地的土著以及動、植物特性，我們唯一的接觸就是到咖啡栽植區了解那些幫忙採收咖啡豆的土著，在第十四章裡，我曾對那些人們做過許多詳盡的描述。由於亞馬遜盆地有龐大的雨量，以及來自安地斯山脈東方流域豐沛的溪水，因此這些居住在熱帶叢林的部落能夠得到充裕的用水，當然，這也使他們成為河中的駁船高手，以及捕獵各種海洋生物的專家。

不同於安地斯高山上或沿海地區的印第安農民，他們幾乎完全依賴天然的野生食物維生，善於使用吹箭、弓箭，以及用網子和繩圈誘捕鳥獸等。他們大量食用一種稱做絲蘭（即木薯）的塊根，它在許多方面與可食用的百合科根部很相似，這種植物煮熟後食用，口感很像馬鈴薯。他們也食用大量的溪魚、鳥類和陸上動物，還有天然水果如香蕉等。他們的飲食提供了十分豐富的礦物質和維生素，以及足夠的碳水化合物、脂肪與蛋白質。

評估原始民族飲食與現代飲食的營養價值時，要注意的是，我們有一個經過適當修正的衡量標準，來計算培育強健體魄和維持健康的特定需求，憑著現代化學上進步的知識，要做到這一點是輕而易舉的。

評估礦物質和活化劑成分（換句話說，就是各個原始民族所食用的替代性食物中，建構與修補身體的營養品質）的問題，在許多方面與評估我們現代白人文明所使用的食物品質很相似，除了現代商業通常還會運輸一些能夠容易保存的食物之外——包括白麵粉、精製米、蔬菜油和罐頭食品。我們可以從家政司、美國農業部、勞工統計處和美國勞工部等機構取得關於典型美國飲食制度的一些重要資料。這些調查資料提供了一個參考的基礎，幫助我們評估各個社區中，各收入族群的食物營養、用量，以及這些食物的化學成分。欲了解詳細報告者，請參考前述單位之說明手冊。

礦物質的化學分析

對於罹患齲齒及其他身體缺乏症等失調問題之個體，我研究他們體內的礦物質成分後發現，雖然普遍上來說，各類飲食制度所供給的熱量都很足夠，但在鈣、磷和脂溶性活化劑的含量上卻有很大的差異，熱量的攝取則受到胃口影響。這些數據顯示，接受研究的個體對鈣的攝取量是〇・三到〇・五公克，磷是〇・三到〇・六公克。而權威如雪門者所建議——也是美國勞工部所引用的數據，一個成年人每天所需的平均最少量為鈣〇・六八公克、磷一・三二公克。

由此不難看出，即使那些人吸收了食物中所有的礦物質，數據仍然遠低於最少量。現在一個問題出現了，就是人體從食物中吸收礦物質的效率；許多實驗結果顯示，大部分人從吃下去的食物中得到的鈣和磷不到一半，而身體能利用到多少，則需依靠其他物質的存在——尤其是脂溶性維生素。這或許正是現代飲食制度最大的問題，換句話說，消化並利用適當量的特殊活化性物質——如維生素，能活化食物中的礦物質以供身體所需。根據以上論點，美國醫學協會食品商議會最近對菠菜發表了以下論述：

「菠菜可以視為維生素A的豐富來源，也提供膳食所需之維生素C、鐵質和纖維，因此是很有營養價值的食物。（但）鐵未能被嬰兒充分吸收……（且）在嬰兒初期餵食菠菜並不能發揮鈣的營養價值。」

兒童無法利用菠菜中的鈣，已發表的資料顯示，兒童在六歲以前從菠菜中能吸收到的鈣或磷少之又少，成年人吸收礦物質和其他用來利用礦物質的化學成分的能力則各異。有可能人們對吃下去的食物中所富含的礦物質仍很渴求，因為若無足夠的脂溶性活化劑，就無法好好利用那些礦物質。

天然食物才有的營養

以下舉一案例說明，事情發生在經濟蕭條的期間。我們城市一個產業區裡的牧師打電話給我，說他剛被召喚去幫一位一息尚存的男孩施洗。那個孩子雖然還沒死，卻一直不斷的痙攣，他認為問題很可能跟營養有關，於是詢問能否立刻帶那孩子前來我的辦公室。

那個男孩極度消瘦，有嚴重的齲齒，一隻腿上打著石膏，還有嚴重的支氣管咳及接連不斷的反覆痙攣。過去八個月以來，他痙攣的情況愈來愈嚴重，兩、三個月前當他走過房間時，突然在一陣痙攣中跌倒，致使大腿骨折，到現在仍舊一點兒復原的跡象也沒有。那男孩的飲食包括白麵包和脫脂牛奶，但為了修復骨折，他需要的是礦物質、鈣、磷和鎂。造成他痙攣的原因是血液中的鈣含量過低，而且**脫脂牛奶裡所含的乳脂都被抽掉了，幾乎沒有鈣和磷，即使有也十分微量。**

我為他規劃的營養內容：將白麵包換成以新鮮磨製的麵粉所做成的麥糊，以全脂牛奶取代脫脂牛奶，每餐再額外加上約一滿茶匙維生素含量相當高的奶油。他在回家的那晚吃下這樣的一餐，安睡整晚而沒發生痙攣。隔天他吃了五次同樣的餐點，沒再發生任何痙攣；之後他迅速恢復健康，痙攣不曾復發過，並在兩個月後骨折復元了。

圖1中有兩張男孩的骨折透視圖，一張是治療前，另一張是治療後。

營養計畫執行的六個禮拜之後，牧師從家裡打電話去問那男孩恢復的情況，男孩的母親說他正在門階附近玩耍，但看不到他。她呼喚男孩，但沒回應，卻瞥見他正從屋外的水管爬到二樓；他在聽到母親的斥責後溜走，跳過花園的籬笆，證明他已跟正常的男孩一模一樣。白麵包和脫脂牛奶無法提供那男孩迫切需要的營養，這種營養存在於全脂牛奶而非脫脂牛奶、存在於新鮮磨製的全麥麵粉而非白麵粉中的維生素和其他活化劑。藉著食用天然食物——這麼簡單的方法，就讓他恢復了健康。

時常從骨骼中挪用鈣質，會使骨質疏鬆而導致嚴重變形，常見的問題如O型腿。圖2下是一個極嚴重的骨質疏鬆所導致的案例，那是一隻寵物猴子的骨骼。牠很喜歡甜食，主食是白麵包、果醬等，也和女主人同桌共食。牠的骨骼變得很鬆軟，肌肉的拉力將骨頭扭曲成各種彎曲狀，因此牠的身體和腿自然地跟著嚴重變形。

女主人來找我，希望能夠醫治猴子畸形的腿和身體，我建議改善牠的營養，並添加含有高維生素的奶油和鱈魚肝油的脂溶性綜合維生素，結果卻使礦物質堆積在脊椎和關節邊緣以及骨頭表面，如圖中所示。很顯然的，這種方法並不能矯正已發生的畸形，那隻動物最後只能以三氯甲烷安樂死。

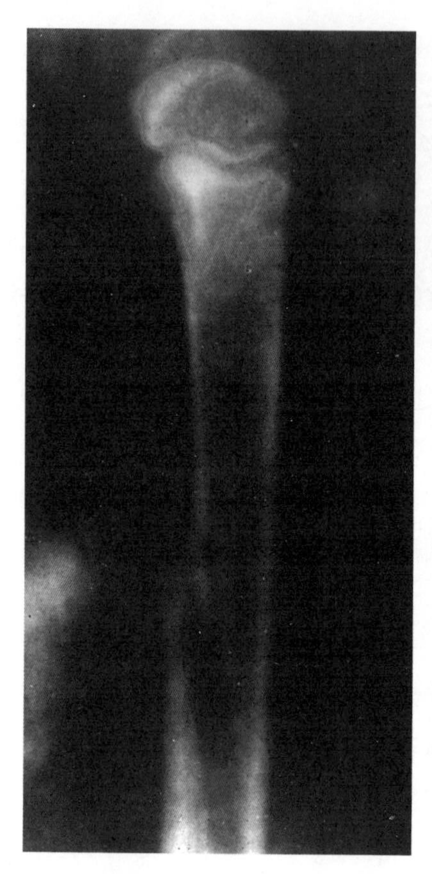

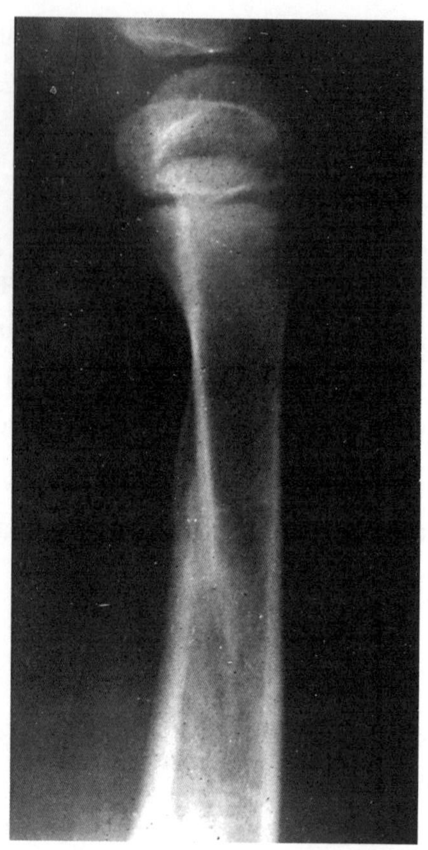

圖1　此圖顯示一位四歲半男孩的大腿骨骨折處迅速復元，他因營養不良而容易痙攣。某次痙攣跌倒導致骨折，六十天來傷處都沒癒合，但用奶油中的維生素加強他的營養後，傷口在三十天後癒合。方法是以全脂牛奶取代脫脂牛奶，用新鮮磨製的全麥麵粉做的全麥糊取代白麵包。　（© Price-Pottenger Nutrition Foundation, www.ppnf.org）

脂溶性活化劑的優越療效

所選擇和食用的食物必需要能提供足夠的脂溶性活化劑（包括已知的脂溶性維生素），這對預防一部分的現代退化作用來說很重要，我在此舉另一個案例以資證明。

一位母親要求我為她的兒子規劃營養計畫，她說那個男孩五歲，過去兩年半來因風濕熱、關節炎和急性心臟病的關係，大部分時間都在住院。有人告訴她說孩子無法康復，且併發症問題也太多。在風濕熱和心內膜炎的案

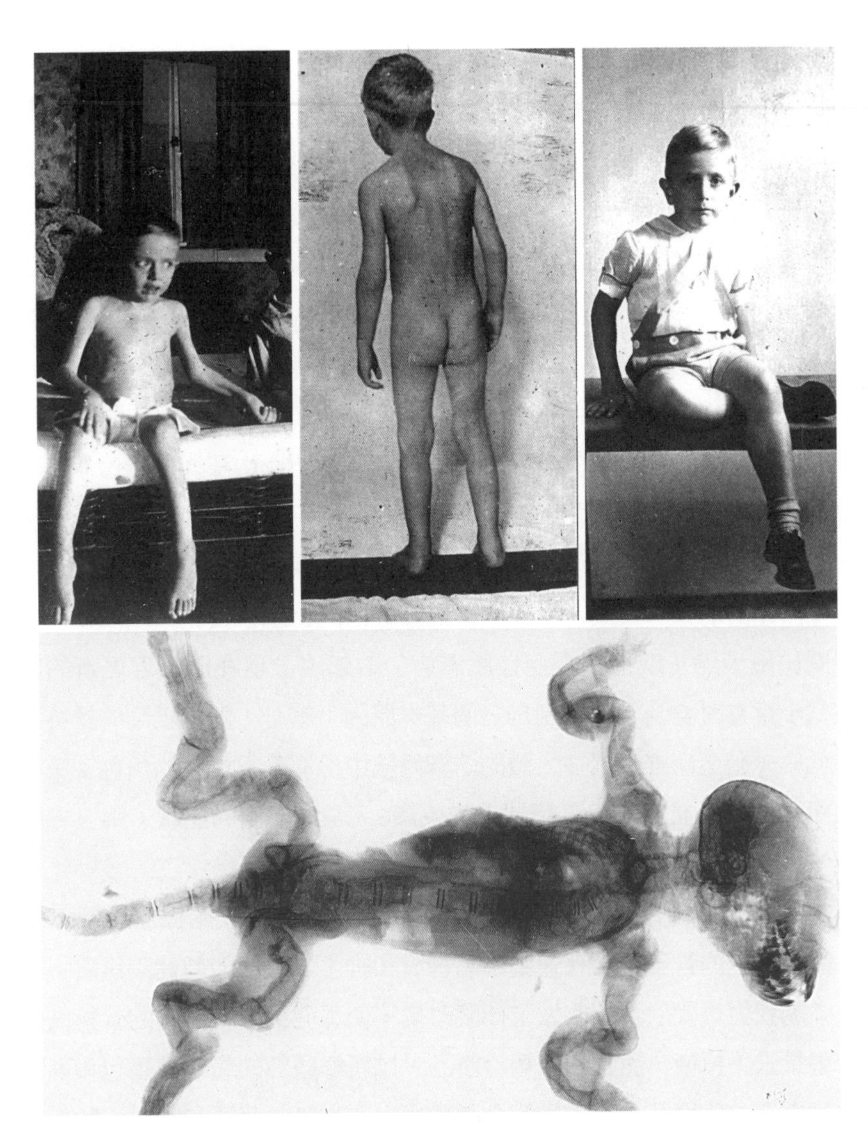

圖2　這個男孩五歲，罹患炎症性風濕病、關節炎和心臟病已有兩年半的時間。左上方照片顯示頸部、左手腕、腫脹的雙膝和一隻腳踝運動受限；上方中間的照片顯示改善營養六個月後的變化，右上方照片是他在一年後的變化。下方照片是一隻嗜吃甜食、甜點的寵物猴的骨骼，骨骼不但變形，且大量流失礦物質。

（© Price-Pottenger Nutrition Foundation, www.ppnf.org）

例中，齲齒的狀況通常很普遍，這孩子也不免俗的有嚴重的齲齒。關於這點，美國心臟學會曾有報告指出，75%的心臟病開始於十歲以前。我的研究顯示，這些案例中約有95%有活躍的蛀牙問題。

我為這個男孩的飲食計畫所做的重大改變是拿掉白麵粉製品，取而代之的是現碾或現磨的麥子和燕麥，還有全脂牛奶，加上少許由吃綠色小麥草的牛所生產、維生素含量特高的奶油，然後再額外添加小劑量的高單位維生素——天然鱈魚肝油。原本，男孩腫脹的雙膝及雙腕因關節炎而導致嚴重的肢體障礙和脊椎僵直，使他臥床不起、常常哭泣。在營養獲得改善後（這也是治療上對他唯一的改變），他的劇烈疼痛迅速消退，胃口大幅增進，夜晚睡得安詳，體重迅速增加。

圖2左邊的第一張照片是營養計畫施實的第一個月後，男孩的關節仍嚴重腫脹，而因為脊椎僵直的關係，他的頭只能像照片中那樣，無法做出更大角度的轉動。中間的照片是大約六個月之後的情況，第三張照片是一年後的情況。這件事發生在六年前，當我寫到這裡時，我收到男孩母親的來信，她說他比同年齡的孩子更高、更重，胃口很好，睡得也很安穩。

關於風濕熱（或稱為炎症性風濕病）的起因，現在已出現更新的觀點（在二十章會討論到），下列是三個基本原因：第一，對抗感染的抵抗力普遍降低——脂溶性維生素在人體的防禦系統中扮演著很重要的角色；第二，關節組織微量出血，代表身體缺乏維生素C，是壞血病的症狀；第三，細菌感染——如鏈球菌，可由牙齒感染傳入。

這些現代退化作用的典型表現，在我們研究過的原始民族裡都不曾發生，因為他們的營養中含有豐富的礦物質和維生素，使他們健康無虞。我要再次強調我對現代飲食制度做了什麼改變，使那個男孩有足夠的營養恢復健康：盡量去除掉糖、甜食和白麵粉製品，以新鮮磨製的穀類做麵包和麥糊，用骨髓燉湯，使用肝臟和大量的全脂牛奶，要吃綠色蔬菜和水果。此外，我們還提供他高維生素含量的奶油，是由食用迅速成長的青草的牛兒所生產、製造而成，飼料的最佳來源是麥草和黑麥草。雖然麥草和黑麥草是目前所知品質最好的飼料，但所有迅速生長的青草品質也都相當不錯。至於乾草，**除非乾燥的過程中能很小心的保留住其葉綠素（維生素A的前驅物質），否則以乾草為飼料的牛無法合成脂溶性維生素。**

這兩個實際案例證實，營養的基礎需求不是光擁有建造身體足夠的礦物質就行，擁有足夠的脂溶性維生素和水溶性維生素也很重要。雖然我已經從我的研究中縮小了各種原始飲食制度的資料範圍，以便研究礦物質和卡路里的適當量，目前的資料內容仍舊十分繁浩，無法在此一一詳列，其中較有幫助的是討論在幾個原始民族的飲食中，以及從現代文明的飲食制度修正而來的取代性食物中，建造和修補身體所需營養素的比例。

微量元素之比較

每個人的進食量本是受飢餓所控制，但我們現代化的族群顯然認為飢餓只與對熱及能源的需求有關。幾個不同地區的族群，他們修正後的飲食制度全都建立在各自生活型態下、以熱及能源為身體需求的基礎上。下列數據是由各個族群所攝取的主食中所計算出來的，詳細的數據將發表於一份更專業性的報告中。

比較分析有兩種簡單的方式，一種是以身體需求為基準，另一種是比較天然食物和取代性食物中的礦物質及維生素含量。假如我們的計算基礎是人體必需礦物質的一半量（即使實際需求量遠大於此），那麼實際需求量就會比個人的平均需求多更多。因此，我們需要把量增為兩倍，美國勞工部勞工統計處R409期號公報列出人體所需營養素的最少量——鈣：〇・六八公克，磷：一・三二公克，鐵：〇・〇一五公克。以上數據增為兩倍量後分別為：一・三六公克的鈣，二・六四公克的磷，〇・〇三公克的鐵。

沒接觸過新陳代謝實驗資料的人幾乎不會曉得，對於許多需要這些化學物質的人來說，**食物中能留在人體內的礦物質實在不多**，一如我們所知，嬰身無法從菠菜中吸收到鈣質。假如我們要為兒童的快速成長期、懷孕期、哺乳期和患病期等額外補給的營養提供一個適當的安全量，就必須將量擴大到一般成年人所需的兩倍。也就是說，若想要安然度過所有重要的生理時期，適當的營養量應約為一般成年人最少需求量的四倍。

有趣的是，對齲齒及其他退化性疾病有高度免疫力的原始民族飲食，都含有最少需求營養素四倍以上的量；而白麵粉製品、糖、精製米、果醬、罐頭食品和蔬菜油等商業食物，卻連營養的最低需求量都無法提供。換句話說，原始愛斯基摩人的食物比白人食物多了五・四倍的鈣、五倍的磷、一・

五倍的鐵、七・九倍的鎂、一・八倍的銅、四十九倍的碘和至少十倍的脂溶性維生素。

加拿大極北部的印第安人，他們所食用的天然食物則含有五・八倍的鈣、五・八倍的磷、二・七倍的鐵、四・三倍的鎂、一・五倍的銅、八・八倍的碘和至少十倍的脂溶性活化劑。

為使陳述簡潔，以下我們皆以鈣、磷、鎂、鐵、脂溶性活化劑的順序提供數據。瑞士土著的飲食較現代飲食多了三・七倍的鈣、二・二倍的磷、二・五倍的鎂、三・一倍的鐵，以及至少十倍的脂溶性活化劑。

外赫布里的蓋爾人，其飲食提供二・一倍的鈣、二・三倍的磷、一・三倍的鎂、一倍的鐵和至少十倍的脂溶性活化劑。居住在澳洲東海岸的原住民便於取得海洋食物，他們天然飲食中的礦物質與現代化食物相較，更多了四・六倍的鈣、六・二倍的磷、十七倍的鎂、五十・六倍的鐵，和至少十倍的脂溶性活化劑。

紐西蘭毛利人的天然飲食所提供的營養比現代化白人的食物多了六・二倍的鈣、六・九倍的磷、二十三・四倍的鎂、五十八・三倍的鐵，以及至少十倍的脂溶性活化劑。

美拉尼西亞人的天然飲食同樣比現代化食物多出五・七倍的鈣、六・四倍的磷、二十六・四倍的鎂、二十二・四倍的鐵和至少十倍的脂溶性活化劑。波里尼西亞人的天然食飲與進口食物相較，有五・六倍的鈣、七・二倍的磷、二十八・五倍的鎂、十八・六倍的鐵和至少十倍的脂溶性活化劑。祕魯沿海的印第安人，其飲食比現代化食物多了六・六倍的鈣、五・五倍的磷、十三・六倍的鎂、五・一倍的鐵和超過十倍的脂溶性維生素。

祕魯安地斯山脈的印第安天然食物比現代食物多了五倍的鈣、五・五倍的磷、十三・三倍的鎂、二十九・三倍的鐵和十倍以上的脂溶性維生素。非洲內陸的牧牛部落，其原始飲食比現代化食物多了七・五倍的鈣、八・二倍的磷、十九・一倍的鎂、十六・六倍的鐵和至少十倍的脂溶性活化劑。非洲中部的農業部落，他們的天然飲食比現代化食物多了三・五倍的鈣、四・一倍的磷、五・四倍的鎂、十六・六倍的鐵和十倍的脂溶性活化劑。以上所有的天然飲食也都含有遠多於現代化食物的水溶性維生素。

從前面幾章的資料以及原始與現代化飲食的比較看來，顯然所食用的穀類都應該含有大自然賦予它們的礦物質和維生素，那是它們與生俱來的營養；使用一些重要的數據或許更能說明這種狀況：圖3中有三隻大鼠，除了麵包的種類外，牠們吃的東西都一樣。第一隻大鼠（左）吃的是新鮮磨製的全麥麵粉製品，中間那隻吃的是白麵粉製品，第三隻（右）是麥麩與粗麥粉的混合製品。每個灰份含量、鈣含量（以氧化物的形式表現）、磷含量（以五氧化物的形式表現），以及鐵與銅的含量都列在大鼠下方，以柱形圖表示，從臨床上可以看出這些大鼠的體格發育間存在顯著的差異。

每個籠子中裝的是幾隻同齡的大鼠，約在牠們二十三天大、斷奶的時候開始餵食。左邊的那隻大鼠吃全穀食品，發育得很健全，這個籠子裡的大鼠在三個月大時就能正常繁殖。第一個籠子裡的大鼠很溫和，可以從耳朵或尾巴的部位拿起來，不用擔心有被咬的危險。代表中間籠子的那隻大鼠食用白麵粉，體型明顯過小，牠們的毛髮大片的掉落，性情暴躁，每當我們靠近看時，就顯出一副要跳出來的兇惡模樣：這些大鼠有蛀牙，沒有繁殖能力。下一個籠子裡食用麥麩和粗麥粉綜合製品的大鼠（圖中右方）沒有蛀牙，但體型更顯過小，且缺乏活力。

第二籠和第三籠大鼠食用的麵粉和粗麥粉購自麵粉廠，並非現磨。第一組食用的麥子來自於一家手工磨坊，以全麥新鮮磨製。有趣的是，雖然在最後一組的食物裡大量增加了灰份、鈣、磷、鐵和銅，那組的大鼠並沒有像第一組那樣正常發育成熟。或許大部分要歸因於食材非新鮮碾磨的關係，穀物的胚芽氧化後，大鼠便無法從中獲得正常的維生素含量。再者，這組的大鼠也不會繁殖，大部分原因可能是由於胚芽或胚芽胚芽油氧化而導致缺乏維生素B和E。

一般認為，人們可以從栽植食物或陽光取得足夠的維生素D群活化劑，其實是一種誤解。那是因為維生素D_2或其他類似名稱的東西藉由在紫外線下暴露麥角脂醇而產生，提供了維生素D群所有的營養要素。我曾強調過，維生素D已很明確的分析出至少有八大成分，以及十二種部分離析出的成分。

大鼠的實驗可 看出營養不良對身體的立即影響，且即使額外添加營養素，非新鮮製備的食材往往因為氧化而失去營養價值。許多人選擇食物總以方便為考量，卻忘了營養才是首要目的。

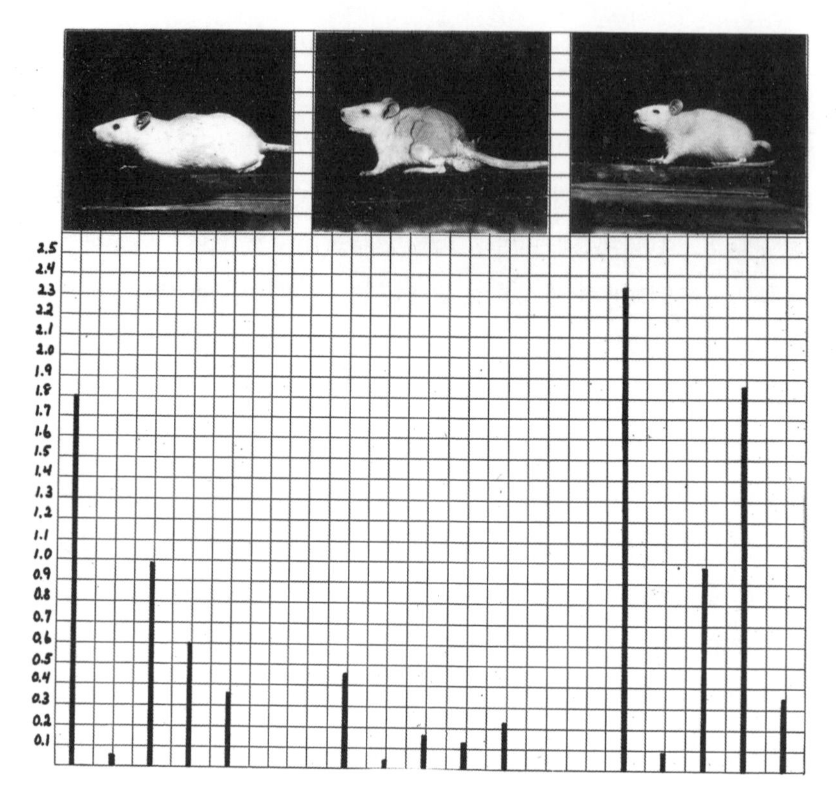

圖3　不同麥製品對大鼠的影響。左邊：全麥；中間：白麵粉；右邊：麥麩與粗麥粉混合使用。此圖表記錄了各類礦物質的實際含量，單位是毫克百分比。只有吃全麥的大鼠發育正常，沒有蛀牙；吃白麵粉的有蛀牙、體重過輕，有皮膚感染且易煩躁，牠們無法繁殖；第三組的體型過小。大鼠所吃的食物量都一樣。

（© Price-Pottenger Nutrition Foundation, www.ppnf.org）

柯芬（Coffin）最近發表的報告指出我們日常的食物中缺乏維生素D：

❶列出常見的代表性食物清單，並以受認可的技術仔細檢驗每個項目的維生素D含量。

❷蛋黃、奶油、乳脂、肝和魚中的含量很少，一般食物中的維生素D含量更是不值得一提。

❸蔬菜不含有維生素D。

要注意的是，人類無法迅速合成足夠量的維生素D，必須由動物性食物提供，且我也尚未發現有任何原始民族能完全靠植物性食物維生並培育及維持強健的體格。我發現世界上有許多地方是現代道德系統中的虔敬典範，他們嚴格奉行茹素的制度，在我所接觸的每個案例中，長期生活在這種教義下的族群都有以齲齒為表現的體質退化跡象，而新生代齒弓畸形的程度更是比未受此影響的原始民族高出許多。

現代食物讓身體迅速產生退化

關於用保護性食物來強化營養，許多實例或許可以用來表現原始民族的特殊智慧。我們很難理解原始民族為何大多不願意透露自身民族的祕密，對他們而言，這幾乎就等於現代的軍事機密。

育空省的印第安人從很久以前就知道壞血病的治療方法，長期累積下來的經驗使他們對這種疾病有了治療的知識。溫哥華的肯伯（W. N. Kemp）做了有趣的描述：

「成功治療壞血病的最早紀錄發生於一五三五年的加拿大，當時賈克斯．卡地耶（Jacques Cartier）得到友善的印第安朋友建議，將雲杉青綠多汁的『嫩芽』拿來熬湯，治療罹患壞血病而衰竭的病患，結果相當有效。這些良好的結果顯然未在歐洲受到重視，因為壞血病仍繼續流行著。」

自那時起，不知道有多少水手和陸上的白人居民因此疾而病故。在我們抵達加拿大北部不久前，就有一位白人探礦者死於壞血病，他身邊放的是一箱白人的罐頭食品。任何的印第安男人或女人、男孩或女孩，都可以告訴他如何用動物內臟或樹芽拯救他自己的性命。

另一個在遙遠北國印第安土著智慧的實例，發生在一次瀑布結冰前、我們救出了兩位探礦者時。他們深入未知也未曾被探索的地域去探勘貴重金屬和鐳，兩人都是工程及科學博士，被大型的國立礦業公司派去探礦，還攜帶了很精密的儀器設備。由於沒有道路通達那個地區，他們選擇搭乘飛機以求迅捷；他們從阿拉斯加飛越了兩排山脈，到達內陸山脈時——也就是落磯山脈，卻發現海拔太高無法飛越，因此被載到外面的一個小湖上。然後飛機往回飛，卻因燃料耗盡而無法回去，駕駛員必須丟下飛機，徒步翻山越嶺以回到文明世界。

兩位探礦者要翻越落磯山脈，將儀器設備和糧食帶到他們要探勘的內陸地區。他們發現要橫越的高原約有一百六十公里的距離，爬升高度約兩千七百五十公尺。他們原本預計要帶著儀器設備和糧食在內陸待上兩年，但以當時的情形看來，兩年的時間都得花在帶著設備穿越高原。他們因此決定放棄一切，不願冒險憑著不可靠的設備和期望留在那裡找尋食物和遮風蔽雨之處，他們轉而快步趕往利亞德河，希望能在那裡遇到探險隊。

其中一個人告訴我以下的悲慘遭遇：當他們越過高原時，他雙眼幾乎全盲且遽烈疼痛，他十分害怕，擔心自己因此失去理智。那並非雪盲症，因為他們有戴太陽眼鏡，那是因缺乏維生素A所導致的乾眼症。有一天，他差一點撞上一隻母灰熊和牠的兩隻小熊，幸好牠們沒有攻擊他便轉身離去。他坐在一顆岩石上哭泣，絕望的以為自己再也見不到家人。

正當他坐在那兒抱著陣陣抽痛的頭時，因為聽到一個聲音而抬起頭，發現了一個正在追蹤之前那隻大灰熊的印第安老人。雖然彼此語言不通，但老人看出這位探礦者的病，並為他檢查了眼睛，然後牽著他的手帶他到一路流向山下的小溪旁。到了那兒，探礦者坐在一旁等待，印第安人在溪的對岸用石頭設下一個陷阱，然後朝上游走去，回來時涉水激起水花，將鱒魚趕到陷阱裡面。他把捉到的魚丟到岸邊，叫探礦者吃下魚頭的肉和眼睛後面的組織和眼球。幾個小時後他的疼痛大幅消退，一天後視力迅速恢復，兩天後他的雙眼幾乎都正常了。敘述這則遭遇時，他的情緒顯得分外激動，他很感激那位印第安人拯救了他的性命。

如今，現代科學知道整個動物體內，維生素A最豐富的來源之一就是眼睛後方的組織——包括眼球的視網膜。

在十八章中我引用瓦德（Wald）對富含維生素A的組織所做的研究，他說眼球組織（視網膜、視網膜色素上皮組織和脈絡膜）的萃取物顯示當中有典型的維生素A吸收帶，能有效治療維生素A缺乏症的大鼠。他並且指出，許多種的哺乳類動物，其維生素A濃度都是恆定不變的。

我很驚訝的發現，世界各地的原始民族都知道，眼球是飲食中一項無價的營養來源。就連曾是食人族的斐濟群島島民以及斐濟群島的國王，都曾仔細的告訴過我，如何將眼球當做佐菜的方法。這位酋長、他的父親，以及他的祖父都享有優先保留俘虜眼睛的權利。在與澳洲北方群島的土著相處時，我學到如何享用選自特殊部位組織熬煮的美味魚頭湯：將魚清洗過後把魚頭切開，眼睛留在裡面。

這整本書的版面都可以用來討論各種原始民族在營養方面的智慧，很可惜的是，早期與他們接觸的白人並不重視他們的智慧，許多智慧也因此失傳了。

借鏡原始智慧

- 全世界原始民族的各種飲食制度都有某些特徵——對疾病及畸形一致具有高度免疫性，這通常是因為他們的食物提供了建構與修補身體原料的適當來源。
- 北方印第安人宰殺了大型獵物後幾乎不會留下骨頭，他們敲碎骨頭以盡量取得其中的骨髓和營養物質，剩下的骨頭都變成一堆堆的碎片。他們也從動物內臟中攝取脂溶性維生素及大部分的礦物質，孩童們重要的營養來源之一是各種骨髓料理，可以用來取代乳汁或當做特別的供餐。
- 部分的非洲像許多地區一樣，常常受到蝗蟲的禍害。人們大量收集這些蟲子，煮來立即食用，或弄乾磨成粉備用，牠們含有豐富的維生素和礦物質。
- 原始毛利人對海洋食物的營養價值非常了解，學童們也幾乎沒有蛀牙，他們不帶午餐上學，而是在放學後直接衝向海灘，有的人準備營火，有的人脫光衣服跳到海裡，抓回一隻隻大型的龍蝦充當午餐。
- 在孕育孩子方面，某些原始部落裡的人們已認知到不僅是母親應該擁有特殊的營養，就連父親也是，也因此有了專屬於男性的特

該擁有特殊的營養，就連父親也是，也因此有了專屬於男性的特殊營養食品。

- 印第安有一帖處方，就是用熱水沖泡「魔鬼刺五加」的根，這種藥材可用來治療糖尿病，不但與胰島素同樣有效，而且可以口服使用，不像胰島素需經注射才能產生療效。
- 中非土著、澳洲原住民的背包裡都裝了一球泥丸子，可以用來預防胃病，而現代醫學最近才引進這種高嶺土做為腸胃黏膜的保護媒介，以及做為腸道細菌性感染的療藥，從這件事情上面來看，原始民族所使用的方法顯然相當先進。
- 消化並利用適當量的特殊活化性物質（如維生素），能活化食物中的礦物質，以供身體所需。
- 印第安土著知道食用魚頭的肉和眼睛後面的組織，可有效治療維生素A不足所產生的眼盲疾病。現代科學發現，整個動物體內，維生素A最豐富的來源之一就是眼睛後方的組織。

Chapter 16

齲齒的原始控制方法

不光是少吃糖那麼簡單

前面已討論過原始民族與現代化族群間的飲食差異，現在我們所關心的焦點是，若把原始民族用來建構及修補身體的食物提供給體質退化的現代化族群時，是否也能預防蛀牙或阻止蛀牙繼續發展。

以營養來解決齲齒問題有兩種方法，一是將臨床結果公諸大眾，另一種是研究那些讓人體對齲齒產生高免疫力的飲食之特色。

原始民族的營養比較

我們可以依據原始民族居住地的地理環境特性，以及環境限制如何影響他們的攝食方式將他們分組。值得注意的是，我不曾發現任何族群完全依賴植物性食物而培育出並維持良好的體格，許多族群都盡力往此方向嘗試，但終歸失敗。有些族群裡的動物性食物種類繁多，有的則相當有限。

在前面幾章中介紹了一些成功的飲食制度，內容除了大量的礦物質、碳水化合物、脂肪、蛋白質和水溶性維生素之外，還有脂溶性維生素。維生素D不存在於植物，而存在於動物性食物中。有效的原始民族飲食制度可用以下基礎分為幾組：

❶大量食用野生或飼養的動物內臟和鳥蛋的組別，包括極北方的印第安人、獵水牛的平原印第安人與安地斯山脈的部落。

❷從營養豐富的乳製品中取得脂溶性活化劑（包括已知的脂溶性維生素）的組別，包括阿爾卑斯山的瑞士人、阿拉伯人（飲用駱駝奶），和亞洲人（飲用羊奶和麝香牛乳）。
❸大量食用海洋動物的組別，包括太平洋諸島和所有的沿岸民族。
❹食用小型動物和昆蟲的組別，包括澳洲內陸的原住民和非洲內陸的部落。

以上許多組別所食用的食物都有兩種以上的來源，每個組別都從動物及植物中攝取了建構身體所需原料的足夠分量。只要供給的量是足夠的，礦物質和維生素的來源為何就不那麼重要了。在現代生活中，族群所處的地點能夠決定取得重要食物最有效和最方便的來源，很顯然的，對於靠近沿海地區的人，海洋應該是最方便的資源，而對於住在極北方內陸的人，乳製品或動物內臟應該是唯一能取得的資源。

假如問題能如此簡單，那就真的太幸運了！對力量的需求以及自制力等因素，起初真的會讓我們在自己偏愛的食物之外，選擇對身體有益的食物，然而另一個現實層面的問題是，現代人久坐不動的生活方式消耗不了多少能量，使得許多人即便是吃好的食物，分量也不足以提供身體的成長與修補，因為飢餓的感覺只源自於想攝取能量、熱源與力量來源，而不是為了取得建構身體所需的礦物質和其他化學物質。

天然食材也遭殃

我們還遭遇到另一個問題，就是脂溶性活化劑的來源——如乳製品、動物內臟和海洋食物等——可能在脂溶性活化劑（或維生素）的含量上大不相同，端視動物能攝取到什麼樣的營養。如果牛吃的是三級乾草，胡蘿蔔素太少，不僅無法孕育出強壯的小牛，就連牠們的牛奶也不能維持小牛的健康（詳見第十八章）。

國際營養委員會聯盟曾估計過每頭牛需要多少牧草地才能提供足夠的牛奶和牛肉，由於人口稠密和大城市附近的昂貴地價，根本不可能有足夠的土地供給乳牛牧草，導致必須以運來的糧秣餵食圈養的牲畜。只有以大量圈養的方式飼養牛隻，才能為飼主帶來高產量的乳汁和奶油，遺憾的是，牛乳可能有高乳脂層或高奶油含量，但脂溶性維生素含量仍低，構成了我們現代問題中極重要的一個層面。

牛吃的若是三級乾草，胡蘿蔔素太少，不僅無法孕育出強壯的小牛，就連牠們的牛奶也不能維持小牛的健康。唯有吃優質的青草能保持牛隻健康，三級乾草無法提供牛隻足夠的營養，更別說是許多現代畜牧業拿來餵牛的玉米飼料。

奶油在固體的狀態下最方便運送，而這樣的品質大多可以用飼料來控制，因此在奶油工業的零售業中，飼料成為一個很重要的因素。我從一九二七年起就從事乳製品樣本分析的工作，大量分析來自世界各地乳製品的維生素含量，而分析的樣本主要為奶油。我每隔二到四週就會收到來自同一地區的奶油樣本，時間通常持續好幾年。這些奶油在維生素的含量上都會依季節而有高低起伏，含量高的時期則都與食用迅速成長的新生植物有關。

植物的生命週期是隨季節而波動的，也影響著野牛秋冬南遷與春季北移的遷徙習慣。野牛群每天約移動將近二十公里，跟隨陽光而行旅，以便為在南方出生的小牛提供維生素含量最高的牛奶；這種營養上的趨勢無疑也控制著鳥兒的遷徙。到目前為止，我發現有助於生產高維生素牛奶的最佳植物，是迅速新生的麥草和黑麥草，而燕麥草和大麥草也很優良。在我的臨床研究中，當某種飲食制度導致齲齒發生，只要規律的使用一點高維生素含量的奶油，就能抑制其繼續發生，同時還能增進活力和身體健康。

而與此類似的，蛋所提供的脂溶性維生素的價值，也直接仰賴於鳥禽所吃的食物。此外，蛋的孵化率也是維生素含量——包括維生素E——的直接判斷基準。

食品加工下的營養缺乏症

海洋食物是脂溶性活化劑極有價值的來源，在世界各地都發現它除了能有效控制齲齒之外，還能讓人體產生活力，但遺憾的是，保鮮運輸的成本往往造成配送的限制。許多原始民族以將魚風乾或曬乾的方式，有效保留了食物的營養價值——包括維生素。現代的罐頭技術雖然能防止腐化，卻不能有效的保存一些脂溶性維生素，尤其是維生素A。

內臟——尤其是動物肝臟——是維生素的儲存庫，也是某些脂溶性活化劑的重要來源，可以萃取肝脂肪的方式製成肝油提供營養，現代的處理方法已大幅增進這些油類的品質。不過，高品質的乳製品中，也有一些要素能夠提供人類極大好處。

我在前幾章提過，好幾種存在於適當化合物中的礦物質能夠幫助成年人維持健康並修補組織。如今已證實，許多原始民族的飲食中，其礦物質含量高於現代化的原始民族以及現代文明族群所攝取的食物。

現代商業使得某些天然食物雖然能夠供給滿足飢餓的能量，但卻大量流失用來建構身體的營養。例如，在精製白麵粉的過程中，通常會流失約80%的磷和鈣，以及存在胚芽裡的維生素和礦物質。事實證明，女性生育能力降低的一個重要因素，與處理麥子過程中流失維生素E有直接關係。麥子的胚芽是取得維生素最便捷的來源，它扮演了相當重要的角色，是腦垂體（位於大腦基底）的營養因子，腦垂體控制成長與器官功能，顯然對心智類型具有重要影響力。同樣的，流失麥芽中的維生素B和處理後所產生的氧化作用，也會導致建構身體的活化劑耗竭。

精製過的白糖在建構和修補身體的營養方面，只有少得可憐的極少營養，除了有令人愉悅的風味之外，也能以提供熱和能量的方式滿足飢餓，但這種熱和能量無法被身體燃燒使用，反而以脂肪的形式儲存起來。我們在前面幾章已經看過，現代的飲食制度中，將近有一半的食物只能為建構或修補身體提供少許、甚至微乎其微的營養，而且也不含維生素。美國人身體的熱及能量約有25%只靠糖提供，抵觸了大自然中井然有序的生命歷程。

很遺憾的，這樣的人口正在持續增加中，因此我們必須從大量減少某些食物著手，它們不但迷惑了世人的味覺，還會對身體造成負擔。只要對現代營養制度做出這樣重大的改變，就足以提升飲食中的安全要素以遏止眾多人口中的齲齒問題，但對於迅速成長中需要額外營養的孩子來說卻不夠。我在高中學校和寄宿學校的女孩身上發現最高的齲齒發生率，其次是寄宿學校的男孩們，這些族群的情況甚至比懷孕中的母親還嚴重。

稍後討論技術層面時，我會將唾液中的防禦因子列入考量，防禦因子受控於血液中的營養，並扮演著預防口腔疾病的角色。

齲齒的發展原理

現在，我們來看一下蛀牙的特性。蛀牙的過程是從外部開始，且最可能開始於牙齒間的接觸點上或牙齒凹陷處及溝槽裡——尤其是這些地方未完全形成時。牙齒被牙齦包覆的時候不會產生蛀牙，但在冒出牙齦後又遇到不良的情況時便極容易被蛀蝕。假如唾液分泌正常，牙齒的表面會在冒出後的第一年內漸漸變得堅固。

雖然許多理論對於蛀牙的主要因素各有不同見解，但幾乎都認為是細菌分泌的酸性物質所造成。而各家理論最根本的不同之處在於，對「如何控制這些造成脫鈣作用的有機體」、「有機體造成危害的量與活性」有著不同的看法。在採取實際行動阻止整個退化作用前，牙醫界已等了數十年想解決這個問題。原始的方法是提供一項維持牙齒健康的計畫，也就是以適當的食物組合來預防齲齒；我剛才說過，如果唾液分泌正常，牙齒會在冒出後變得堅固，這是一種礦化作用，就像木頭的石化作用一樣。

牙齒包含四種結構，第一是內部的牙髓，分布著血管和神經。這個結構被牙根和齒冠以象牙質或牙骨質包圍住，從內部獲得養分。牙根部位的象牙質被齒堊質所包覆，從依附在牙根到下頜骨的膜中攝取養分。齒冠或是未被牙齦包覆住的部分，其中的象牙質受到琺瑯質的保護，蛀牙作用會慢慢地穿透琺瑯質，往往會很快速的滲透到象牙質，再從細微的小孔隙侵入到牙髓，有可能在蛀牙還未到達牙髓之前就造成感染；不過，在蛀牙摧毀掉包覆著牙髓的象牙質的同時，也幾乎都會使牙髓感染。當牙齒有了被蛀深的凹洞時，脫鈣後的象牙質密度就變得跟朽木差不多了。

營養的顯著抗蛀效果

做了適當的營養改善後，蛀牙通常會在兩種狀況下被遏止：首先，唾液品質必須獲得足夠的改善；其次，唾液必須能毫不受阻的到達蛀蝕洞。當然，蛀蝕處若被磨掉然後把洞填補起來，細菌就會自動被消除。

營養計畫中最嚴格的檢驗，就是測試它遏止蛀牙的能力——即使蛀蝕洞沒被填補。另外還有兩項能進一步測試唾液中化學成分是否獲得充分改善的檢驗，其中一項是：充分的改善唾液不僅能抑制細菌生長，還能使已被頑強侵蝕的象牙質從唾液中得到類似石化作用的礦化作用。要注意，這種礦化的象牙質並非活性的，它不會增加質量並填補蛀蝕洞。當用不鏽鋼器具去刮時，可以感覺到它的密度像堅硬的木頭一般，有的表面甚至還會像玻璃一樣。而將拔下的蛀牙放到硝酸銀裡，硝酸銀能迅速地穿透被腐蝕的象牙質，卻無法穿透營養改善後，去礦化的牙齒之象牙質。

過程如圖1所示，這是從同一個孩子嘴裡拔掉的兩顆乳牙，一顆是改善營養前，一顆是改善營養數月後拔的，兩顆乳臼齒的位置都長出了恆臼齒。左邊的牙齒有蛀深的凹洞，還沒來得及治療就先拔掉；注意照片中硝酸銀已經使蛀牙深處的組織變黑。右邊的牙齒是在改變營養的三個月後拔除的，注意被蛀蝕的象牙質密度很高，硝酸銀無法深入滲透並使它變色。

另一項測試證明了大自然的保護機制。一般說來，當牙髓被蛀蝕後，牙髓不僅受到感染，萎縮後更開啟了一條快速通道讓口腔中的感染直接進入重要部位，最後到達牙根。這樣的表現之一是牙膿瘡，在開始的時候感染者通常不會有感覺，而感染菌便透過血液和淋巴管傳遍身體。這種感染可能使身體其他部位的組織開始退化。

在有些原始民族中，他們的營養制度提供了非常高的安全要素，即使牙齒已磨損到牙齦，再往裡面就是牙髓腔了，牙髓仍不會被暴露出來。大自然建立了一個保護帶——這裡指的並不是對蛀牙的保護，而是在牙髓腔內對牙髓的保護——這個保護帶完全阻斷了牙髓被暴露的威脅，將整個腔壁封鎖以抵抗細菌，但對現代人來說，這種作用並不常發生。因磨損而有開口的牙髓腔被暴露出來，不久就會受到感染形成膿瘡。

唾液得到充分的改善，不僅能抑制細菌生長，還能使已被頑強侵蝕的象牙質從唾液中得到類似石化作用的礦化作用。

假如所採用的強化營養能像原始民族的那樣有效，牙髓腔組織就會將象牙質脫鈣化作用後產生的蛀洞給封起來，方法是在正常的象牙質之上建立一片新的裡層，此過程非常重要，且與暴露在唾液中的石化蛀牙大相逕庭，能完全抵禦迫近的危機；狀況如圖2的三個案例所示。左邊是我在克里夫蘭貧民區的實驗診所裡為三個孩童所拍的X光照片，牙齒中的黑色條紋就是牙根管

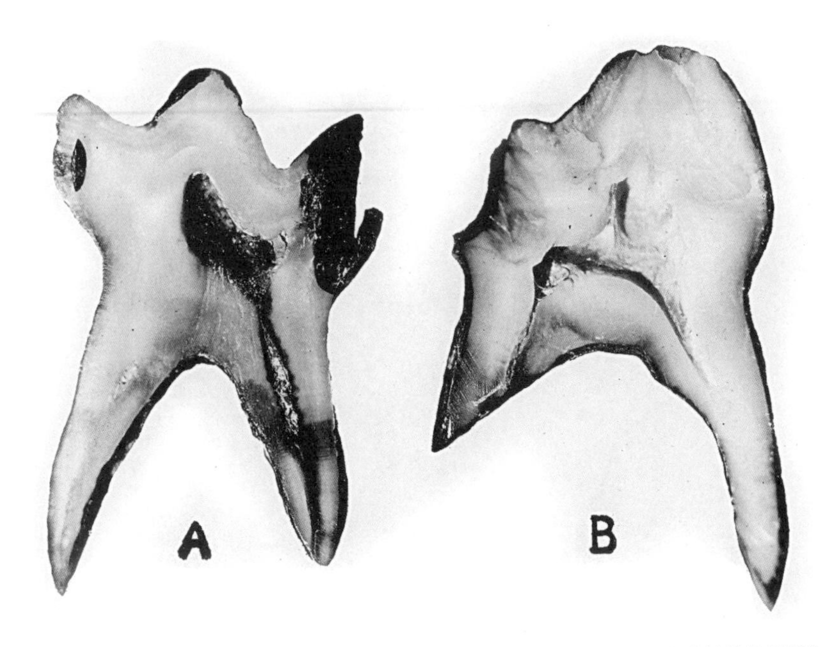

圖1 照片A顯示硝酸銀對受侵蝕象牙質的滲透性；照片B顯示由於矯正並改善營養後的礦化作用，硝酸銀對受侵蝕象牙質的滲透性降低。

部的牙髓腔和牙髓，齒冠中的黑色區塊就是大蛀洞，已將牙齒脫鈣化並深入牙髓腔。因為被腐蝕的象牙質下的牙髓腔在壓擠食物時產生疼痛，必須暫時填補起來。在改善營養後，續發性牙本質所建立的牙髓腔組織就能把牙髓腔再度包覆在密閉的腔室裡。圖2中右邊的三個案例呈現了這個過程。

特殊的牙齒營養計畫

圖2來自於經濟大蕭條壓力下、營養不良的孩子們所拍的照片，他們被帶到教區中，每週裡有六天的中午我們都以強化的飲食餵養他們，而居家飲食及牙齒護理習慣都沒改變。對每個孩子初步的研究包括牙齒的完整X光檢查，唾液化學分析，仔細標繪所有蛀牙洞的位置、大小和深度，記錄身高、體重、學校年級——包括科系年級。每四到六週就重複檢查一次，通常維持三到五個月。引起蛀牙的居家飲食在建構和修補身體方面的營養極低，只能暫時滿足口腹之欲，內容通常包含高甜度的濃咖啡和白麵包、蔬菜油、以白麵粉製作的薄煎餅佐糖漿，還有用蔬菜油炸的甜甜圈。

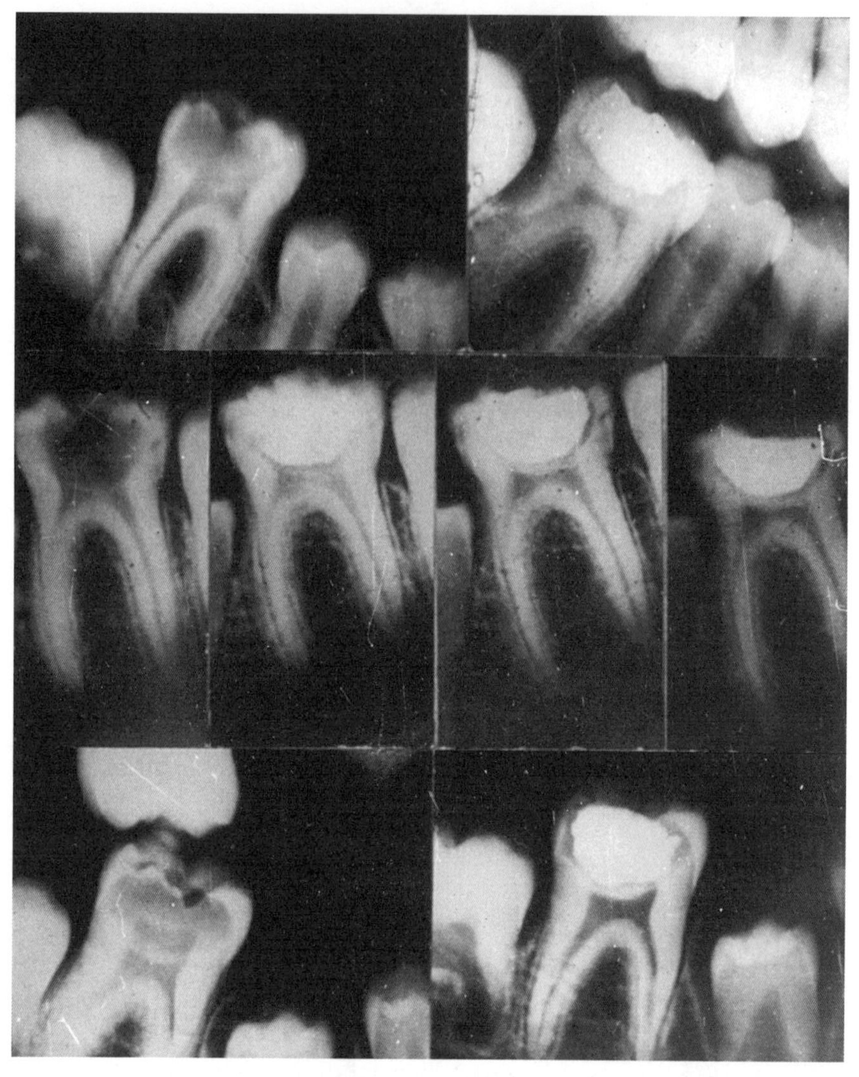

圖2　這三個案例證明了當營養獲得改善後，自然如何以在牙髓腔內建立保護牆的方式，閉合因蛀牙而暴露的牙髓腔。　（© Price-Pottenger Nutrition Foundation, www.ppnf.org）

我們這兒為孩子提供的營養包括：餐前先食用約一百二十毫升的番茄汁或柳橙汁、一滿茶匙相當於天然鱈魚肝油的高含量綜合維生素，以及特高維生素含量的奶油。然後供給他們一碗約四百八十公克、富含營養的蔬菜燉肉，大多用骨髓和切細的嫩肉熬煮——肉通常先用烤的以保留原汁，然後再切得很細加到骨髓湯裡，湯裡還有剁碎的蔬菜和許多黃澄澄的胡蘿蔔。下一道菜是微甜的煮水果，以及現磨全麥做的捲餅，裡面抹上高維生素奶油。用來做捲餅的麥子是從一個以馬達驅動的咖啡磨坊裡每天新鮮碾磨的，每個孩子還能喝到兩杯新鮮的全脂牛奶。

每天的菜單都會更換燉肉的內容，改以海鮮雜燴魚湯或動物內臟等來取代。偶爾會用一千九百毫升的瓶子（等同於孩子所吃的分量）裝一份孩子的食物，送到我的實驗室做化學分析，結果顯示這些餐食裡的每一道菜都能提供大約一・四八公克的鈣以及一・二八公克的磷。因為許多孩子取了兩次菜，他們對礦物質的吸收量就更多了。我在前面的章節中提過，人體對鈣和磷的最少需求量分別是〇・六八公克和一・三二公克，很顯然這種每天一次的餐食再加上家裡的兩餐，就能提供實在的安全要素。在臨床上，這個計畫能夠完全控制住這個組別中每一個人的蛀牙。

唾液分析揭露了由慢慢進步累積而成的顯著改善。試驗開始之際，群組中的平均安全要素非常低，低到我們都認為蛀牙一定很活躍，但六週後平均值的改善讓我們都認為蛀牙會被遏止。唾液中的安全要素持續進步了五個月，到了夏天，那個特別計畫才告中斷。

我們還遇到了一些有趣的事情，有兩位老師來找我，問我們為孩子做了什麼特別的安排，使他們從班上學習狀況最差的學生變成學習狀況最好的其中幾位，由此可見，齲齒只是現代營養不良的諸多表現形式之一。

牛的飼料直接影響到乳製品

我曾提過高維生素奶油的重要性，它所提供的脂溶性活化劑使食物中的礦物質能夠得到利用，有趣的是，奶油是全世界許多原始民族營養要素的主要來源。在印度北方的高山和高原地區的西藏，居民大多靠麝香牛奶和羊奶製成的奶油提供這些活化劑。奶油搭配烤穀片一起吃、用在茶中或用在茶沖的麥糊中，也搭配烤穀粒食用。在埃及蘇丹，我發現含高維生素的奶油從幾公里外、地勢較高的尼羅河盆地大量運來，目的是用來交換其他地區所產的各種黍、稷、小米等。該區的氣溫約攝氏三十二到四十三度，當然，奶油在這種溫度下始終呈液態狀，它亮麗的橙色證明了那些產乳動物吃的是品質優良的牧草。蘇丹的居民——包括阿拉伯人，都有一口整齊漂亮的牙齒，極少蛀牙（詳見第九章）。印度北方體格最棒的人民可能就屬阿富汗人了，他們賴以維生的乳製品大多以酸酪形式呈現，再搭配麥子和蔬菜，那些人非常高大，而且沒有蛀牙。

也許**每個家庭主婦都對那種初夏時節食用青翠牧草的牛，所產出的高品質液態奶油很熟悉，尤其當奶油還透出青草的芳香，呈現深黃至橘的顏色時，代表它的品質更是頂級。**相較於圈養的牛或食用品質不佳牧草的牛所產出的奶油，這種奶油通常含有高於數倍的脂溶性活化劑——包括維生素A和D。在第十五章中，我曾說明過為什麼這種奶油不適合運送，以及為什麼酪農給牛吃的飼料往往使產出的奶油品質變差。為了使奶油適合運送，牛的主食通常都為棉花籽餐和穀類。

有許多事實能夠證明，這種飼料會使乳製品中的維生素含量不佳。其中一則最近發生於密西西比河谷嚴重的乾旱中，數千隻牛被運往俄亥俄州以取得水和青綠的牧草，才能挽救牠們的生命。路途中牠們被飼以濃縮飼料，據說是棉花籽餐和穀類。俄亥俄州立大學乳品系的爾夫教授（Oscar Erf）提供我詳細的資訊如下：

「提到一九三五年秋天，從美國西北及中南各州乾旱區域運入位於德拉威州北方、俄亥俄州一處六百畝的牧場的牛，我剛好有機會在牠們被送往俄亥俄州前為牠們做檢查。由於氣候極乾旱且酷熱，在牧場上幾乎看不到任何青草，蘆葦也差不多都乾枯了，風滾草大概是附近唯一能供給牲口的草料，隨處可見在又小又綠時就乾枯的玉米。就在當時我身處的地方，我發現牛兒病得奄奄一息，許多都感染了眼疾。

平原上有許多死亡的牛隻，都是慢慢乾死的，有時甚至還看得到幾具已腐敗的屍體。到了秋天，平原上那些倖存的牛就被趕到畜欄中，裝上車子運往東方。即便他們只運送健壯的牛，仍有許多牛隻死在運送途中。

有人告訴我，去年這裡的青草就十分貧乏，導致許多出生的小牛視力衰弱，那些視力衰弱的小牛都是平原上先衰亡的牛隻。牛兒失去生命力導致了嚴重的感染，我認為主要原因與缺乏維生素A或青草的營養有關，次要原因在於牠們本身的體質。

第一班火車運送了兩千八百頭吃綠色玉米梗的牛到這個牧場上來，此區共有九英畝的玉米田。某天下午，有人在下午三點將圈住牛隻的籬笆撤掉，到了九點的時候，牧場上一點殘株或殘根都不剩了，全都在非常短的時間內被吃光。因為對胡蘿蔔素和青草營養素有所要求，我們花了一段時間才蒐集到所需要的乾草和青草。剛開始沒有足夠的草料，因此我們必須每天購買約四百噸的草料來供養牲口。牠們並未被飼以任何穀類，牛兒被帶到這裡的目的是恢復健康，而不是變得肥胖。

在安排好飼養工作並做了足夠的飼草架後，我們便著手察看牛群，估計眼盲和眼潰瘍的數量——從我過去的經驗推測，這是因為缺乏維生素A的關係。我們估計，差不多有八百一十二頭（29%）的牛隻受到感染，出生的小牛有一百五十七頭，約有50%的畸形與異常。我們並未獲得完整的數據，但實際上的數字可能更高，感染情況最嚴重的牛是小牛與十八至二十個月的牛。我無法得知整個事件的全部經歷，但牠們必定在枯草區待了兩年的時間。到此區飼養後，一些未嚴重感染的牛得到了些微的改善。牛兒到了十月及十一月，獲得明顯的改善，差不多在十二月中旬前就宰殺了。」

這些缺乏維生素的牛所產出的牛奶，無法適當地滋養牠們的小牛或人類。許多孩童即使食用全脂牛奶仍有齲齒問題，一方面是因為牛奶中的維生素含量太低，另一方面是因為用不適當的食物飼養牛群；改善此狀況的方法在第十五章討論過。

美齒祕密檔案

關於導致齲齒的化學物質，有些現代理論認為，糖類和澱粉類食物促進了酸性物質的生長，而人們的口腔環境則在此影響下決定了齲齒的程度。在這方面還有個密切關聯的口號：清潔的牙齒不蛀牙。然而，實踐這個口號的困難之處在於，我們根本不可能使牙齒在口腔環境中呈現無菌狀態。另一個難處是，有許多原始民族使用含澱粉的食物塗在牙齒上，也幾乎不曾費過什麼力氣清潔牙齒，他們仍舊沒有蛀牙。我研究過許多現代化的原始民族，他們學過口腔衛生以及如何預防疾病，但即便多了這層重要的衛生觀念，他們大部分仍失去了對齲齒的免疫力，蛀牙也發展得更活躍，從前幾章的內容中可看到原始民族的許多實例。當然，為了他人的觀點、也為了他人著想，每個人都應該清潔自己的牙齒，原始民族也不例外。

在我的臨床實驗中，為了測試原始民族的智慧，我曾尋找蛀牙情況極度嚴重的案例，這類案例中的許多設備都由其他城市或其他州的牙科專業人員提供。藉著研究個體營養、取得唾液樣本做分析、檢查牙齒和支撐骨骼的X光片，以及取得生理過度負荷的病歷等簡單的程序，我就能夠推究出他們大致上的營養狀況，並且控制住90%以上的齲齒案例，牙齒改善的情況後來經由X光檢查及透過病患的牙醫獲得證實。我在少數案例中僅透過書信聯繫病患，但這樣的合作模式並不足以使案例獲得完全的改善。雖然對齲齒的敏感度因人而有很大的差異，但就連對齲齒高度敏感的人，也能普遍地從治療中獲得永久的益處。

超過二千八百件的唾液分析顯示病患需要治療，而這些治療原理現在已被應用在那些病患身上。所推薦的飲食計畫是研究過病患父母親的營養習慣而決定的，資料由X光照片、唾液分析和病歷中取得。缺乏礦物質的飲食習慣中，主要都是缺乏磷；而每個蛀牙活躍的案例裡，幾乎都缺乏脂溶性維生素。選擇用來強化營養的食物都包括了脂溶性維生素和各種天然食物中的礦物質，人類從無機的化學成分中無法吸收到足夠的礦物質。會產生這麼大的傷害，依我判斷，是販售及使用天然食物的代替品所造成的。

現代人維持　牙齒健康的挑戰

清潔的牙齒不　蛀牙。但我們根本不可能使口腔環境呈現無菌狀態。許多原始民族會用含澱粉的食物塗在牙齒上，他們幾乎不曾費力氣清潔牙齒，卻仍舊沒有蛀牙，可見得他們的飲食富含了使牙齒免於齲齒的營養素。

將原始民族的智慧應用到現代問題的難處之一，與個性因素有關。安地斯高山的印第安人甘願走幾百公里的路到海邊，為自己的族人取得海草和魚卵，但現代人連取得自己想吃的食物都不願如此大費周章。

批發商、中盤商以及經銷商想販售的是奶油的商標，而不是奶油的維生素含量。我曾向一位批發商請求合作，要他維持高維生素奶油的庫存量，但他很坦白的說，他希望我別再告訴人們關於奶油維生素含量差異的事，他不希望人們因維生素含量的緣故而購買奶油。另外有一家大企業告訴我，當我發展出夠大的市場時，他們才會對供應這種奶油產生興趣。

我建議人們庫存一些高品質的奶油，有青草的芳香、容易融化，且是由吃迅速生長的嫩草的牛所生產的。但不幸地，牛都穩定的被飼以低胡蘿蔔素的飼料，在這種情況下，光是消化作用就耗盡了牠們體內的維生素，因此每三到四週就要吃良草補充一次，維生素才會大量出現在牠們的牛奶中。此時就需要由我來幫助那許許多多的病患取得這種奶油，我分析奶油的維生素含量，將高品質的奶油儲存起來以備不時之需。

我曾發現一種最有效的營養計畫，使用少許維生素含量非常高的奶油混合了等量的高維生素鱈魚肝油。製作這種奶油的一個簡單方式，是將它融化後在約攝氏二十一度下冷卻二十四小時，然後放到離心機裡，就能產生在室溫下維持液態的油脂。將這種油脂與等量的高維生素鱈魚肝油混合，營養成分會高於兩者中的任何一個，但需在混合後的幾週內食用完畢。這種營養品應普及全國各地——即使是將夏初長出的草所製成的高維生素奶油存放到冬天食用，都足夠解決整個國家缺乏脂溶性維生素的大問題。

人體對這種新油脂的需求量只有一點點，每天三次，每次半茶匙，就足以控制普遍流行的齲齒，且需搭配低糖、低澱粉、高礦物質（尤其是磷）的飲食。每天一茶匙，分成兩餐或三餐食用，通常就足以預防蛀牙並維持高免疫力；它同時也能普遍預防感冒，並維持高度的健康狀況。用脂溶性維生素強化的低糖、低澱粉菜單，加上以維持完整胚芽成分的現磨麵粉和穀類做的麵包，還有為成長中的孩童與許多成年人所添加的牛奶，以及大量使用海產食物和動物內臟，就能產生上述的效果。

牙齒之外的健康改善

我以前曾經報告過十七個齲齒普及的案例，且在那些病患身上發現二百三十七個齲齒情況正活躍的開放性蛀牙洞。研究個案大部分介於十二至二十歲之間，每個人有二十八顆恆齒，或總共四百七十六顆恆齒。要注意的是，假如每顆牙齒都有一個蛀牙洞，那麼所有的牙齒中就有半數遭到感染，或精確的說是49.7%的牙齒有開放性的蛀牙洞。這個群組是我唯一歷經三年，每隔六至十二個月仔細追蹤檢查的對象。除了臨床的牙齒檢查外，幾乎所有案例都還做了X光檢查。

過去三年冬季與春季的幾個月裡，我為這些人施行強化的營養計畫，其間總共只產生了兩個或0.4%的新蛀牙洞。這些病患都很常接受徹底的口腔治療，大多數的人是兩年一次，很多人則更為頻繁，因此可推測原有的蛀牙洞形成的時間可能還不到一年。從他們口腔裡為數頗多的補牙數量可看出，齲齒對這些人來說並不是新產生的問題，因此很明顯的，在營養計畫前的蛀牙洞數量是計畫實施後三年內的二百五十倍。如果把這些資料縮減成以年度為基準來計算，對照之下的差距會更大。

在一個五十人的組別裡——包括上述的十七個案例，每個人分別接受一到六年不等的營養計畫，多數人都維持三年以上，總共只產生了兩個新蛀牙洞。假設每人平均有二十六顆牙齒，或總共一千四百顆牙齒，那麼齲齒的三年發生率就是0.14%。在這個組別裡，有許多驚人且值得參考的案例。

舉個例子，H. F.從一九三二年十月到一九三三年六月間服用補充性維生素和高礦物質的食物，沒有產生任何一個蛀牙洞。從一九三三年六月到一九三四年五月間沒有服用特殊維生素，結果產生了十個新的蛀牙洞。

S. K.在一九三一年之前有猛暴性齲齒，所有第一恆臼齒的牙髓幾乎都暴露出來，剩下的乳齒都被蛀空了。從一九三一年十二月到一九三二年六月，她接受特別的營養計畫，在那期間蛀牙完全停止了。她在一九三二年六月中斷服用特殊油脂，一直到隔年十月才又繼續服用；這期間她依醫生的處方服用維生素D_2來預防齲齒。一九三三年十月她來找我就診，共產生了十四個新蛀牙洞，因此從一九三三年十月到一九三四年五月她立即又採用特殊的飲食計畫；在這期間，齲齒幾乎完全獲得控制。在她沒實行飲食計畫的期間，許多恆齒的表面又產生了白色去鈣化的琺瑯質斑點。採用營養強化飲食後，斑點大部分消失了，那些沒恢復成半透明狀態的則變成黑色。

在那個十七人的組別中，J. H.從別的城市被送來，一九三一年六月時有三十八個開放性蛀牙洞。除了活躍的蛀牙，他的心臟徵候也很令他困擾，不僅限制了他的活動，也讓他有明顯的疲勞和倦怠感。從那時起他每年的施行營養強化計畫後蛀牙洞的數量降低到強化前的二百五十倍，某些案例更出現心臟徵候大幅改善情形，再次證明蛀牙只是體質退化的眾多症狀之一。

秋天、冬天和春天都實行強化營養的計畫，在這段期間他未曾產生任何一個新的蛀牙洞，由X光檢查紀錄證實，他所有牙齒的密度都慢慢獲得改善。他的健康狀況也大為增進，能夠參加大學裡的活動，並在校外承擔粗重的工作以賺取自己讀大學的費用。他並沒有心臟負荷過度的感覺，當問到他最顯著的改變是什麼時，他說除了不會感到疲倦外，他以前一天要睡十小時，現在只要休息六小時就夠了。

A. W.在接受特殊強化營養前的兩年內產生了三十二個新的蛀牙洞，之後她連續三年在冬天和春天定期的實行這個營養計畫，期間沒有產生任何一個新的蛀牙洞。

在一個兒童的組別中，孩子的母親在懷孕及哺乳期都接受了特殊的強化營養，而孩子們在嬰兒期和兒童初期的冬天及春天也接受了同樣的飲食佐餐，不曾產生任何的蛀牙洞。現在這些孩子裡許多都上了公立學校，體格發育遠勝於同齡的孩子，在學校的課業表現上也是。

有一點很重要，我在這裡所強調的一些危機是一般人通常不會想到，在文獻中也沒被適當突顯出來的。有些病患服用高劑量的魚油後——包括鱈魚肝油，會有很明顯的憂鬱症狀；此外有跡象顯示，暴露在空氣中的魚油可能產生有毒物質。我的研究以及其他人的動物實驗證明，過多的劑量可能迅速導致麻痺，對心臟和腎臟也可能產生嚴重的破壞；我曾針對這點發表過很詳盡的報告。我的研究顯示，當高維生素含量的天然鱈魚肝油與高維生素含量的奶油混合後，所產生的新油脂效果比兩者單獨使用更好，因此只需少量使用即可。除了懷孕晚期之外，我通常不會多於每次半茶匙，每天隨三餐服用；它的作用似乎消除了所有的負面影響。此外，魚油應該要放置在小容器裡，避免暴露在空氣之中。腐敗的脂肪與油會破壞維生素A和E，前者存在於胃裡。

連蟲都不吃的加工食品

我時常想起古代人的顱骨中也常發現大量的蛀牙，因此否定了原始族群比現代族群更不容易蛀牙的說法。我們要記得，**大自然的基礎定律自有人類和動物以來就在運行著。**在對原始民族的調查研究中，我一直特別關注於對齲齒高免疫力的改變，以及外在環境的改變——包括食物，重要的是，我找到了許多對齲齒有相對高免疫力的群族做為控制組，因此極需要取得額外的資料，幸好這樣的任務已經達成。

我接到兩份有趣的報告，一個來自於何嘉德博士（Arne Hoygaard），另一個來自於佩德森博士（P. O. Pedersen），這兩位知名的科學家花了一年的時間在東格陵蘭荒涼孤立的地區與愛斯基摩人相處。東格陵蘭孤立地區的愛斯基摩人齲齒發生率極低，連1%都不到，接觸港口附近現代化商店裡食物的愛斯基摩人，蛀牙狀況則比較活躍。

他們發現的狀況與我在阿拉斯加研究的族群一樣，顯然並不理想，而格陵蘭的愛斯基摩人所居住的環境更為艱苦，透過這些調查研究所取得的資料與我從孤立的愛斯基摩人和其他原始民族中取得的一致。東格陵蘭經國際協定後由丹麥政府管轄，若無特別許可，任何人都不得擅自進入格陵蘭島，就連海岸地區也是如此。這樣的許可很難取得，連丹麥公民都不能自由到該地旅遊，因此我們很感激何嘉德博士和佩德森博士在那個保護區所做的研究貢獻，懷著很深的期待來拜讀他們詳細的報告。

但很遺憾的，各種產品透過廣播和報章雜誌宣傳誇張的廣告，以及挨家挨戶的推銷，使民眾大感無所適從。美國農業部發行的手冊宣傳食物中維生素成分的效用及益處，見於兩百七十五期的《萬象公報》。但應該要強調的事實是：大自然使食物擁有的營養價值勝過於經過處理後、連蟲子都不吃的食物；當食物不能維持蟲子的生命，便也無法維持人類的生命。

大自然使食物擁有的營養價值勝過於經過處理後，連蟲子都不能食用的食物，而當食物不能維持蟲子的生命時，也無法維持人類的生命。

《紐西蘭牙科期刊》九月號最近才出現一份報告，是由紐西蘭牙醫協會霍克斯灣分部的代表托克（H. H. Tocker）所寫，他在文章中報告了將我的建議援用在那培爾的胡卡勒勒學校中原始毛利女孩身上的結果；我在第十二章中報告過我在那裡的研究。

他們只使用我建議的其中一部分來檢查齲齒，控制組和實驗組的飲食內容都一樣，除了一個項目：每天兩次一尖茶匙的麥芽和鱈魚肝油。在一個六十六位土著女孩的組別裡，以三十三位牙齒狀況最佳的人當做控制組，其餘三十三位給予額外的脂溶性維生素。六個月後，「**與控制組相較，實驗組的抵抗力提升了41.75%**」——即便實驗組的營養強化程度尚不足以獲得最佳成果，就提供能量及熱能要素的比例而言，當中的礦物質明顯不足。像那種營養充足的食物，即使到了今天，也應該像白人來到紐西蘭之前一樣，有充分的數量使人便於取得。

人體的營養需求

現在需要將我在其他章節所提出的資料做個總整理，因為它們與齲齒的控制和其他退化作用有直接關聯。既然人類的生命和其他動物一樣，都是在大自然的實驗室裡發展出來，且能夠適應大自然的天然食物，那麼當我們過度的修正這些食物，就是冒著極大的風險。麵包店裡所謂的全麥麵包與大自然提供全麥和其他完整穀類的食物根本無法相比，因為麥子裡所含的營養要素都被製作過程或氧化作用去除了。這是一個很大的問題，大到現有的穀類食物無法獲得適當的改變，除非有夠多的大眾要求將這些食物透過正常的供需管道生產，這是聯邦政府及州政府的根本問題。

穀類的包裝食物能夠承受環境中的重大變化——即便是在處理原料的過程中，或放在架上販售時。一九三八年奧克拉荷馬州農業及機械大學的農業實驗場發表一份報告，他們在測定了包裝食物所流失的維生素後指出，某些存糧的營養素在兩週後流失，一、兩個月後流失得更為嚴重。

人們對營養產生誤解的一大來源是時尚人物的文章與講授，例如，許多人誤以為他們只能食用鹼性食物，食用酸性食物對健康會產生極大的危險。我從原始民族的飲食中發現，孤立愛斯基摩人平均偏酸的肉類飲食與其他族群較不酸的蔬菜與乳製品飲食，在控制齲齒的要素上幾乎沒有差別。重要的是我們要記得，我們的身體在血液中有維持適當酸鹼平衡的機制，而只有在吃下的食物完全偏酸性或完全偏鹼性時，才會產生非常微小的變化。另一點也很重要，有些脂溶性維生素能透過乳製品提供足夠的量，但魚油卻不行；過量的鱈魚肝油或其他魚油對身體也會產生危害。購買包裝好的市售鱈魚肝油時，包裝應保持完整，不要暴露在空氣中，打開後應分裝成小分量，這樣才不會在經過一段時間的使用後慢慢氧化。

不論是什麼廠牌或以什麼方法製造及儲存的甜食，當中所含的熱量遠超過攝取建構身體所需的礦物質而吃進的熱量。楓糖漿、用蔗糖或蜂蜜所做的糖漿裡所含建構身體的礦物質量微乎其微，但它們可以擊潰其他營養充足的飲食。想解決問題，不能光靠降低或排除糖和白麵粉——雖然這一點也極為重要，必需使含有充分礦物質和維生素的食物便於取得，我們應該要了解，許多提供維生素的重要食物在建構身體所需礦物質的含量上非常低。

例如，一個人每天必須吃將近一蒲式耳（約三十六公升）的蘋果或半蒲式耳的柳橙來取得達到安全要素的足量磷；類似的道理，一個人每天需要吃下四公斤的胡蘿蔔或五公斤的甜菜根，才能獲得達到安全要素的足量磷，而這個量可以從四百五十克的扁豆、豆子、麥或燕麥中取得；我曾在別處討論過磷的取得需視它的化學形式而定。因為熱量大多決定了胃口的滿足與否，再者，在一般的情況下，**我們會在攝取約兩千到兩千五百大卡時就停止攝食，因此，只要吃上少許高甜度的水果就能擊敗我們的營養計畫。**我們每天必須消耗三十二瓶四百五十公克裝的果醬或果凍，才能攝取到兩公克的磷，而這需要吃下三萬兩千五百大卡的熱量，人體根本無法吸收。

牛奶是提供礦物質的最佳食物來源，但它可能缺乏了幾種維生素。在我研究的所有原始民族中，那些大量食用海產的民族似乎都能輕易的攝取到足夠的礦物質——尤其是磷，有部分原因是因為海洋食物（我指的是海洋中動物）通常能提供含量很高的脂溶性維生素，使得礦物質、鈣和磷獲得更有效的運用。

對於齲齒患者的飲食，我定期採取樣本來研究，那些患者通常還有其他健康上的困擾。我發現許多人甚至沒辦法從食物中攝取到鈣、磷、鎂和鐵最少需求量的二分之一，充其量只有微量的脂溶性維生素。脂溶性維生素的角色在許多方面就像汽車的電池，在點燃燃料時提供火星。即使加滿汽油的坦克車也需要引燃時的火星，否則就毫無用武之地。

現在有兩種適合齲齒問題的營養計畫，一種是先鉅細靡遺的知道相關的生理及化學要素，然後執行計畫；另一種是知道如何預防疾病——就像原始民族所做的，然後著手進行。前者是大部分現代人所採取的方式，後者則是這些調查研究所建議的方案。

現有的資料指出，血液與唾液在正常的情況下會帶有防禦要素，能夠控制酸性物質的成長，以及牙齒表面的局部反應。當這些防禦要素消失時，酸性物質倍增，所產生的酸會分解牙齒結構。這個保護要素的來源存在於營養中，與食物中的礦物質含量有直接關係，也與已知和未知的維生素（特別是脂溶性維生素）有關。臨床資料證實，當齲齒在所有人身上都很活躍時，遵循以上概述的方案就能防止或控制齲齒。這不需要許可證或處方籤，而是每個人與生俱來的權利，適當且均衡的飲食有益於全身健康。

借鏡原始智慧

- 在臨床研究中，當某種飲食制度導致齲齒發生，只要規律的使用一點高維生素含量的奶油，就能抑制其繼續發生，同時還能增進活力和身體健康。
- 海洋食物是脂溶性活化劑極有價值的來源，在世界各地都發現它除了能有效控制齲齒之外，還能讓人體產生活力。許多原始民族以將魚風乾或曬乾的方式，有效保留了食物的營養價值——包括維生素。雖然現代的罐頭技術可以防止腐化，卻不能有效的保存一些脂溶性維生素，尤其是維生素A。
- 現代商業使得某些天然食物雖然能夠供給滿足飢餓的能量，卻大量流失了用來建構身體的營養。在精製白麵粉的過程中，通常會流失約80%的磷和鈣，以及存在胚芽裡的維生素和礦物質。事實證明，女性生育能力降低與處理麥子過程中流失維生素E有直接關係。
- 精製過的白糖只有少得可憐的極微量營養，除了有令人愉悅的風味之外，也能以提供熱和能量的方式滿足飢餓，但這種熱和能量並無法被身體燃燒使用，反而會以脂肪的形式儲存起來。

- 奶油是全世界許多原始民族營養要素的主要來源，它所提供的脂溶性活化劑，能使食物中的礦物質得到妥善利用。
- 當在營養上做了適當的改善後，在以下兩種前提下蛀牙通常會被遏止：首先，唾液品質必須獲得足夠的改善；其次，唾液必須能毫不受阻的到達蛀蝕洞。
- 安地斯高山的印第安人甘願走幾百公里的路到海邊，為自己的族人取得海草和魚卵，但現代人連取得自己想吃的食物都不願意如此大費周章。

Chapter 17

生理殘缺的起源

錯誤營養會干擾遺傳

人的臉可以依生理特徵和外貌分類，證明他們擁有共同的祖先，不斷複製祖先的模樣，這種模式構成了遺傳的基本定律之一。我們在此所關注的是脫離正常複製途徑的情況。

大自然在廣大的天地間精確地繁殖分散於各地的人種，證明了孟德爾遺傳定律是多麼的根深蒂固、多麼的具有控制力。圖1中可看到四位美拉尼西亞的年輕人，分別在不同的島嶼出生，他們從未見過彼此，但看起來就像兄弟一般。圖2也有類似的情況，那是四位波里尼西亞女孩，外表看起來很相像，簡直就像親姊妹般，但實際上她們分別住在波里尼西亞群島中四個不同的島嶼上：夏威夷、薩摩亞、圖推拉和拉洛東加。

營養對遺傳的影響

不同的種族混血，產生的典型特徵是任一方或是兩方祖先的模樣，但若在沒混血的狀況下出現明顯的外觀歧異時，就不是遺傳造成的。在前面的章節中，我已證明在各種原始民族的現代化族群裡，某些人在臉形和齒弓上發育出與其民族特徵明顯不同的變化，我們很有興趣知道造成這種祖傳特徵失真的力量。在一份對一千二百七十六顆古祕魯公民顱骨的研究中，我沒發現任何不同於正常的典型歧異，但這種歧異卻發現於現代白人或雙親接受現代食物後所生的原始民族孩子身上，因此有必要對此進行更詳盡的研究。

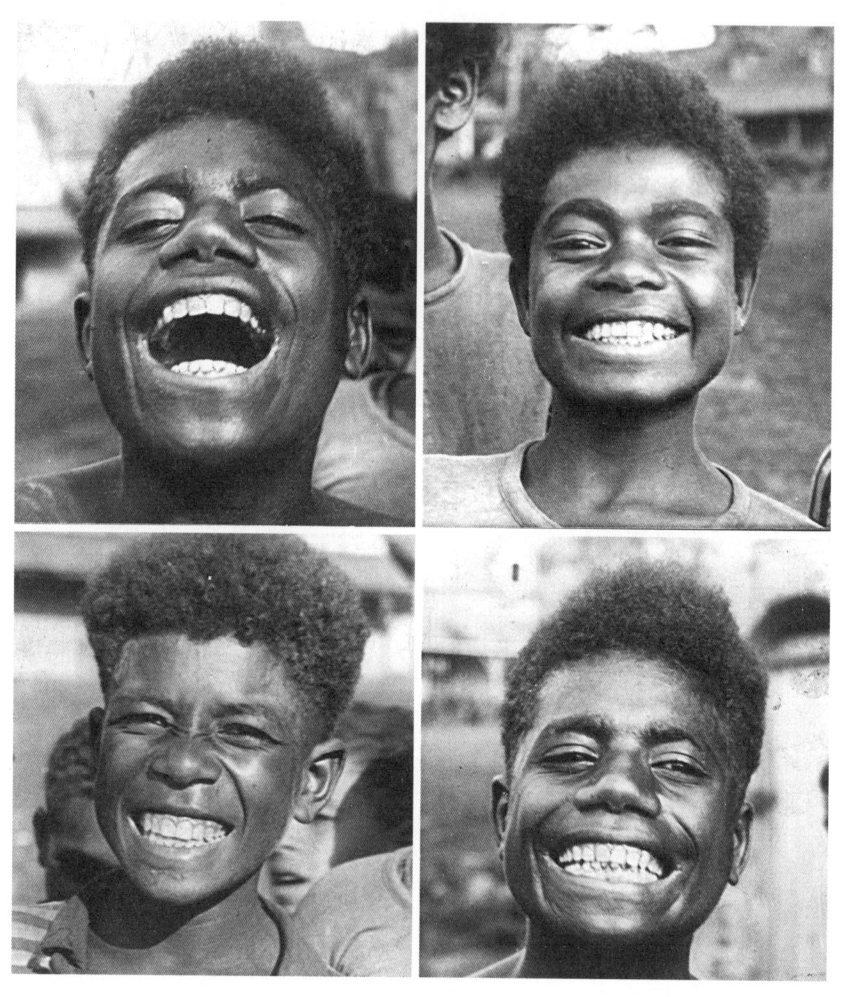

圖1　這四位美拉尼西亞男孩出生於不同的島嶼，貌似兄弟，但其實沒有血緣關係，他們證明了遺傳在繁殖種族上所扮演的角色。但是，遺傳只有在生殖細胞未受損的情況下才能正常運作。（© Price-Pottenger Nutrition Foundation, www.ppnf.org）

逐漸喪失的祖傳特徵

在圖3中是兩位印第安父親和他們的兒子，是我們在祕魯研究的對象。上面照片中的父親與兒子住在塔拉拉一個高度現代化的印第安聚落中，父親在沿海的油田工作，此區是不毛之地，幾乎所有的食物都是從經營石油業的大聚落中運來的。那位父親出生時，他的父母食用的是沿海的天然食物——包括大量的海產；他的兒子則出生於父母親接受現代文明的食物之後。

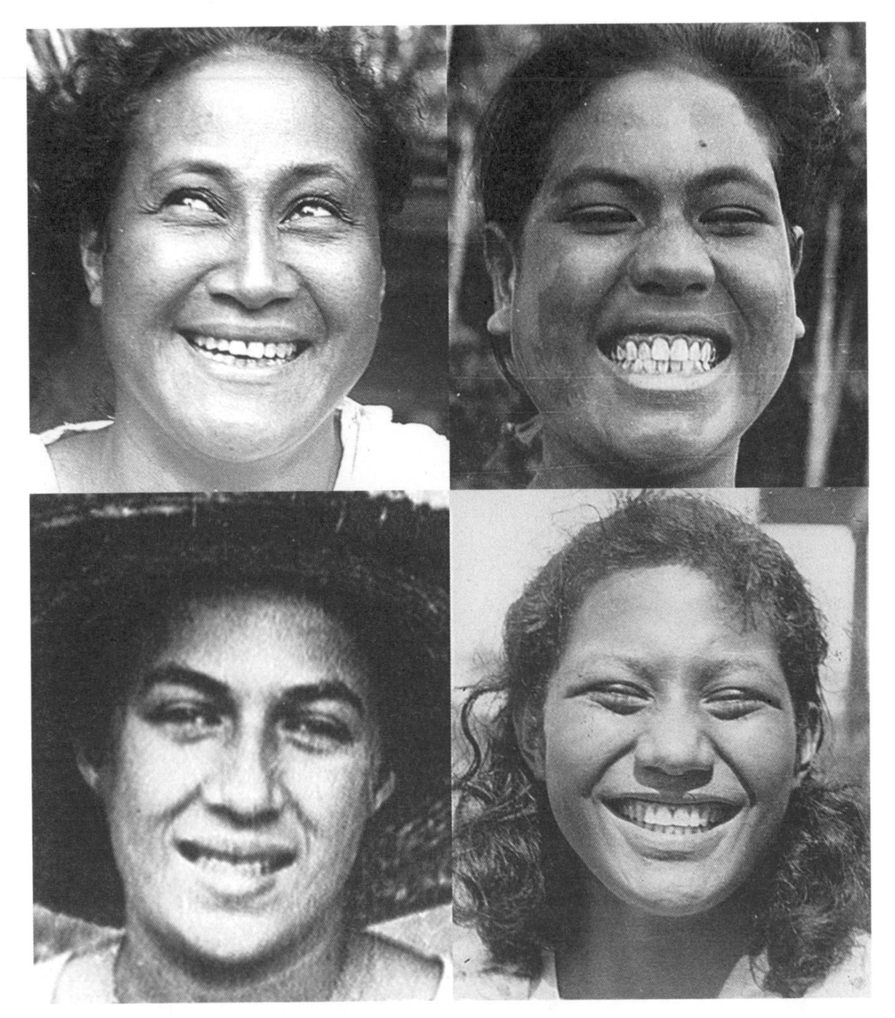

圖2 這四位波里尼西亞女孩分別住在不同的島上，雖然看起來像姊妹，卻沒有血緣關係。她們以未受干擾的遺傳作用記錄下自己所屬的種族特徵。

（© Price-Pottenger Nutrition Foundation, www.ppnf.org）

下方照片中的父與子住在席拉斯高地，父親是印加印第安後裔，出生時雙親住在庫斯科附近的高原區，食用天然食物；右邊的兒子出生於父母接受現代化食物之後。有一個重點要記得，儘管有遺傳的力量存在，在父母接受了白人的食物之後，這兩對父子間的外貌便產生了顯著的變化。

在圖4中，上方是中非瓦康巴的一位父親，他為鐵路公司工作，公司為員工提供大部分的食物。右邊的男孩出生於父母接受進口食物之後。圖4下方的照片中可看到一位斐濟島島民和他的兒子，父親的雙親以天然食物維生，而他的兒子出生於他接受白人的食物之後。這些都是壓抑大自然正常運作的典型案例，我們有更多資料指出，現代人所面臨的問題是，我們在複製雙親或雙親之一的能力上漸漸降低。

在為現代化家庭的成員拍攝照片時，儘管他們是原始民族後裔，我們

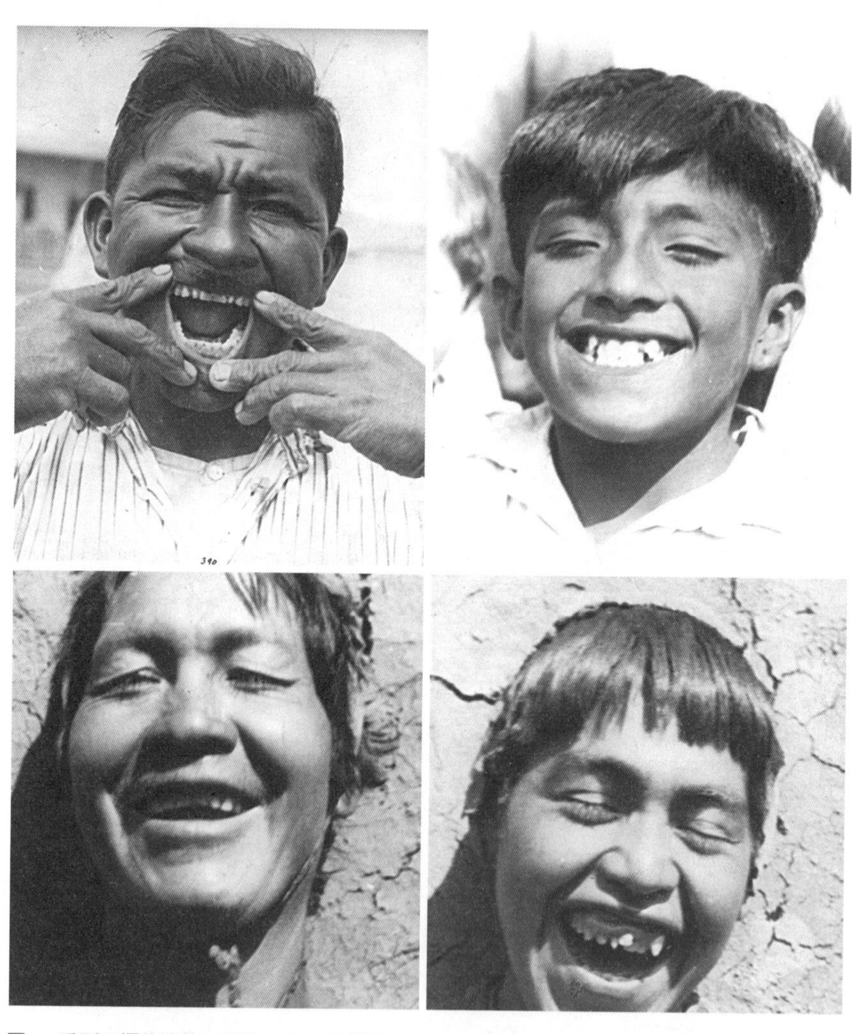

圖3　受到干擾的遺傳。圖的上方，父親是祕魯沿海原始的印第安人，臉部結構和齒弓發育正常，右邊的兒子在臉部和齒弓結構上都呈現畸形狀況。圖的下方，父親是原始的安地斯山區印第安人，臉部和齒弓結構完美。右邊是他的兒子，沒有其種族該有的特徵。兩個孩子都是純種人。（© Price-Pottenger Nutrition Foundation, www.ppnf.org）

仍常發現年輕的家庭成員臉部特徵出現變化，但這種在家庭內臉部結構的改變，並不會發現在食用天然食物的原始民族中。

與此對照之下，我們在圖5中看到一對姊妹和一對兄弟，在較年幼者的臉形上都看得出顯著的變化。較年幼的孩子齒弓和鼻孔過窄，且在臉部中間和下方三分之一處明顯的發育不全。在我們所研究的澳洲現代化原住民中，我們在孩子身上發現了相當驚人的退化案例。圖6上方有兩張兄弟的照片，

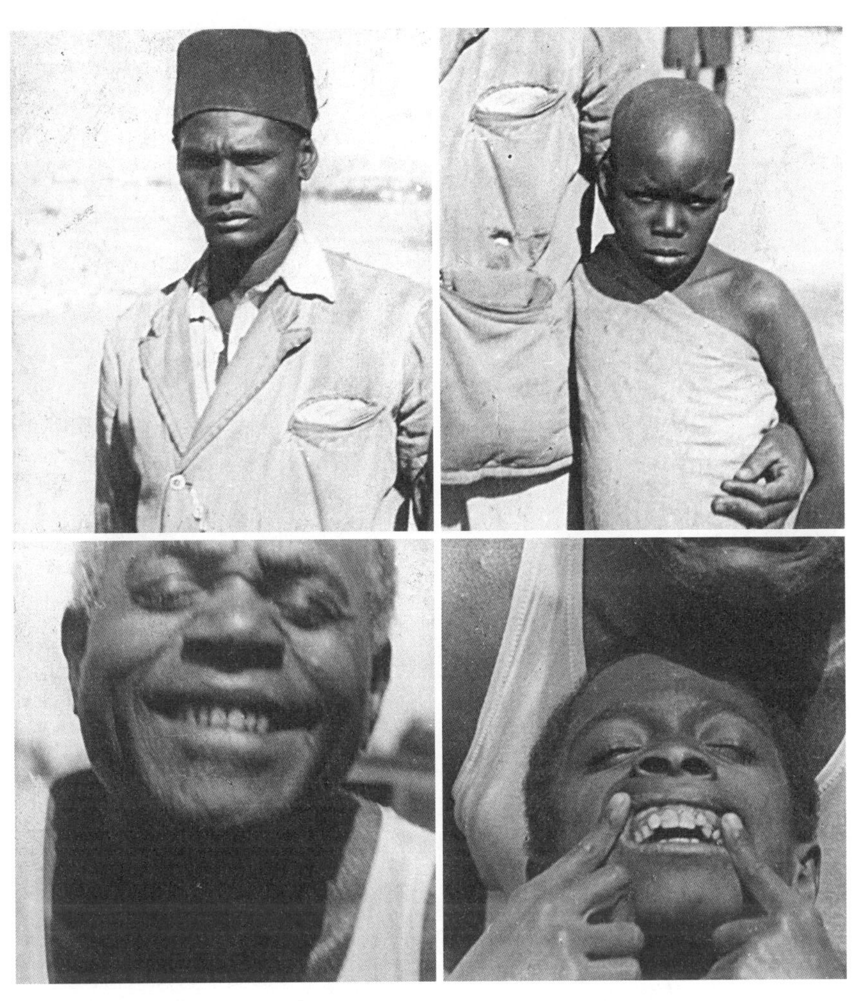

圖4　受到干擾的遺傳。上方，父親是原始的中非瓦康巴人，右邊是他的兒子，並沒有部落的面貌特徵。下方，父親有斐濟原始民族的典型臉部和齒弓結構，右方他的兒子有過窄的齒弓，且臉部結構有所變化。兩個男孩都是純種人。

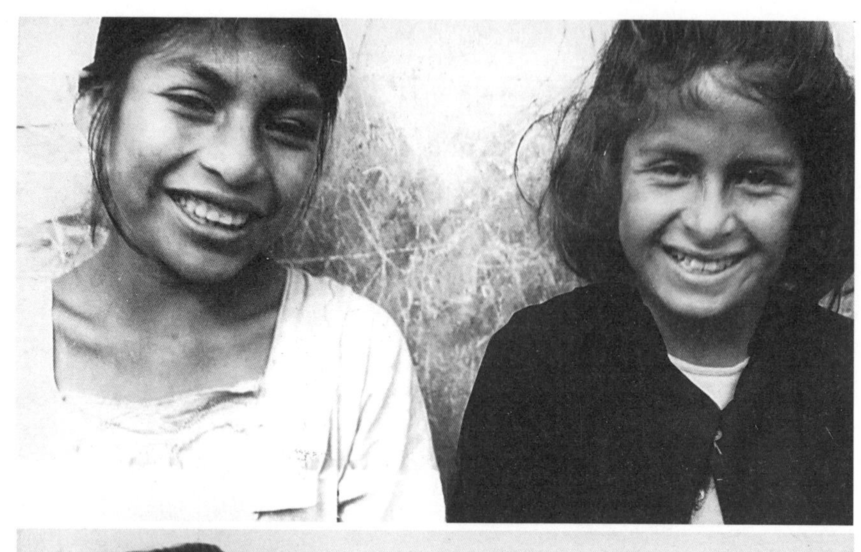

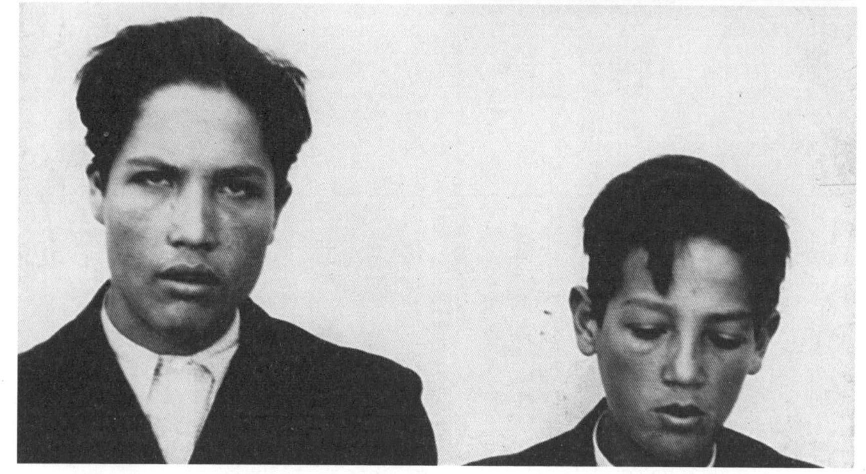

圖5　受到干擾的遺傳，奎楚瓦印第安人。注意右上圖的妹妹與右下圖的弟弟，臉部和齒弓結構的明顯變化。這兩個家庭證明了較晚出生的孩子，複製父母的能力降低。

（© Price-Pottenger Nutrition Foundation, www.ppnf.org）

他們的父母都出生於布許。拍攝照片時他們住在保留區，靠政府提供的現代化進口食物維生。下方的兩張照片也能佐證，注意女孩臉部中間三分之一處明顯的發育不全。

從紐西蘭現代化的毛利人中也常看到明顯的例子。圖7上半有一對姊妹，呈現兩種極端的臉部結構。左邊的女孩年紀較大，她保有部落典型的模樣，而右邊的妹妹臉上則完全找不到部落特徵。

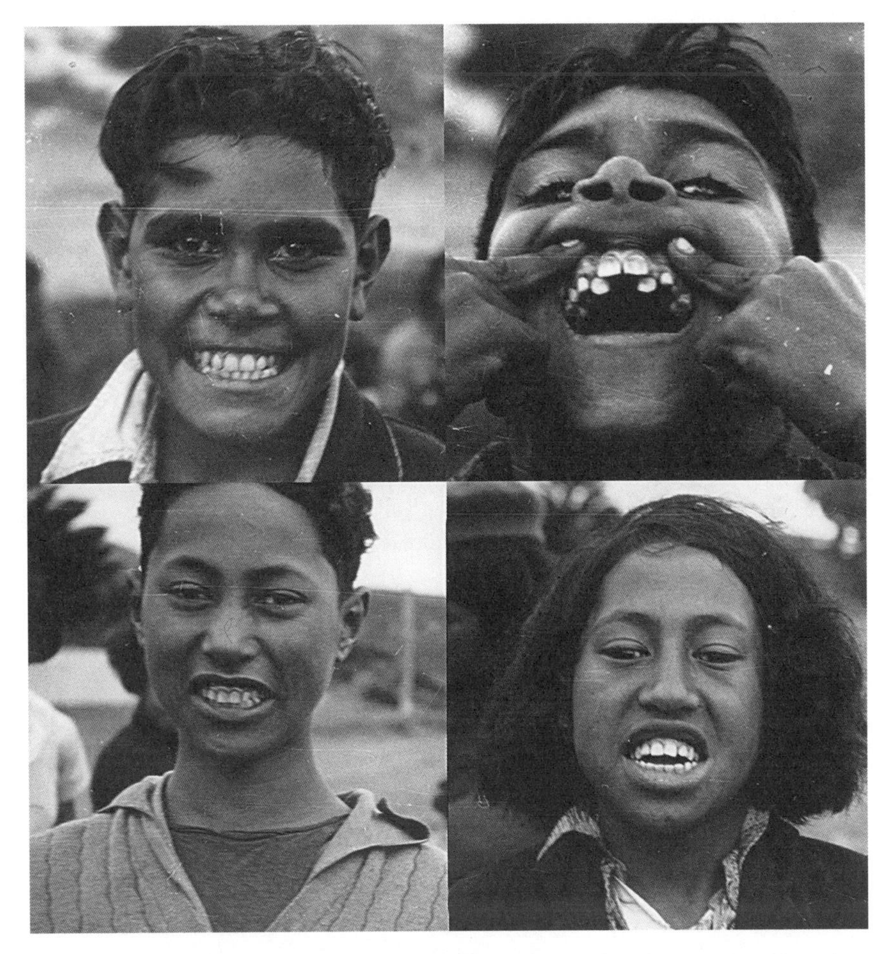

圖6 受到干擾的遺傳作用。這些孩子都是澳洲原住民，注意右邊兩家較小的孩子臉部和齒弓結構顯著的變化，壓抑了複製雙親特徵的能力。

（© Price-Pottenger Nutrition Foundation, www.ppnf.org）

隨著飲食習慣激增的牙齒畸形

假如臉部結構的變化是種族混血的結果，我們就不會看到這些案例顯示出某種固定類型的畸形了，的確，我們不曾在同一個家庭中找到不同類型的畸形模式。在圖6右下可看到，年紀較小的孩子上排前門齒及支撐門齒的骨骼發育不全。要注意的是，當這個女孩上下排的臼齒相接觸時，前面的牙齒還是無法咬合，留有很大的空隙。

白種人的牙齒也是以類似的方式受到影響；圖7下方有一對姊妹，右邊

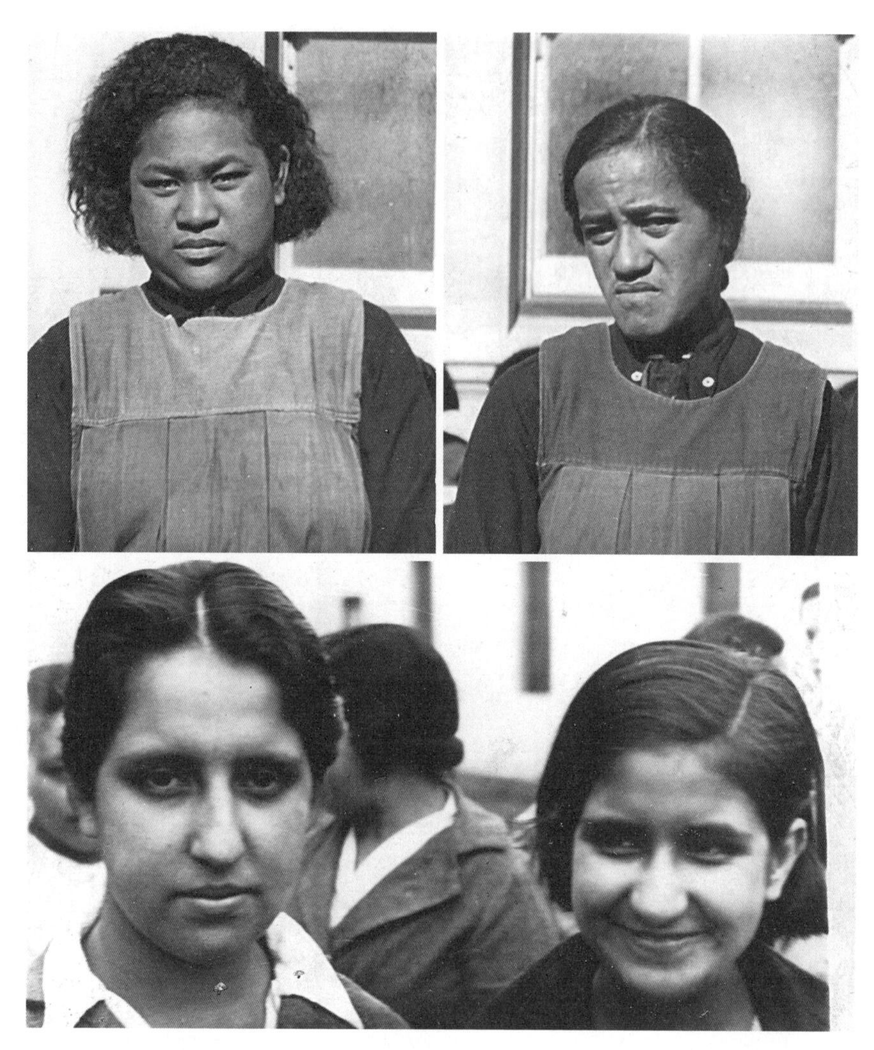

圖7 上方是紐西蘭的毛利人女孩，下方是祕魯的白人女孩。注意右方的女孩臉部與她們姊姊相較之下的變化。 （© Price-Pottenger Nutrition Foundation, www.ppnf.org）

的妹妹在臉部中間及下方三分之一處很明顯的發育不全。這種愈來愈惡化的嚴重損傷往往都是發生在家庭裡的較小成員身上，這在我們追蹤成因時成了一個值得關注的重大問題。

有個重點我們要記住，當孩子的臉上顯現出了結構上的損傷，臉部結構會在他們成年時變得更糟糕。畸形的嚴重化發生於恆齒發育時——也就是十歲到十四歲之間。

澳洲北方的群島與現代文明接觸的時間並不久，成年人臉上尚保有部落的特徵，而出生於與文明接觸後的人就有許多異於正常的地方。我曾遇過有六來自同一家庭的兄弟，其中四個出生於島上出現現代化商店之前，另外兩個出生於父母接觸到進口食物的影響後。其中四個哥哥的臉形模樣都很一致，明顯有著部落的特徵，兩個弟弟的臉部特徵就有明顯的差異。同樣的例子也見於圖8，上方最年長的哥哥出生於巴杜島建立商店前，三個較小的弟弟出生於二十三年前島上成立商店之後。

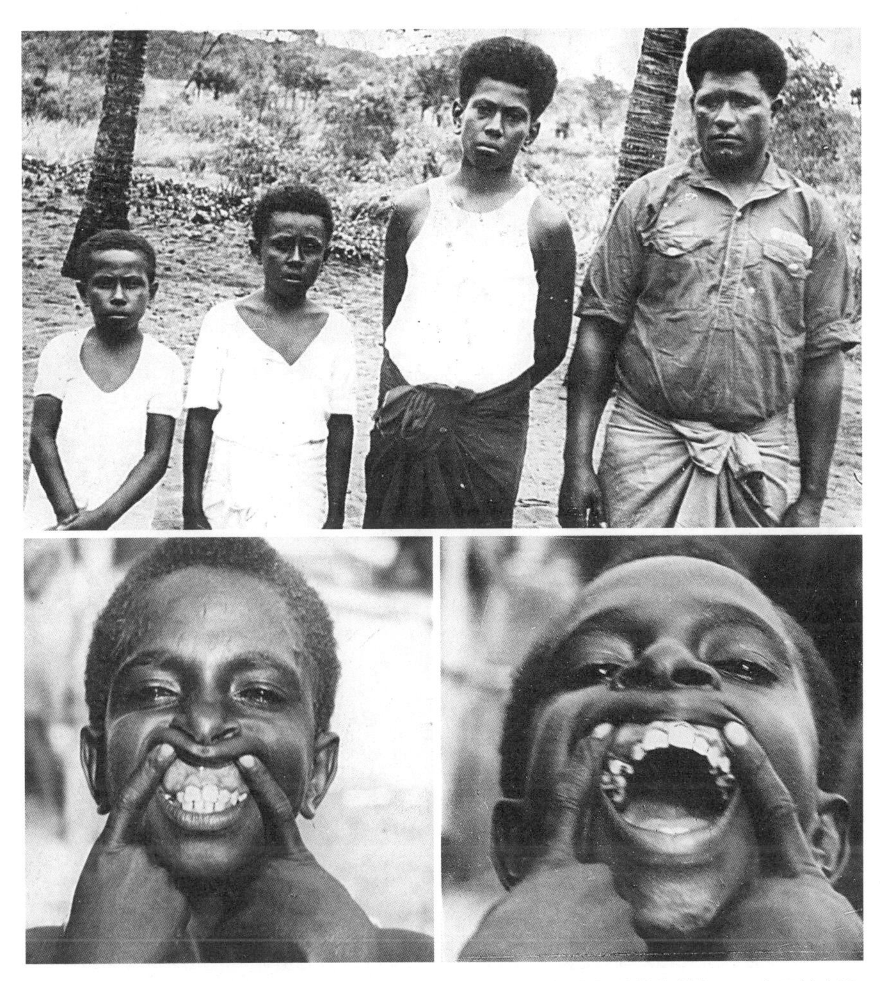

圖8　上方，右邊的哥哥出生於巴杜島設立商店前，注意他們臉部結構的變化。下方照片中過狹的齒弓，沒有足夠的空間給新冒出的犬齒。這個男孩就是圖9左方的那個。

家庭中年輕成員慢性退化的問題再次呈現於圖9中：較年長的女孩有部落特徵中正常寬闊的臉和齒弓；第二位女孩的臉形明顯過窄及過長；第三位是個男孩，與部落特徵就有很大的差異。

從下方的照片中可看到他們的牙齒，最年長的女孩齒弓寬濶，是典型大自然的正常特徵；第二個女孩在臼齒和前臼齒一帶的上顎狹窄，該處的牙

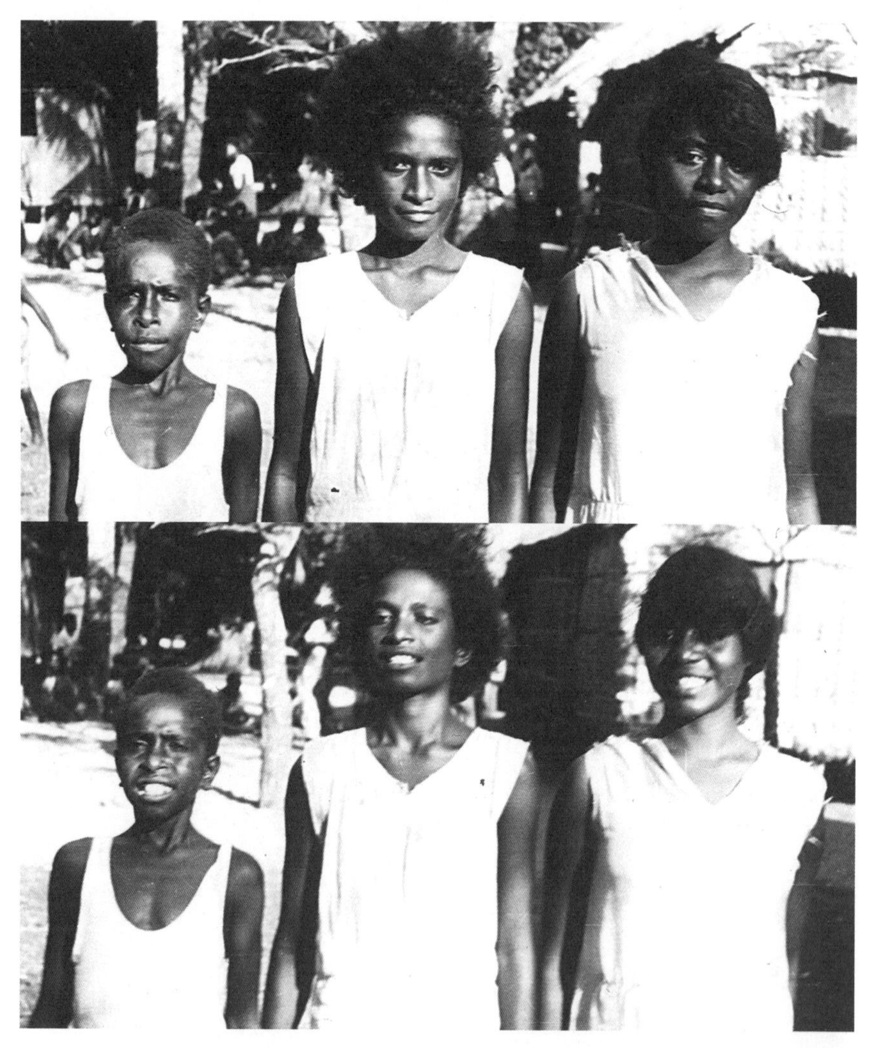

圖9　澳洲北方島嶼的土著。上方，注意弟弟妹妹逐漸變長的臉形，以及弟弟過窄的臉。下方，注意右邊最年長女孩的寬闊齒弓，旁邊女孩的前臼齒和臼齒向側方凹陷，以及男孩臉上的骨骼發育不全。這都發生在澳洲北方的同一座島嶼上。

齒明顯向側面凹陷；第三個孩子除了臉形過窄之外，還有骨骼明顯的發育不全，以致於他上面及下面的犬齒被整個擠出齒弓。上齒弓的周長和寬度被縮小，因此空間不足以供給犬齒。從圖8中下方可看到，牙齒深深的埋入牙齦組織當中。

飲食變化造成的身體畸形

圖10中是三位紐西蘭白人童子軍女孩。注意，身體包括肩膀與臀部逐漸變窄，這已經發生在家庭中較年輕的成員中，亦如圖9所示。

這些體格發育上的失調，其實不僅限於臉部和齒弓。缺乏症造成的其他損傷如圖11所示，有三個孩子生長在現代化的毛利人家庭中，最年長的女孩臉上雖然還保有典型毛利人的種族特徵，但是在臉部中間三分之一處明顯的發育不全，這種畸形在她兩個弟弟身上漸顯嚴重。仔細觀察三人的腳部，可以發現女孩的雙腳形狀很完美，第二個孩子有扁平足，第三個孩子則有足畸形。

我在好幾個現代化的原始族群中都發現了類似的案例，造成嚴重失調

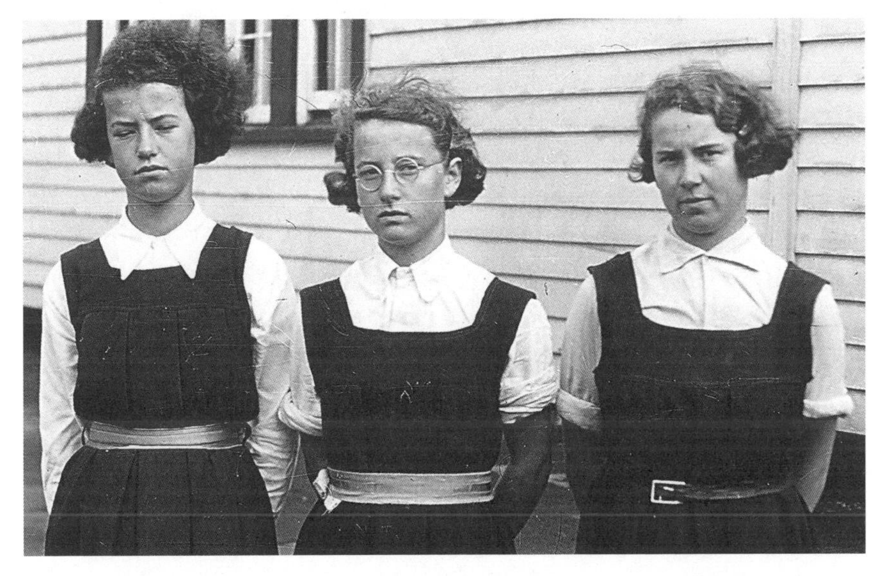

圖10　紐西蘭白人童子軍女孩。注意左邊年紀較小的那一位女孩，她的臉部過長、過窄，臀部也過窄。　（© Price-Pottenger Nutrition Foundation, www.ppnf.org）

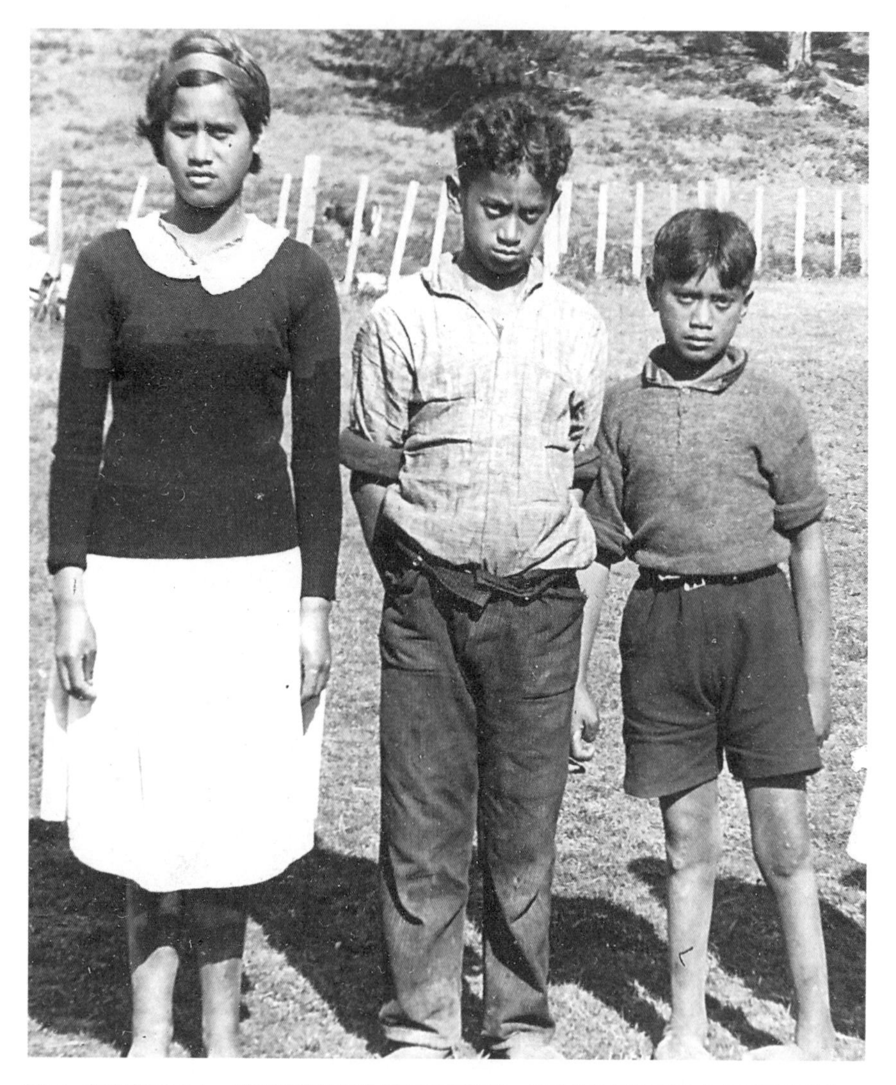

圖11　紐西蘭毛利人。將兩個男孩與他們的姊姊相較，男孩的臉形出現愈來愈嚴重的變化。再注意他們的雙腳愈形惡化的變化，分別是正常、扁平足、畸形足。
（© Price-Pottenger Nutrition Foundation, www.ppnf.org）

的因素可能因不同的環境而產生差異，乾旱、景氣蕭條、失業等都有其影響力。圖12中有三位紐西蘭毛利人小孩，第二個孩子的體形較第三個較小，臉上也有較多損傷的跡象。雖然姊姊和弟弟的雙腳都正常，但他卻有畸形足，與臉部結構嚴重發育不全有關。

我有一位病患，她在家中十一個小孩裡排行第七。那個家庭所有的小

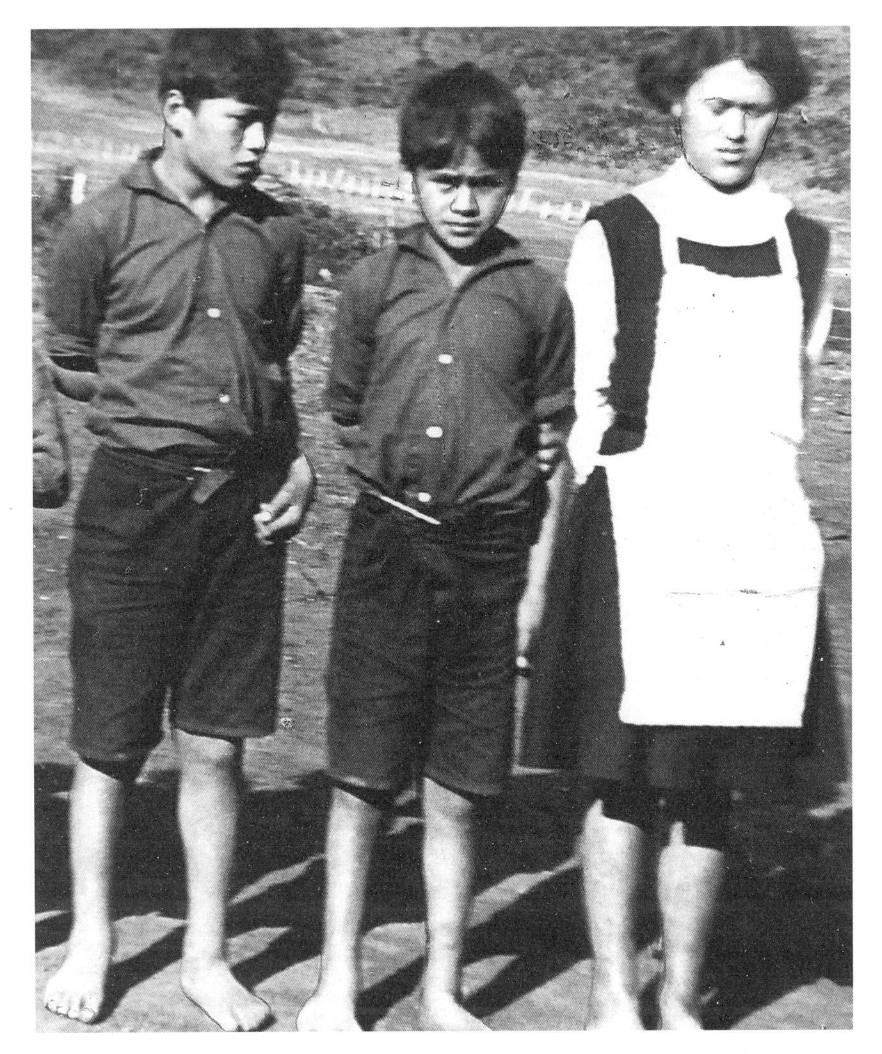

圖12　紐西蘭毛利人。注意第二個孩子體形明顯過小，臉部結構發育不全，有畸形足。
（© Price-Pottenger Nutrition Foundation, www.ppnf.org）

孩臉部發育都很好，除了這名病患。她出生於經濟大蕭條的中期，當時每戶家庭能花在食物上的金錢被削減到極低，其他出生於大蕭條期前後的孩子都沒受到損害。除了臉部畸形外，她已經開始出現一些關節炎和風濕病的常見傾向。她的臉部損傷很明顯，臉中間三分之一處發育不全。

在許多現代化的原始民族中都能發現與臉部畸形有關的足畸形，圖13是祕魯現代化印第安人中的典型案例。這個男孩有上齒弓過窄和換牙發育異

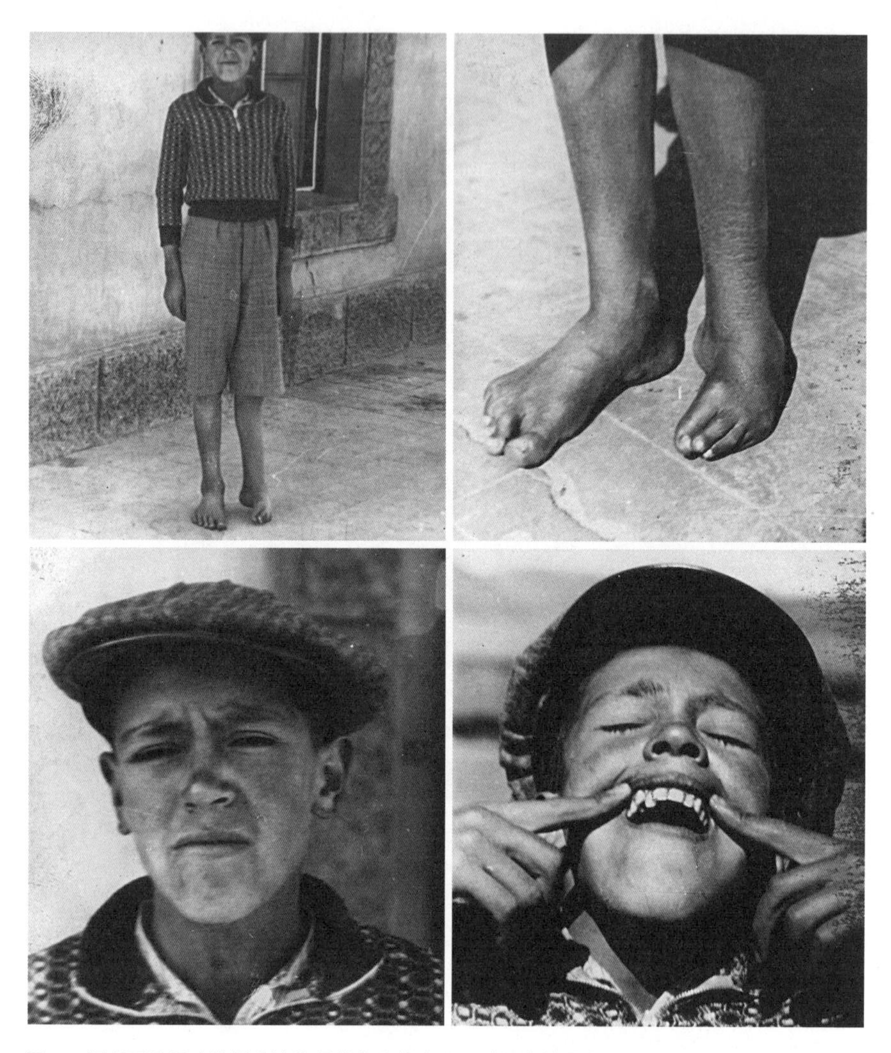

圖13　這名男孩是席拉斯高地的現代化印第安人，請注意他發育失調的臉與一隻畸形的腳。
（© Price-Pottenger Nutrition Foundation, www.ppnf.org）

常的狀況，也與左腿過短、左足嚴重畸形有關；他住在高地區。圖14中的例證令人驚駭，男孩的臉嚴重受損，雙腳也畸形的厲害，他是沿海地區的印第安人。

我們從許多原始民族中觀察到身體的嚴重畸形，全都發生於他們現代化之後大量食用了現代文明的食物，其嚴重性及發生率甚至與美國現代家庭相當。

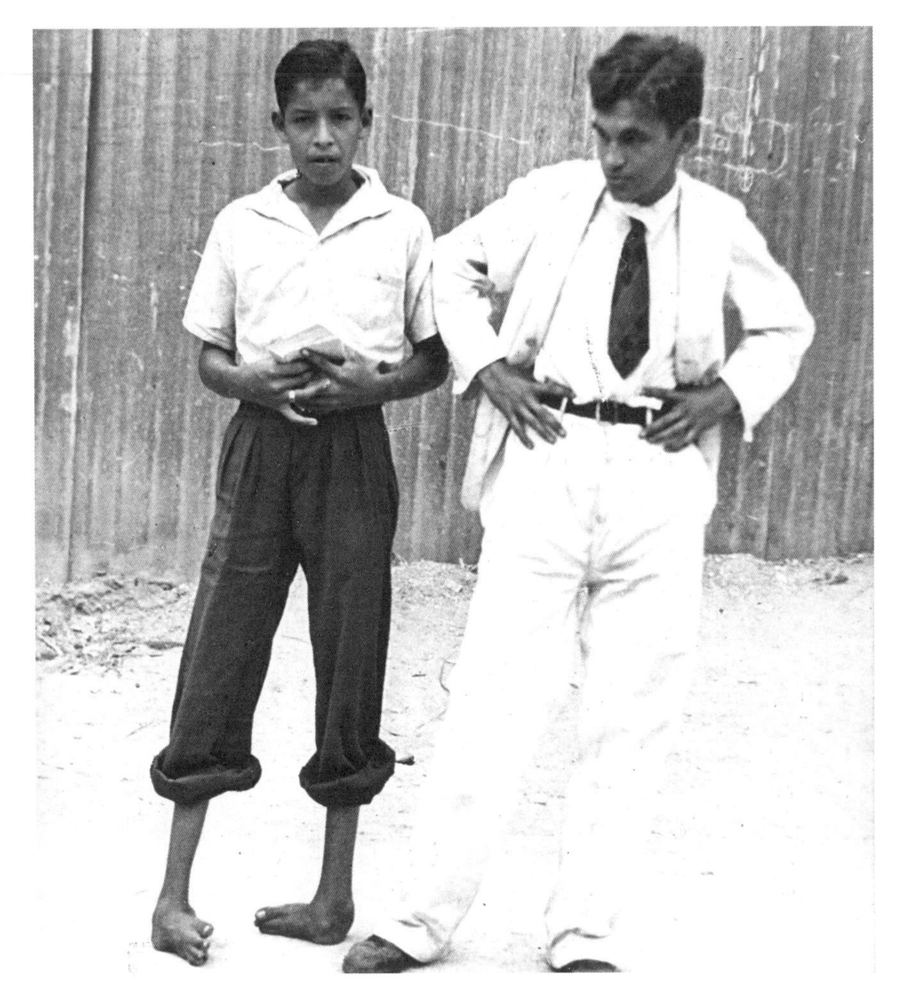

圖14　這是厄瓜多爾沿海的現代化印第安人，注意他嚴重變形的臉和齒弓，以及畸形足。
（© Price-Pottenger Nutrition Foundation, www.ppnf.org）

母體對後代健康的重要性

證明這些畸形起因的一個方法是，透過檢驗出生與死亡證明來留意與身體畸形相關的紀錄資料，賓州大學的墨菲博士（D. P. Murphy）曾對這個研究方法做出一項傑出貢獻。他檢驗了一九二九到一九三三年之間十三萬〇一百三十二份的死亡證明，發現有一千四百七十六則身體畸形的紀錄。墨菲博士派遣田野工作者做家族史的個人研究，要他們聯繫研究對象的母親或祖母。他們找到了八百九十個案例，墨菲博士再從這個組別中選取四百〇五個有完整家族史的案例製成表格，其中可看到血統、階級和其他資料。他的研究強烈突顯出低繁殖力期間的狀況，在報告的結論中他說：

「在生下有缺陷孩子的不久之前或之後的懷孕，流產、死胎和早產的機會高於或然率，而在它期間的懷孕發生率較低。生下有缺陷的孩子後立即懷孕，最容易發生流產、死胎和早產。」

從以上的觀察可以結論出，生出先天畸形的孩子或許只是功能性繁殖力慢慢降低的表現之一，其他則表現於流產、死胎和早產。

我認為，**既然先天畸形緊接著發生於流產、死胎和早產之後，婦產科醫師有絕對的理由懷疑它在懷孕期存在的可能性。**

與生出缺陷兒有關的是在胎兒形成期的過程中所發生的損傷，此外，它的起源也很重要。在這方面墨菲博士從四十戶家庭中研究缺陷的起因，每戶家庭都有兩個以上的畸形案例，他點出一個重點並下結論道：「許多或大多數的先天畸形與這個研究結果吻合，即畸形起源自遺傳物質中的缺陷，且在受精之前就存在了。」

在諸多重要的問題中，其中之一是父母雙方的相關責任。墨菲在這方面的研究方法是逐步處理八百八十四戶家中，至少有一個先天畸形小孩的家庭，並挑出其中四十戶有兩個以上畸形兒的家庭。他所提出的繁浩資料以表格呈現，並以其中的案例舉證說明，他在《臨床研究的珍貴成果》中發表的結論如下：

「從上述資料中可明顯看出，先天畸形有一種強烈趨勢：會重複發生於孩子接連出生的家庭中。也可看出，這樣的缺陷較容易發生於他們的遠親之中。我們從較嚴重類型的缺陷中觀察到的情況，和較輕微缺陷中觀察到的一樣：先天畸形會反覆發生。這些發現支持了後述理論：先天畸形原本就是因生殖細胞在受精前（而非受精後）所受到的影響而導致的結果。

這個理論的確實性從資料中的三個案例獲得有力的支持。十七號家庭有三個幽門狹窄症的孩子，其中兩個是雙胞胎；六號家庭有兩個同父異母的唇顎裂孩子；八號家庭有兩個孩子缺少右半橫隔膜。類似這一連串的事情，似乎不可能是任何直到受精後才發揮的力量所造成的結果……。」

如之前的報告所提過的，因為先天畸形發生在有缺陷孩童的兄弟姊妹身上的機會是一般人的二十四倍，現今的研究應增加臨床觀察的項目。

摘要與總結

❶逐步研究四十戶有兩個以上先天畸形小孩的家庭，觀察缺陷在兄弟姊妹中重複發生的情況。

❷在第一個畸形孩子身上發現的缺陷，也發生在其後的畸形弟妹身上，約占所有案例的50%，另50%包含所有其他可能的缺陷。

❸在一個包括三十九戶家庭的組別裡，每戶家庭中有一個畸形的小孩，那個小孩有一位畸形的親戚，小孩和親戚的畸形一模一樣的有41%的比率。

❹在十九戶隨機取樣的家庭中，每戶有兩個以上的畸形小孩，第一個孩子的缺陷再度發生在後面那個孩子身上的機會超過二分之一。

這些重大的因素才剛出現在現代文明中，這種跡象清楚的指出，好幾個所謂的原始民族都已經意識到應保護母體免於生育時造成的身體營養透支，因為那會降低繁殖的效能性。舉例來說，巴登（G. T. Baden）在其著作《奈及利亞的伊布人》中說：

「伊布婦女懷孕的間隔少於三年，不只是不光彩的問題，而是真的令人厭惡……在兩胎之間固定出最低限度的間隔，這個想法是基於幾種健康的原理。這種信念普遍而堅定：必須度過這樣的時間間隔，確定母體能夠完全恢復力量，才擁有適合再懷孕的完整條件。萬一第二個孩子出生於上述期間內，孩子理論上必定無可避免的體弱多病，生命垂危。」

與此類似的，祕魯、厄瓜多爾和哥倫比亞的印第安人也很清楚避免母體懷孕時營養透支的必要性，威芬（Wiffen）在其書《亞馬遜西北方一帶》中提到：

「不只是在懷孕期間，就連整個哺乳期內，丈夫都要暫時避免與妻子性交——這個期間比歐洲人的時間長多了；從這方面來看，亞馬遜懷孕婦女的數量著實驚人。結果是每一胎中間至少間隔兩年半的時間，在大部分的案例中甚至更長。」

另外還有一點也很重要，亞馬遜的印第安人意識到這些問題與雙親的營養有關。威芬表示：「這些印第安人遵循著基層文化中，許多人秉持的信念：父母所吃的食物（在某種程度上）會對孩子的出生、外表或個性有絕對的影響。」

原始民族意識到兩胎小孩出生之間需要時間間隔，喬治・布朗（George Brown）在對美拉尼西亞人和波里尼西亞人的研究中突顯出這個問題，在關於索羅門群島土著的報告中，他說：「小孩出生後丈夫不該與妻子同居，直到孩子會走路為止。假如孩子虛弱或容易生病，大家就會批評他的父母：『唉，他們只能怪自己。』」

這些新的資料對現代文明的退化問題來說有很重要的關係，**既然種族特徵確實能夠在一代之間有所改變，關於遺傳角色與因果關係的現代觀念和學說，就必須有所修正。**由受到干擾的遺傳所引起的畸形，其實就是把生物體內累積的影響表現在遺傳上。這些新資料並未將造成現今世代畸形或缺陷的過錯歸咎於以前的世代，以此減輕我們這一代的責任，相反的，它指出，創造出這些異象的社會組織必須獨力承擔起責任。

這完全改變了某些方面的理論和現代教育方法。與其規劃如何照護、應付被扭曲的個性——好像損害是由環境影響所造成似的，更應該把它看做遺傳鏈裡影響其中一個環節的缺陷。換句話說，雖然對個體來說，已造成的損害可能難以完全修復，但對其子孫來說未必不好。

全球各地在所謂現代文明的影響下發生了許多退化作用的事件，因此，本章所提出的資料需被視為退化作用的重要線索。大多數的原始民族有避免體質退化的本能，這點意義重大，因為退化現象在許多現代社區中是相當普遍的；此外很重要的一點是，原始民族不僅能體認這些危機，更知道如何預防。他們具備使命必達的個性，而於此同時，個性上的缺點卻可能成為整頓及保存現代文明的最大阻礙。

原始民族認知到父母所吃的食物會影響到孩子的健康、外表或個性。光靠母親在孕期補充營養還不夠，父母雙方都會在計畫懷孕前長期調整飲食，兩胎的間隔也會控制在至少2年半以上。

現代文明中，許多人所承受的兩大缺陷是阻生齒和因發育失敗而造成的缺牙，值得注意的是，原始民族齒弓上的牙齒幾乎都能正常的冒出與成長，包括第三臼齒（智齒）。擁有畸形齒弓的現代化原始民族和現代白人，他們許多牙齒生長都受到阻礙，好幾顆恆齒也從未形成過。這個事實指出，臉部和齒弓畸形是由於母親在懷孕期的飲食中缺乏維生素A，或者懷孕前雙親之一或兩方的飲食都缺乏維生素A，原因將在下一章中討論。

借鏡原始智慧

- 遺傳只有在生殖細胞未受損的情況下才能正常運作；未受干擾的遺傳作用會記錄自己所屬的種族特徵。
- 先天畸形有強烈趨勢：重複發生於孩子接連出生的家庭中。也可看出，這樣的缺陷較容易發生於他們的遠親之中。這些發現支持了後述理論：先天畸形原本就是因生殖細胞在受精前（而非受精後）所受到的影響而導致的結果。
- 許多所謂的原始民族都已經意識到應保護母體免於生育時造成的體內營養透支，因為那會降低繁殖的效能性。
- 伊布婦女懷孕的間隔若少於三年，不只不光彩，而且還很令人厭惡……在兩次出生間定出最低限度的間隔，這個想法是基於幾種健康的原理。這種信念普遍而堅定：必須度過這樣的時間間隔，確定母體能夠完全恢復力量，才擁有適合再懷孕的完整條件。
- 祕魯、厄瓜多爾和哥倫比亞的印第安人不只是在懷孕期間，連整個哺乳期中，丈夫都要暫時避免與妻子性交，結果是每一胎中間至少間隔兩年半的時間，在大部分的案例中甚至更長。

Chapter 18

孕育完美的下一代

胎兒期營養導致的畸形與疾病類型

數百年前，診斷師就能夠分辨出體質類型與感染到特定疾病之間的關係。當病患的問題無法被精確的歸類時，許多醫生就憑直覺和外在跡象來判別，在現代實驗科技發展之前，這種技巧在成功對抗疾病、保衛健康上扮演著重要的角色。許多古代的醫生把這種體質上的品質視為體質要素，一個人可以被認定為擁有肺結核體質（容易罹患肺結核）；相同的道理，關節炎族群就擁有風濕症體質。儘管現代科學試圖把發現數據化，然而各界在試著將體質要素歸納成公式時，已經產生了太多的重疊性，因此無法建立起明確的限制範圍。

體質與牙齒

在牙齒局部感染而發展成風濕病損害的案例研究中，我發現可以將個體分為幾個很明確的組別，其中15.05%的嚴重損傷屬於發生過類似疾病症狀的家庭。很顯然的，體質在決定個體會不會因牙齒局部感染而受到嚴重損害中扮演了決定性的角色，且土壤以及感染類型一樣是重要的決定性因素。這個發現促使我擴大研究的範疇，開始尋找沒有退化作用的控制組，然而，從現代文明的臨床素材裡找不到這樣的族群，我因此將搜尋延伸到孤立的原始民族中。

在良好的體質條件上，孤立的原始族群對許多現代退化作用擁有高度免疫力，然而，當這些人失去了高水準的完美體質時，他們對現代退化作用的抵抗力就明顯降低。最顯著的證明就是，現代化父母接受白人食物後，所生的孩子臉形和齒弓過窄，肺結核的罹患率也提高了。

圖1中可看到四位年輕人在為印第安人和愛斯基摩人設立的朱諾（阿拉斯加）醫院接受結核病檢查。他們很明顯都有胎兒期的損傷，注意那些長出齒弓線外的犬齒。左上角中，男孩上齒弓的牙齒朝下齒弓的牙齒向內推進，

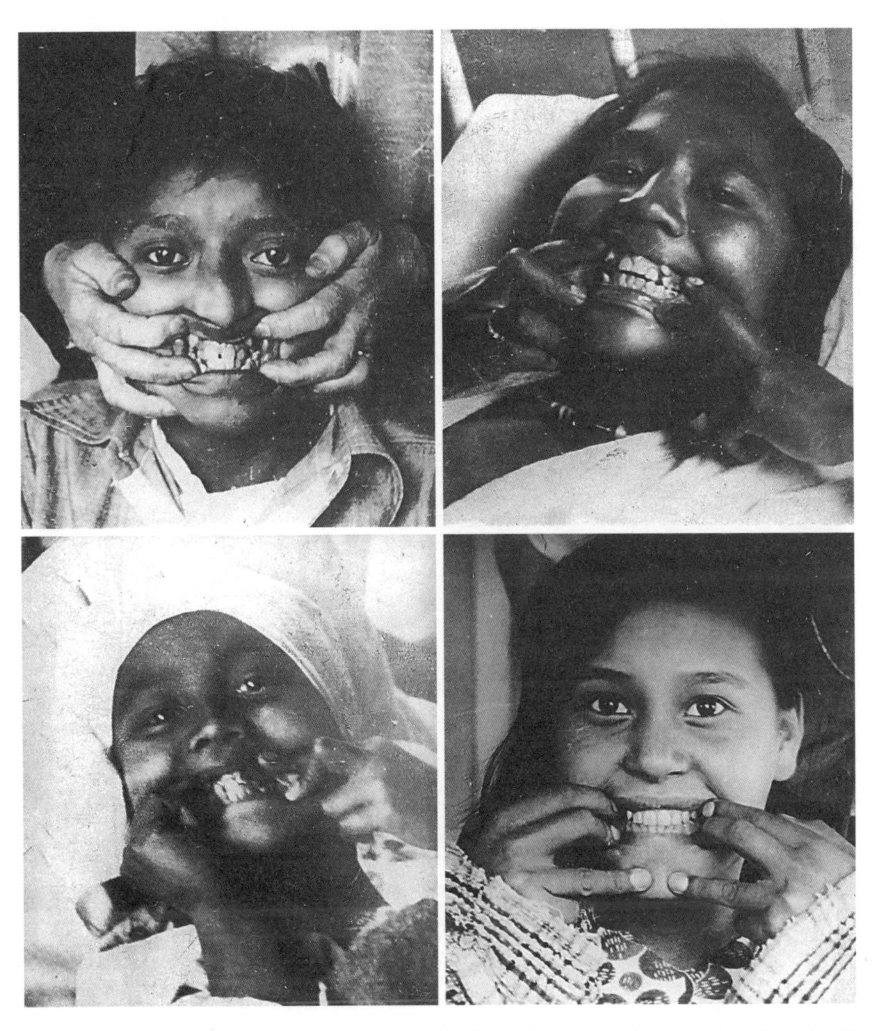

圖1　這些愛斯基摩小孩病得太重，無法移至光線良好的地方拍照。病房中的每一個結核病孩童都有臉部發育不全與齒弓畸形的問題，他們的父母依賴現代食物維生。

（© Price-Pottenger Nutrition Foundation, www.ppnf.org）

他的上齒弓過窄，連手指都不能穿過兩側壁之間的空隙。這些照片雖然是在陰暗的病房中以快速曝光的方式拍攝，其效果仍足以揭露真相。

圖2和圖3是在紐西蘭一家結核病醫院裡拍攝的，病患臉部中間三分之一處發育不全，臉形過窄及過長。有好個人上齒弓的牙齒咬合在下齒弓裡，而不是如正常人在下齒弓外。我們再次得到印證，100%罹患肺結核的年輕人有胎兒期損傷的跡象，全部病患中有91.2%的齒弓發育失調。

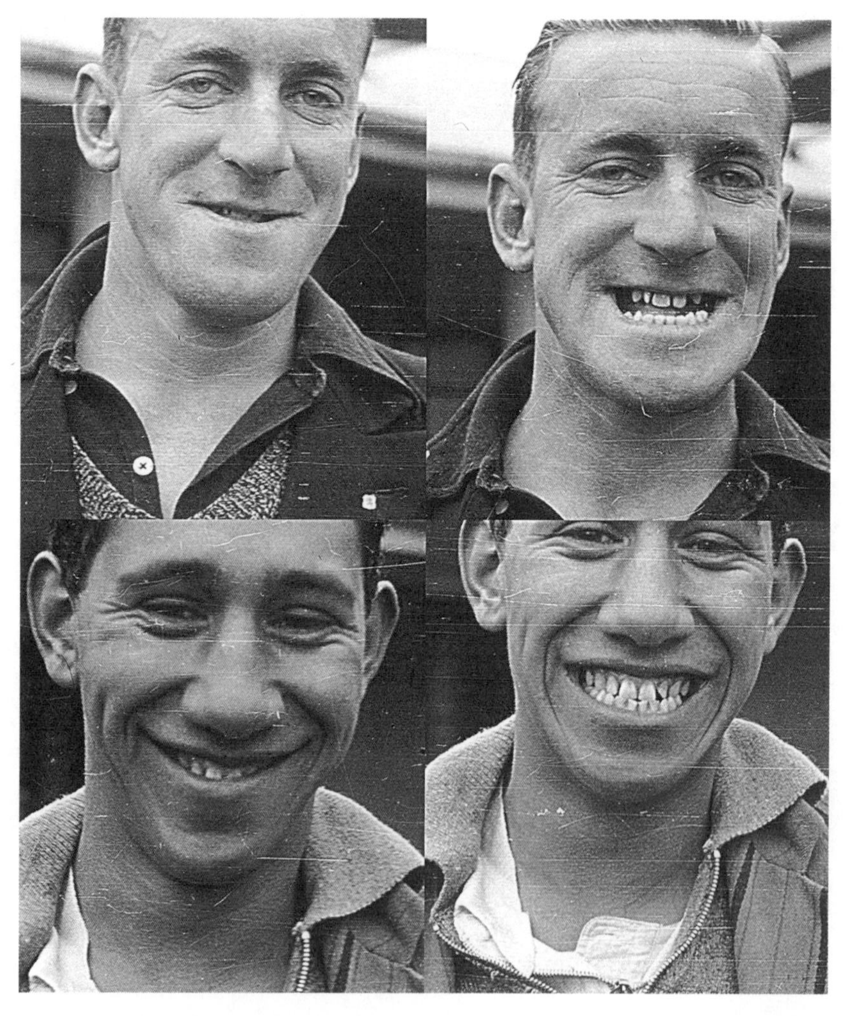

圖2　這些是紐西蘭毛利人醫院的結核病病患，注意上圖臉部中間三分之一處，及下圖臉部中間和下方三分之一處明顯發育不全。這些病房裡三十歲以下的每個病患都有齒弓畸形和臉部發育不全的狀況。　　（© Price-Pottenger Nutrition Foundation, www.ppnf.org）

圖4是夏威夷各結核病醫院裡四位典型的病患，其中一位在希洛醫院，其他三人人則在檀香山醫院。這些醫院裡的病患，臉部和齒弓發育異常的比率為100%。

雖然我們知道有許多因素會影響天生的患病體質，但對於它們決定患病體質的威力，卻始終找不到相關資料——除了遺傳之外。我在此書所呈現的資料，除了遺傳也提到了因素的影響威力。而針對個人體質特色與疾病的

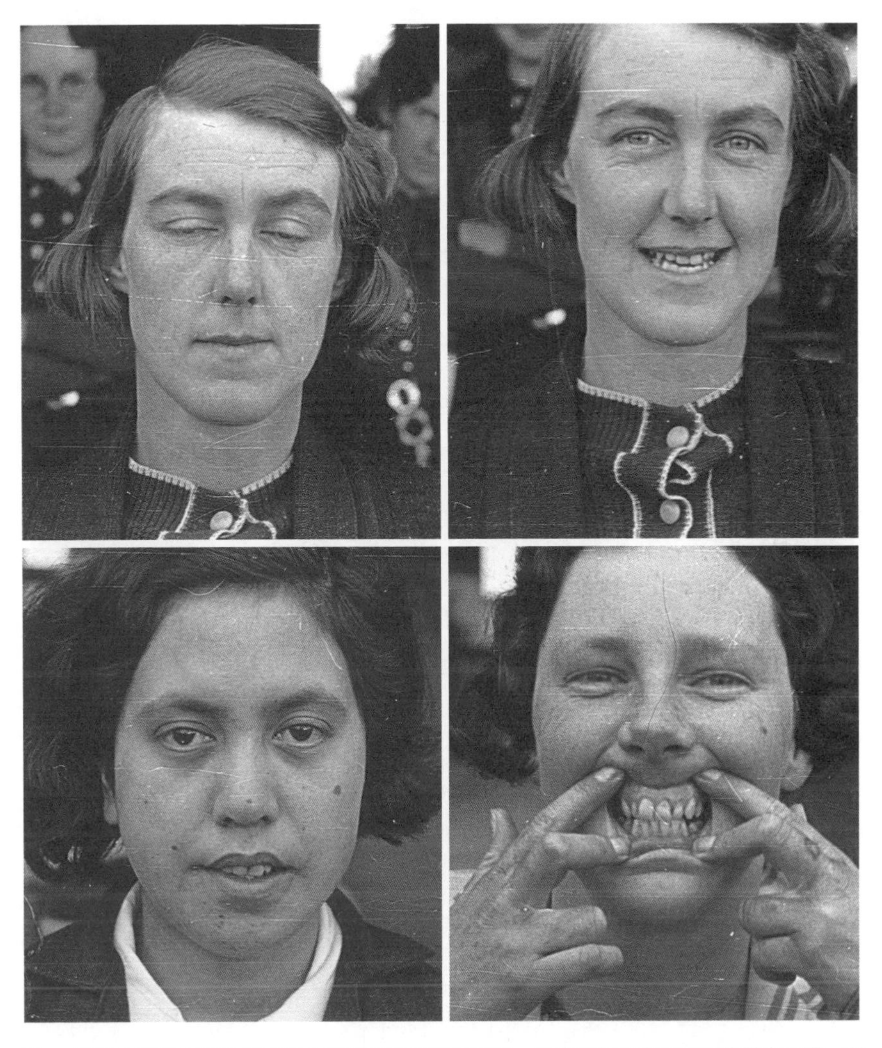

圖3 這些女孩住在紐西蘭毛利人醫院的肺結核病房裡，注意臉部和齒弓明顯的發育失調，所有人都有鼻孔狹縮的問題。 （© Price-Pottenger Nutrition Foundation, www.ppnf.org）

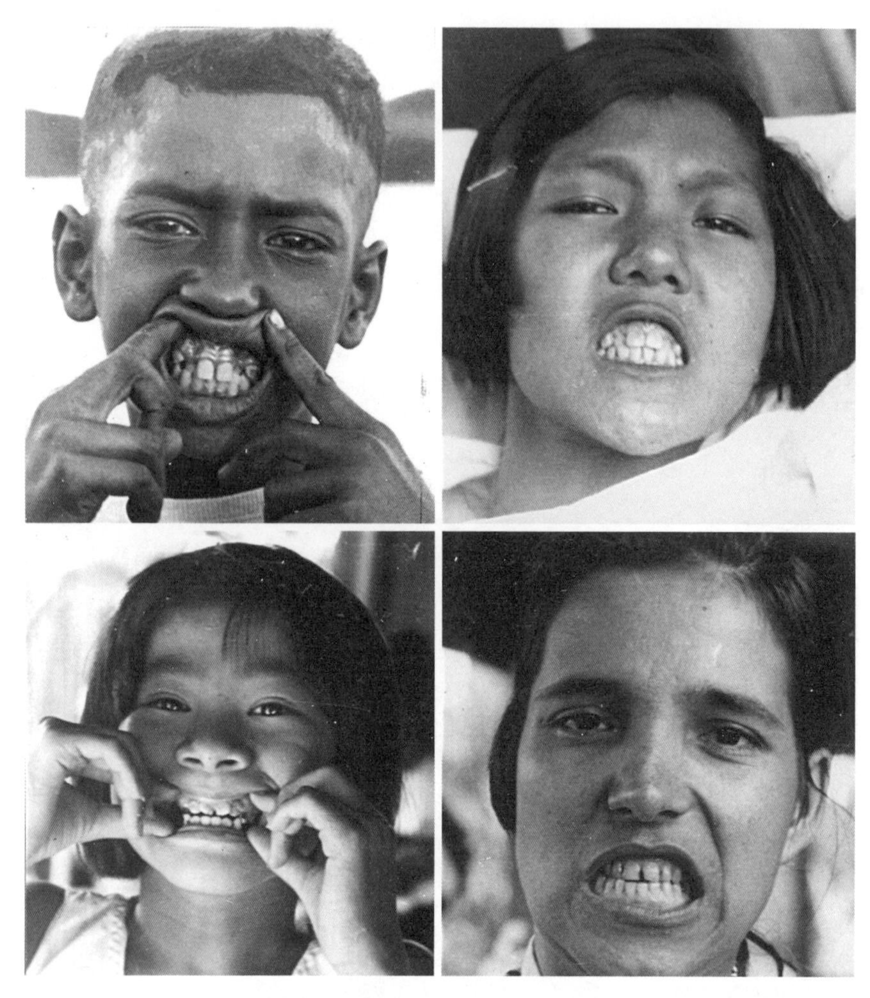

圖4　夏威夷結核病醫院裡的土著病患，病房裡每個孩子的臉部及齒弓都有明顯的發育失調。
（© Price-Pottenger Nutrition Foundation, www.ppnf.org）

感染力，在喬治・卓培爾博士（George Draper）英明的領導下，哥倫比亞大學保健中心與紐約長老會教派醫院研究出先進的資料整理法。他發現，為了以整體觀來研究人類，必須從四個角度來檢視，包括個人的類型、功能、免疫機制及心理，他將這四個特質稱為「人格的四大格局」。卓培爾出版過許多刊物，包括兩本教科書，其中一本是《人體體質》，另一本則是《疾病與人類》。卓培爾博士從醫學診所提供的資料來研究這個問題，也就是從感染者的特徵下手，我則是研究原始族群，以及他們接受現代化後所遇到的體質變化與疾病感染力等問題；然而，我們的結論很雷同的都在極力強調每個發現的重要性。卓培爾博士在疾病感染力的問題中，強調了臉部與齒弓的重要性，他在〈臉、下頜、牙齒與人體保健及其對疾病承受力的關係〉一文中結語如下：

「我們從這些研究觀察中學到的東西是，臉部與下巴間蘊藏著可以用來研究人類的許多寶貴資訊。身為內科醫生，我們被教導要藉著觀察牙齦和牙齒來察覺可能感染的病灶。但對於研究臨床生物學的學生來說，牙齒和下顎之中蘊含了更多關於整體人格的珍貴資訊。對於牙科醫學的工作者而言，能將這樣的觀察研究和相關性延伸出去，似乎也是難得的機會。口腔與身體的關係也許會成為與內科醫學之間最重要的聯繫，若牙科學生能對此產生興趣，將是一件令人樂於見到的改變。

我們愈是以整體的觀點來檢視人——將人看待為整體運作的生物體，而非不同元素的結合——醫學中所有的特殊類別就愈能與一般觀念融合；形成這則討論的基礎，也就是整個人體與被稱為疾病的失衡環境所做出的各種反應間的關係。」

野生動物的飲食選擇

現在已經很明白，臉部結構發育異常與特定疾病的感染力之間存在著明確的關係。從我的研究中也清楚的發現，這些異常與父母飲食改變後所造成的影響有關，我們此刻關心的是這些現象背後的影響威力。

在研究這種發生在人類身上的問題時，從家畜和野生動物中著手必定能夠學到很多東西。貓科動物沒有能力有效繁殖，除非母體本身出生在叢林中，這件事直到近年才在美國與歐洲各大動物園的管理者中成為常識。從前，只要獸籠因為動物死亡而空出，或因擴大而需要增加新的動物，就必須從野生動物中補充獅子、老虎、豹或其他貓科動物。

倫敦動物園一位野生動物專家曾為了取得一些獅子並研究這個問題而到非洲旅行，他告訴我一個故事：他曾在獅子出沒的地方看到獅子獵殺斑馬，然後扯開斑馬的腹部，吃掉右側腹裡的內臟，首當其衝的就是肝臟。花了一些時間吃掉部分內臟後，那隻獅子便打算離開了，牠用爪子扒了一些土蓋到屍體上，剩下的部分都棄之予豺狼。那位科學家連忙趕到屍體旁邊驅走豺狼，檢查看看斑馬的什麼部分被吃掉了。

這個線索使他了解，當貓科動物能夠實踐上述的行為時，就能完全改變其繁殖能力的歷史。在一般食物外補充內臟，能夠為出生於叢林的掠食動物提供益於繁殖的必需要素，牠們的幼獸也能夠有效的繁殖。我跟著一位大獅群管理員研究這個問題時，他給了我一張清單，詳細列出這些獅群會選擇的內臟與組織，以及這當中能夠為動物提供繁殖力的項目。他解釋說，一頭優良的獅子以前可以賣到一千五百元美金，但現在這種獅子的數目太多，幾乎連十五分美元都不到。假如我們留意貓獵殺小型齧齒動物或小鳥後，牠們吃掉哪些部分，就會了解貓不是只吃肌肉的部分。

在利用動物做生物調查研究的期間，我曾讓穀倉鼠掙脫籠子，溜到放兔子的房間，牠們在一夜之間咬死了好幾隻兔子。其他兩次的情況下，兔子只有眼睛被吃掉，血或許也被吸乾了；還有一次是腦袋被吃掉。很顯然的，這些大鼠知道自己從這些組織中需要什麼特別的元素。

飲食習慣的改變

在體質退化的問題方面，沒有什麼比了解退化中的影響力以及影響力運作的方式更重要。從前幾章呈現的資料中可以很清楚的看出，這些影響力能以極快的速度在兩個連續的世代間造成差異。從前面的資料裡也能清楚的看出，這些影響力起源於父母親飲食習慣的改變。

食物成分的化學分析（第十五章）揭露，發生退化作用的人體中，某些維生素和礦物質的吸收量會大幅降低。

野生獅子獵殺獵物後，會率先吃掉其內臟，這種進食原則讓牠們在野外生生不息，而人工飼育、不按此原則進食的獅子甚至連繁殖能力都喪失了。

許多研究人員都提過關於維生素A的重要資料，論及它在胎兒期與產後成長過程中所扮演的角色。我們已知眼球是會因缺乏維生素A而發育受損的初期組織之一，是故此維生素的原始名稱叫做乾眼症維生素。有好幾位研究人員都曾強調過維生素A對眼睛的重要性，以及這種維生素儲存在眼球組織的事實。瓦德在討論眼球組織中的維生素A時表示：「以SbC13測試眼球組織萃取物（視網膜、視網膜色素上皮組織和脈絡膜），顯示維生素A吸收帶在六百二十mu，且在治療維生素A缺乏症的大鼠上非常有效。不同哺乳類的維生素A濃度相當一致，在乾燥組織中大約是二十Y per g.，青蛙組織中的數值則高得多。」

這個解釋有益於我的觀察研究——我之前曾引用穀倉鼠在冬天飢寒交迫下襲擊兔子的例子。雖然那個案例證明了維生素A是眼睛維持正常功能的必需要素，但是我們對維生素A在眼球組織形成中的角色還不十分清楚。或許測試現今家畜體內維生素A耗盡最審慎的方法，是在半黑暗中觀察牠們的行為。

莫藍畢（Edward Mellanby）曾提出關於維生素A缺乏症與耳聾關係的重要新資料，一九三七年十一月在倫敦，他在一篇宣讀於生化協會前的研究摘要中主張：

「我在之前的出版品中已證明，維生素A缺乏症會引起幼獸顯著的機能損傷——尤其是伴隨高穀類的吸收時，那種損傷是中樞神經與末稍神經系統的退化作用。末稍神經系統是主要受影響的傳導神經，包括司管耳蝸及前庭的第八對神經。現在已經有辦法證明，維生素A缺乏症造成幼犬神經節、神經和顳骨內的聽覺與平衡器官的退化，從視力退化一直到聽覺神經的完全消失，所有程度的退化都發生過。支援柯蒂氏器的神經與神經節細胞比前庭細胞更容易受損；可想而知，一旦螺旋神經節細胞消失，在飲食中補充維生素A也於事無補，柯蒂氏器的傳導之路也將完全被切斷。至於狗兒在食用了補充維生素A的飲食後卻仍無反應，我先前把原因歸究於大腦缺陷，現在可以肯定的是，牠們當時已經失聰了。現在還要證明，這是否可能用來延伸解釋人類中某些形式的失聰。」

麥森（Mason）研究孕鼠缺乏維生素A的嚴重後果並發表如下：

「我已提過，大鼠懷孕期間食用各種不同程度缺乏維生素A的飲食所產生的異常，在嚴重的案例中，懷孕期延長到二十六天，分娩困難的情況可能持續兩天，且往往導致母體與幼鼠雙雙死亡，這是典型特徵。」

關於產乳動物（懷孕的乳牛、其幼獸和吃這些母牛牛奶的正常小牛）由於飲食中缺乏維生素A所導致的缺陷，麥格斯（Meigs）與孔維思（Converse）曾發表如下：

「一九三二年我們報告從貝特斯城現象中發現，農場慣常拿來飼養小牛的糧草維生素A含量可能極低，已達到危險的程度。而拿來飼養乳牛的乾草已流失其綠色素，吃這種乾草的牛所產出的牛奶，其維生素含量在小牛的糧食中可能也無法提供足夠的營養。這篇初步的研究報告，是依據兩年多來，以混合良穀和晚收割的淺色貓尾草乾草餵食四頭乳牛的結果。這四頭牛所生的六隻小牛中，兩隻夭折；一隻無法站立，出生不久後便死亡；另外三隻體弱且眼盲。以這種方式飼養的乳牛無法在懷孕期間提供腹中小牛適當的營養，所引發的問題是：這些乳牛所產出的牛奶，對於其他吃含有足夠維生素A糧秣的乳牛所生的正常小牛來說，營養是否可能足夠。這份初步報告包含對吃淺色貓尾草乾草所生產的牛奶飼養的三隻正常小牛的觀察結果，牠們分別死於第五十七天、六十二天和七十一天。」

維生素E影響生育

既然成長期、出生前和出生後都與腦垂體有直接關係，我們對這個腺體已知的功能就特別感到興趣。

巴利（Barrie）的研究在這個議題上指出一個新重點，他的發表如下：

「雌鼠食用維生素E含量極低的食物（其他營養都很完整），身體產生局部缺乏維生素E的現象，導致懷孕期延長，比正常期多十天。在這種情況下出生的小鼠顯現出健康異常，儘管供給充沛的乳汁，十八天後仍有可能發育遲緩、身體又瘦又小，或長得極度肥胖、四肢無力、腕足痙攣。這兩種類型的動物都有纖細的骨骼，以及光滑的短毛。成鼠中完全缺乏維生素E，也會產生柔軟的獸毛和鈣化不完全的骨骼；局部缺乏維生素E的動物，偶爾會生出一窩幼獸，但卻難以養大。」

我們觀察到的變化在許多方面與腦垂體切除術引起的變化很相似，健康異常的幼鼠與無繁殖能力的大鼠都發現有前腦垂體明顯脫粒的現象。小鼠因為缺乏維生素E使得身體產生了類似腦垂體切除術的結果。

維生素E不足導致各種動物無法完成妊娠，許多研究學者都發表過相關的文章。巴哈拉契（A. L. Bacharach）、阿勒宏恩（E. Allehorne）與格林（H. E. Glynn）將自己對這方面的研究當做評估飲食中維生素E含量的工具，他們表示：「斷奶的雌鼠被餵以含適量維生素E的飲食，顯示胚胎被吸收率差不多是100%；當飲食中補充了適當的維生素E（也是在斷奶後），幼鼠存活率也接近100%。我們發現，接受了這種飲食後，懷孕的比率與發生過一次胚胎被吸收的、缺乏維生素E以及第一次交配的動物有明顯不同。筆者們認為，老鼠經歷胚胎被吸收的作用，在繁殖機制上引發影響深遠的變化，直到今天才被認定是維生素E缺乏症的症候群。」

營養不足導致分娩困難度上升

我發現當原始民族開始接觸現代文明後的重大改變，便是分娩更費力及效率降低。當我拜訪安大略省布蘭特弗德的六族聯盟保留區時，一位負責督導的醫生告訴我，在他管理的二十八年間發生了這類的變化，現在醫院大多用來照顧那些生出異常孩子的年輕印第安婦女（第六章）。

羅米格醫生服務於阿拉斯加安哥拉治一所為愛斯基摩人與印第安人設立的公立醫院，他告訴我一個類似、卻更為震撼的事件。他說在與愛斯基摩人相處的三十六年間，他從未來得及看到原始的愛斯基摩婦女分娩，但新世代的愛斯基摩女孩就大不相同了，她們出生於父母接受了現代文明的食物之後，許多女孩在努力分娩了幾天後被送到醫院。有位愛斯基摩婦女結過兩次婚，她的第二任丈夫是個白人，她告訴我和羅米格醫生，她生過二十六個孩子，許多都是在夜間出生的，但她根本不用喚醒自己的先生，只需要等到早上，再向他介紹剛出生的孩子即可。

雪門為我們對維生素A的了解做出過許多貢獻，他在最近的一份刊物中指出，在人體中足以支持正常成長與維持健康的維生素A劑量，或許尚不足以滿足繁殖與哺乳期所需的額外營養。無法正常繁殖與養育的問題通常出現於成年不久，且會增加對傳染病的易感性——尤其容易罹患肺部疾病，這與肺結核常發生在年輕男性與女性的年紀相符。他進一步主張，若想要維持良好的營養條件和高度的健康與活力，不僅是在成長期，就連在成年期也必須大量供給維生素A。

休斯（Hughes）、奧培爾（Aubel）與林哈德（Lienhardt）已證實，飲食中缺乏維生素A的豬隻會產生極度不協調與痙攣的現象。他們也強調，所飼養的小母豬在神經症狀開始前，會流產或產下死亡的小豬。

哈特（Hart）與吉伯特（Gilbert）已證明，牛隻間最常見到的維生素A缺乏症徵候是死產小牛或虛弱小牛，有時兼有眼球損傷。他們也指出有種狀況會引發新生小牛下白痢，以及造成幼獸眼睛發育損傷。

休斯證明過，以大麥和食鹽飼養的豬隻不會繁殖，但在這種食物裡添加了鱈魚肝油後就會再度產生繁殖能力。

修爾（Sure）證明，**雌性動物體內缺乏維生素A會引起發情期失調與排卵失調，最後造成不孕。**他進一步主張，胚胎會被吸收可能是由於缺乏維生素A引起的，即使飲食中含有豐富的抗不孕維生素——維生素E。

德州農事實驗場的弗瑞德．海爾教授（Fred Hale）在這個領域做出最重要的貢獻，他證明：在豬隻的食物中縮減維生素A用量，會產生許多的身體畸形。他生產出五十九隻一出生就眼盲的豬仔，每隻都出自於六窩的其中一窩——母豬在交配前好幾個月和交配後的三十天都被剝奪維生素A；對豬隻而言，眼球會在懷孕最初的三十天內先形成。他的發現和其他研究學者一樣，豬隻被剝奪維生素A一段時間後會產生嚴重的神經病變，包括麻痺和痙攣，以致動物無法以腳站立。他指出，這些缺乏維生素A的母豬之前生出過上述十胎一窩的盲眼小豬，其中一隻母豬在交配前兩週給予一劑鱈魚肝油，所生下的十四隻小豬出現各種眼睛缺陷，有的沒眼球，有的只有一隻眼球，有的一眼大一眼小，但都看不見。

由於海爾教授的友善協助，我才能在圖5展示無眼豬、正常眼豬（左）和剛提到一窩小豬中一隻雙眼發育不全的豬（右）；那額外添加的一劑維生素A或許是使視神經與眼球局部形成的原因。圖6（下）是典型的無眼豬，注意牠畸形的雙耳。食物中缺乏維生素A的母豬所生的小豬會出現許多生理損傷，其中包括口鼻部、齒弓、眼睛和腳部的嚴重缺陷。這隻豬生來就沒有眼睛，此外牠還有畸形足與兩顆腫瘤。

圖6右上是一隻唇顎裂的豬，圖7右上是雙側唇裂的豬，圖6左上是一位唇顎裂兼視障的男孩。海爾教授研究中有一項非常重要的成果：他將同樣是因為母豬飲食中缺乏維生素A而產下的無眼豬進行交配，即便父母雙方都擁有相同的缺陷，這些豬隻交配後仍能生下眼睛正常的小豬；很明顯的，問題

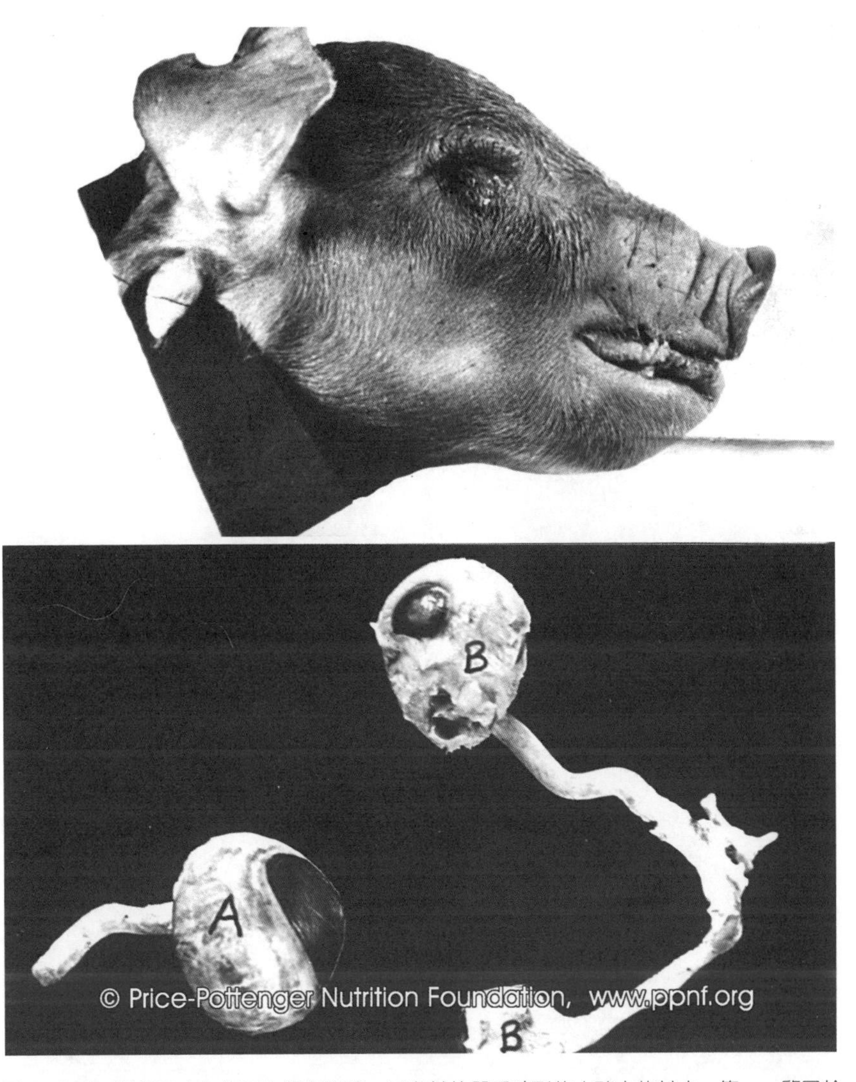

圖5　上圖，這是五十九隻天生沒有眼睛，且有其他嚴重畸形的小豬中的其中一隻——肇因於母豬飲食中缺乏維生素A。當飼以正常的食物時，這些盲豬的後代都有完整的眼睛，且無畸形現象。下圖，左邊（A）是九個月大豬的正常眼球；右邊（B）是交配前兩週給予一劑維生素A後，所生下豬隻的局部眼球與視神經（感謝海爾教授提供）。

並非來自於遺傳。兩窩小豬中，其中一窩有九隻，另一窩有八隻，牠們的母親在交配前及交配後的三十天裡飲食中不含任何維生素A，產生了以下機能損傷：所有豬仔都沒有眼球；有些外耳發育不全，沒有打開；其他還有唇顎裂、兔唇、腎臟位移、卵巢位移或睪丸位移的問題。

一九三五年十月海爾教授在報告中指出，德州農事實驗場於一九三五年月得到通報，在德州羅爾有個農場，生出了一窩十四隻瞎眼的豬仔；其

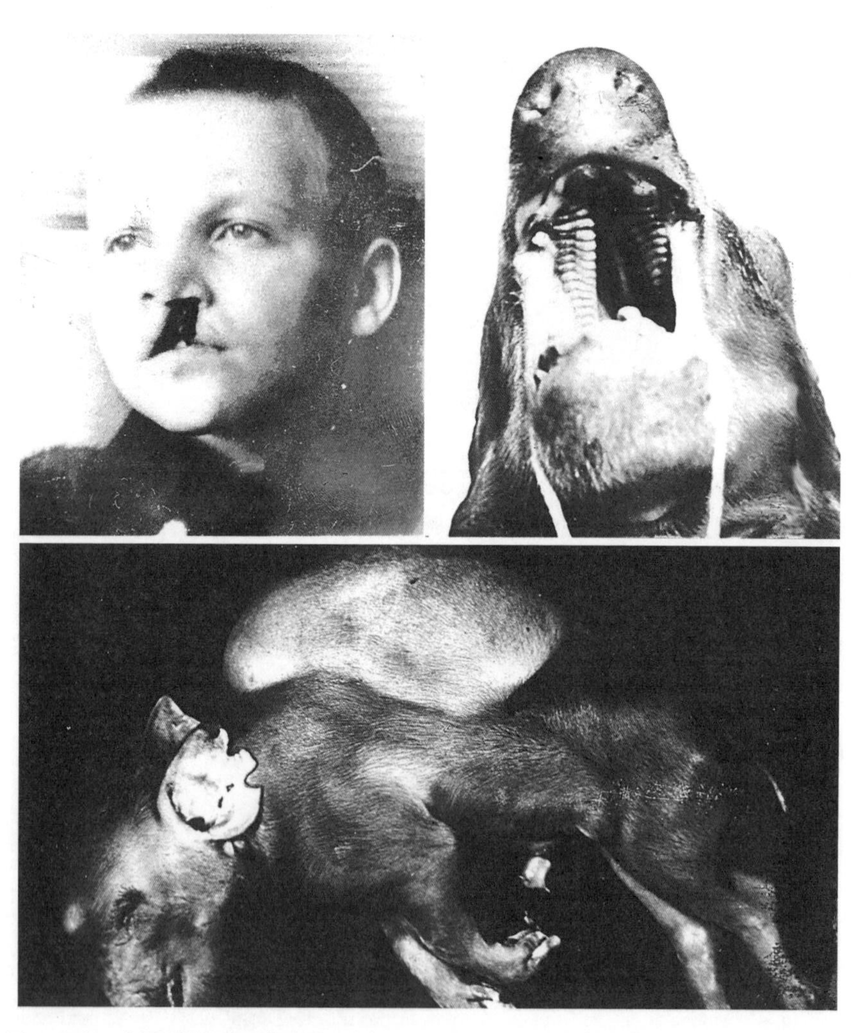

圖6　左上：有唇顎裂和兔唇的男孩。右上：唇顎裂、沒有眼睛的豬。下：因母豬食物中缺乏適當的維生素A，生下的小豬足畸形、耳畸形、有兩顆腫瘤，且沒有眼球（感謝海爾教授提供）。

中六隻養大了帶到實驗場做進一步研究。這些豬的飼主表示，他的農場從一九三四年三月到一九三五年六月間無法供應綠色草料。值得注意的是，這個狀況與實驗場中在母豬交配前後立即限制維生素A攝取量的實驗條件一致；實驗結果產下了五十九隻沒有眼球的小豬。

海爾教授在一九三五年四月發表的研究報告中指出，在德州麥克林出生一窩七隻瞎眼小豬，那裡經歷過乾旱，情況跟羅爾的農場很像。實驗場

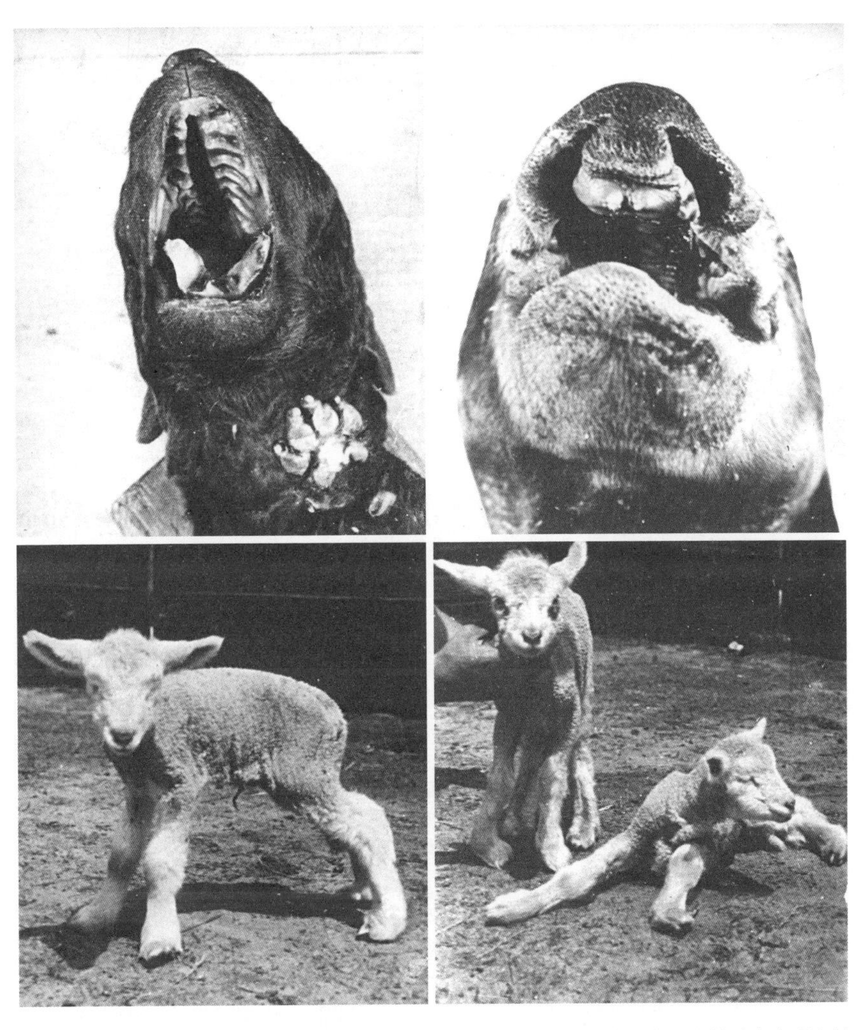

圖7　現代的家畜生下許多畸形的幼獸。左上是唇顎裂且無法存活的小狗，在前兩窩中所有的小狗都產生畸形現象且無法存活。右上是海爾教授的雙側兔唇豬，下方是兩隻盲眼羊，其中一隻還有畸形足。　（© Price-Pottenger Nutrition Foundation, www.ppnf.org）

買下了豬仔和母豬，讓盲眼豬彼此交配。牠們被飼以含有大量維生素A的糧食，之後生下有正常眼睛的正常豬仔；即使盲眼豬與生下牠時營養不良的母親交配，也能產下全部正常的小豬——因為兩者都攝取了充足的維生素A。他表示：「**假如天生眼盲真是由遺傳所引起，那麼即使食物中含有維生素A，這樣的交配還是會產生一些盲眼豬。**」天生唇顎裂的問題讓孩子飽受折磨，也令家長困窘為難。飼狗場中若發生這種問題，或他們的種狗生出了這種後代，也常使良種狗的培育人員感到困窘。

在圖7左上，我展示了一隻唇顎裂的小水獵犬，這隻小狗無法吸奶，沒有上顎使牠無法完成吸吮的動作，以人工餵養時，牛奶會從鼻孔溢出。牠的母親之前曾生過兩窩小狗，所有的小狗都死於出生時或出生後不久。後來，我們在母狗的飲食中以藥片添加了鈣及磷等礦物質以增強營養，希望能生出正常的後代，但這不是自然的方法。

有位獸醫告訴我，他曾看過寵物狗身上發生兔唇、唇顎裂或嚴重的面部畸形等問題，那些家庭很溺愛寵物，任牠們吃自己喜歡的東西。他還說他在牛頭犬的幼犬中所見過的頭部缺陷，是所有品種中最嚴重的。

父親的錯誤飲食會對子代造成損傷

近代研究學者已提出了很多與現代退化作用有關的觀點，但父系在後代身上造成缺陷的問題，則鮮少有（假如有的話）受到那麼多關注的，這是因為母親是唯一要為胎兒形成期之前的營養負責的角色，在分娩的過程中，也只有她才可能造成殘障的發生，所以很自然的，胎兒缺陷幾乎都被解釋為跟這些過程有關。不過，這種觀點會遇到窘境：孩子的行為扭曲通常出生後一段時間才會出現，在此之前大多會被視為正常，所以造成行為扭曲的條件就被認為是孩子的環境，如此一來，他們自然會遵從那種試圖對心理環境產生影響力的治療方式；結果，決定整個身體結構——包括大腦——的性別細胞的重要性幾乎被徹底的忽略了。

圖8中有隻小狗，從牠身上得到的資料為這個問題提供了一個重要的觀點。牠是一隻臘腸狗，有唇顎裂和非常嚴重的椎脊畸形，這種畸形並不罕

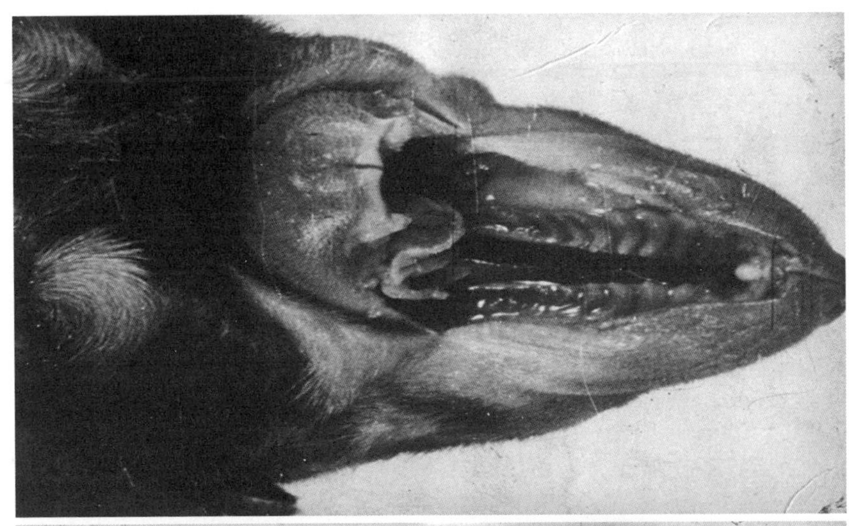

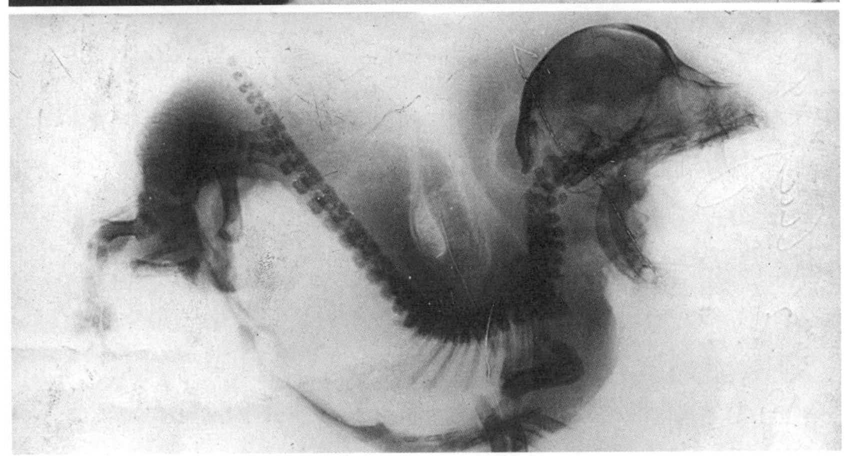

圖8 如上方照片所示，這隻小狗有唇顎裂，還有嚴重的脊椎畸形（如下方照片所示）。牠是一窩小狗中有兩隻相同缺陷的其中之一，也是四窩小狗中（總共有五隻）相同缺陷的其中之一。生下這些小狗的雖然是四隻不同的母狗，但父親都是同一隻公狗。

（© Price-Pottenger Nutrition Foundation, www.ppnf.org）

見，與圖7的小狗也沒有很大的不同。關鍵性的重點是，這些相同的畸形不僅也出現在同一窩的其他小狗中，同一時期也出現於其他三窩的各一隻小狗中。生下這些小狗的四隻母狗都與同一隻公狗交配，父系的責任由是很清楚的成立了。

關於圖7右方一隻足畸形的綿羊與兩隻沒眼球的綿羊，有人告訴我在某些綿羊養殖場中，還有許多畸形羊出生的事件，有位筆者表示：

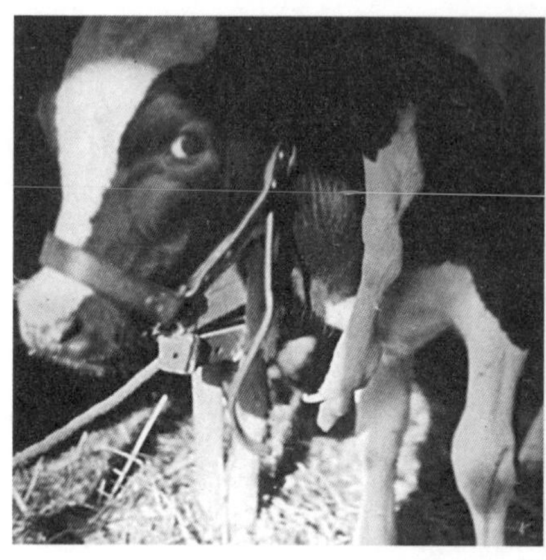
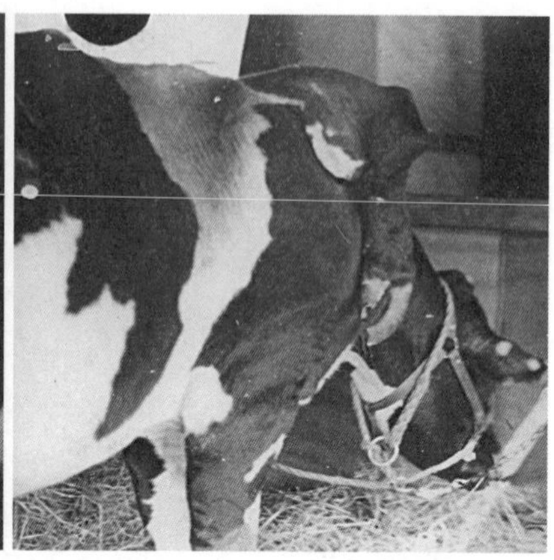

圖9　家畜中典型的畸形，兩頭牛肩膀上懸著多長出來的前腳。
（© Price-Pottenger Nutrition Foundation, www.ppnf.org）

「我們為這些畸形羊取了與數字相關的名稱，包括雙頭的、五隻和六隻腳的、兩條尾巴的、生來沒眼睛的、雌雄同體的、天生只有一邊肋骨的，以及任何跟數字相關的畸形案例。綿羊身上常見的畸形是下頜突出或上頜突出，就是指上頜向前發展超出下頜，前面的牙齒無法咬合，這叫做上頜突出，反之稱做下頜突出。」

請注意，綿羊身上常見的畸形，與人類發育失調中的最常見表現——上頜或下頜發育不全有關。

圖9中是可能發生於家畜的某些畸形案例，這兩頭牛的肩膀上都多長了兩隻前腳。此外，我也見過唇顎裂的雙面小牛，以及足畸形的貓。

與海爾教授通信時，我問他們是否有維生素A缺乏症會影響父方生殖問題的資料。他回答：「若我們減少父方體內的維生素A含量，當事人就可能變得無生殖能力，因此我們不能嘗試這種做法。」因此現在問題的方向是，父母雙方的維生素A尚未嚴重耗盡時的結果會如何。

當生下的孩子有缺陷，人們很容易把問題歸咎於母親孕期的營養，而許多資料指出，父方的營養不良也會造成孩子的損傷。

當孩子產生了缺陷，人們很容易把責任通通推到母親身上。但這些資料指出，**由於遺傳物質中的缺陷，無論父母任一方都可能與孩子身上的某種缺陷有直接影響。**

我研究的某個案例中，有位純種的愛斯基摩婦女結過兩次婚，第二任丈夫是一位白人，他們有過好幾個孩子。雖然她為先生準備的是進口食物，但她堅持為自己選擇並料理天然食物。總共二十六次的懷孕中，她沒罹患過蛀牙，丈夫卻有嚴重的齲齒，臉部發育及齒弓顯著異常。其中一名已婚的女兒有過窄的齒弓和鼻孔，體形也跟男孩子一樣。那個女孩不像母親，她在生獨子時有過非常慘痛的經驗，因此堅持不再冒險生下一胎。他們好幾個女兒都有狹窄的齒弓，這所引發的疑問是：父親的營養不良或許是造成孩子損傷的影響因素。

動物研究為人類問題提供了新訊息，密蘇里大學的麥肯茲（McKenzie）與貝爾萊納（Berliner）做了一份特別具啟發性的研究（二百六十五期學報）。實驗所使用的動物是綿羊，他們在這個研究中發現，可以利用檢測精液的方式以預測雄性的生殖力。檢驗結果指出，在環境不佳的情況下，精蟲異常的比率會提升到84%，而在良好的環境下，精蟲異常的比率則會降低到15%以下。當環境不佳時，精蟲普遍出現異常現象，雌性不會受孕；精液異常的比率會隨溫度而改變，因此高溫是一項重要的控制因素。在一個品種裡，缺陷率的平均變化是從一月的2.5%到八月的22%；在另一個品種中，缺陷率的變化是從一月的18%到八月的73%。他們同時發現，冬天將公羊放在溫暖的房間或利用其他熱源保暖，也能得到相同的結果。他們更進一步發現，當異常精液的比率變高時，就明顯產生不孕的情況。

有一次我與麥肯茲教授私下會談，他提到他們推論的結果是，在有些精液異常比率變高的案例中，卵子不會受精，或者受精後也會胎死腹中，而在綿羊、馬、牛和豬之中，則會發生相當多的死胎案例。我曾經參考過默爾（Mall）提出的資料，資料指出在英國有百分之十五的人類懷孕案例，在懷孕第二個月或第三個月時就被畸形所阻礙。

後天飲食仍可彌補體質缺陷

麥肯茲也提出豬隻方面相關的資料，一隻精液高度異常的公豬和兩組品種相近的母豬交配，一組飼養在豬圈裡，吃不到牧草；另一組除了相同的糧食外，還吃得到牧草。沒吃牧草的那組生出高比率的乾癟豬仔、數量偏少的一窩豬仔和異常豬隻（腹腔有開口，內臟外翻，暴露出許多在家畜上所做的研究結果都大力強調：父母雙方在懷孕發生前，以及母體懷孕後都應獲得充分的營養。

腰部的脊椎）。第二組吃同樣的食物再加上牧草，能生出正常體型的小豬，沒有乾癟豬仔。次年重複這個實驗，並調換兩組的母豬，使用同一隻公豬的高缺陷精液。最後，沒吃牧草的那組所得到的結果是相同的。

這個實驗突顯出，天然食物中的維生素和礦物質的重要性——尤其是維生素A，且與海爾教授研究缺乏維生素A以致造成重大缺陷的結果有所關聯。這些在家畜上所做的研究，大力強調父母雙方在懷孕發生前，以及母體懷孕後都應獲得充分的營養。

直到最近之前，討論導致家畜或人類胎兒發育異常的文獻少之又少。威廉斯（William）是這個領域中，少數幾個研究與家畜相關議題的研究者，他指出，在家畜畸形學上沒有任何一本以英語發表的專論或專書。他強調，這些缺陷大量出現，在經濟上產生重大影響，他提到柏奇（Burki）在瑞士所做的研究指出，這類難題不斷在他的領域裡無限擴增。

這位獸醫曾問道：「**我們的牛兒退化了嗎？**」原因是現代獸醫常見到一種頭部畸形的牛，臉部中間三分之一處——包括上頜——的骨骼發育不全，一般稱做「鬥牛犬牛」，這與常見的人類臉部中間三分之一處發育不全有極重要的關聯性。提到有關波斯頓鬥牛犬牛的常識時，威廉斯強調，牠們並不多產，且因為分娩困難的關係，有些獸醫習慣使用剖腹生產，但很遺憾的，嚴重畸形的案例少有活胎，且通常也沒有辦法維持到預產期。

威廉斯表示，羅耶（Loje）觀察到十隻嚴重畸形且畸形類型獨特的小牛，追蹤後發現都是同一隻公牛生的，另外，哈特（Hutt）也一連發現五隻這種畸形小牛，追蹤後也發現是同一隻公牛所生。在家畜中，唇顎裂或無上顎的畸形類型很常見，這些針對家畜的研究極力強調兩件事實：第一，這些動物中的畸形與發生在人類身上的很類似；第二，缺陷大多與原始生殖細胞有關，且父親與母親一樣有可能造成缺陷。許多原始民族對此都已有所了解，且能預防這些不幸。

父親在生殖上的重要性

康乃爾醫學院與紐約醫院的孟希（Moench）及赫特（Holt）針對人類所

做的重要研究，發現當精蟲異常的比率到達到25%時，不孕的發生率就相當高。在精蟲的異常形式裡，他們發現有一戶家庭的類型相當特殊，精蟲異常率高達12%。他們的繁殖紀錄明顯不良，胎兒畸形的情況不斷發生。在他們那組裡六十三次沒受孕的交配中，男方有二十一次正常，三十七次異常。他們列出四十種以上的精蟲異常或畸形類型，結論如下：

❶在正常的精液中，精子頭部的異常率不超過19%到20%。
❷當精子頭部異常達到20%至23%時，繁殖力就可能減弱。
❸當精子頭部異常超過25%，臨床上通常會產生不孕現象。

最近，德國為「父方的生殖細胞與其家族史中普遍缺陷間的關係」做了一些研究，也在這個問題上有了重要的貢獻。兩位關注柏林強制節育法的德國外科醫生，利用機會在繁殖力的研究做出重要貢獻。

關於正常男性精蟲的研究已有發表過好幾份，本書在此提供一件精蟲被診斷為遺傳性缺陷的研究。手術時灌洗輸精管上部，取得精蟲並做十分詳細的研究，分辨出二十種異常的類型。在控制組的研究中，發現正常男性會製造19%形態上有缺陷的精蟲。而在對照組中，長期酗酒的病患製造出有缺陷精蟲的比率則高達75%。

從前認為，當精子異常的比率達到25%或30%時，就是造成低繁殖力（假如並非不孕）的有力證明，然而那些學者宣稱，這些長期酗酒者的繁殖力並未降低。

心智缺陷不再與遺傳畫上等號

在遺傳性心智缺陷的案例中，異常精子產生的比率是62%，並伴隨了繁殖力低——這是心智缺陷男性常見的狀況。另一方面，遺傳性的耳聾案例中，精子異常的比率是62%，眼盲是75%。癲癇和精神分裂症都被認為是與生俱來的，精子異常比率（分別是58%與54%）較眼盲與耳聾低。

過去幾乎所有在身體、心智和道德品質上的變化都被認為是遺傳的力量，這強烈突顯了人們對自然的力量缺乏了解，也不知道它們的影響力在哪個時間點構成決定性的因素。本章之前提出關於維生素A與維生素E角色的資料，在這方面提供了新資訊。然而重要的是，新資料中的相關要素會損害生殖細胞，泰瑞葛德（Tredgold）稱之為「有毒的生殖細胞」。

與俄亥俄州立大學農學院蘇頓教授（T. S. Sutton）私人往來的書信中，他陳述了以下觀點：

「數年來我們都很關注於維生素A缺乏症的研究，現在我們主要的考量是這種缺乏症在繁殖力上所產生的影響。我們發現，維生素A含量低的飲食會導致繁殖障礙，而繁殖障礙似乎主要是由生殖腺胚胎上皮細胞的退化所引起，在男性的案例中尤其準確。這是飲食直接對生殖腺（卵巢或睪丸）造成的損害，而不是內分泌失調導致的不孕——可能肇因於維生素B缺乏，我認為我們的證據相當具說服力。」

蘇頓教授及其團隊曾經研究發生在神經組織上因維生素A缺乏症而引起的退化作用，他們能夠詳細描述在神經纖維中，由於維生素A缺乏症所導致的逐漸退化作用。

從這些新資訊中，可以很清楚的知道，現代文明如何讓任何代代體格優良的人（如我寫在前頭的原始民族人種）產生完全不孕或不易生育的各種缺陷。不易生育的現象已構成現代文明的逐漸退化，而今它仍然在迅速蔓延、逐步成長中。

這份研究中的主要問題之一，牽涉到營養會對孩童的成長——包括胎兒形成期與青少年期——造成的改變。我已說明過，原始民族中有許多父母以進口食物取代天然食物後，所生的第一代在臉形與齒弓上發生顯著的變化。這些變化最常發生在家庭中的最後幾個孩子身上，**儘管之前所有的世代體格發育優良，遺傳的力量仍抵擋不住變化的發生。**我們有大量的案例可以佐證，在臨床上，這種變化不分膚色、地理位置、溫度與氣候的發生在原始民族中。我們遇到的狀況似乎是，雖然身體上的變化可能與遺傳物質和胎兒成長期有關，但很顯然還有其他外力在遺傳缺陷上發揮了更大的影響。這

現代飲食讓幾千年以來，代代體格優良的原始民族迅速產生完全不孕或不易生育的各種缺陷。不易生育的現象在現代社會中仍在迅速蔓延、逐步成長中。

些變化與頭顱的成長失調有直接關係——尤其是顏面和齒弓，因此，我們所關注的正是容易影響頭部骨骼的自然力量。

身體的整體結構原來是由兩個生殖細胞結合時的健康狀態所決定，但這種結構上的設計卻因受到出生前後營養的干預而無法完滿達成。關於「身體結構與疾病抵抗力（或感染力）之間的關係」這個重大議題上，我們或許可區分為出生前與出生後不同成長期的決定性因素。累積的跡象強烈突顯出，容易感染疾病是一個廣泛的變異因素，且與某種類型的發育失調有關。

在一場關於結核病感染力的討論，該領域的專家在開會前強調，易感染結核病的關鍵並非細菌，而是其他因素在這方面扮演了控制因子。

惠斯曼（Weisman）最近在體格發育與易感染結核病的問題上做出重要的貢獻，他提出的統計資料指出，**胸腔畸形的類型會影響人類對結核病的感染力**。他表示：

「之前做過正常胸腔與結核病胸腔形狀的研究，發現一般正常的胸腔是又平又寬的，而結核病胸腔平均而言又深又窄。此外，深的胸腔發育不全，屬於較原始類型的胸腔，在形狀上與嬰兒的很相似。近代對胸腔形狀與環境的研究顯示，與社經階層較高的孩童相比，來自於貧窮階層的孩童平均胸腔深度較深，體重較輕，身高較矮。最近在明尼阿波里斯市各個學區中做了一份結核病發生率的調查研究，結果顯示，結核病在貧民區的孩童身上有很高的發生率，他們有深胸腔的情況很普遍。學區間結核病發生率的差距有十倍之多，也許是城市中最貧窮的學區與最好的學區之比。」

這份研究顯示，深胸腔與結核菌素呈陽性反應有明確的相關性，這個結果不但為深胸腔多少與結核病有關聯的論點投下了支持性的一票，也有助於解釋，為什麼在貧民區的窮人中結核病發生率這麼高。貧民區裡的孩子們體格發育不全，不僅矮小、體重輕，而且平均而言，他們的胸腔並未正常發育，經常又深又原始、類似嬰兒的胸腔。貧民區裡即使是新生嬰兒，也比較佳環境中的嬰兒又小又輕，胸腔也較深。

值得注意的是，惠斯曼博士將容易感染結核病的胸腔類型與胎兒期條件聯結起來，他說過：「就連新生兒與嬰兒，也比環境較佳的一般嬰兒又小又輕，胸腔也較深。」進口食物的維生素與礦物質含量較天然食物低，在原始民族中依賴進口食物維生的父母所生的孩子，不僅結核病發生率遠遠超過依賴天然食物維生的父母所生的孩子，更被證實出臉部與齒弓結構異常是胎兒期便產生的損害；惠斯曼博士的研究為上述理論提供了新資訊。對於卓培爾博士所強調的事情，我們也有直接的解釋：**身體結構與特定類型的疾病感染力之間有直接關係**——這裡所說的疾病感染力指的通常是體質因素。

談到這層關係，不免令人想起某些臨床醫生所說的：鼻孔狹縮的結核病病患處境艱難。這種狹縮的鼻孔很顯然不是遺傳，而是遺傳受到干預的結果，與決定身體結構卻產生缺陷的遺傳物質所造成的胎兒期損傷有關。

借鏡原始智慧

- 孤立的原始族群對許多現代退化作用擁有高度免疫力，然而，當這些人接受現代化食物後，所生的孩子臉形和齒弓過窄，肺結核的罹患率也提高了。
- 雌鼠食用含微量維生素E的食物（其他營養都很完整），身體會產生局部缺乏維生素E的現象，導致懷孕期延長，比正常期多十天。在這種情況下出生的小鼠顯示健康異常，儘管供給充沛的乳汁，十八天後仍有可能發育遲緩、身體又瘦又小，或長得極度肥胖、四肢無力、腕足痙攣。局部缺乏維生素E的動物，偶爾能生出一窩幼獸，但卻難以養大。
- 食物的改變也反映在生產的效能上，吃天然食物的原始愛斯基摩孕婦有能力在很短的時間內自行生產，但新世代的愛斯基摩女孩出生於父母接受現代化食物之後，她們許多人在努力分娩了幾天後，仍需送到醫院才能順利生產。
- 在以綿羊為實驗對象時研究發現，在營養環境不佳的情況下，精蟲異常的比率提升到84%，而在良好的環境下，異常比率降低到15%以下，可見父親的營養狀況對子代亦十分重要。

- 正常的胸腔是又平又寬的，而結核病胸腔平均而言又深又窄，屬於發育不全的胸腔。研究顯示，來自於貧窮地區孩童的胸腔深度較深，體重較輕，結核病發生率也很高，證明營養與體質對結核病的抵抗力有很大的影響力。

Chapter 19

土地過勞死

土壤耗竭與動植物退化的關聯

土壤耗竭與動物退化的相關資料多不勝數，需要另寫一本書才能將所有資料完整呈現出來。當我們理解人類和動物的身體組織必須吸收各種適量的礦物質時，我們就會領悟到，牧草與農用土壤要提供滿足植物成長與糧食產物所需的足夠礦物質，是件多麼不容易的事情。

流失的土壤，流失的人口

假設在栽種植物與牧草時，平均耕土要十八公分深，那麼每英畝的地上我們就要處理約九十萬公斤的土壤，其中的九十公斤是以各種化學形式存在的磷，而有些並不會被植物所吸收。假如這些磷有一半是以可吸收的形式存在，就只夠供應一百批的不良收成：每畝四・五公斤的量都供給種籽；或足夠供應四十批的良好收成：每畝用掉十一公斤，且假設種籽會被移除且不補充。而若要收成一批六十蒲式耳的麥或玉米，每英畝地在種籽上要用掉十一到十二・五公斤的磷。

土壤中的鈣也是以類似的方式消耗，雖然礦物質通常不會以這麼小的量出現，也不會像磷一樣流失的這麼迅速。成長迅速的幼小植物和青草，其莖葉富含鈣與磷，而當植物成熟時，磷被大量的輸送到種籽中，大部分的鈣則留在葉子。世界上大部分與運輸食物化學原料有關的貿易，主要項目都是鈣與磷。無論土壤的產物最終是否用在做麵包的麥子上、供人類飲食的牛奶和肉類上，或者做為衣物的羊毛或獸皮上，這些產物被運輸的每一公斤都代表著土壤在牧草或穀類作物上的消耗。

讓我們試想，假如最好的土壤頂多能產出一百批良穀，而光是其中四分之一就要用掉大量種植面積的可耕土，那麼我們或許就太過奢侈了。**土壤耗竭的問題對許多人而言似乎微不足道，那是因為他們尚未識意到土壤耗竭的事實，也或者他們相信，只要再施肥就行了。**

與美國各州政府官員的通信中，我發現過去五十年來許多地區的土壤生產力約降低了25%到50%。我還得知，每英畝的土地施磷肥的成本約為五十美金。許多人都了解，他們從小就知道的農場因為「耗竭」的關係已經停止生產，人口流動到城市與城鎮，部分是因為受社會中心的魅力所吸引，部分則是因為必須拋下已經耗竭的土地。影響人們離開農場的原因有很多，我們可以從政府針對農場土地大小及價值所做的人口普查報告中，取得許多資訊。

假如將人類及家畜的生活水準與土壤耗竭的問題聯繫起來，我們會發現兩組重要的資料。首先是與特定地區有關的，有的地區大，有的地區小；其次是與文明和族群有關的，不論規模大小都已不復存在，或者正在迅速惡化中。研究古人與今人的頭顱，往往從中發現體質逐漸崩壞的事實，譬如說，我們或許會提到哈佛大學胡頓教授在人類學上的發現，他曾在西部平原各村鎮中做檢查——尤其是古墓逐漸出土的培可鎮，揭露了一千年前的文明。這些發現顯示，幾年之間骨骼畸形的案例逐漸增加，包括關節炎、齲齒，以及身高縮減，可能都與土壤的逐漸耗竭有直接關係。

壞牧草之禍

在一篇最近的雜誌文章中，我比較了不同牧草中的礦物質含量，並指出它與牛隻的缺乏症有關，但很可惜，此書的空間無法讓我詳細的呈現這些資料。各地牧草的鈣含量變化如下：亞利桑那州乾牧草0.17%，賓夕法尼亞州牧草1.9%，英屬哥倫比亞牧草2%，差距最大可達十倍以上。

與此類似的，磷含量的變化也從0.03%到1.8%，差距更達到六十倍。無論**草食性動物或人類，都無法從低礦物質含量的植物中吃到足以滿足正常代謝的礦物質需求總量。**在有高額需求的時期裡——例如成人的懷孕期與哺乳期，以及孩童的快速成長期，礦物質需求都會大幅增加。例如，在德州南部有一頭高泌乳量的乳牛，食用的是礦物質含量很低的牧草，那麼牠每一天的營養素攝取量，就會比正常需求短少約六十克的磷和一百六十克的鉀。此時在該區有許許多多的牛都無法維持身體的需求，更別說是繁殖或生產牛乳了。那個地方很多牛隻都患有腰部疾病，我們發現把牛遷移到土壤未耗竭的地方，牠們便康復了。

美國人一年大約花三兆七千萬美元，或薪水的40%來購買食物。當我們將這個數字加在人們在能量的開銷上，結果可能是：一年消費在食物的化學成分上的錢就超過五十兆美元，鈣和磷也許就占了50%，其他化學成分占25%，其餘的25%則是特殊維生素或運輸食物中的活化劑。

在這個國家裡，人們從土壤中取得了如此大量的礦物質，而回饋到土地裡的卻少之又少。歐爾（Orr）說：「英國消費購買大部分由牧草飼育的家畜產品，金額估計約為每年四億英磅（將近兩兆美元）。」這些產品包括乳製品、肉類和皮革。全球的歷史上，從未因從耕地和牧草地中吸取營養素而發生如此大規模的土壤耗竭。據估計，美國境內的疾病已耗損掉將近一半的食物，而且還在增加中。

關於飼養乳牛和其他牲畜方面，有一則重大的發現：「當幼草在迅速成長的階段時，不僅會含有大量的礦物質，也含有約相等於牲口的濃縮穀類食物（如亞麻籽蛋糕）所能提供的可食用蛋白質。我們也觀察到，食用迅速成長的幼嫩牧草——尤其是嫩麥草或黑麥草——的牛，不僅所產的乳製品品質極佳，動物本身的體格也比吃穀類萃取物時更好。

再者，以這些牛的乳汁所飼養的小牛，比吃糧草的小牛長得更快，對疾病的抵抗力也更佳。因此，能提供這些營養要素的牧草，必需栽植在非常肥沃而健全的土壤上。幼嫩的植物必然會加速土壤的耗竭，土壤中的礦物質與其他化學物質被吸收掉，因此需要得到適當的補充。」

在第十八章裡，我曾提過麥格斯與孔維思教授在貝斯特城實驗場所做的調查研究，他們證明以低葉綠素含量的乾草飼養牛隻，會導致死胎或生出盲眼小牛。他們更進一步指出，將這些牛所產的牛乳拿來飼養三隻正常小牛後，牠們分別在第五十七天、六十二天和七十一天後死亡；這些牛原本是以全脂牛奶飼養到二十天大。他們證明這種糧食中主要缺乏維生素A。

因為哺乳動物在嬰兒期需要乳汁，也因為乳汁是我們所知營養最充分的食物，所以我針對乳汁和乳製品進行了一項專門研究。食物中的維生素和其他活化性物質的角色與礦物質一樣重要，不可或缺。這些活化性物質通常可以分為兩組，即水溶性與脂溶性兩種，在大多數的社區裡，前者比後者能更方便的取得。因為脂溶性與水溶性維生素對礦物質的利用很重要，尤其飲食中的脂溶性活化劑往往並不充足，通常也較難以取得，所以要測定這些乳製品在各地每年不同季節中的營養素含量。

為了達成這個目的，我自一九二七年開始，每年取得乳脂與奶油的樣本，來分析它們的活化劑含量，其中大部分的樣本都是奶油。這項研究工作擴展得很迅速，十一年來已蒐集到從世界各地數百處送來的樣本，通常一年中每個月送一、兩次。研究中使用到生物及化學方法，這些資料是用來串連同一地區中發病率和死亡率的關係。

現代飲食造成慢性疾病大增

生活水準的逐漸變化，可由美國和加拿大各地發病率與死亡率的統計數據看出來。美國心臟學會偶爾會發表各州工會中，心臟疾病致死人數的重要數據。值得注意的是，我們發現到死亡率最高的幾個州全都是現代文明發展最久的地方，也就是大西洋各州、新英格蘭各州、五大湖區各州和太平洋各州。那些資料刊載於學會手冊《心臟疾病死亡率統計》，以美國戶政司的資料為基礎，其中揭露了一九〇〇年，每十萬人口中的死亡人數是一百二十三人。

位於華盛頓的美國商務部人口普查處一九三七年十一月送給我的資料顯示，一九三四年每十萬人中，心臟病死亡的人數為二百三十九・九人，換言之，在三十四年間增加了86.9%。英格蘭和威爾斯人口普查處的數據指出，死亡率是每十萬人中二百六十九・三人，蘇格蘭是二百三十二人。

根據美國戶政司的數據，每十萬人中二百二十四人死亡的比率似乎已相當高，但新英格蘭各州的比率更是高得多，居全國之首。麻塞諸塞州是三百七十七・三人，新漢普郡三百二十三・一人，佛蒙特三百一十・八人，紐約州三百〇二・一人，緬因州二百九十七・五人。德拉威州從一九二一年到一九三〇年十年間的比率攀升了51.3%，康乃迪克州52%，賓夕法尼亞州51%，密蘇里州59.4%，華盛頓州60%，威斯康辛州55%，路易斯安那州64%，佛羅里達州71%，南卡羅萊那州63%，蒙大拿州81%，肯塔基州61%，北卡羅萊那州51.9%。比率攀升的程度令人擔憂。

阿諾・柴勒爵士（Arnold Theiler）花了兩年半的時間研究南非草原動物營養缺乏疾病的問題，他詳盡討論植物生長中可用磷的減少，構成了最重大的礦物質缺乏症。他提出從世界各國取得的資料，顯示**牛和羊的退化原因可以直接追溯到土壤中磷含量不足的關係**。將這個問題與他們在澳州取得的資料做比較後，他表示：

「來自澳州的數據資料顯示，牧場產品出售後未適當的施肥補充養分，將導致磷的耗竭。因此，理查森（Richardson）估計，需要兩百萬噸的過磷酸鈣來補足被生產牛乳、羊肉和羊毛而吸收掉的磷。然而，那些在曠野地區經營大牧場的人們卻常常忘記了大自然的平衡，這往往造成後代健康失調的損害。」

發病率和營養素含量的關係

值得注意的是，許多疾病的發病率及死亡率有著年復一年的規律起伏，它們會在冬末與春季大幅升高，夏季與秋初時又顯著降低。發病率隨著季節而變化，它每年的曲線極規律的幾乎都出現在同一個位置；然而，在緯度與高度上的分布卻明顯的不同。另外，值得注意的一點是，由於南、北半球季節相反，南半球的曲線也是相反的，且在相同的季節時曲線也非常相似。我取得好幾個國家的數種疾病發病率的曲線——包括美國與加拿大，我發現發病率與死亡率並不是隨著陽光的分布曲線而起伏，反而是隨著蔬菜生長的曲線而變化。

於是我做了一項研究，將美國與加拿大分為十六個區域，從東到西分四個，從北到南分四個。我花了幾個月的時間標記出各區域心臟病和肺炎死亡率的線圖，數字是向兩國的政府取得的；同樣的，我也標記出發現於奶油與乳脂中的維生素含量的線圖，樣本也取自這十六個區域。

當資料依著各自月分安排好製出線圖時，我發現每個線圖正好與心臟病與肺炎的死亡率相反。這裡要注意的是，雖然這些曲線顯示仲夏時北方區域中乳製品的維生素含量較高，但高含量的期間卻比位置較為南方的區域短。維生素的兩個高峰點出現在夏季週期裡，一個代表春季活躍的生長，另一個則代表秋季。這兩個高峰點之間的距離，北部較南部更為接近。

這項研究中一個特別重要之處在於，我們發現這些區域一年中維生素含量較低的地方，正好與美國及加拿大殖民歷史最久、土地被農業耗盡最多的地區相符合。多倫多的迪斯多（Tisdall）、布朗（Brown）和凱利（Kelley）發表的一份報告中也做了類似的研究，他們把孩童患病的數據——包括水痘、麻疹、腎臟炎、猩紅熱、新生兒出血、手足搐搦症和咽喉後壁膿瘍等，依據每個月的發生率來排序。所有的這些疾病都顯示在二月及三月間發生率最高，十二月及一月時升高，四月和五月時下降，仲夏時達到最低點，然後到秋季時迅速上升；這樣的起伏與同月中安大略乳製品中的維生素含量正好相反。

我在第十三章中討論過，從洛宣特谷和其他瑞士山谷中取得的兩個夏季的資料，洛宣特谷由於其獨特地理環境的關係而與周遭文明隔絕，其間一千兩百年的歷史記載被保留了下來，人們的體格一直維持在高度完美的狀態，他們的食物、住所和衣物的原料，幾乎全都從山谷中生產。牛和羊生產乳汁、乳製品和肉類，氣候險惡時家畜住在畜舍中受到保護，人們費盡心思的以肥料補足土壤中的養分。當然，這是今日世界上許多地方都用過的有效方法，如此或許可以防止因食物、動物和人類吸收礦物質而造成的大規模土壤耗竭。他們的做法與美國許多農業區形成強烈對比，美國農業區的礦物質被有系統的從土地輸送到城市，再從汙水處理系統排放到海洋裡。

土壤與健康息息相關

在許多原始民族中，也有維持土壤肥沃度的做法。舉例來說，在非洲有許多部落都部分依賴農耕維生，只在森林中央清理出幾畝小地栽植作物，並有固定耕作年限——通常在十年以內。人們盡力防止腐質土因排水和風蝕而流失，以植物的根和農業區周圍的灌木牢牢抓住可能會被沖走的腐爛植被和較輕土，四周的樹則能保護土壤免於風蝕。他們會留意不做出容易形成水流的灌木地、犁溝和溝槽，以免使脆弱的腐質土從土壤中流失。

這又是與文明世界——尤其是美國——形成對比的地方。席爾斯（Sears）曾說：「**犁田後的裸露地表，十年間被沖刷掉的土壤和未受破壞的大草原四千年間流失的土壤一樣多。即使如此，大草原上的土壤形成的速度能和流失的速度一樣，甚至更快。**」在大自然的計畫中，礦物質只是暫時借給植物和動物使用，之後一定會再還給土壤。

以下再度引用席爾斯的話：「**大地借了什麼給植物和動物的無數世代，在動、植物死亡後，那些東西還會被將來無數的後代所需要。在磷元素的例子中，因為它是那麼的有限，假如不持續回饋到土壤裡，只要一個世紀的時間就足以產生影響生靈的毀滅性縮減。**」

人類從前的文明與歷史指出，**當礦物質從土壤中移出而不復返時，就產生了失衡狀態。**世界上只有少數的偉大文明能夠屹立長存，且它們都有非常獨特的性格。只要短短幾個世紀——在有些揮霍無度的制度中更是只要幾十年，就能使土壤產生嚴重的礦物質耗竭，導致動、植物逐漸退化。在這樣的例子中，人們皆沒有規律且適當的為土壤施肥。

我們或許能夠以借用礦物質的方式來補充土壤中的養分，就像大草原與草原上動、植物的互動關係一樣，但僅有少數優秀的文明能夠有效地實踐，不健全的文化則大多敗在此處。另一個恢復耗竭土壤生命力的方法是，每天春季的大河流氾濫，使腐植質等營養素從高地流域漂流到低處平原的大水道中。尼羅河的歷史可為印證，它從非洲內陸高地向北流經蘇丹和埃及，最後注入地中海，漫長的旅途中攜帶了一層豐厚的腐植質和肥沃的土壤，維持著尼羅河兩岸繁榮的人口，稠密度更勝於中國及印度。

在有些揮霍無度的文明中，只需要幾十年時間，就能使土壤產生嚴重的礦物質耗竭，導致動、植物逐漸退化。而這都是因為人們並沒有規律且適當的為土壤施肥。

大自然無垠的糧倉裡儲存著土壤不斷重新施肥後

的產物，而現代化的影響力卻可能摧毀它，埃及之所以能逃過一劫，就在於尼羅河的源頭遠非現代化的影響力所能及。然而，當人類砍伐水源處山坡上的廣大林地時，整個情況就都不一樣了。

類似的情形也發生在中國。中國的兩大河流——長江與黃河，它們的源頭在西藏喜馬拉雅山廣大的孤立山區裡，數百年來為這兩條河流平原區的諾大人口源源不絕的提供了生活所需。有了這種天然的滋補，中國人能夠將動、植物從土壤中借來的礦物質充分的返還大地。他們務農的效能超越了世界上大部分地區的居民。

在歐洲和美國發生的故事，到了其他地方卻大不相同。植物與樹根的重要功能之一就是糾結住凋亡的植物，然而，能保持住水分（包括雨水）的樹根與草根卻被猛烈地破壞了。植被能夠在融雪時及雨季非常有效的維持住水分，以預防大水災，並使水流持續得更久。

土壤流失

在人口增加的壓力下，愈來愈多的高海拔地區被開發為農業用地，森林往往被無情的燒毀，也連帶摧毀了非常珍貴的木材。大火後餘下的殘灰為新作物提供了肥料，但這些水溶性化學物質很快就隨著水而流失。大自然花了數千年時間創造的廣大森林最後成了光禿一片，土壤也在數十年間被沖刷掉，這些山坡變成了險惡之境，而非原本為大河流域的平原區提供植物食材的大糧倉。

而失去了商業與製造業需求若渴的木材，則是災難的另一項結果。至今，春季的豪雨幾乎遇不到阻礙物，狂烈的向低處沖刷，夾帶的不是以往出現的植物，而是泥土與石頭，以雷霆萬鈞之姿衝向低處的廣大平原。此外，雨水中夾帶的並不是能為河床補充養分、使其肥沃的良土，相反的，平原上往往覆上了一層厚達數呎的淤泥，使得人們根本無法利用到被覆蓋在下面的肥沃土壤。

我們只要觀察歷史上殞落的文明，就可以輕易地看出這些作用所導致的衰亡與毀滅。這些接繼興起而又衰敗的文明——如希臘、羅馬、北非、西班牙，以及歐洲許多地區，所依循的模式正是我們已刻畫好的美國現代文明的興衰。社會大眾與政客對於我們的現狀自鳴得意，但這種自負不正像是船已經駛近瀑布上方，卻仍然在船裡狂歡的人們一樣？人們對迫近的危機一點警覺心都沒有。

最近發生在密西西比盆地的悲劇，就是對土壤與流域區的使用揮霍無度的最佳案例。俄亥俄河從阿利根尼山脈西坡傾瀉而出，十年來幾乎每年都持續地以狂潮怒濤之勢危害人類的生命財產。密西西比河的其他分支——尤其是密蘇里河，從落磯山脈東坡流出後一發不可收拾，廣大的區域都因洪水而淤塞泥沙。

大家齊心努力的想遏止這一連串的泛濫之災，沿著大水道築起堤防，在高處的流域增高河堤與水壩以止住洪水。這些人工湖泊成了淤泥的沉積池，再加上填塞了從低處倒流的破石殘礫，迅速的失去了效能。人們雖然致力於重建林地，但當我們想到大自然需要數千年時間才能完成茂密糾纏的植被，使灌木和喬木在石頭上生根，穿過溝渠成為保持住水分的巨大防護屏障……這些現代工程能否紓解初期的需求，實在令人堪慮。

另一個極具毀滅性的力量是風。不管在高海拔或低海拔區，地表一旦被剝蝕，風就開始貫穿整個區域，全面的刮起土壤；這種全面性的襲捲稱為沙塵暴。旅經西部各州時，我們常見到建築物與樹木被部分掩埋在隨風移動的沙丘中。一九三七年穿越祕魯的沙漠時，我們在許多地方看到像山一樣的沙丘慢慢地橫越沙漠而移動，往往遮覆住之前的交通路線，迫使我們必須繞遠路而行。飛越澳洲東部尋找原始的原住民族群時，我們看到廣大的林野慢慢地被翻騰躍進的風沙吞沒，大部分的樹甚至只剩下樹梢露在外頭。

沒多少人認知到這樣的事實，據估計，美國地表大約只有45%的地可供農業及放牧使用，這個數字還包括那些迅速逼近使用極限的廣大地區。

土壤耗竭下衰退的健康

在一次前往西部各州的旅途中，我拜訪了一座面積約達五萬英畝的大型牧場。我問牧場主人，他是否意識到牧場土壤因為栽植牧草來養牛而耗竭。他說，土壤已被徹底耗盡，以前牧場上每一百頭牛每年能夠生下九十三到九十五隻健康的小牛，幾乎所有的小牛體格都非常健壯，將來能夠再用來育種。現在每一百頭牛每年通常只能生下十或十一隻健康的小牛來育種。他還說，他從前能夠利用五十畝地所栽植的作物來培育小牛以供牧場將來使用，當時他使用了高度施肥計畫，就像另外五萬畝地一樣。但近年來，牧場上需要的小牛必須從其他州進口。

在一座城市附近，我詢問當地公共衛生主任，一歲以前的兒童死亡率為何。他說，儘管他們為無力負擔醫療費用的媽媽們提供了免費的醫療照顧，以及產前產後的免費醫護，但嬰兒的死亡率仍在逐年增加中，且在十五年來攀升了兩倍多。我問他嬰兒與母親死亡率增加的原因，他答說實際上無法解釋，但他們知道最近這個世代的母親在生育方面的健康狀況遠不如她們的母親或祖母輩。

對許多不明就裡的人來說，答案看起來很簡單。然而設計這些計畫的人認知到，重新補充那些被耗損掉的礦物質和食物元素，並恢復到足夠的量是多麼困難的一件事。俄亥俄州農業部主任曾告訴我，光是要恢復過去五十年到一百年被耗損掉的磷含量，每畝土地就得花上五十美金。他表示，問題其實複雜得多，因為農人不會為了買這種肥料而到銀行貸款，卻會為了想將農場擴大兩倍而買下鄰近土地，並借貸相當於自己農場兩倍的錢。

然而，這還不是唯一的問題，最近的資料指出，**就算以植物容易吸收的形式立即供給土地充足的磷，這種做法仍然會害死植物，一定要仿照氣候自然運行的方式，慢慢的供給植物養分。**磷是唯一一種可以從土壤中迅速取得的礦物質，若要取得其他種類的礦物質，就沒那麼容易了。我曾在將近一平方公尺的耕土中添加一滿匙的檸檬酸鐵銨，結果成功的在五週後將甜菜的重量和大小增加了將近兩倍。

全美各地都有許多荒廢的農場，而針對那些農場的土壤耗竭，有份重要的評論指出，大量的商店與磨坊工人由於嚴重的工業蕭條而失業，使得當中的許多人回歸鄉土謀生。當我們開車經過曾經非常富饒的農場地區時，從耕地上農作物的情況可清楚的看出，許多農場顯然已荒廢了。

我研究各地區人的外貌與土壤之間的關係，發現最年輕一代的成年人在臉部結構上與他們的父母有所差異，**從前人手裡傳下來的耗竭土壤，嚴重影響了新世代的容貌。**許多社區中可以同時找到三代成年人做研究，比較的標準在前面幾章提過。讀者用這個標準來比較自己的兄弟姊妹與父母——尤其是祖父母，會很有意思。土壤中的礦物質耗竭，導致食物的品質產生幾乎無法彌補的缺陷，這是未來世代將要面臨的最嚴重問題。

借鏡原始智慧

- 生活水準的逐漸變化，可由世界各地的發病率與死亡率的統計數據看出來，美國在三十四年間增加了86.9%，值得注意的是，死亡率最高的幾個州都是現代文明發展最久的地方。
- 非洲有許多部落都部分依賴農耕維生，為了維持土壤肥沃度，他們只在森林中央清理出幾畝小地栽植作物，並有固定的耕作年限。他們會留意不做出容易形成水流的灌木地、犁溝和溝槽，以免使脆弱的腐質土從土壤中流失，這樣謹慎的態度跟現代社會相比，可說是天壤之別。
- 各地區人的外貌與土壤之間的關係，發現最年輕一代的成年人在臉部結構上與他們的父母有所差異，從前人手裡傳下來的耗竭土壤，嚴重影響了新世代的容貌。

Chapter 20

成功的飲食制度

原始智慧的運用

假如將前幾章裡所提到的研究觀察與推論結果，對個人及民族特質發揮了控制性的影響力，那麼現代文明的前景就會不一樣了。我們認為，當前最迫切的變化之一是身體、心理與道德扭曲等問題，這並非遺傳因素所帶來的影響，而是由於孩子的發育受到父母雙方或某一方的營養失調。有跡象指出，這些源自於營養問題的親代（父母親）失調可能對遺傳物質造成影響，因此改變了結構，或者也阻礙了母體孕育結構完整——包括大腦——的胎兒。換句話說，我們面對的不完全是遺傳因素，同時也要處理遺傳過程受到抑制所產生的畸形，遺傳過程一旦受到抑制，將會改變後世子孫的未來；即便如此，隔代遺傳仍然擁有深遠的影響力。

食物造就良好人格

對於個性與人格的決定因素，賈克森（Jacobson）簡明扼要的說：「人種混血就是我們日常生活中的雙重人格。」現今大多數的解釋都是宿命論的，包括我們所承襲的現代體格、心理與道德不健全的血統等，無一例外。賈克森對我們現代年輕人的觀點是：

「現代年輕人的行為異常，純粹是因為缺乏種族寄託的結果，他們的血統複雜，很難由衷的信服任何事情，也與自己的祖先關係淡薄。整個世界一下子產生了數百萬混血人口，他們沒有家世背景、沒有血統、沒有禮教約束，跟私生子一樣糟糕。他們無法輕鬆、自然且自發地表現出人們長久以來所堅定的信仰，反而是被恐懼和毫無道理的禁忌所影響。在這樣的基礎上，怎能建立健全的人格呢？試想，一位希臘祖父被他說德語的德國孫子難倒，或一位德國婦人無法了解她說西班牙語的孩子，這真是個可笑又可悲的情形。這又是母雞孵鴨蛋，或野狼養人類棄嬰的荒謬案例。」

假如現代的退化作用大部分是上述這種種族間血統不相容的結果，我們的未來就極黯淡了。現今這種解釋使得有些人因此對未來心灰意冷，這些人應該要好好回想第十八章中所提及的豬隻實驗，一大群豬隻都因母體的營養不足（缺乏維生素A）而導致天生眼盲與殘疾，但供給牠們正常的營養之後，牠們都能生下擁有正常眼睛與身體的後代。

有人大力強調特定種族血統的不相容，賈克森說：「先撇開環境的因素不談，當兩支血統不能良好混合時會產生一種『分子損害』，生物學家或許有一天能夠事先檢測出來，就像現在輸血前的驗血配對一樣；這樣的假設應很可靠。」

這種令人憂心的老學說所秉持的理念是：除非生出一大堆殘弱人士，否則不可能產生天才；幸而現在有了新的解釋。關於上述理念，賈克森的看法是：「混血的種族與帶有神經質的稀有民族（稀有到數量上少得非比尋常）比較容易產生天才。人類的家庭為了產生天才而付出可觀的代價，就像自然為了培育人的類型或人種而無節制的創造個體一樣，我們在此發現，上天如此耗損生命似乎也是為了相似的目的；有人或許會想到，上天在創造人的過程中耗損了這麼多精神病患與殘疾者，只為了產生少許的天才。

看起來似乎是為了產生一個天才，就必須先產生一大堆罪犯、體弱多病的人和瘋子。當尼采說到群眾只不過是天才的『肥料』時，他在這方面的觀點必然與生物學有所關聯，這就是為什麼天才會被比喻為糞堆上的百合，因為他吸收光家族中的所有能量，使得其他施予能量的人都枯竭了。」

從原始民族中取得的資料顯示，這種理論並不正確。因為**光在單一一個世代中，就可能產生各種類**

有一派理論認為，為了創造出天才，上天會先創造很多平凡人，甚至殘弱人士。如此宿命論的學說並不正確，根據原始民族的研究，很大比例的殘疾與精神疾病其實是營養不良所導致的。

型與程度的體格、心智或道德損壞——儘管那些人的血統純正，儘管這些遺傳因子本來需經過經年累月的累積後，才會展現出其影響力。

再延伸討論，一般大眾理所當然的認為，智能優異與智能障礙之間有直接的關聯，從我們常聽到「大智者與大愚者是近親」的說法即可得知此觀念的普遍程度，它簡明的指出現代心理治療學派的態度；然而，從具科學組織性的研究結果所整理出來的資料，卻不支持這種學說。關於一般大眾的普遍認知，我另外引用一位典型代表人物默茲雷（Maudsley）的話：「**可以毫不誇張的說，任何一位天才，他或他的家人幾乎都有某種程度上的精神失常或顛狂。**」許多偉人生活的傳記，都以支持這種理論的角度出版。

然而，當今首屈一指的心理學家與精神學家艾里斯（Havelock Ellis）卻指出，他在一個測試組中發現，精神失常的比例僅占了總人數的4.2%，艾里斯更證明，在這當中，能支持默茲雷等人理論的案例不到一半，大約僅占了2%的比例。

哈佛的伊斯特（East）在討論到這個問題時，檢視過正反雙方的證據後表示：「**如此看來，有些優秀研究學者研究瘋子與天才兩者間關係的可能性，我們比對這些資料時，所得到的結論是兩者根本不相關。**」

相信宿命論學說的人，或許可以思考以下問題：

為什麼家中最小的孩子所受到的影響往往比一般預期的平均機率更為嚴重？或者：為什麼母體年逾四十後，所生的孩子缺陷最為嚴重？還有，為什麼缺陷主要都發生在大家庭中的後面幾個成員身上？這些現象並不是孟德爾的遺傳定律可以解釋的。

伯明罕大學的布瑞希教授（Brash）在他的專題論文中詳細的討論到當今的一些理論，他強調，遺傳是生物發展趨異的根本控制因素。然而，他所展示與遺傳有關的所有臉部與下巴的畸形，都可以被複製到後代身上，如同我之前證明過的，原始民族接受現代食物並取代了原本的天然食物後，在第一代及第二代身上都出現了發育失調。他強調孩童成長中適當飲食的重要性，也強調牙齒咬合不良並不是佝僂病的直接證明。除此之外，海爾門（Hellman）曾呼籲重視兒童期的疾病，不過我們在此所研究的失調，與這些影響並無關聯。

有毒的生殖細胞

大腦結構及其功能的關係表現在心智與行為，實驗與臨床研究在這個問題上有兩項優異的發展，這是泰瑞葛德在英國的研究。泰瑞葛德找出兩種大腦損害的起源：「胚胎凋亡」與「停滯」，他特別強調前者是病態的而非原發的，且認為這與父母雙方或其中之一的「毒性生殖細胞」有關係，而「停滯」的問題則與子宮內部的環境失調有關。

魏弗力（Waverly）小組針對大腦的智能缺陷做過很詳細的解剖研究——肉眼可見的與顯微的都有，並將資料與個體活著時的生、心理臨床特徵產生聯繫。他們詳盡報告兩組各十人的研究結果，在第二組的總結中提到：

「從第二組的研究結果、以及綜合第一組與第二組研究結果所得出的暫時性結論，與第一組研究結果所得到的原始結論差不多是一致的，陳述如後：從第一組的結論得知，大腦的容量與心智程度，在曲線圖的高低起伏上有高度的正相關，也就是說，小而簡單的大腦代表低能或白癡，而從最複雜到最簡單的大腦模式，其智力分別屬於高等、魯鈍和弱智類型。」

從原始民族中學到的事情證實，我們應該採取某種步驟來檢查現代文明中日益惡化的退化作用。是否如跡象所顯示，發育不良所產生的身體、心智與道德障礙，造成這種結果的影響力原本是可以降低或預防的？而我們又該用什麼方法來降低發生率或達成預防的目的呢？

模範媽媽先修班

我在這個討論中曾假設過，原始民族提供了我們珍貴的資料。首先，原始民族的人民能夠孕育出體格健壯的寶寶，這是他們靠著為未來的媽媽們精心規劃的一套營養方案來達成的。值得注意的是，她們遠在懷孕發生前就開始了這個特殊的飲食計畫，不任意放棄，直到她們確定懷孕。在有些案例中，未來的爸爸也和媽媽一樣要吃特別的食物，那些靠海而居的原始民族便於取得海洋食物，大量依賴特定類型的動物及魚卵維生，尤其是愛斯基摩人、南海諸島的島民、澳洲北方群島的居民、外赫布里的蓋爾人、祕魯沿海的印第安人，他們都仰賴這些食物來強化營養。所有的這些族群，都把魚卵當做營養計畫的一部分。

非洲的牧牛部落、阿爾卑斯高山山谷中與世隔絕的瑞士人、以及亞洲高海拔地區的部落——包括印度北方，那些人都食用極高品質的乳製品。在非洲某些地區的原始馬賽族人，女孩必需在婚前飲用牛乳——由迅速成長的嫩草餵養的牛所產出，且在連續喝了好幾個月後才能結婚。在非洲有好幾個農業部落的女孩，婚前得吃六個月的特殊食物。這類計畫的必要性被近年來許多的動物實驗所證實，如我在第十八章所提過的。

原始民族中，控制孩童體格健壯的另一項重要特色，就是控制懷孕的時間間隔，為期約兩年半到四年的時間。非洲大部分的部落是以多妻制來達成這個目的，而養育最年幼孩子的妻子會受到保護。紐西蘭的原始毛利人文化以生育控制和準確的規劃來達成相同的目的，在斐濟島的一個部落裡，兩胎之間最短的間隔為四年。

這些做法與我們現代文明中大多數雜亂無章、毫無計畫的人，或者有計畫卻過於頻繁懷孕的狀況形成強烈對比。現在產生了一個問題：從本書中我所提出、用來改善現代文明環境的資料裡，有找到什麼可行的線索？首先必需做的——或許也是最重要的，就是提供重要資訊以指出，為什麼當前**毫無規畫或過於頻繁的懷孕是完全不適當的；而生育計畫的內容尤其應包括高中族群的男、女生教育。**

在指導男、女孩方面，有趣的是，好幾個原始民族都有非常明確的計畫。有些是為成長中的女孩建立婦幼診所，由助產士負責督導，不過，在好些部落中，生孩子是極容易的事，根本算不上什麼重要經驗。在古祕魯文化裡——特別是奇姆文明，他們設計明確的程序來傳授各種行業、房屋建造和家計管理的步驟。他們藉著製陶技術來展示過程，將各種情景呈現出來，譬如說繪製在實用的水壺上。生產的情景也以陶製模型詳細的重現，如此一來，所有的年輕人在問題發生時就能從先前的觀察中知道事情的始末。許多有直接相關性的問題，也以類似的方式呈現在陶製模型上。

光靠婦女衛生診所把知識傳授給年輕的新婚夫妻還是不夠。人們為了使母豬有充分的準備生下帶有高完美遺傳因子的後代，尚且會給予母豬好幾個月的特殊飲食，那麼人類的母體就更應該受到妥善的照顧。科學已經證明，對於一般人來說堪稱足夠的維生素A，並不足以提供準孕婦良好的健康，假如要達成高度有效的繁殖，必須再比這個量多出許多。我們擁有現代化的運輸系統，但無法像原始民族一樣將特殊食物中的營養充足而有效的提供給準備懷孕的婦女，而原始民族往往沒有任何運輸工具，必須靠人力長途跋涉；關於這點，我們沒有任何一個好理由足以解釋。

原始民族對新生兒的撫育，已經成為現代主義者嚴厲批評的問題，尤其是那些曾深入不毛之地，想以現代方式教化原始人民如何養兒育女的學究。在很多原始部落中，常見到他們以吸水性的苔蘚包裹新生兒，每天更換，這些新生兒在出生後的幾週裡並沒有定期的全身盥洗。此法在原始民族中很正統，卻被多數現代人視為既殘酷又無知的養育法，實屬可悲。

現代的新生兒在出生後不久就接受此生第一次的清洗與整理，奧勒崗波特蘭的派區克博士（William Forest Patrick）非常關注這個已成為習慣的輕率行為，他認為大自然似乎自有一套處理方式。一九三一年，他讓好幾個嬰兒身上留著剛出生時那種油脂潤澤的外表，兩週來沒接受過一般的清洗與塗油，他發現那些嬰兒完全沒有產生伴隨著現代療程而來的皮膚過敏和感染。這個方法被奧勒崗的默特諾瑪郡立醫院所採用，他們報告，目前已有一千九百一十六個未清洗、未塗油脂的新生兒，其中只發生兩件膿性皮膚炎的案例。他們的紀錄指出，每天更換衣服，尿布以溫水清洗，除此之外不對嬰兒做任何處理。派區克博士主張，以自然方式生產的嬰兒，在出生後的十二小時內皮膚是清潔的，之後，大自然的保護膜才會完全消失。我在原始民族中觀察到他們對嬰兒的照顧，有一件事一直令我印象深刻，那就是我們極不常聽到孩子因為不舒適而哭泣，當然，他們餓的時候還是會想讓人知道，而原始民族的母親通常會立即（假如可能的話）去餵孩子。

好爸媽從孕前營養做起

在原始民族以智慧集結成的一些重要方法中，其中一項是關於預防發生於胎兒形成期並且導致身體、心智與道德障礙的生理缺陷。當我造訪位於蘇瓦的斐濟原始博物館時，我發現館長很熟悉原住民在養育健康兒童方面的實際做法。他向我展示一種蜘蛛蟹的殼，原住民將牠供給母親食用，生出來的孩子才會有健壯的體格和聰明的頭腦，這很明白的表示他們了解母親所吃的食物會影響孩子的身心能力。

準媽媽所受到的照顧在許多太平洋群島中很特殊，舉例來說，在一個族群裡有人告訴我們，當一位母親懷孕時，她會立即告訴酋長，酋長就召開慶典，慶祝並歡迎新成員加入他們的聚落。在慶典中，聚落的成員誓言接納那個孩子——萬一孩子的雙親去世的話。酋長還會在慶典中指定一位或兩位年輕男子，負責每天到海中取得準媽媽為了滋養孩子所需的特別食物。最近對螃蟹維生素含量的研究指出，牠們是維生素最豐富的食物，根據這些原始民族的經驗，我們想告訴現代的媽媽們，在懷孕前的準備期和整個懷孕期間都要大量的食用海鮮。圖1中有一位斐濟群島的婦人，她走了好幾公里的路，到海邊取得一種特殊品種的龍蝦，她深信——她部落的習俗也已證實，那種龍蝦有助於生出極健康的嬰兒。

對於極北方的印第安人來說，這種強化的營養是靠著食用動物內臟的特殊膳食來達成。住在北極圈附近麋鹿出沒區的印第安人，嬰兒在一月出生的比率比其他任何月分都要高出許多。有人告訴我，這是因為雄麋鹿在交配季節從高山區下來，在那個時期，牠們喉嚨下方突起的甲狀腺明顯腫脹，這時的人類父母能大量食用雄麋鹿的甲狀腺。

在愛斯基摩人中，我發現懷孕婦女會食用魚卵，而男性則食用雄鮭魚的生殖腺來達到強化繁殖效能的目的。

祕魯沿海的印第安人食用一種稱做天使魚卵的東西，那是一種卵胎生雄魚的內臟。這些內臟供給準備做爸爸的人食用，而魚卵則給準備做媽媽的人食用。

在非洲，我發現許多部落從沼澤、濕地和溪流中蒐集某些植物——特別是風信子科的。這些植物乾燥後燒成灰，加到媽媽們和成長中兒童的食物中，圖2是水生風信子（布袋蓮）的一種品種。圖2中的婦女甲狀腺極腫大，從愛德華湖上方海拔兩

現今的海洋汙染使得海鮮的重金屬殘餘量過高，而人工養殖的海鮮則需留意化學藥劑殘留問題，使得這些過去以來能提升生殖效能的海鮮，蒙上了食品安全的疑慮。

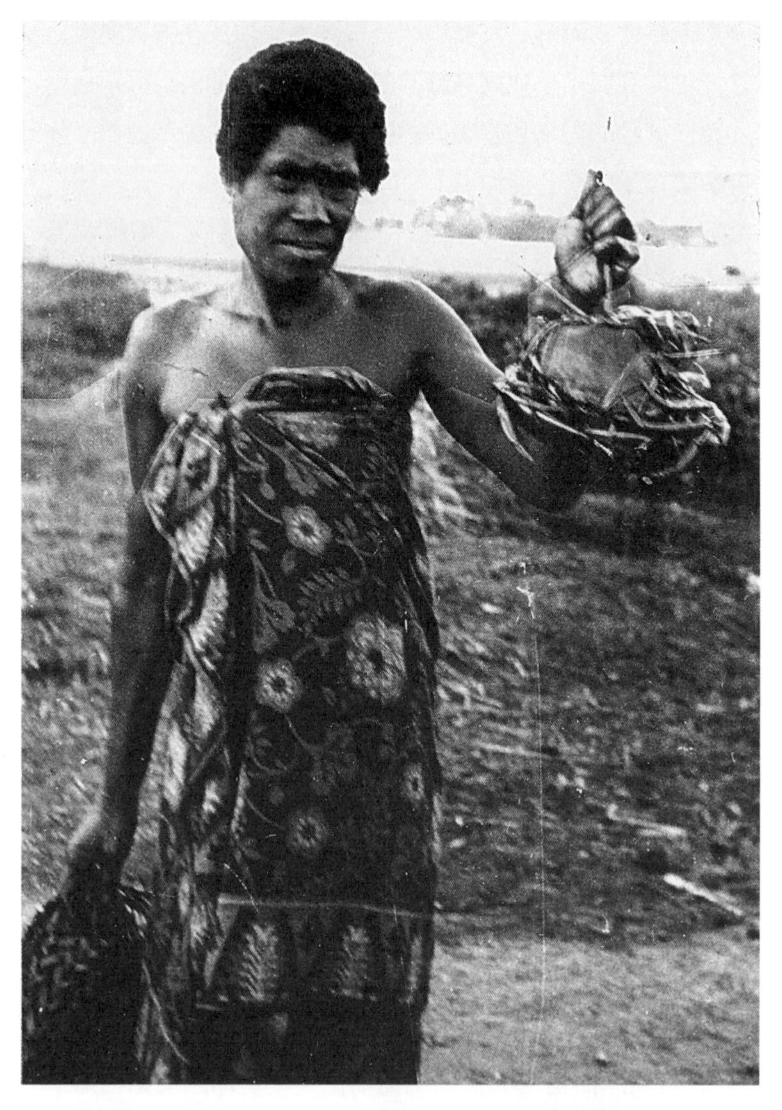

圖1　這名斐濟婦女走了很長一段路來獲取生育健康孩子所需的特殊食物，這些人及其他許多原始民族都了解，婚前、懷孕期、哺乳期及下次懷孕前的重建期需要食用特殊食物。

（© Price-Pottenger Nutrition Foundation, www.ppnf.org）

千七百五十公尺處——那裡的飲用水都是不含碘的雪水——到山下來。她解釋道，她從高山區來到海拔一千八百公尺處蒐集水生風信子及其他植物，以從這些含碘植物中取得灰分，帶回去給孩子們預防「大脖子病」。原本就生活在海拔一千八百公尺處的居民，也使用這些植物的灰分。

非洲的許多部落中，**不僅對懷孕前的婦女有特別的營養計畫，連在懷孕期和哺乳期間也有。**

舉例證明這些原始部落驚人的智慧，我發現他們在哺乳期使用兩種性質特殊的穀類。其中一種是紅粟，不僅胡蘿蔔素含量豐富，更比其他穀類多出五到十倍的鈣質。非洲有好幾個部落也給哺乳中的母親食用一種叫做「林加林加」的穀類，這種穀類被證實與祕魯印第安人所大量使用（特別是給哺乳中的母親）的藜麥相同，不僅含有豐富的礦物質，對泌乳也有強勁的刺激作用，但我找不到英國或美國人民使用類似穀類的任何紀錄。

我在第十四章提出關於祕魯人的一些資料，他們是沿海地區古奇姆文明的後裔，女孩在發育期間大量食用魚卵，以養成日後做母親時的強健體格。這些魚卵是婦女繁殖期間重要的營養來源，可以在祕魯沿海市場或高山區市場以乾魚子形式取得，席拉斯高地的婦女會以乾魚卵強化懷孕時的營養與效能。我從阿拉斯加和其他地方取得乾魚卵樣本，帶回實驗室做化學分析，結果顯示它含有建構身體所需的豐富礦物質和維生素，同樣的，我找不到現代文明使用魚卵來增進體格發育和繁殖效能的任何紀錄。我在第十五章中曾提過，亞馬遜的叢林部落會讓父親攝取特殊的營養，沿海部落也是。

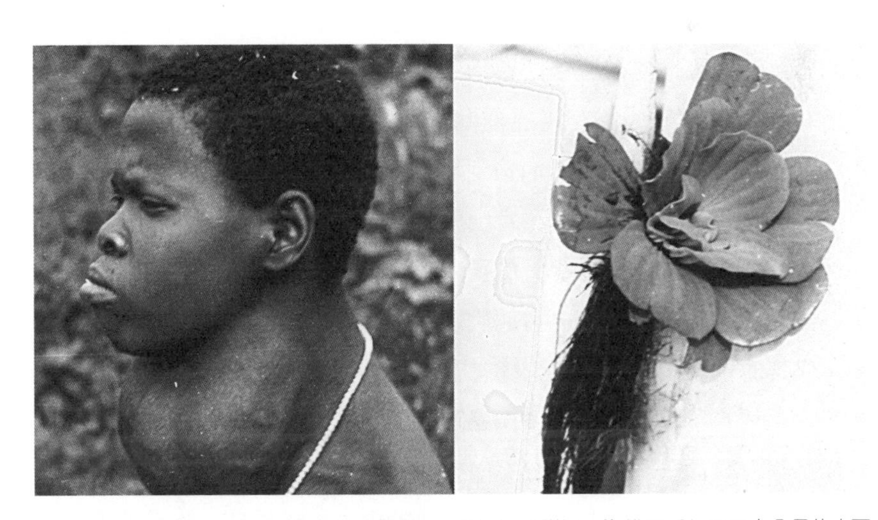

圖2　這名甲狀腺腫大的非洲婦女從比屬剛果尼羅河源頭附近、海拔兩千七百五十公尺的山區下山，來到海拔一千八百公尺處蒐集特別的植物燒成灰，帶回去給孩子們預防甲狀腺腫大症。右方，一種尼羅河中的植物，水生風信子（布袋蓮），燒成灰後使用。

英國的杜魯門教授（Drummond）在加入皇家醫學協會前已是一名生化學家，討論到現代土壤肥沃度下降的問題時，他主張**最近五十年歐洲國家的出生率下降，大多是由於在碾磨穀類的過程中去除掉胚芽或種子，也一併去除掉維生素B和E**，導致跨國際的營養內容改變。他要大家正視一個事實，改變碾穀程序以生產精製麵粉而不再使用整顆穀粒製品，此時間點與出生率下降的發生正好吻合。

在原始民族經驗可以給我們的啟發中，也許沒有什麼比改善兒童健康的方法更迫切的了。兒童的健康已被證實大多視身體的結構而定，此由父母親生殖細胞的健康狀況以及胎兒時期的環境來決定，因此成功的飲食計畫必須及早執行到足以消弭各種影響力的干擾。源自於遺傳的正常決定因子可能會在某個世代受到干擾，但不見得會變成未來世代的固定特徵。故父母親的營養問題，就構成了子孫身體健康和完美體格的基礎決定因素。

先天不足？後天失調？

年輕男女將個人的身體畸形傳給後代的危機，是吸引我注意的問題之一。當前的學說主張孩子會得到跟父母一樣的障礙，使人心醞釀出一股恐懼感，的確，這種恐懼使得許多人感到不甘心與失落，故而拒絕婚姻。

所有心智障礙的人都有將這種問題傳給子孫的危機，在這種假定下產生一股強烈的潮流：持續不斷地強制隔離這樣的人，或利用結紮術使他們無法繁殖。好幾個原始民族都曾孕育出興盛的人口，沒有罪犯、沒有殘障，只採用適當的飲食計畫便足以使人們正常發育並發揮身體功能。有沒有可能，即使是我們現代的殘障同胞，當他們在正常的子宮環境中遭受毒性生殖細胞的影響或其他干擾後，仍然能夠建立盡善盡美的社會，使人類逐漸趨向大自然理想中正常的身體、心理與道德品質？因為社會將一個人的心智與道德程度解釋為個人的責任，所以社會不僅要保護自己不受所謂「非正常人士」的行為所影響，也將它在那些人身上所造成的傷害視為那些人本身的責任。假如能夠證明那些人是父母親採用不當的營養計畫所造成的，那麼這種明顯的錯誤態度似乎將無可避免的有所改變。

誠如我們所見，原始民族中許多家庭在父母親接受現代飲食習慣後出生的孩子，都可能在臉部與齒弓形狀上有顯著的改變。在現代化的白人文明裡，這種變化發生得太頻繁，以致於我們可以在同一個家庭中，連續出生的小孩身上看到齒弓過窄的逐漸變化。恆齒約在七到十二歲時長出，而恆齒的位置可以在孩童時期事先以X光測定出來，因此這個方法提供我們一個機會來預測恆齒所造成的顏面畸形，並提早做準備。

在圖3中，我們可以看到三個孩子上齒弓的X光照片，即使將來的恆齒會發育不齊，但從目前長著乳齒的齒弓來看，也看不出日後長出恆齒後的齒弓會形成畸形的跡象。然而，發育中的恆齒分布異常，會造成日後臉部畸形——即便現在乳齒的齒弓在結構上是正常的。我們可以同時看到乳齒與恆齒，圖3裡三個孩子恆齒的位置顯示出愈益嚴重的畸形（最小的孩子最嚴重）。這種由恆齒所形成的過窄弧度是許多人都有的特徵，發生於全美25%的家庭；在某些地區的發生率甚至高達50%到75%。

圖4發生在家庭的較小成員身上，是漸進式損傷的另一個明顯實例，事先以X光探測得知。注意年紀最大的孩子（左邊）他恆齒齒弓的寬闊，以及兩個較小孩子（依次向右）齒弓明顯的過窄。

應用齒列矯正的方法來改善臉形及牙齒的排列，對於顏面的確有很大的幫助，然而卻不能修正身體其他地方的障礙，譬如臀部和骨盆的發育不完全或發育異常。假如能像原始民族一樣，按著他們的步驟為準備做母親的人適當地提供強化營養，應該就能預防現代婦女在生育體格強健的孩子上日益低落的能力。

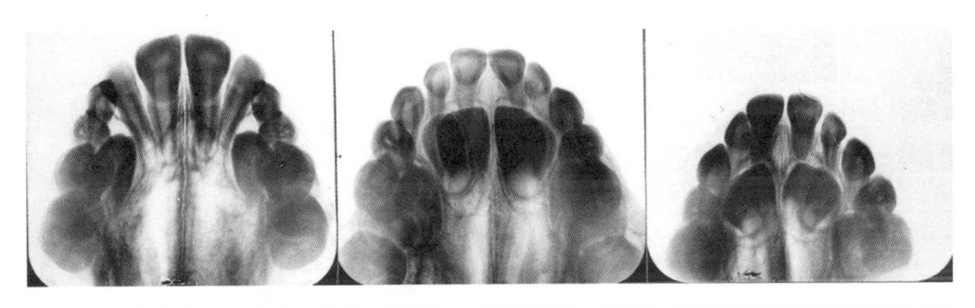

圖3　一個家庭中三名兒童牙齒的X光照片，從牙齒和上齒弓可看出幼兒所遭遇的漸進式損傷，牙苞和上恆齒的位置有愈來愈窄的跡象。注意齒弓過窄的孤度。

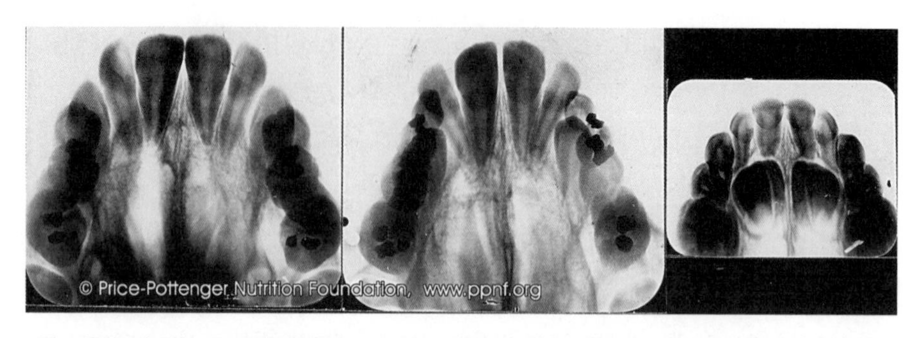

圖4 這些X光照片顯示這個家庭裡兩位幼兒的漸進式損傷，注意最小孩子的照片中央重疊了一張側面圖，可看出恆齒逐漸變窄的趨勢，以及犬齒之間的距離縮短。

圖5是另一個實例。左上方是最大的孩子，十歲，她的臉寬與齒弓明顯發育不全，鼻孔異常狹窄，習慣用口呼吸，她非常焦慮不安，變得駝背。左下方是她過窄的上齒弓X光照片，右邊是她六歲的妹妹。我們可以看到她臉部的比例正常得多，呼吸時輕鬆且鼻道暢通；她一點也沒有跟姊姊一樣的焦慮感。從右下方的X光照片裡可由恆齒排列的狀況看出她的齒弓形狀，雖然目前發展的程度還趕不上姊姊，但結構優良。

她們母親懷孕的過程很令人感興趣，第一胎分娩花了五十三小時，第二胎只花了三小時。第一個孩子出生後，母親局部失能了好幾個月的時間；第二個孩子出生時，前一次分娩的經驗對於母體的力氣和健康並沒有太大影響。第一胎的懷孕期間，母體沒有特別加強營養；第二胎懷孕期間，母體選擇的食物是依據原始民族成功的營養計畫，內容包括牛奶、綠色蔬菜、海鮮、動物內臟，和以極高維生素含量的奶油與天然鱈魚油來強化脂溶性維生素。分娩的困難度大幅減少，孩子的力氣與活力都得到提升，這是母體在胎兒形成期裡適當地強化營養後很常見到的改變。

屁股大「較能生」？

母親對於子女是否能具備繁殖健康下一代的生理能力，有著舉足輕重的影響力，這構成了退化中的現代社會所面臨的最嚴重問題。我在前面其中一章討論到，動物園的管理員在園內培育人工飼養的貓科動物，而在建立以

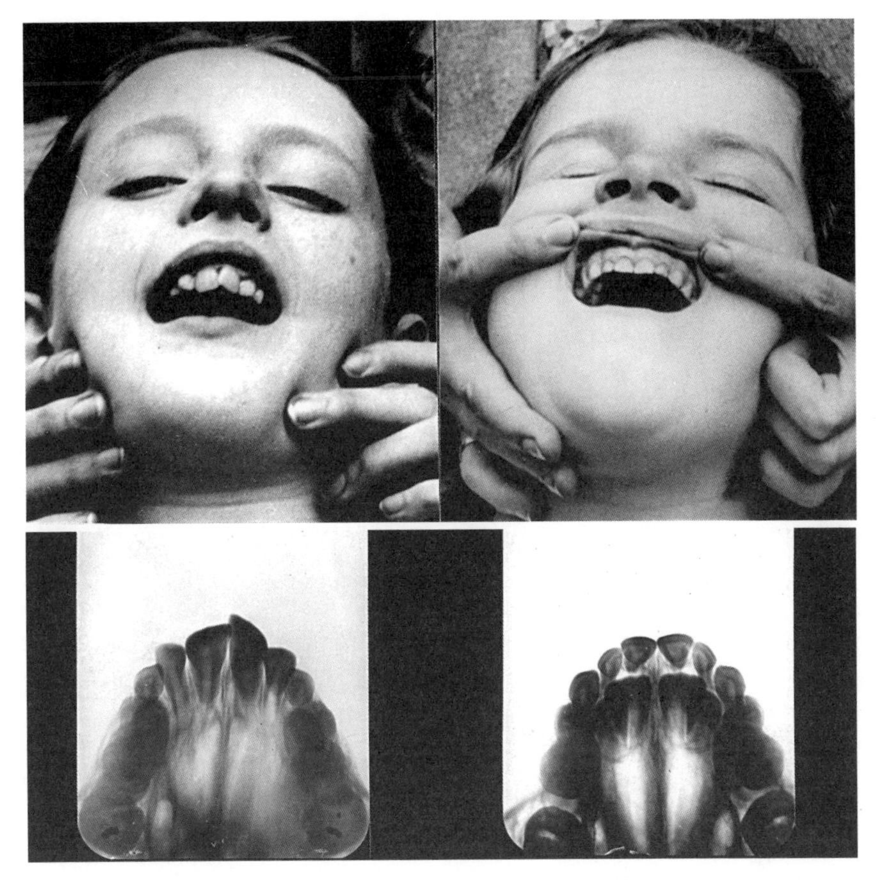

圖5　左邊是這個家庭裡的第一個孩子，在胎兒形成期受到很大的損傷，顯現在臉形與齒弓上，以及下方的X光照片。第一個孩子分娩所花的時間為五十三小時，第二個是三小時，是母體以特殊營養改善的結果。

（© Price-Pottenger Nutrition Foundation, www.ppnf.org）

動物內臟餵食的方法之前，母獸骨盆弓發育不全的問題常嚴重到阻礙了幼獸的正常出生——除非母親本身是出生在叢林中的，這是很廣為人知的經驗。在克里夫蘭動物園裡，一隻人工飼養的珍貴雌虎被園方發現有難產的跡象，儘管進行了剖腹手術，還是沒能保住牠的性命，幼虎也死亡了。其中一名獸醫告訴我，牠的整個骨盆弓太小，無法讓幼獸通過產道。從這隻動物的顏面骨研究發現，牠的發育顯著異常。

顱骨成長的失調和整個身體結構發育上的失調，往往導致整個身體過窄，因此看起來明顯的細長。有人曾經發表過關於過去幾十年女大學生身高的統計數據，這種身材上的變化，實際上弊多於利。婦科醫生告訴我，骨盆弓變窄是現在世代在分娩時遭遇到愈來愈多困難的因素之一。

有一個典型案例可證明骨盆弓發育不全和臉部畸形之間的關係，參見圖6。這個女孩臉部下三分之一處明顯發育不全，使得上排牙齒突出，嘴唇幾乎很難遮住牙齒。改善她外貌的手術做法是拔掉上方兩側的第一前臼齒，然後用器具將前面牙齒所在的骨頭往後移，寬度就是那兩顆被拔掉的牙齒的距離。

圖6上方是牙齒位置改變後的兩張照片，手術大幅改善了她的外貌，讓她無法與年輕人打成一片的自卑感也因此消失。當她到醫院生下第一個孩子時，因為心臟虛弱而受到特別照護，每一分努力都是為了能夠避免剖腹產並順利分娩。但結果卻無法克服困難，最後還是做了剖腹產，並且歷經千辛萬苦才挽救了母親與小孩的性命。她孩子氣的外表曾令她感到驕傲，其實部分是因為她嚴重的畸形所導致，胎兒形成期幾乎拖垮了她的身體。她哺乳孩子一段時間，但生育使她脆弱的身體過度透支，令她迅速老化，她的背部因此變得虛弱，向前彎曲，如圖6右下所示。

從左下方的照片中可以看到牙齒仍在矯正後的位置上，而要記住的一點是，她身體的缺乏症可能是她在母親子宮內發育時，以及母體在懷孕前營養不足直接造成的。當然，也有可能是得自父親的毒性生殖細胞，構成後代身體結構上的失調。在這一方面必須注意的是，有些方案特意讓準備懷孕的母親餓肚子，使骨骼柔軟好生小孩，但影響所及極其悲慘。某項發表過的資料甚至指出，食用某些食物就能夠充分達到這個目的，但這幾乎就等於造成了孩子的某種毀滅或傷殘。

鈣質的重要性

來自各方的資訊也許會指出，準媽媽需要更多的鈣質及維生素D，她可以持處方籤或憑自己的意願到藥房取得鈣片和所謂的維生素D合成劑。我們在此要提出的資料，將清楚呈現出兩種營養方案之間的差異，如此一來，現代母親才會讓自己攝取和原始族群母親們一樣的營養。

韋恩・布蘭醫生（Wayne Brehm）在俄亥俄州哥倫布市的兩家醫院執

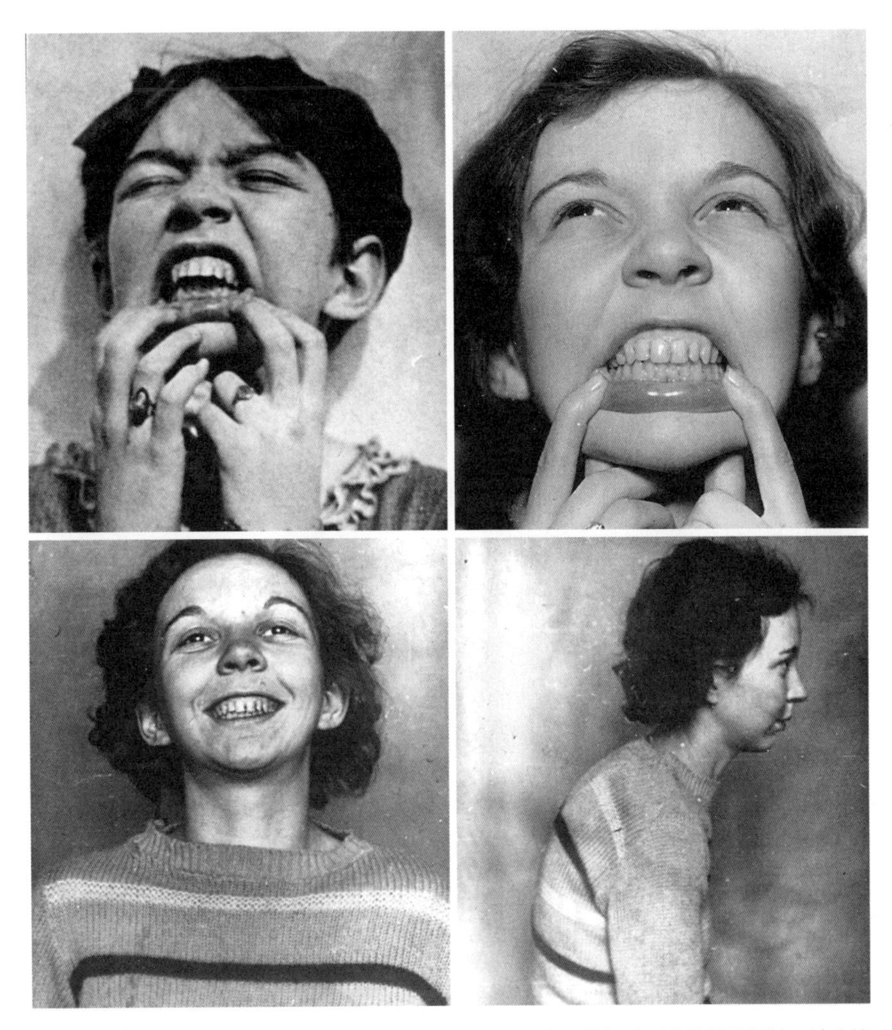

圖6 這名女孩的臉部嚴重畸形，骨盆也非常狹小，上圖右是臉部畸形改善後的照片。她生第一個孩子時用剖腹產，還差點因此丟了性命。注意她生育時身體透支所導致嚴重畸形的背部。（© Price-Pottenger Nutrition Foundation, www.ppnf.org）

業，最近發表了一份研究成果，報告從五百四十個產科案例中獲得的治療效果。此報告依據每個人所接受的強化營養類型，將案例分為六組，每組九十人，來研究不同治療方式所產生的有效影響。第一組的強化飲食包括補充鈣質及合成的維生素D_2；第二組只有鈣；第三組只有維生素D_2；第四組是鈣和鱈魚肝油；第五組只有鱈魚肝油；第六組沒有強化飲食。

結果發現，補充鈣質和維生素D_2的人胎盤普遍鈣化，囟門（嬰兒顱骨頂端的正常開口）明顯的閉合，腎臟也有明顯的鈣化。只補充鈣質的人，胎盤沒有鈣化，胎兒囟門稍微閉合，腎臟沒有鈣化。只補充維生素D_2的第三組有輕微可見的胎盤鈣化，囟門輕微閉合，腎臟沒有鈣化。只補充鱈魚肝油的人有很輕微的胎盤鈣化，囟門輕微閉合，腎臟沒有鈣化。飲食沒有補充任何營養的人，胎盤鈣化很輕微，囟門正常閉合，腎臟沒有鈣化。

在第一組中，對母親的影響是分娩的時間拉長，生產時胎兒的頭部可塑性不佳，無法調整成適合產道的形狀；這些嬰兒普遍上看來都有鈣化和過度成熟的現象。我在此要極力呼籲，盡量使用大自然的天然食物，不要用現代的合成代替品。

值得注意的是，**懷孕與生產中所出現的最嚴重失調，都發生在世界上最文明的地區裡。**凱薩琳．沃恩博士（Kathleen Vaughan）有一項重要的研究「安全的分娩」，她不僅在好幾個印度部落及英國醫院中得到廣博的閱歷，也蒐集了世界各地關於許多民族經驗的大量資訊。

她的資料突顯出，女孩不僅在十四歲以前的成長期中有必要積極參與戶外活動，且在整個懷孕期間也應這麼做；差不多所有的國家裡，在室內久坐不動的生活都會增加分娩時相關的併發症。她引用了懷李吉．威廉（Whitridge Williams）的話，大意如下：「懷孕一開始的性別比例是一百二十五（男性）比一百（女性），然後他補充道，生殖細胞結合之後馬上就決定了性別，卵細胞開始分裂時也不會改變。」

儘管有這層優勢在，胎兒和嬰兒的死亡數使得男孩的比例降到女孩之下。沃恩博士參考衛生部首席醫療官的年度報告資料時表示：

「我們的嬰兒死亡率上升，這表示有超過半數的嬰兒在一個月到一歲之間死亡（另外有六千七百四十四名在出生後二十四小時內死亡），強烈的指出他們的生命力在分娩過程中遭受損傷。活不過一個月的嬰兒數目是兩萬〇六十，其中男性超過半數，因此我們每年失去超過一萬名未滿月的男孩！（英國《公共衛生報》，五十五期）」

不論某種營養素有多必需，仍舊要儘可能地食用來自大自然的天然食物，而非合成的代替品。

聽聽彼得．麥金利博士（Peter McKinley）在這個議題上是怎麼說的：「嬰兒剛出生後的死亡率是出生一年內死亡率的九倍。」他證實母親在分娩過程中遭遇困難，會導致嬰兒在一出生及剛出生後死亡，在這方面他表示：「未滿月的嬰兒死亡與懷孕中的母親死亡率息息相關。」他所引用的荷蘭統計數據顯示，死產兒是由於難產所造成，而且男性死產兒占了大多數，他並且說：「這些數字或許可以用來支持一個觀點——即男嬰頭較大是導致某些分娩中比生女嬰困難的原因。」

的確，文明社會的分娩行為是人口性別最後被決定的實驗室，實際出生的男生與女生數目幾乎相等——雖然有少數的意外，但有更多的孩子是在分娩期間被扼殺的，或者受到損害以致成重殘，因此我們得到的是女性過多的人口。男嬰的死亡日復一日，年復一年的重演，使得世界大戰對性別比例的影響無足輕重。我們過多的女性人口（現在已比男性多出一百五十萬人以上）就是受到這個原因的直接影響，我們完全用不到法老的助產士來結束初生男嬰的性命（聖經〈出埃及記〉中，法老忌諱希伯來人逐漸壯大，命接生婆替希伯來婦女接生時，將初生的男嬰全數殺害）。這是文明的自然發展，因為**當所有的文明民族跨過頂盛時期而逐漸衰退時，最終都要面對同樣的問題——女多於男。**而且大多數文明已經遭遇到這個問題，才會產生今日東方國家的殺女嬰現象。較明智的政策應該是要預防男嬰出生時的死亡，我們都明白難產導致產婦的高死亡率，然而，它其實也是嬰兒高死亡率（大多落在男嬰身上）的肇因，並且和與日俱增、數目勝於以往的心智缺陷有關。

少子化與營養

沃恩博士的研究強調適當建構人體的必要性——尤其是準備當母親的婦女。她很清楚的證實，骨盆的形狀受到生活方式以及營養的影響而決定。**在所有生活於戶外的原始部落裡，分娩是輕而易舉的，而且為時很短。她證明這與圓形骨盆有關**，且扁平或樣子像腎臟的畸形骨盆，即使程度上不嚴重，也會大幅降低分娩能力，並增加嬰兒頭部進入產道的困難。從沃恩博士廣博的閱歷中，她研究出兩種方式可用來粗估骨盆的形狀，且或許也可以預料分娩能力：第一，以個人的走路姿態來預測，因為臀部擺動的角度受骨盆形狀所影響；第二，以牙齒和下巴來預測，她發現臉部和齒弓畸形與骨盆畸形之間是有關聯的。

在澳洲東部調查研究的期間，有人告訴我，有一大片區域的白人出生率持續下降中，事態嚴重到許多家庭都沒有孩子，且許多婦女只能生一個孩子。該區所使用的食物絕大部分都是精製麵粉製品、糖、精製米、蔬菜油、罐頭食品及少許肉類。澳洲出生率下降所發出的警訊已成為新南威爾斯議會所討論的議題，引述澳洲雪梨美聯社於一九三八年八月一日發表的一段文字：「**『產子競賽』的獎項今日已由新南威爾斯議會提出，以求刺激澳洲不斷下降的出生率。**」

剛收到一份來自華盛頓農業部家政司的報告，指出美國各地不同收入族群在各種食物上面的平均花費。從數字中看出，一般說來，每戶花在食物上的費用約占收入的三分之一，最高到兩千五百美元；每人每天白麵粉的總用量相當於一百七十七到兩百三十克，這些量可以提供每人每天八百二十九到一千〇六十三大卡的熱量。我們立刻可以看出，這個數字占了成長中孩子與活動量不大的成人每天所需熱量的大部分。從精製麵粉製品所獲得的熱量中，根本不足以提供建構身體所需的礦物質與維生素，大部分的營養都在碾磨的過程中被去除了，且大多數穀類食物也被我們現代文明所排拒；而當中的營養——包括維生素E，是掌管身體的腦垂體發揮功能所必需的。

成功的飲食制度

我們從原始文明中學到最重要的一課，或許就是他們預防齲齒的詳細過程。因為我已用了一整章的篇幅（第十六章）介紹過這點，所以在此我只會稍微簡述一下。簡單的說，要實際運用原始智慧來達成目的，就必須回歸到使用能提供建構及修補身體完整營養的天然食物。這表示我們要認知到一個事實，即：所有的動物都是飲食制度下的產物，因此，在扭曲和改造食物的同時，不可能不對當中的所有生物造成嚴重傷害。

大自然已經將這些食物包裝成含有滋養器官所需的礦物質與其他營養素，某些動物能夠在體內自行合成某些食物的營養素，但那些營養素卻是人類必需而無法自行製造的。我們為了方便或利益而剝奪天然食物中營養的現代方法，完全違逆了大自然神聖的法則。我曾證明了，在製造白麵粉的過程中所產生的傷害有多大，不但減損了穀物中的礦物質與其他化學成份，也使它成為營養品質不足以提供建構與修補身體所需的能量來源。**我們的食欲已被扭曲為只為獲取能量而感到飢餓，但卻絲毫無法察覺到自己對建構及修補身體的化學物質的需求。**

控制齲齒的第一要件是，在身體因缺乏能量而感到飢餓的第一時間裡滿足其需求，同時要攝取到建構及修補身體所需的足夠營養素。各種食物應能充分供給身體需要的大量營養素——那就是鈣和磷，還有其他少量需要、卻十分必要的營養素。人體嚴重的缺陷之一是，無法自行合成某些活化劑，包括已知的維生素，因此必須以一定的劑量補充特殊食物中所含的營養，以獲取這些有機活化劑——特別是脂溶性活化劑，包括難以攝取到足夠量的已知維生素。

我已介紹過我所研究的原始民族裡，他們的脂溶性營養素有三大來源，即海鮮、動物內臟和乳製品，這些都是動物性的。我在第十六章提過，經臨床測試證明能夠供給身體足夠營養的營養計畫，不僅可以預防齲齒，還能遏止活躍的齲齒活動。人生中的重要時期——也就是孩童的迅速成長期與做母親的時期——在大多數的原始民族中並未造成身體的營養透支，因為他們選擇的食物含有相當高的營養素，而這足以保護他們應付所有困難。

我曾指出現代文明中這些特別時期格外需要的營養種類，還有，我們並不一定要採用任何特殊民族的食物，只要使我們的食物在營養要素上都符合原始民族的營養即可。齲齒不僅是不必要的，更是一種徵兆——揭示我們背離了大自然為生活和健康立下的法則（參見十六章原始民族的飲食）。

現代商業處理食物的方式助長了齲齒的形成，這一點可由一個現象得到證實：椰子乾價格高的那幾個月裡，太平洋群島會有許多貿易商船靠岸交易椰子乾，孩子們的齲齒便會迅速發展。交易物中，90%是白麵粉和精製糖，布料與衣物不到10%。當椰子乾從每噸四百美元掉到四美元之後，商船不再靠港交易，人們回歸天然的飲食，齲齒也停止發展。我看過許多這樣的人，他們有開放性蛀牙洞，但蛀牙早就停止發展。

注意享樂的現代生活中，美味與否似乎成了選擇食物的首要考量，這種無法滿足身體需求的飲食也因此為身體退化埋下了一大伏筆。

以營養為考量的優生學

原始智慧的領域太廣闊，因此只能援引少數幾項做法應用到我們現代的問題上。必須強調的是，許多原始族群及現代社會在為男孩與女孩調理食物時所呈現的差異。

沒多少人真正了解原始民族的父母和老師給予孩子們的優異訓練，比方說，加拿大極北方生活在極圈附近的印第安人裡，女孩比男孩更需要慎選生命中的伴侶，而這會在她雙親的協助下完成。在將男孩納入考量前，他必須在為期數週的測驗期間證明自己能夠建造過冬小屋、為父母提供足夠的柴火，以及狩獵供家人食用的野生動物。在證明擁有足夠的勇氣和技能後——男孩還必須獵殺一隻灰熊——他才能被家庭接受並試婚一段期間。女孩在測試中擁有選擇權，但一旦做出了選擇，兩方就必須完全忠誠遵守。女孩必須準備承擔起生活中的責任，學習縫衣、烹飪、照顧小孩和協助持家。我很少看到像極北方森林裡的印第安人如此快樂的人民。

與此類似地，在討論澳洲原住民的第十章裡，我曾描述過他們的男孩子是如何準備承擔起成年男子的責任。現代的大學畢業生裡沒有一個像這些男孩一樣，必須歷經這麼多艱辛的考驗以搏得榮耀與讚賞。而在非洲，很多種專業人士都需要經過特別的訓練。醫療人員要花好幾年的時間接受導師的訓練，每個男孩每年都必須提供一定數量的牛給族人食用。

在我對原始民族的研究中，最令人難忘的經驗或許就是檢驗數百年前埋葬在祕魯太平洋沿岸和安地斯高原的一千兩百七十六具顱骨，我們沒有發現任何一個臉形和齒弓過窄的情況，而今這種問題不僅影響了祕魯現代化地區裡大部分的居民，也影響了美國大部分地區和歐洲許多社區。就我所知，找出其中原因並剷除錯誤因子，是現代文明問題中最重要的課題，或許沒多少人認知到這個問題的重要性，而這也許正是人類前景堪慮的原因。

原始不代表落後

我們應該從原始民族身上學到的重要經驗是，在土壤產出物、植物生長和人類新生兒之間必須維持一個平衡狀態。即使在像澳洲那樣大多數土地都很貧瘠的國家裡，原住民能都維持其平衡狀態很長一段時間，他們控制生育的制度非常有效且精確。

國際聯盟指派一組委員會所做的一份調查指出，每人每年大約需要半畝地的麥子、兩畝地的草以生產乳製品，和十畝地的草來提供牛肉。當我們理解到，俄亥俄州只被現代文明占據一百五十年的時間，且在這段期間約有一半的上層土壤已隨水流失、被風侵蝕，我們就會體會大自然在此區所累積的蔬菜營養素——光是蘊含在上層土壤中的——已在短時間內大幅減少。在第十九章中我曾解釋過，農業用地中，只有上層十八公分的土壤有足夠的磷可供約五十次高品質或一百次中品質的作物收成，其他的穀物從土壤中吸收營養的深度也差不多是如此。我曾以資料指出，土壤逐漸耗竭和心臟疾病日漸增加之間的關係。

很顯然的，在美國大部分的地區裡，目前和之前的一、兩個世代從土壤中攫取了比應有分量更多的礦物質，而且不思回饋。他們因此將殘疾傳給後代到很嚴重的程度，因為補足礦物質很困難，也因為實際上根本不可能在數百年之內在表土上再堆積一層土壤，於是這構成了一個進退兩難的局面，因為人類要仰賴土壤飼養牲畜、栽植作物以建構身體，而礦物質又仰賴土壤中的營養素來建構其品質。

一個沒有在人口與土壤生產力之間維持平衡的飲食計畫，必定使人類走向悲慘的退化之路。人口過剩代表了飢餓與戰爭，許多過往文明的興衰史中記錄了文明如何逐漸興起，然後消耗掉表土、森林、栽種地和牧草中累積的營養素，接著就是逐漸的衰退，這些文明因毀滅生命中最重要、最終極的資源而自食惡果。今日的美國正在重蹈同樣的覆轍！

古祕魯印第安人的贈禮

我們今日所使用的各種測量療效的方式，或許正是來自於原始民族。瘧疾是世界上禍害最深的疾病之一，但有奎寧存在的地方就能成功地擊退它，的確，世界上許多地方的白人都離不開奎寧，但很少人知道奎寧是古祕魯印第安人的贈禮。

我在第十五章裡提出關於許多原始民族用來預防和改善消化道嚴重失調的療法，包括使用黏土或矽酸鋁，而現代科學證實那些東西擁有吸收毒性物質及雜質的重要特性。如今，我們對原始飲食中這種物質可能的角色有了重要的新看法，也許能應用到現代的敏感或過敏問題上。在我的第一本研究著作《牙齒感染》中所提出的資料顯示，某些毒性敏感反應與牙齒感染有關，且在動物及人類身上都看得到。含組織胺的預防接種會引發某種效應，我也突顯出這些反應與該種效應的類似程度。

柯德博士（C. F. Code）最近在這個問題的研究上新添了一篇成果，這個成就使他榮獲美國科學促進聯會頒發獎項，他在一九三八年十二月於維吉尼亞州利奇蒙舉行的聯合會議前發表了這份報告。

柯德博士發現，**組織胺確實是引發各種過敏症狀的物質**，它過量的累積在血管中，會造成氣喘、花粉症等症狀，或由花粉、各種食物、灰塵和其他過敏媒介所引起的皮膚疹等。他證明嗜酸性白血球（一種白血球細胞）是血液中過量組織胺的來源，同時指出使用高嶺土及矽酸鋁當做吸收物質的原始療法，能夠直接用來控制這類症狀；現在更進一步指出，這種療法有助於預防現代過敏症。之前的調查研究顯示，組織胺產生於消化道中的蛋白質腐敗產物，是由結腸群的某些微生物造成的。

現代科學吹噓維生素C是他們發現的，缺乏它使得數百年來成千上萬的白人水手死於壞血病。治癒這種疾病的第一則紀錄其實是由加拿大的印第安人所創下，當時英國士兵大量死亡，印第安人教他們用雲杉嫩芽的芽尖沖茶飲用。

當我身處極北方與印第安人相處時，我問過一位酋長，為什麼印第安人不會罹患壞血病。他向我解釋，就像我在第十五章中提過的一樣，印第安人如何以食用特定動物的內臟來預防壞血病。雖然我們已經知道缺乏維生素C是造成壞血病的因素，卻不清楚還有多少疾病是由於飲食中的營養素不足所引起的；幾乎每個禮拜都會產生與現代飲食中缺乏維生素有關的新疾病。

現代人喜歡選擇自己喜愛的食物，尤其是能滿足飢餓、熱量密度又高的東西，而另一種人能考量到少數已知的維生素及其功用。原始民族似乎有能力做好適當的安全準備以應付所有危機，在各種天然食物中選擇充分的種類和用量，以預防所有的現代疾病。他們的成功證明了一件事——他們的飲食計畫比我們的優越許多。

現代人喜歡選擇自己喜愛的食物，尤其是那些能滿足飢餓、熱量密度高的東西，而另一種人是能考量到少數已知的維生素及其功用。

現代的國際關係有一項重要的優點，就是有交換專業知識的機會，形成智慧交流。我們曾表示出最由衷、最至誠的關心，要將我們的文明帶給這些原始民族的後裔，而我們是否夠幸運，能得到他們傳承下來的知識做為交換？也許那不只是我們最可貴的機會，也是我們抑制逐漸崩潰的趨勢的最佳希望，並且使我們重返自然法則和諧的懷抱中，因為生活的完滿源自於遵從大自然。

與大地之心合而為一

旅居於世界各地的原始民族中，他們美好的品格、堅強的個性在我腦海裡留下深刻印象。跟他們相處時，我從未感到一絲一毫的恐懼，也從未發現他們辜負我的信任，一旦他們知道我是為了他們的利益而造訪，他們就展現出極大的友善與熱情。基本上，他們很注重心靈層面的世界，對一種全能且無所不在的力量感到虔誠的崇敬，那股力量不僅保護他們、養活他們，且接納他們為巨靈的一部分——只要他們願**遵從大自然的法則**。

歐尼斯特・沙頓（Ernest Thompson Seton）優美的詮釋了印第安人的精神，他在其小品《紅人福音》中，開頭的第一段說道：

「白人的文化與文明是十分物質化的，他們衡量成功的標準是：我為自己掙得了多少資產？紅人的文化基本上是著重精神層面的，他們衡量成功的標準是：我為族人做出了多少貢獻？」

白人的文明失敗、崩解，悲劇事件歷歷在目，它未曾通過任何嚴苛的考驗。以結果來衡量事物的人，沒有資格質疑這個有如基石的主張。

原始民族所信仰的、無所不在的力量——他們深信自己也是其中的一部分——包含了一個不朽的信念；原始民族與看不見的偉大靈魂共同生活，他們是其中的一部分，總是謙遜、恭敬。伊莉莎白・奧德爾（Elizabeth Odell）用下列的詩句讚頌大自然原始的氣息：

「仰臥在小山崗上舒展四肢，
在我躺著的土地上；
我輕輕將耳朵貼在地表，
然後聽到那又深又遠的聲音，
是地裡傳來的心跳和諧的跳動著，
與我內在熟悉而敏捷的心律動如一，
一同湧起、一同沉落；
我無法分辨自己與來自地心的聲音，
只因我已與律動合而為一，那大地的心臟。」

借鏡原始智慧

- 原始民族遠在懷孕發生前就開始奉行特殊的飲食計畫，不任意放棄，直到她們確定懷孕。
- 在非洲某些地區的原始馬塞族人，女孩必須在婚前飲用牛乳——由迅速成長的嫩草餵養的牛所產出，且要連續喝好幾個月才能結婚。在非洲有好幾個農業部落的女孩，在婚前要吃六個月的特殊食物。
- 非洲大部分的部落是以多妻制來控制懷孕的時間間隔，養育最年幼孩子的妻子則會受到保護，在斐濟島的一個部落裡，兩胎之間最短的間隔為四年。
- 在古祕魯文化裡，原始民族利用製陶技術來傳授各種行業、房屋建造和家計管理的步驟。他們將各種情景展現出來，譬如說在實用的水壺上。
- 派區克博士讓好幾個嬰兒身上留著原有的油脂潤澤外表，兩週來沒接受過清洗與塗油，他發現那些嬰兒完全沒有伴隨現代療程而產生的皮膚過敏和感染。

- 太平洋群島中的某個族群中，當一位母親懷孕時，酋長會立即召開慶典，慶祝並歡迎新成員加入他們的聚落。酋長還會在慶典中指定一位或兩位年輕男子，負責每天到海中取得準媽媽為了滋養孩子所需的特別食物。
- 改變碾穀的程序以產生精製麵粉，不再使用整顆穀粒製品，此時間點與出生率下降的發生正好吻合。
- 我們並不一定要採用任何特殊民族的食物，只要使我們的食物在營養要素上都符合原始民族的營養即可。齲齒是不必要的，它同時也提醒人類：我們背離了大自然為生活和健康立下的法則。

重點整理

選擇食用	避免食用
·健全、自然的食物 ·會腐壞的食物（不過請在食物壞掉以前吃掉） ·全穀類（盡量新鮮、現磨）	·精製、失去其自然屬性的食物，如白麵粉、白麵粉製作的產品、白米 ·高度加工的食物 ·商品化的食物
·亞麻油等傳統壓榨法的脂肪和油脂 ·烹煮、炒菜或燒烤可適當使用椰子油（未氫化）	·精煉和氫化的脂肪和油脂 ·油炸
·香草等天然未加工的調味料 ·沙拉或涼拌菜的醬料，盡量自行調製 ·生蜂蜜、楓糖漿等自然甜味劑（節制使用）	·味精 ·糖、高果糖玉米糖漿等精製甜味劑 ·防腐劑、水解蛋白等人工添加物 ·包裝好的調味料
·新鮮有機的蔬果（勿過度烹煮）	罐頭蔬果、糖漬水果、蜜餞、罐裝果醬、摻糖果汁
·自然放養的肉品和蛋 ·無汙染的海產	·工廠化農場養成的肉品和產下的蛋 ·人工養殖的海產 ·蛋白粉 ·罐頭肉品
餵食牧草、天然飼養之牛隻所生產，且以自然方式製作而成的乳製品（生食或經過發酵者是較好的選擇）	殺菌牛奶、低脂牛奶、脱脂牛奶、奶粉或仿牛奶做成的食品
從天然食物中攝取礦物質、維他命等營養素	合成維他命、礦物質
	咖啡、巧克力

這樣做	別這樣做
若有計畫懷孕，父母雙方都應在懷孕前就開始長期調整飲食	只靠母親在孕期補充營養，事實上，孕前父方的營養不良也可能造成未來孩子的損傷
懷每一胎孩子應有適當間隔，讓母體恢復到適合再懷孕的狀況	懷孕間隔過短，母體過於頻繁地受孕

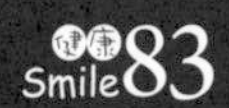

Smile 83

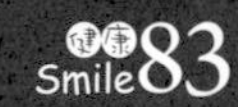
Smile83

健康Smile 83